高等学校医疗保险专业第二轮系列教材

总主编　周绿林

卫生经济学

第 2 版

主　编　周绿林　于彩霞

科学出版社

北　京

内 容 简 介

本教材在编写过程中坚持"三基本"原则,力求既有科学性、系统性、创新性,又有启发性、实用性和可操作性。主要内容有绪论、卫生服务需求、卫生服务供给、卫生服务市场、卫生服务市场的政府干预、健康保险市场、卫生筹资与支付、卫生总费用、医疗服务成本与价格、疾病经济负担、卫生资源优化配置、卫生人力资源、卫生服务的合理组织、卫生经济学评价、药物经济与政策、卫生经济政策分析等。

本教材主要供医疗保险专业、劳动与社会保障专业、公共事业管理(卫生事业管理)专业本科生使用,也可供高校其他相关专业和企业相关人员学习使用。

图书在版编目(CIP)数据

卫生经济学 / 周绿林,于彩霞主编. --2 版. --北京 : 科学出版社,2024.7

高等学校医疗保险专业第二轮系列教材

ISBN 978-7-03-076773-8

Ⅰ. ①卫… Ⅱ. ①周… ②于… Ⅲ. ①卫生经济学-高等学校-教材 Ⅳ. ①R1-9

中国国家版本馆 CIP 数据核字(2023)第 202755 号

责任编辑:李 杰 王立红 / 责任校对:周思梦
责任印制:徐晓晨 / 封面设计:北京十样花文化有限公司

科 学 出 版 社 出版
北京东黄城根北街 16 号
邮政编码:100717
http://www.sciencep.com
固安县铭成印刷有限公司印刷
科学出版社发行 各地新华书店经销
*
2016 年 5 月第 一 版 开本:787×1092 1/16
2024 年 7 月第 二 版 印张:19 1/2
2024 年 7 月第十次印刷 字数:540 000
定价:88.00 元
(如有印装质量问题,我社负责调换)

高等学校医疗保险专业第二轮系列教材
编写委员会

《卫生经济学》第2版
编委会名单

主　编　周绿林　于彩霞
副主编　王前强　欧阳静　熊季霞　覃朝晖　褚志亮
编　者（以姓氏笔画为序）

于彩霞　内蒙古医科大学

王丽丹　安徽医科大学

王前强　广西医科大学

白思敏　陕西中医药大学

许兴龙　江苏大学

孙　静　内蒙古医科大学

李　玲　湖南中医药大学

李永强　江西中医药大学

辛　怡　天津中医药大学

张文龙　广州中医药大学

陆　烨　昆明医科大学

范少瑜　四川大学

欧阳静　陕西中医药大学

周尚成　广州中医药大学

周绿林　江苏大学

贺睿博　湖北经济学院

郭　阳　江苏大学

黄晓静　徐州医科大学

覃朝晖　徐州医科大学

褚志亮　锦州医科大学

熊季霞　南京中医药大学

总　序

自 1995 年"两江"（镇江市和九江市）医改试点启动以来，我国医疗保障制度建设取得长足发展，实现了历史性跨越。截至 2021 年年底，基本医疗保险覆盖 13.6 亿人，95%以上的国民有了基本医疗保障，全民医保体系初步形成。国际劳工组织盛赞中国社会保障取得的巨大成就，在《世界社会保障报告（2017—2019）》中指出，中国是实现养老保险和医疗保险快速扩面最成功的国家。2020 年《中共中央 国务院关于深化医疗保障制度改革的意见》提出"到 2030 年，全面建成以基本医疗保险为主体，医疗救助为托底，补充医疗保险、商业健康保险、慈善捐赠、医疗互助共同发展的医疗保障制度体系"。

为适应医疗保险事业的发展，我国医疗保险人才培养也走过了 20 多年历程。目前全国已有 40多所高校在公共事业管理、劳动与社会保障等相关专业中培养医疗保险人才。令人欣喜的是，2020年 2 月教育部印发的《关于公布 2019 年度普通高等学校本科专业备案和审批结果的通知》，决定增设备案医疗保险本科专业，充分体现了政府和社会对医疗保险专业建设的重视和认同。

教材是学校教育教学、推进立德树人的关键要素，教材建设也是专业建设中最基本的教学条件建设内容之一，教材质量直接体现高等教育和科学研究的发展水平，也直接影响本科教学的质量。在新文科建设背景下，紧密结合一流专业和一流课程建设，我们需要符合新时代发展要求的高水平教材。

为适应新时代医疗保险专业人才培养和高等医疗保险教育的需要，体现最新的教学改革成果，2014 年 5 月"中国医疗保险教育论坛"理事会发起编写高等学校医疗保险专业第一轮系列教材（简称第一轮系列教材）。第一轮系列教材出版后，受到了教材使用高校和社会读者的广泛好评。随着时间的推移，近年来公共管理理论和方法有了新的进展，国内外医疗保障改革发生了巨大变化。为此理事会决定启动编写第二轮系列教材并成立了"高等学校医疗保险专业第二轮系列教材编写委员会"，特邀林闽钢（教育部高等学校公共管理类专业教学指导委员会委员、中国社会保障学会副会长、南京大学教授）担任主任委员，申曙光（中国社会保障学会副会长兼医疗保障专业委员会主任委员、中山大学教授）、杨翠迎（教育部高等学校公共管理类专业教学指导委员会委员、上海财经大学教授）担任副主任委员。

此后在全国范围内进行了主编、副主编、编者的申报遴选工作。2020 年 11 月，在江西中医药大学隆重召开"高等学校医疗保险专业第二轮系列教材主编、副主编聘任暨全体编委会议"。编委会要求教材编写时应遵循"三基"（基础理论、基本知识、基本技能）要求，以必需和够用为度，体现现代教育思想，反映学科建设和医改发展最新成果，把第二轮系列教材编成有特色、有创新、有深度、有影响力的精品教材。教材编写过程中，适逢党的二十大胜利召开，为此，编委会要求推进党的二十大精神进教材、进课堂，落实立德树人根本任务，努力践行社会主义核心价值观。

第二轮系列教材体系沿袭第一轮系列教材确定的 12 门专业基础课和专业课教材，其编写是在第一轮系列教材基础上吸收了国内外医疗保险最新理论研究与改革实践成果，是全国 40 余所高校从事医疗保险专业教育工作者的集体智慧。第二轮系列教材的编写出版，希冀为提升新时代我国医疗保险专业人才培养质量与专业学科建设水平发挥积极作用。

"中国医疗保险教育论坛"理事会
高等学校医疗保险专业第二轮系列教材编写委员会
2023 年 1 月 10 日

前　言

时光荏苒，转眼间《卫生经济学》出版已有七年。该书自发行使用以来，深受使用师生好评。《卫生经济学（第2版）》是在第1版基础上的再版书。

本教材既注重基础理论、基本知识和基本技能的介绍，又充分体现国内外卫生经济理论和实践的最新进展。本教材有以下几个特点：一是理论体系完整，内容丰富。全书共16章，其内容不仅覆盖了卫生经济学的基础理论和方法，还包括了当今卫生经济学的最新理论、实证研究成果、政府政策和实际应用。二是深入浅出，方法新颖。编写时要求深入浅出、通俗易懂，每章后面还附有许多带有启发性的案例，增进了理论与实践的结合，有助于学生掌握基础理论和提高学生思考问题的技能。三是实践性强，适用面宽。本教材主要供医疗保险专业、劳动与社会保障专业、公共事业管理（卫生事业管理）专业本科生使用，也可供高校其他相关专业和企业相关人员学习使用。

本教材的编者均是各校从事卫生经济学教学的一线教师，本教材是他们多年卫生经济学教学和科研成果的总结。参与本教材编写的人员分工如下：周绿林、许兴龙负责第一章；熊季霞、褚志亮负责第二章；覃朝晖、黄晓静负责第三章；陆烨负责第四章；李永强负责第五章；范少瑜负责第六章；贺睿博负责第七章；于彩霞负责第八章；周尚成、张文龙负责第九章；王丽丹负责第十章；欧阳静、白思敏负责第十一章；辛怡负责第十二章；许兴龙、郭阳负责第十三章；李玲负责第十四章；王前强负责第十五章；孙静负责第十六章。此外，由主编提出编写提纲，最后由主编终审定稿。

本教材编写过程中参阅了国内外大量研究成果，科学出版社、江苏大学医疗保险系老师和研究生等给予了热情帮助。在此，对被引用的有关参考书籍和资料的作者，以及帮助过本教材出版的老师和朋友致以诚挚的谢意。

限于时间和水平，书中不当之处在所难免，恳请读者、学者和同仁批评指正。

周绿林　于彩霞

2023年5月

目　录

第一章 绪 论

┌─内容提要─
本章从经济学的概念入手，着重阐述卫生经济学的定义，卫生经济学产生和发展的过程，卫生经济学在我国的兴起，以及卫生经济学的研究内容、研究方法和研究意义。

第一节 卫生经济学定义

经济学是卫生经济学（health economics）的基础。经济学的主要任务是研究人与社会如何使用稀缺的生产性资源，生产出有价值的商品，并把它们分配给社会的各个成员。其核心思想是，资源是稀缺的，社会必须以有效率的方式使用它。

相比经济学而言，卫生经济学可以说是一门新兴学科。它是经济学的分支学科，同时也是卫生领域中的一门交叉和边缘学科。

卫生经济学是研究卫生生产、服务过程中的经济活动和经济关系，揭示其中的经济规律，优化筹集、开发、配置和利用卫生资源，提高卫生服务的社会效益和经济效益的一门学科。

与经济学的基本假设相类似，卫生经济学同样存在两个基本假设间的矛盾，即人们对于卫生服务的需求，以及欲望的无限性与能够用于卫生方面的资源有限性之间的矛盾。卫生经济学就是运用经济学的原理和方法，研究如何最佳地、有效地、公平地使用稀缺卫生资源，满足人们日益增长的卫生服务需求。

当然卫生经济学的定义离不开其所处的时代及社会经济发展情况，国内外许多学者对卫生经济学定义都有各自的见解。

Samuelson（1976）认为，卫生经济学是研究人们及社会的选择，在用钱或不用钱的情况下，采用不同的方法利用稀缺的资源，为社会不同的人群生产和分配不同的商品，为当前及未来消费服务，以卫生经济学的方法分析成本和效益，改进资源配置模式。

Mushkin（1985）指出，卫生经济学是研究分配于治疗疾病和增进健康的经济资源的最优使用，涉及两个基本问题：卫生服务"市场"的组织和健康投资的经济作用。

Gavin（1986）更加直接地指出，卫生经济学是一门应用于卫生的经济学。

Jeremish（1997）认为，卫生经济学是研究如何将稀缺资源分配到医疗，以及促进、维持和改善健康方面的各种用途，包括研究卫生保健及其相关服务，它们的成本和效益，以及健康在个人和社会人群中是如何分布的。

富兰德（2011）认为，卫生经济学是由卫生经济学家的角色及他们所做的研究定义的。卫生经济学仍是一个相对较新的学科，其范围和教学尚在发展中，它或者我们，都无法回答各国面对的所有卫生体系问题。卫生经济学通过三个相关方面表现其研究的重要性和应用性：①卫生行业对整个经济体贡献的大小；②国民在维持和提高健康状况时面临的经济问题引发的国家政策关注点；③同经济发展密切相关的许多健康问题。

我国卫生经济领域的一些专家、学者对卫生经济学也进行了大量研究。杜乐勋（1990）认为，卫生经济学在我国是一门新兴的经济学分支学科，它是在党的十一届三中全会的思想政策路线指引下，在国外卫生经济学发展的启迪下，为适应我国社会主义卫生事业发展的迫切需要而产生和发展起来的。

胡善联（1996）认为，卫生经济学是一门研究卫生保健和医疗保健的经济学。它运用经济学的基本原理和方法来研究卫生资源的筹措、配置和利用，研究卫生服务的需求、定价，供给中的经济学问题，以及卫生经济的政策和策略。

孟庆跃（2013）认为，卫生经济学作为经济学的分支学科，是利用经济学的理论和方法，研究卫生领域经济现象和规律的一门学科。卫生经济学分析卫生服务供求关系和行为，揭示卫生服务市场规律，研究资源配置方式等。卫生经济学有两个部分的内容，即健康经济学（economics of health）和卫生服务经济学（economics of health care）。健康经济学以健康需求为出发点，研究个体在资源配置中的行为，包括购买卫生服务及时间分配等；卫生服务经济学主要研究卫生服务需求和供给、卫生要素市场、政府干预等内容。

从以上国内外学者不同时期对卫生经济学的定义可以看出，作为经济学的分支学科，卫生经济学运用了经济学的原理和方法，主要研究稀缺经济资源的配置和利用问题，同时也强调卫生经济学是一门分析的方法学。

第二节　卫生经济学的产生、发展及其在中国的兴起

一、卫生经济学的产生和发展

卫生经济学的产生有其深刻的社会原因，它是适应卫生事业社会化的需要而产生的，是在提高和解决卫生事业发展过程中的诸多经济问题基础上发展起来的。作为一门有理论体系的学科，它是近代社会化大生产和卫生事业社会化的产物。

卫生经济学与其他经济学学科相比是一门蓬勃发展的新兴经济学交叉学科，卫生经济学的发展虽然只有半个多世纪的历史，但是卫生经济学思想可以追溯到 17 世纪资本主义发展初期。从卫生经济学思想形成至卫生经济学发展成熟大致可以分成三个时期。

（一）卫生经济学思想启蒙时期

经济是一切社会生活的基础，也是卫生事业的基础。但在自然经济的社会环境下，卫生活动和社会经济虽然有着"某种联系"，但是不可能产生卫生经济学。因为在奴隶社会和封建社会，尽管社会上已经出现了以医疗服务为职业的专门行业，但由于当时社会生产力水平和社会化程度不高，科学不发达，虽有为王室服务的御医和与农民相联系的民间医生，但总体上医疗卫生还处在走街串户的个体阶段，医疗卫生行业人数少、规模小，医疗卫生与经济的关系还很简单，对卫生经济现象的分析没有也不可能理论化和系统化。虽然亚里士多德也谈到过农民与医生在生产、交换中包含的工作量关系，但那只是偶然提及的简单见解。

卫生经济学的萌芽始于社会化大生产出现后的资本主义社会。由于社会生产和科学技术迅速发展，与劳动力商品化伴生的医疗行为的商品化，出现了医疗服务社会化的医院，卫生事业也逐步摆脱个体劳动的性质，医疗卫生服务与社会发展的关系日益紧密，反映和分析医疗卫生经济活动的经济思想日益增多。在英国、法国、俄国有一些思想家，在他们的著作中反映了对卫生经济方面的认识。如 1664 年，古典经济学家威廉·配第（William Petty）在《献给开明人士》一书中论述了卫生、人口和社会经济发展之间的关系，触及卫生的经济效益问题和人的生命价值问题。他计算当时每个英国人价值为 69 英镑，若能预防导致 10 万人死亡的瘟疫，可减少近 700 万英镑的损失，他提出"改善卫生条件是一项很好的投资"。

1853 年俄国人口学家罗斯拉夫斯基也注意到卫生与人口发展中的经济意义。法国人还运用成本

与效益的方法，分析消灭蚊虫、防治疾病对开凿巴拿马运河所产生的巨大效益。1853 年，英国经济学家威廉·法尔（William Farr）在其发表的著作中用一个人的纯收入解释人的生命经济价值，这是现代西方卫生经济学至今仍然通用的生命价值概念。对于人的生命价值的探索与研究成为卫生经济学思想初步形成的标志。

需特别指出的是，马克思和恩格斯所创立的政治经济学中也包含了诸多的卫生经济思想。如在《资本论》《英国工人阶级状况》《论住宅问题》等著作中，在揭露资本主义卫生事业本质的同时，对卫生保健与人口生产、物质资料生产关系，对医务劳动的特点与性质等问题做了精辟的论述。他们认为，在资本主义社会中，由于剥削和压迫，劳动者的工作环境恶劣，工作时间过长，导致身体和心理健康问题的出现。因此主张改善工作条件，缩短工作时间，以增进劳动者的健康。

（二）卫生经济学思想进一步发展时期

18 世纪末，出于资产阶级的利己主义，在英国出现了作为公共卫生运动的指导理论"健康投资论"，并以减少救济金的支出额为标准来衡量公共卫生事业的效果。1832 年，担任英国救贫法实施情况调查委员会委员的埃德温·查特维克（Edwin Chadwick）参与了济贫事业，他认识到劳动条件和生活条件的恶劣所造成的疾病与死亡，认为对人的投资就是对资本的投资，就是对生产力的投资，指出"改善卫生是一项很好的投资，它所预防疾病带来的效益大于建设医院治疗这些疾病所带来的效益"。

1881 年，普鲁士着手建立和颁布了疾病与工伤保险制度，并于次年正式建立疾病保险，成为世界历史上第一个社会保险制度。在普鲁士的影响下，19 世纪末欧洲其他一些国家相继推行医疗保险，同时，美国也将工人补偿法推广到全联邦的 10 个州。随着保险的逐步推行，有关疾病统计、医疗费用的调查和计算，医疗保险的筹资和支付等卫生经济问题，受到了越来越多的关注和探讨。至此，卫生经济学的思想完成了由初步形成向实践应用的巨大发展。

不过，上述有关卫生经济问题的若干理论见解还只是个别的，并没有形成关于卫生经济的专门论著和进行系统的理论分析，卫生经济学作为一门新学科产生的条件还未完全具备。

（三）卫生经济学正式形成时期

进入 20 世纪，由于科学技术的进步、生产社会化程度的提高，卫生事业的社会化程度也迅速提高，卫生与社会经济发展的联系也更加紧密起来。这客观上要求并促使人们对卫生活动中的经济关系和经济活动进行科学的分析。1933 年美国组织医疗成本委员会，研究达到健康标准所需要的医疗成本费用。1935 年，统计学家达布林（Dublin）设想一个人的货币价值是从毛收入中扣除生活费，再将净所得乘 2.5%的利率，由此计算卫生工作效益。

美国的医疗制度不同于欧洲国家，其医疗服务价格完全由市场调节，医疗市场竞争激烈，社会与民众对医疗费用变化比较敏感，这促进了研究的深入。1940 年，美国学者西格瑞斯特（Sigerist）发表了《医疗经济学绪论》一文，提出医疗经济学应阐明阻碍现代医学应用的社会经济条件，分析贫困与疾病给国民经济带来的损失，并致力于解决医疗价格与患者的经济能力之间的矛盾，该文因为阐述了医疗经济学的定义及其研究的重要意义，而被视为卫生经济学发展史上划时代的文献。不过当时认为，卫生事业仅仅是出于人道主义而与经济不相干，因此，卫生经济理论不可能全面、深入、系统地展开。

第二次世界大战后，卫生经济学作为一门独立的学科在发达的资本主义国家很快兴起，其重要原因是由普遍推行的"福利政策"而引起的卫生总费用急剧增加。西方发达国家由于科技革命的推动，在社会财富迅速增长的同时，医疗技术的发展和应用带来医疗费用的迅速上涨，甚至达到昂贵的水平，给工人和普通居民增加了很大的经济负担。为了缓和国内阶级矛盾，保证资本正常运转所必需的生产条件和社会环境，发达国家纷纷推行"福利政策"，他们建立起各种形式的医疗保险和医疗照顾制度，把通过税收从社会取得的部分财富用于医疗保健费用，给居民以不同程度的医疗保健照顾。20 世纪 50 年代初，英国就实行了全民免费医疗制度，随后日本、美国、法国、联邦德国等国陆续推行社会医疗保险制度，促使医疗需求不断增长，卫生总费用迅速膨胀。如瑞典的卫生总费用，1950 年占国民生产总值（GNP）的 3.4%，1970 年上升到 7.3%，2018 年达到 11.0%；美国的卫生总费用，1940 年占国民生产总值的 4.1%，1960 年上升到 5.2%，1970 年上升到 7.4%，2018 年达到 16.9%；英国卫生支出占财政支出的比重，1977 年就高达 11%，1999 年达到 15.4%。卫生总费用激增，提高了企业成本，也加重了财政负担，从而引起经济学家的关注。自 20 世纪 50 年代起，人们陆续就卫生资源的开发和费用筹措、卫生资源的分配和利用、卫生投资的效益、医疗费用的上涨及其控制等问题进行一系列研究，使得卫生经济学产生并迅速发展起来。

1952 年，瑞典经济学家缪尔达尔（G. Myrdal）在《世界卫生纪事》上发表题为《卫生的经济方面》的论文，从社会整体出发论述卫生事业对经济发展的重要意义。

1958 年，美国学者马斯金（Mushkin）在华盛顿出版的《公共卫生报告》上发表了《卫生经济学的定义》一文，第一次提出"卫生经济学"一词，强调卫生经济学是"研究健康投资最优使用的科学"。1962 年，他又发表论文《卫生是一种投资》，提出"健康投资"和"智力投资"的概念，并进而论证这两种投资对促进经济发展的重大作用。

1963～1967 年，英国经济学家史密斯（Smith）发表了两篇有分量的报告——《六国卫生服务耗费财政与资源研究》《卫生支出及其对卫生计划关系的国际研究》，后者收集了 30 多个国家卫生总费用的有关材料。

1966 年，法国人德斯理（D' Estaing）在《怎样使卫生计划与经济计划结合》一文中，论述健康与经济的关系，健康是经济发展的手段，是经济发展的结果，也是经济发展的目标。卫生经费既是个人和社会生存的一种必要消费，也是一种发展性消费。

对健康投资意义的认识提高，社会对疾病、健康的概念的改变，以及医疗服务的商品化等问题，使得医疗卫生与经济学之间的关系、医疗卫生内部的经济规律越来越引起医学界、经济学界和政府的共同关注，卫生经济学作为一门新兴学科不断得到发展。

包括世界卫生组织（WHO）、世界银行、联合国儿童基金会及众多非政府组织（NGO）也积极倡导和支持开展卫生经济学研究。早在 1957 年 WHO 就成立了一个研究小组来计算人口的健康水平。1968 年 WHO 在莫斯科召开卫生经济学讨论会，会议认为研究卫生事业的管理与效果是卫生经济学的一项基本任务，会议出版了论文集《健康与疾病的经济学》。1973 年 WHO 在日内瓦召开了卫生经济学讨论会，会议认为，卫生经济学是"日益重要的主题"，并发表研究报告《卫生经济学》。1993 年联合国儿童基金会在卫生公平性、可及性及服务质量等方面做了大量卫生经济研究。

1996 年，国际卫生经济学会（International Health Economics Association，IHEA）在加拿大温哥华成立，并举行了学会第一届大会，成为卫生经济学发展新的里程碑。此后，每两年一届的国际卫生经济学大会规模日益扩大，大会交流和产出对卫生经济学学科发展、国际卫生改革产生了重要影响。随着卫生经济学学科的发展，从事卫生经济学研究、教学和政策咨询的人员日益增多。世界上许多大学的管理学院、经济学院、公共卫生学院和医学院，设置了卫生经济学专业，开设了卫生经济学课程，培养从事卫生经济学专门人才。一些国家还先后建立了卫生经济学的研究组织和学术团体。

总之，国外卫生经济学发展较快的根本原因是卫生产业的兴起、各国卫生福利和医疗保险的发展。第二次世界大战后，交叉科学、经济学和管理学等学科的发展及国际交流和国际组织的大力支持，也极大地促进了卫生经济学的建立和完善。

二、卫生经济学在中国的兴起

卫生经济学在中国作为一门学科的形成始于 20 世纪 80 年代初，以 1982 年成立中国卫生经济研究会为标志。在此之前，部分高校研究人员和卫生行政管理人员开始关注卫生领域经济问题，并根据当时改革开放的宏观背景，针对卫生发展的政策问题，比如医疗服务价格等，进行了研究和讨论。

（一）中华人民共和国成立初期卫生经济思想的发展

在中华人民共和国成立伊始，随着国民经济的发展和有计划建设，发展人民卫生保健事业，开始提出了经济方面的问题。在我国当时特殊的国情背景下，起初我国部分地区的医院曾进行过成本核算，当时收费接近劳动消耗，国家给予少量补助，以较少的投入取得了很好的效果，然而这并没有坚持下来。20 世纪 50 年代在劳保医疗制度和公费医疗制度实施下，城镇企事业职工、国家机关工作人员等几乎实行免费医疗，经费由国家财政和地方财政、企业经费拨给。卫生事业的福利性被片面地理解，收费越低，减免越多，反被视为社会主义优越性的表现。1958 年、1960 年和"文化大革命"时期三次大幅度降低了医疗和药品的收费标准。由于不重视经济规律在卫生事业发展中的作用，不讲卫生经济效益，以及僵化的卫生管理体制，给卫生事业带来"独家办、一刀切、大锅饭、不核算"的弊端，加之卫生事业经费和投资不足，致使医疗卫生机构入不敷出，难以为继，卫生事业的发展不能适应经济建设的要求，不能满足人民日益增长的医疗保健需要。

（二）改革开放初期卫生经济学的产生

随着我国社会主义卫生事业的社会化发展，客观上要求对卫生事业进行经济分析和经济管理。党的十一届三中全会召开后，重新确立了解放思想、实事求是的思想路线。1979 年 1 月 1 日，时任卫生部部长钱信忠提出，卫生部门也要按经济规律办事。由此开始，卫生部组织有关人员研究卫生经济学，并进行卫生经济体制改革的试点，这在理论和实践上推动了卫生经济学在我国的建立和发展。

1980 年起，卫生部会同财政部、北京市卫生局到一些医院进行医疗成本调查，分析医院亏损的原因。1981 年 1 月，卫生部在武汉召开医院经济管理研究座谈会；3 月，在总结试点单位经验的基础上，公布了医院管理暂行办法。1982 年 2 月，国务院批转了卫生部《关于解决医院赔本问题的报告》，要求各省（自治区、直辖市）搞两种收费试点，即对公费医疗、劳保医疗按不含工资的成本收费，对自费患者仍按原标准收费，该办法待取得经验后推广。

卫生事业改革实践中出现的新问题，迫切需要从理论与实践的结合上给予正确的说明。20 世纪 80 年代，对卫生经济现象和理论的专门研究提上了日程。1980 年，部分医学院校的经济学教师开始了有关卫生经济学资料的搜集、翻译及研究。1981 年 8 月，卫生部在牡丹江市召开卫生经济学和医院经济管理学术讨论会，成立中国卫生经济研究会筹备委员会，决定出版《卫生经济》杂志和编写卫生经济学教材。

1982 年 12 月，中国卫生经济研究会在广州正式成立，1984 年，中国卫生经济研究会改名为中国卫生经济学会。接着，全国许多省（自治区、直辖市）都纷纷成立卫生经济学会。与此同时，《中国卫生经济学》杂志等学术刊物相继发行。日本、美国、英国、苏联等国有关卫生经济学的专著也陆续翻译出版。我国部分医学院校建立卫生经济学研究和管理的人才培养基地，相继开设卫生经济学课程，有些高校还开设了卫生经济学专业或专业方向，越来越多的高校开始招收社会医学与卫生事业管理专业的研究生，进行卫生经济学人才培养。

（三）卫生经济学的新发展

20 世纪 90 年代后，随着社会主义市场经济体制的确立，卫生事业的改革与发展也要适应社会主义市场经济的大背景。在这一时期，政府卫生部门、医学院校和卫生事业工作者进行了各种形式的调查，对社会主义市场经济体制下卫生改革各个方面进行了广泛的研究，取得了巨大的进展。

1991 年由卫生部和世界银行学院共同成立的"中国卫生经济培训与研究网络"（简称"网络"），将我国卫生经济学发展推向了一个新的阶段。"网络"初期以医学院校卫生管理干部培训中心和卫生经济教研室为依托，通过对卫生行政管理人员和学校师资培训及卫生经济专题研究等形式，培育和壮大了卫生经济学研究和教学力量，促进了卫生经济学学科发展。2009 年第七届世界卫生经济大会在北京举办，表明我国卫生经济在国际上已有一定影响。

我国卫生经济学研究和教学人员的结构已经发生了很大改变，早期主要从政治经济学、卫生财务、流行病学、社会医学等学科转化而来，目前人员队伍中，具有经济学、管理学、数学等相关学科背景的人员越来越多。

卫生经济学在我国的兴起和迅速发展，从根本上说，是我国社会主义卫生健康事业发展和卫生体制改革的客观要求。卫生健康事业的改革发展需要卫生经济理论的指导，卫生经济理论研究离不开卫生健康事业的实践。我国卫生经济学正是在这种理论和实践的相互作用中蓬勃发展的。

第三节　卫生经济学的研究内容、方法和意义

一、卫生经济学的研究内容

关于卫生经济学的研究内容，国内外尚无统一的论述，在表述方面也存在一定差异。西方卫生经济学家普遍认为，卫生经济学的研究主要是围绕着稀缺卫生资源的优化使用展开的，把提高卫生资源使用带来的社会效益和经济效益作为卫生经济学研究的共同目标。

我国学术界对卫生经济学研究对象和内容的表述，经过 40 余年的理论研究和实践，认识趋于一致。普遍认为，卫生经济学是经济学的一门重要分支，它主要研究卫生服务生产和使用过程中的经济活动和经济关系，力求在上述过程中实现卫生资源的最优配置，提高卫生服务的社会效益和经济效益。具体来说，我国卫生经济学的研究内容包含以下几个方面。

（一）我国卫生事业性质研究

1997 年 1 月，《中共中央、国务院关于卫生改革与发展的决定》中明确提出：卫生事业是政府实行一定福利政策的社会公益事业。多年来，我国卫生事业的性质经历了从"福利事业"到"生产性的福利事业"，再到"公益性的福利事业"，最后到上述的"政府实行一定福利政策的公益性事业"的转变。2009 年 1 月国务院常务会议通过的《中共中央 国务院关于深化医药卫生体制改革的意见》（中发〔2009〕6 号）再次明确了这一性质，2016 年 8 月全国卫生与健康大会提出要坚持基本医疗卫生事业的公益性。卫生事业的性质决定了卫生事业发展的方向。卫生经济学研究首先应该明确的就是卫生服务生产在市场经济中的特殊性质，其中有相当一部分产品（劳务）属于公共产品和准公共产品，这种产品在市场配置资源的机制下失灵，为此政府应承担相应的责任。但是在实际工作中，不乏一些卫生机构和部门因为片面强调经济性，或者过度承担社会责任带来"营利性"与"公益性"失衡等问题，造成"看病难、看病贵"这一新形势下难解的社会痼疾。因此，对卫生事业性质继续开展研究仍具有重要的理论和现实意义。

（二）卫生服务的需求和供给研究

需求和供给是经济学中最基本的概念，也是卫生服务中相互联系、相互依存、相互制约的基本问题。新时代我国社会主要矛盾已经转化为人民日益增长的美好生活需要和不平衡不充分的发展之间的矛盾。因此，对卫生服务需求和供给的研究也不能限于各自内涵、特点及影响因素的研究，而应树立"以人民健康为中心"理念，积极探索新时代卫生服务新的供求特征，把握规律，保障卫生

服务的供给，提高卫生服务的可及性、公平性、效率性。

（三）卫生服务市场及其规制

卫生服务产品的特殊性决定了卫生服务市场的特殊性。国内外许多经济学家对卫生服务市场的特殊性进行了研究，卫生服务市场的理论逐渐得到完善和发展，卫生服务市场存在信息不对称、公共卫生产品的外部效益性、市场失灵等问题，使得卫生市场资源难以实现优化配置，影响卫生公平及卫生事业的可持续发展。为此，政府调控这只"看得见的手"的重要作用得以凸显，其通过政府干预实现市场机制达不到的卫生资源的优化配置和社会公平。但是，我们需要特别注意的是政府作用的方式和手段及其带来的干预效果，以及一旦出现干预失灵需采取的矫正方式，这些都是卫生经济学研究的重要内容。

（四）卫生总费用研究

卫生总费用的研究始于 20 世纪 50 年代，迄今世界上很多发达国家和发展中国家已经开展了卫生总费用的调查，如经济合作与发展组织（OECD）国家等。20 世纪 90 年代后，我国在世界银行的帮助下也建立了卫生总费用的信息系统，定期公布我国的卫生总费用数据。2019 年我国卫生总费用达到 5.9 万亿元，占国内生产总值的 6.6%，人均卫生总费用达 4237 元（是 2000 年的 11 倍）。卫生总费用是一个国家或者地区在一定时期内，全社会用于卫生服务所消耗的资金总额，它从筹资和使用两个方面来分析卫生资源的流向，发挥着国家卫生账户的功能，卫生总费用分析不但是政府制定和调整卫生经济政策的重要参考，也是社会评价卫生保健体制公平与效率的主要依据。其研究主要包括卫生总费用的核算方法、分析、控制和利用等几个方面。

（五）卫生筹资研究

资金充足与否，直接关系到卫生服务体系的运行好坏。广义上的卫生筹资，不仅涉及卫生资金和资源的筹集，还包括如何分配和有效地使用卫生资源。可见，卫生筹资是卫生经济学研究的基本问题之一，直接关系到卫生资源的配置效率和公平问题。世界上已有的几种卫生筹资方式，包括税收筹资、社会医疗保险筹资和直接支付等，它们各自具有不同的优缺点，我们在借鉴国际上卫生筹资经验的同时，需要更加关注新的世情、国情下卫生筹资渠道及对筹资效率、效果的评价研究。

（六）医疗服务成本价格与疾病经济负担研究

价格是供需的桥梁，是市场经济条件下调节社会资源分配的重要角色。一直以来，我国医疗卫生服务作为社会福利的一个部分，医疗卫生服务的价格远低于成本。随着我国医改的深入发展，在费用控制上采取了一系列举措，如药品"零差率""带量采购"等，引起了社会各界对医疗服务及价格的密切关注。医疗服务成本的核算及分析方法、价格管理原则及方法等成为研究的主要内容。同时，要重视对疾病经济负担的研究。疾病经济负担是指由于发病、伤残（失能）和过早死亡给患者本人及社会带来的经济损失和由于预防治疗疾病所消耗的经济资源，其对确定资源优化配置具有重要的现实意义。特别是，我国人口老龄化程度加剧，直接导致了慢性病患病人次和疾病经济负担的增加。

（七）健康保险制度研究

健康生产理论认为健康是人力资本的重要组成部分，对健康的投资就是对人力资本的投资，可见健康保险制度存在和发展的必要性。首先应该明确的是，我们这里谈到的健康保险是指非商业性质的健康保险。我国健康保险的主体包含三方面：城镇职工基本医疗保险、城乡居民基本医疗保险，此外辅以补充医疗保险、大病保险等。健康保险制度的筹资、支付和费用控制、管理和运行机制是卫生经济学研究的重要内容和热点问题。运用卫生经济学的理论和方法，对上述健康保险制度进行深入研究，了解其建立和发展的过程，同时界定基本医疗和公共卫生服务的概念、探索补充医疗保险和医疗救助与之连接的方式和手段也是健康保险制度研究的重要内容。

（八）卫生经济学分析评价研究

分析卫生经济学相关问题，主要应用的分析工具包含两个方面，即经济学分析工具和统计学分析工具。结合卫生领域的基本特点，应用两种基本工具，开发适合分析卫生经济问题的应用工具亦是卫生经济学重要的研究内容之一。如卫生项目经济学评价中经常用到的"成本-效果"分析方法，在确定稀缺资源优先使用过程中发挥了重要作用。卫生资源的有限性及卫生需求的无限性这一不可调和的矛盾，使得卫生经济分析的方法和手段成为提高卫生资源使用效率和优化配置的关键。另外，我们充分认识到，卫生资源也即卫生服务本身的分配使用并非目的，而提高人民健康的水平和社会发展的程度才是最终的衡量标准，因此，采用适当的方法、手段正确评价和衡量卫生服务的效益，也是卫生经济学研究的重要课题之一。

（九）药物经济学研究

药物经济学是经济学原理与方法在药品领域内的具体运用，主要研究药品供需方的经济行为，供需双方相互作用下的药品市场定价，以及药品领域的各种干预政策措施等。需要研究的问题很多，如对比分析和评价不同药物治疗方案、促进合理用药、药品定价、国家基本药物目录编制、药品集中招标采购政策等。

（十）卫生经济政策研究

卫生经济政策是卫生政策的重要组成部分，许多的卫生政策中都含有卫生经济政策。每一轮卫生改革的提出、每一项卫生政策的颁布，其中都涉及卫生经济学的内容，也都会为卫生经济学研究提出新的研究问题。如卫生资源配置的效率和公平问题、新增政府卫生经费的使用问题、如何设计合理的健康保险制度及资金筹集问题等，都与卫生经济学的研究内容密切相关。所以，学习卫生经济学，要掌握卫生经济政策的含义、目标及卫生政策的分析步骤，要掌握调整卫生经济政策的主要措施，并能针对我国卫生政策的沿革，正确评价卫生政策的得失及实现程度，进一步完善和矫正存在的不足。

卫生经济学是一门交叉学科，涉及经济学、医学、社会学、统计学、会计学、保险学等多学科的理论和方法，研究内容涉及卫生服务过程中的各个方面。卫生经济学的研究除上述内容外，还包括卫生人力资源市场研究等内容，随着卫生健康事业的发展，卫生经济学的研究内容也会得到逐步深化和扩展，新问题、新方法、新举措的产生和出现都会引起卫生经济学家对这一主题的不断思考。

二、卫生经济学的研究方法

经济学的研究方法一般包括实证经济学研究和规范经济学研究。前者主要是运用经验观察和各种描述方法，说明和分析过去、现在及将来的各种经济活动和规律；后者则主要研究各种规范、标准并做出分析、解释和判断。卫生经济学作为经济学的一个分支，也应遵循上述研究规律，加之自身的交叉学科特性，使得卫生经济学的研究方法具有了多样性的特点。下面是一些常用的卫生经济学的研究方法。

（一）微观经济学方法

经济学包含宏观经济学和微观经济学两个部分，卫生经济学以资源的稀缺性和生产可能性边界为起点，利用微观经济学的分析工具研究患者、医疗保健提供者及保险公司的决策。此外，主要的微观经济学理论还有需求与供给分析理论、消费者行为理论、厂商理论等，它们为我们更好地理解影响卫生服务需求的主要因素、医疗保险体制下道德损害和逆向选择出现的原因，以及市场失灵出现的原因和应对措施等问题提供了基本的手段及方法。

（二）卫生经济计量方法

经济学中，只有经得起真实数据检验的经济理论才被广为认可和传播。统计方法在经济学中的应用出现了计量经济学，该方法同样能够应用在卫生经济学中，主要的卫生经济计量方法包括回归分析和多元回归分析。因为现实中几乎不能找到实验组及与之吻合的对照组，所以卫生经济学家通常从日常活动中收集数据，如横截面数据、时间序列数据、面板数据等，进而利用统计分析，控制分析中存在的混淆差异，增加分析结果的可靠性。

（三）卫生经济评价方法

卫生经济评价方法是利用经济分析工具对卫生项目、卫生技术和活动的投入产出进行测定，看其是否具有技术经济效率，主要包含三种测定方法：成本-收益分析、成本-效果分析及成本-效用分析。卫生资源的优化配置、卫生服务的利用及居民健康状况的分布是否公平，都需要采用上述或者其相关的卫生经济评价方法，寻找其中的数量关系和发展趋势，研究合理性和规律性。

（四）效果评价方法

任何公共干预活动或者项目的实施都带有一定的目的和目标。对这些干预和项目目标实施效果的评价就需要相应的效果评价方法。效果是指干预或者项目实施带来的结果，而效果评价则是一个分析过程，是对不同效果进行归因、分类及评价的过程。需要注意的是，效果评价方法需要严格的研究设计，以消除混杂因素对干预作用的影响。常用的效果评价方法即干预-对照试验。

卫生经济学的研究方法多种多样，随着学科的自身发展及学科间交融的加速，新的研究方法和手段不断产生。上述几种研究方法是卫生经济学研究较为基础并得到公众认可的方法，具体操作中应把握理论与实际相结合、微观与宏观相结合、实证分析与规范分析相结合、定量分析与定性分析相结合的基本原则，做到与我国的基本国情和卫生经济学科的研究现状相适应，寻求研究方法的突破与创新。

三、卫生经济学的研究意义

随着我国卫生健康事业的不断发展，卫生经济学的作用日益显现，重要性越来越为人们所认识。卫生经济学源于实践，服务于实践，卫生经济学是对卫生经济现象的理论概括，研究和探索蕴含其中的经济规律，利于把握我国卫生健康事业的发展现状，帮助解决卫生健康事业发展中存在的经济问题，促进卫生健康事业的整体发展。具体来说，卫生经济学研究的意义表现在以下几个方面。

（一）适应了我国卫生改革和卫生健康事业发展的需要

我国的卫生改革是通过卫生系统的组织管理和服务体制的改革，达到优化资源筹集、配置和利用，而卫生经济学研究的重点就是卫生资源的筹集、配置和利用，两者的目标和内容是一致的。《中共中央 国务院关于深化医药卫生体制改革的意见》（中发〔2009〕6号）提出，深化医药卫生体制改革，加快医药卫生事业发展，适应人民群众日益增长的医药卫生需求，是维护社会公平正义、提高人民生活质量的重要举措，是全面建设小康社会和构建社会主义和谐社会的一项重大任务。学习和研究卫生经济学，适应了卫生改革和卫生事业发展的需要，卫生经济理论的研究与应用对卫生改革和发展、卫生政策、卫生计划的制定和实施都发挥着重要的作用。

在卫生经济理论研究的推动下，全社会和各级政府对卫生健康事业的发展和重视程度不断提高。实践表明，没有正确的理论指导，就不会有正确的实践，卫生经济学理论的发展研究，有力地推动了卫生改革和发展。当前，我国卫生改革和发展还面临着许多新情况、新问题，这也要求卫生经济理论研究的不断深化和发展，以便更好地指导实践。

（二）有利于提高卫生健康事业的科学管理水平

当前，我国卫生健康事业改革处于深水区，提高卫生部门的经济管理水平显得尤为重要。发达国家的经验证明，科学技术、教育和管理是现代文明的三大支柱。卫生健康事业的社会化、现代化，离不开科学的管理。这种管理既有宏观的，也有微观的。为使卫生事业和社会经济协调发展，优化配置和使用卫生资源，卫生管理和决策部门应该具备必要的卫生经济管理知识。在人均享有的卫生资源的数量及卫生经济管理水平上，我国与发达国家相比，均存在不小差距。且受改革开放前期计划经济体制和公有制独家举办卫生事业的影响，卫生部门长期没有医疗成本核算机制、没有投入产出分析、没有费用效益分析，更没有经济效益考核机制，无形中造成管理机构臃肿、人浮于事、效率低下、浪费惊人，给卫生事业的改革和发展造成了巨大阻力。

对此，要从教育入手，充分认识卫生经济管理的重要性，加强卫生经济管理的教育，改变单纯的医学知识结构，使得医疗卫生工作者充分具有费用意识和经济责任感，积极主动为患者和国家节约卫生总费用，更好地满足人民的医疗保健需要。

（三）有助于认识和把握卫生领域中的经济规律

卫生经济学的产生和发展不是为了重新发明经济学科，也不是为了让卫生事业的发展无条件地服从经济学的霸权，其更多的是为了把经济学已开发的成绩应用到卫生健康事业的科学发展中去。卫生事业的发展需要大量的卫生资源，而资源在特定的时空又是稀缺和有限的。如何筹措必要的资源，提高资源的使用效率，如何正确处理卫生劳务生产、交换和分配过程中的各种利益关系，调动包括医疗卫生人员在内的各方面的积极性，这需要学习和认识卫生经济规律在卫生领域中起作用的条件、形式和特点，用客观、经济、规律的知识武装头脑，提高预见事物进程的能力，特别是要学会用经济观点分析和评价医疗卫生活动的方方面面，以提高卫生健康事业的经济效益和社会效益。

卫生经济学在我国还是一门比较年轻的学科，发展至今不过 40 余年时间，但是在卫生经济学学科建设和师资队伍建设方面都有了很大的进展。健康中国战略及实施对卫生健康事业的改革发展和卫生经济学的学科建设提出了新的更高要求。卫生经济学必须与时俱进，随着我国卫生健康事业的改革和发展，需达到一个新的水平和高度，为社会主义卫生事业的发展和人民健康水平的提高做出更大的贡献。

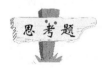

思考题
1. 试述卫生经济学的定义和发展历程。
2. 我国卫生经济学是如何产生和发展的？
3. 卫生经济学的研究内容有哪些？
4. 学习和研究卫生经济学有何重要意义？

（周绿林）

第二章　卫生服务需求

内容提要

本章界定了卫生服务需求的概念，阐述了卫生服务需求的特点和影响因素，介绍了卫生服务需求的价格弹性、收入弹性、交叉弹性、边际效用分析、无差异曲线分析，以及卫生服务和家庭健康服务需求理论。

第一节　概　述

一、卫生服务需要与卫生服务需求

（一）卫生服务需要

卫生服务需要（need of health service）是指从消费者的健康状况出发，在不考虑支付能力的情况下，尽可能保持或变得更健康所应获得的卫生服务量，通常由医学专业人员判断消费者是否应该获得卫生服务及获得卫生服务的合理数量。

对卫生服务的需要客观上反映了居民健康问题或疾病质和量的实际状况，即居民健康问题或疾病应该得到的卫生服务的种类和数量，而不考虑卫生服务的价格、个人收入、医疗保健制度等因素的影响。例如，某人病了，无论这个人是否要求医疗服务，不管其是否有经济能力就诊治疗，客观上他就已经具备接受卫生服务的必要性。因此卫生服务需要实际上是公共卫生专业人员根据流行病学研究与健康普查所判定的卫生保健需要，以及人们为了生存发展和繁衍后代所产生的要求。卫生服务需要往往要高于现实的卫生服务水平，评价卫生服务需要的指标包括健康知识知晓率、发病率、慢性病患病率、死亡率、残疾率、两周每千人患病人数、两周患病率、两周每千人患病日数、每千人因病卧床天数等众多指标。

卫生服务需要有狭义和广义之分。狭义的卫生服务需要即为上述所指的医学专家判定的需要，而广义的卫生服务需要包括由消费者个体认识到的需要和由医学专家判定的需要，两者做出的判定有时是一致的，有时是不一致的，可分为四种情况，见表 2-1 中的 A、B、C、D 四种可能性。其中 A 为医学专家和个体认知都认为有利用卫生服务的需要，因而有必要利用卫生服务；B 为医学专家认为有卫生服务需要，个体认知认为无卫生服务需要，表明个体实际存在健康问题，从医学的角度来看需要利用卫生服务才能解决，但个体尚未认知到自己存在健康问题；C 为个体认为有健康问题，需要利用卫生服务，但医学专家认为无卫生服务需要，表明个体不存在健康问题，不需要利用卫生服务，主要是因为个体怀疑生病或存在无须利用卫生服务的极小健康问题；D 为医学专家和个体认知都认为没有卫生服务需要，因而也就不需要利用卫生服务。通常所指的卫生服务需要即为狭义的概念，因此消费者是否有卫生服务需要应以医学专家的判定为依据。

（二）卫生服务需求

经济学中需求指在一定时期内，在各种可能的价格下，消费者愿意而且能购买某种商品或服务的数量。形成有效需求有两个必要条件，一是消费者的购买愿望，二是消费者的支付能力，两者缺一不可。如果只有购买愿望而没有支付能力,或者只有支付能力而没有购买愿望,都不能构成对某种商品或服务的需求。需求可以分为个人需求和市场需求。个人需求是指某一特定时期单个消费者对某种商品的需求。市场需求是指某一特定时期消费者全体对某种商品需求的总和。市场需求是个人需求的总和。

表 2-1   医学专家和个体认知对卫生服务需要做出的判定

项目		个体认知	
		有卫生服务需要	无卫生服务需要
医学专家	有卫生服务需要	A	B
	无卫生服务需要	C	D

卫生服务需求(demand of health service)指在一定时期内,在各种可能的价格下,消费者愿意而且有能力购买某种卫生服务的数量。构成卫生服务需求同样必须具备两个基本条件:一是消费者必须有卫生服务需要,即要有购买愿望;二是消费者必须能够购买得起相应的卫生服务,即要有购买能力。如果消费者有卫生服务需要,不管是个人还是医学专家判断的卫生服务需要,没有相应的支付能力,就不能形成消费者的卫生服务需求,只能称之为愿望。反之,消费者有购买卫生服务能力,没有卫生服务需要,也同样不能形成卫生服务需求。

卫生服务需求包括卫生服务的个人需求和卫生服务的市场需求。卫生服务的个人需求是指一个人在一定时间内,在各种可能的价格水平下愿意而且能购买的某种卫生服务数量。其实现类型及数量取决于消费者相对于价格、保障状况的收入水平(预算约束)、卫生服务的效果和个人或家庭的消费目标及偏好。卫生服务的市场需求表示在某一特定市场下,在一定时间内,在各种可能的价格水平下,所有消费者愿意而且能购买的某种卫生服务数量,它是个人需求的总和。凡影响个人需求的因素都会影响到市场需求。此外,卫生服务的市场需求还受消费者人数的影响。因此,卫生服务的市场需求的改变是个人需求变化和消费者数量变化的结果。政府在确定卫生资源最优配置、卫生服务机构在考虑根据需求确定卫生服务供给时,主要是根据整个市场对卫生服务的需求来决定其资源的投入及服务供给的。

卫生服务需求是居民对卫生服务实际发生有支付能力的利用。卫生服务需求来自健康需要,但不同于患者自己认识到的卫生保健需求,也不同于卫生专业人员根据流行病学研究与健康普查判断的卫生服务的需求,更不同于卫生计划的管理人员根据卫生服务供求分析结果制定的卫生服务要求。卫生服务需求是消费者实际接受卫生服务的程度,即消费者不仅愿意,并且有能力(如经济能力)接受的卫生服务。卫生服务需求通常与卫生服务利用相一致,反映卫生服务需求的指标有健康教育参与率、就诊率、未就诊率、人群住院率、未住院率、门诊两周就诊率、两周内就诊次数、疫苗接种率等。

经济学中需求可以通过需求表、需求曲线与需求函数三种形式表达。同样,卫生服务需求可以用卫生服务需求表、卫生服务需求曲线与卫生服务需求函数三种形式表达,后面重点介绍卫生服务需求曲线。

经济学中需求量(quantity demanded)是指在一定时期内,在一定价格水平下,消费者愿意而且能购买某种物品或服务的数量。据此,卫生服务的个人需求量是指在一定时间内,在一定的价格水平下,一个人愿意而且能购买的卫生服务数量。卫生服务的市场需求量表示在一定时期内,在一定的价格水平下,所有消费者愿意而且能购买的卫生服务数量,是个人需求量的总和。

（三）卫生服务需要与卫生服务需求之间的关系

卫生服务需要和卫生服务需求之间具有密切的联系。根据定义的解释应该是先有需要后有需求，有了需要还不一定产生需求，两者有时是一致的，有时是不一致的。但在现实中，还有可能产生其他的可能性。一般情况下，卫生服务需要和卫生服务需求之间存在四种关系，见图 2-1。

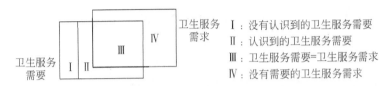

Ⅰ：没有认识到的卫生服务需要
Ⅱ：认识到的卫生服务需要
Ⅲ：卫生服务需要＝卫生服务需求
Ⅳ：没有需要的卫生服务需求

图 2-1 卫生服务需要和卫生服务需求之间的关系

Ⅰ为没有认识到的卫生服务需要，有卫生服务需要，即身体已经出现健康问题，需要利用卫生服务来解决，但由于没有认识到或察觉到身体状况的变化，因而也就不会去利用卫生服务；Ⅱ为认识到的卫生服务需要，同样有卫生服务需要，同样的健康出现问题，已被患者所认识或察觉，但出于各种原因没有去就诊，最终也没有形成真正的需求，比如患者因经济困难无法支付医疗费用而放弃就医等；Ⅲ为卫生服务需要＝卫生服务需求，消费者有卫生服务需要，愿意且有能力购买卫生服务，满足了需求的两个基本条件，自然而然地构成了真正的需求，医生从专业的角度也认为有必要提供的卫生服务量，这才是卫生服务利用的主体；Ⅳ为没有需要的卫生服务需求，本来没有需要，即无任何健康问题，但却形成了卫生服务需求，造成有限卫生资源的浪费，比如由于医生的诱导而创造出来的卫生服务需求。前两种情况为卫生服务的潜在需求部分，潜在需求水平在一定程度上反映了卫生服务利用障碍的大小，应采取措施减少潜在需求，使之转化为真正的需求。Ⅳ由于属于过度需求部分，因此要坚决杜绝这部分需求的出现。

（四）卫生服务需要与卫生服务需求的政策意义

卫生服务需要与卫生服务需求的政策意义在于它们可以作为卫生资源配置的依据。是根据卫生服务需要还是根据卫生服务需求来配置卫生资源，本质上是卫生资源配置过程中对两种资源配置手段（计划手段和市场手段）的选择。

需要和需求，是经济社会生活的原始动力，而卫生服务需要和卫生服务需求，也是制定卫生政策和计划的出发点。在各个不同时期都有人主张，卫生资源的配置应以人口的卫生服务需要估计值为基础，其假设依据在于需要本身就是或应该是卫生服务利用的主要决定因素。然而，人们是否利用卫生服务，除从健康角度考虑是否应获得卫生服务外，还受到服务价格、质量和消费者的收入、消费偏好等多种因素的影响，如果仅仅根据卫生服务的需要决定卫生资源的分配，可能导致资源配置的失当。若估计的资源配置高于实际利用，居民卫生服务支付能力不足，会导致配置的卫生资源利用不高，使得卫生资源过剩或者闲置；若估计的资源配置低于实际利用，就会出现资源配置不足的情况，造成候诊时间的延长和不能及时获得所需要的服务，浪费患者的时间和影响患者对卫生服务的利用。

根据需求制定的决策和计划，有利于减少资源和患者时间的浪费。当卫生服务的实际利用低于或高于卫生服务的实际需要时，将出现需要不能满足和资源不合理利用的问题。通过对影响需求的因素的分析，可采取策略，降低不合理的卫生服务利用，提高卫生服务需要的满足程度。如在中国的医疗保障制度改革中，原有的公费医疗制度缺乏对卫生服务需求者的经济运作机制，导致大量的不合理的利用，造成资源的浪费，因此通过采取共付等方式，增加了患者对医疗费用的敏感性，减少了不合理的使用。根据卫生服务需求来配置卫生资源，可以提高卫生资源的配置效率。但是，一部分支付能力差的人群（如贫困或者低收入者）缺乏支付能力，使其需要不能转化为需求，导致卫生服务分配和利用的不公平性，影响或者降低支付能力弱的群体的健康。因此，选择根据卫生服务需要还是卫生服务需求来配置卫生资源，本质上是选择通过计划手段还是市场手段来配置卫生资源。

二、卫生服务需求曲线及变动

（一）卫生服务需求曲线

经济学中需求可以通过需求表、需求曲线与需求函数三种形式表达。同样，卫生服务需求可以用卫生服务需求表、卫生服务需求曲线与卫生服务需求函数三种形式表达，在此重点介绍卫生服务需求曲线。

卫生服务需求表是描述在某项卫生服务的每一可能的价格下的卫生服务需求量的表列。它可以直观地用表格的形式表达卫生服务价格与卫生服务需求量之间的一一对应关系。

需求函数反映需求量与其主要影响因素之间的函数关系。经济学认为，价格是影响需求量的最主要因素。因此，假设影响卫生服务需求的其他因素不变，只研究价格对卫生服务需求量的影响，卫生服务需求函数可以写成：

$$Q_d = f(P)$$

其中，d 表示需求，Q_d 表示某项卫生服务的需求量，P 表示该项卫生服务的价格。卫生服务需求函数反映了在其他因素不变的情况下，卫生服务的需求量与价格的关系。

为研究方便，经济学中常将需求函数简化为线性关系，线性需求函数表达式为

$$Q_d = a - bP$$

其中，a、b 为正常数。a 表示最大需求量，即商品价格为零时的需求量；b 表示价格每上涨一个单位，需求量会变化多少。

卫生服务需求曲线是用图形的形式来表示卫生服务需求量与卫生服务价格之间一一对应关系的（图 2-2），是描述在每一可能的价格下卫生服务需求量的曲线。卫生服务需求曲线横轴表示卫生服务的需求量，纵轴表示卫生服务的价格。根据需求表或者需求函数可以做出卫生服务需求曲线。

需求曲线通常是曲线，如图 2-2（a）所示，纵轴 P 表示卫生服务价格，横轴 Q 表示卫生服务需求量，曲线 D 就是卫生服务需求曲线。为研究方便，经济学中常将需求曲线简化为直线，如图 2-2（b）所示。

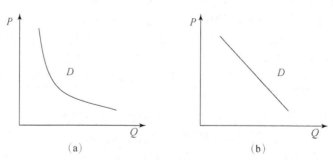

（a）　　　　　　　　　　　（b）

图 2-2　卫生服务需求曲线

前面说明卫生服务需求分为个人需求和市场需求，卫生服务的市场需求是个人需求的总和。

如果假设该卫生服务只有 2 个消费者，根据单个消费者的个人需求曲线求取市场需求曲线的过程如图 2-3 所示。

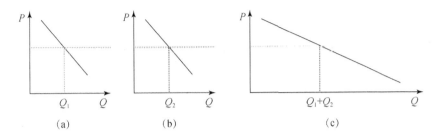

图 2-3 个人卫生服务需求和市场卫生服务需求关系曲线

（二）卫生服务需求曲线的特征与需求规律

根据经济学理论，一般商品的需求曲线是一条自左上方向右下方倾斜的曲线，斜率为负。这表示需求量与价格之间存在反向依存的关系：商品价格上涨，需求量减少；价格下降，需求量增加。这就是需求规律。在其他条件不变的情况下，某种商品或服务的需求量随着价格的上升而减少，随着价格的下降而增加，需求量与价格之间存在着反方向变动关系。

对此可以从两方面解释：①低价会吸引更多的购买者；②低价会使同一个购买者对该商品的购买量增加，而减少对其他可替代商品的购买。

这里面包含两种效应：①收入效应——对于消费者而言，商品价格降低等于收入增加，增加购买；②替代效应——一种商品价格下降时，人们会增加其消费以替代其他产品的消费。

卫生服务需求曲线同样是一条自左上方向右下方倾斜的负斜率曲线，表明卫生服务的需求量与价格之间同样存在反向变动的关系，即卫生服务需求量随着卫生服务价格的上升而下降，随着卫生服务价格的下降而上升。这就是卫生服务需求规律，也称卫生服务的需求定理（law of demand），这是经济学中需求规律在卫生服务领域的应用。卫生服务的需求量与价格之间的反向变动关系同样可以用替代效应和收入效应来解释。当一种卫生服务的价格上涨，消费者可以用其他卫生服务来替代变得更贵的这种卫生服务，而减少对该项卫生服务的需求量，此即替代效应。当某种卫生服务价格上涨时，将导致消费者的购买力下降，购买力的变化即为收入效应。

（三）卫生服务需求量的变动和卫生服务需求的变动

经济学中需求量的变动指在其他因素不变的前提下，价格变动引起的需求数量的变动，这种变化是在同一条需求曲线上点的移动。据此，当其他影响因素不变，卫生服务价格变动引起的需求数量的变化，称为卫生服务需求量的变动。卫生服务需求量的变动在图形上表现为在一条既定的需求曲线上点的位置移动。如图 2-4 所示，假设其他条件不变，在需求曲线 D 上，随着卫生服务价格的变动，点 a、b、c 之间的位置会移动，即为卫生服务需求量的变动。

卫生服务需求的变动是需求水平的变动，指在卫生服务本身价格不变的前提下，其他因素的变动（如消费者收入、偏好的改变）所引起的需求量的变动。卫生服务需求的变动在图形上表现为整条需求曲线的移动。如图 2-5 所示，假设卫生服务本身的价格保持不变，由于某种因素变化，原来的需求曲线 D_0 右移至 D_1，表示卫生服务需求增加；若由于某种因素变化使需求曲线从 D_0 左移至 D_2，表示卫生服务需求减少。事实上，卫生服务需求的变动会导致每一价格对应的卫生服务需求量都发生变化。

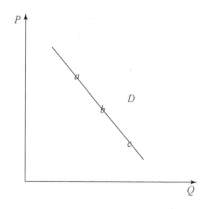

图 2-4　卫生服务需求量的变动

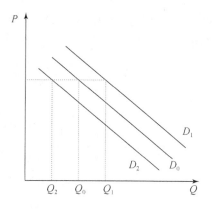

图 2-5　卫生服务需求的变动

三、卫生服务需求的特点

（一）卫生服务需求的被动性

消费者往往缺乏医学知识，难以了解自己所需的卫生服务，无法判断自己患了什么病，需要接受何种医疗服务，需要花费多少医疗费用，更无法判断自己所接受的卫生服务及其质量是否合理。因此卫生服务需求不完全取决于消费者的意愿和支付能力，在很大限度上取决于医生对疾病初诊后做出的判断，是受医生决策产生的。也就是消费者无法控制卫生服务的种类、数量和质量，只能被动地支付卫生服务费用。

由于存在着消费者信息缺乏，因而在卫生服务的选择上，医生拥有主动地位，他们作为患者的代理人为患者选择服务，在消费过程中消费者往往只是被动地接受医生为他们所选择和提供的服务。此外，消费者到医疗机构就诊，往往带有求助心理，对医生形成一种依赖，希望通过医生所提供的服务来维护和增进健康。这也是导致需求被动性的主要原因。

（二）卫生服务需求的不确定性

由于消费者存在着个体差异，因而卫生服务的需求具有不确定性，即很难预测具体的患病时间、类型及其严重程度和需要卫生服务的类型与数量，卫生服务的需求是因人而异的。疾病的发生是突然的，不均等的，虽然整个人群的发病率可以预测，但就个人而言，疾病是不可知的。同时是否需要卫生服务并不以消费者个人的主观愿望为转移，而是取决于消费者的健康状况。由于疾病的发生具有不确定性、随机性和风险性，因而，消费者对卫生服务的需求同样具有不确定性。卫生服务需求的不确定性也为卫生服务需求的预测增加了困难。

（三）卫生服务需求满足的外在性

与其他商品或服务不同，卫生服务需求的满足除消费者受益外，还会有益于他人以至整个社会，说明卫生服务的利用在消费者之外取得了正效益，体现了卫生服务利用的效益外在性。卫生服务不仅能恢复、维持和增进患者的健康，而且可以解除家庭的困扰，具有促进美好和谐的幸福生活和稳定社会环境的作用；其中传染病和遗传病的有效预防，可以造福社会和子孙后代。同时，满足卫生服务需求，也是维持劳动力再生产的需要，也关系到社会和国家的利益。

（四）卫生服务需求的差异性

不同的季节易发或多发的疾病有所不同，不同的地区又有不同的地方病，这种疾病发生在时间、地域上的差别导致了这类卫生服务需求有相对应的时间、地区差异。同时，由于需求者的年龄、性别、身体素质、民族、宗教信仰、生活习惯、经济水平、文化教育程度、患病种类的不同，在卫生服务需求的内容和数量上也必然产生差异。

（五）卫生服务需求的发展性

随着经济条件的改善，卫生服务需求也在不断发展，从贫困时期"看病救命"的需求，发展到温饱时期"有医有药"的需求，再到小康时期"健康长寿"的需求，需求的层次在不断提高。除满足消费者的基本医疗需求之外，非基本医疗、特需医疗也逐渐随着需求的增加而发展起来。尤其在经济发达地区和高收入人群中，这种需求变化更加明显。

四、卫生服务需求量的影响因素

（一）一般的经济学因素

根据经济学理论，卫生服务需求量会受到卫生服务价格的直接影响，而消费者收入、相关服务或商品的价格、消费偏好等因素影响卫生服务需求，进而影响每一价格下的卫生服务需求量。

1. 卫生服务价格

根据需求规律，需求量与价格呈反向关系。当卫生服务价格上涨时，消费者的实际购买力减弱，相对收入下降，支付能力降低，因而会减少卫生服务需求量；反之，当卫生服务价格下降时，消费者实际购买力增强，相对收入提高，支付能力提升，因而会增加卫生服务需求量。但要注意，在第三方付款（保险公司）或政府为患者支付部分或全部费用的情况下，对卫生服务需求量的任何估计都应以患者支付的净价或患者本人负担的价格为准。

2. 消费者的收入

消费者收入越高，对卫生服务的支付能力越强，不仅对卫生服务消费需求总量有所增加，对卫生服务的质量和项目也将提出更高的要求，对卫生服务需求也越高；反之，消费者收入越低，对卫生服务的支付能力越弱，除了支付紧急性的医疗服务消费，对其他卫生服务则可能受支付能力所限而被推迟或自我抑制，因此，消费者收入越低，对卫生服务需求也就越少。这些情况表明，人们对卫生服务的需求，受到收入水平的明显制约，并表现出不同的需求层次性。

消费者收入分配方式的不同也会对卫生服务需求有所影响。消费者对自己的收入往往有一个使用计划，一部分用于储蓄以备将来之需，一部分用于投资以期增值，一部分用于现期消费。同样收入水平的消费者，如果储蓄和投资所占的比例大，用于现期消费的资金就少，支付能力下降，对卫生服务的需求也会相应减少；相反，如果储蓄和投资所占的比例小，用于现期消费的资金就相对较多，支付能力提高，对卫生服务的需求也会相应增加。

3. 相关商品与服务的价格

经济学中相关商品（服务）之间存在两种关系：替代关系和互补关系。在效用上能相互替代的商品（服务）称为替代品，如茶叶与咖啡；在效用上能相互补充的商品（服务）称为互补品，如汽车与轮胎。一般来说，某物品（服务）的需求量与其替代品价格呈正向变动，与互补品的价格呈反向变动。

同理，卫生服务需求与其替代品价格呈正向变动，即替代品价格上升，该卫生服务的需求量也会增加。例如，结石患者，通常用手术或药物解除病痛，当手术除去结石的费用上涨后，患者支付能力受到影响，有些患者就会寻求药物治疗而放弃手术治疗。卫生服务需求与其互补品价格呈反向变动，即互补品价格上升，该卫生服务的需求将会下降。例如，注射器和注射液，如果注射器价格上涨，消费者支付能力下降，就会减少注射器的需求，从而也减少注射液的需求。

4. 消费偏好

消费偏好是指消费者对特定的商品、商店或商标产生特殊的信任，重复、习惯地前往一定的商店或反复、习惯地购买同一商标或品牌的商品。属于这种类型的消费者，常在潜意识的支配下采取行动。消费者对各种卫生服务同样有自己的主观评价，这种评价一旦成为一种个人偏好，就会影响消费者对该卫生服务的需求。引起消费偏好的原因：一是习惯；二是出于方便；三是追求品牌。同时，它还受文化因素、经济因素、社会因素和家庭因素等多种因素影响。例如，老年人和年轻人对中医和西医有着不同的消费偏好，老年人看中医的比例要比年轻人大，老年人患病后更相信中医的调理功能，因此倾向于看中医，而年轻人更喜欢西医的方便、快捷而更愿意利用西医服务。

对于卫生服务来说，消费者最大的偏好还是质量偏好。因为卫生服务关系到人的健康和生命，任何低质量或不适宜的卫生服务都可能影响人的健康，造成身体功能下降、疾病恶化，甚至危及生命。对于其他商品或服务，如果存在质量问题可以要求退换或得到经济赔偿，但低质量或不适宜的卫生服务对健康所带来的伤害可能是永久性的，甚至是不可逆转的，致命性的。因为卫生服务一经提供是不可退换的，即使获得经济上的赔偿，但对健康的伤害是任何金钱所无法替代的，所以卫生服务的性质决定了消费者非常注重卫生服务的质量，在利用卫生服务的过程中，希望获得最高质量的卫生服务是消费者最大的偏好。

5. 预期

对未来卫生服务的价格和供给情况等方面的预期，会影响当前的卫生服务需求。如果消费者预期今后的某种卫生服务的价格有可能上升，未来的医疗费用支出会增加，他们可能会增加对现在的卫生服务的需求，将一部分卫生服务需求调整到当前；反之，如预期未来一段时间卫生服务价格会下降，未来的医疗费用支出会减轻，一部分卫生服务需求可能会被消费者推迟，减少了目前对卫生服务的需求。

（二）人口学因素

人口学因素主要包括人口数量、性别、年龄结构、所处环境、文化层次、家庭结构等。

1. 数量

人口的数量增加，必将导致卫生服务的利用增加，即卫生服务需求随人口数量的增加而增加；反之，卫生服务需求减少。

2. 性别

性别对卫生服务需求的影响来说是不确定因素。从男性从事职业特点来看，有些危险性或有职业毒害的工作多由男性来承担，因此，男性遭受生产性灾害和职业病的可能性较大。仅就住院率来看，一些研究结果表明，男性住院率高于女性，相对来说，其卫生服务需求应该更多。但从女性生理特点来看，生儿育女也会增加卫生服务需求，当然这主要针对育龄妇女。女性平均寿命比男性长，女性一生的卫生服务需求时间自然也会延长，因此，在其他条件不变的情况下，女性潜在的卫生服务需求比较多。同时女性对疾病的敏感性较强，在同样健康状况下，会比男性需要利用更多的卫生服务。

3. 年龄结构

在人口年龄构成比例中，不同年龄组的人，对卫生服务需求是有差别的。通常情况下，老年人和婴幼儿对卫生服务的需求比青壮年要多。老年人口在总人口中所占的比例越大，其对医疗服务需求的影响越大。这主要是因为人体的各项功能随年龄老化而相应衰退，机体抵抗力也相应下降，老年人患病的频率较高，患病的种类以慢性病为主，因而对卫生服务的需求较多。我国的人口构成正快速向老龄化迈进，相应的卫生服务需求也会有较大增长。婴幼儿抗病能力弱，发病率同样高于青壮年，因此婴幼儿所占比重越大，人们对卫生服务的需求也就越多。

4. 所处环境

在其他条件相同的情况下，通常地理人口分布密度越大的地区，卫生服务需求量越大；反之，卫生服务需求量就小。长期处在阴冷、潮湿、昏暗、嘈杂、脏乱的工作环境和居住生活环境下，人群的健康会受到很大危害，自然对卫生服务需求增加；相反，在温暖舒适、灯光明亮、安静、干净的环境下，人群健康就能得到一定保障，卫生服务需求就很小。

特定的地理环境和气候条件可能导致某些地方病和季节性疾病的发生，自然灾害可能引起传染病的流行。人口所处的自然环境，比如生活在城市和农村、南方和北方、内地和沿海、平原和山地等不同地域的居民，面临的气候条件、环境污染程度及相应的生产生活方式和习俗等，具有明显差别，因而影响他们生存和健康的因素及所患疾病的种类也必然有所不同，从而导致卫生服务需求的内容和数量也有差别。有些自然环境较差的地区如气候条件恶劣或环境污染严重，都会加大卫生服务需求。

5. 文化层次

这一因素的影响主要表现在对健康和疾病认识上的差异。文化层次较高的人，由于掌握了一定的文化知识，对相关预防保健的常识有所了解，比较注重对身体健康的维护，通常有着良好的卫生生活习惯，其自我保健意识和自助医疗水平都较高，因此不容易生病，平时对卫生服务需求相对较少；一旦身体出现不适，在根据自身掌握的医疗常识无法解决问题时，往往会主动及时求医，懂得有病早治的重要性，对卫生服务的需求会增加；相反，文化层次较低的人，对身体健康不够重视，没有养成良好的卫生生活习惯，因此比较容易生病，但由于缺乏基本卫生保健知识，对疾病的认识不足，出现一些疾病症状也不重视，平时对卫生服务的需求反倒不多。一旦症状明显、疼痛难忍时才不得不利用卫生服务，往往此时疾病已比较严重，对卫生服务的需求会大量增加。

6. 家庭结构

人口家庭构成情况包括婚姻状况和家庭人口状况，鳏寡和离婚者比有配偶者的卫生服务需求量大，因为他们的身心多少都有过伤害，与有配偶者相比较更易发生身心疾病。另外，随着工作、生活节奏的加快，工作压力的加重，人们在工作之余都希望有个轻松、温暖的家庭环境，以此放松身心，在关系和谐的大家庭中生活的人，心情愉快，对卫生服务的需求也随之减少。

（三）健康状况因素

健康是人们利用卫生服务、产生卫生服务需求的原始动力。当人们健康状况下降，如发生疾病时，会感受到疾病所带来的痛苦和不适，而且，疾病影响其寿命，影响其参与工作和社会活动，影响其享受闲暇时光。因此，当消费者的健康状况下降和存在影响健康的因素时，消费者会通过利用卫生服务，改善健康状况。一方面，生理功能得以康复，能更有效地投入生产和活动，为家庭和个人创造更多的收入；另一方面，有更多的机会来参与社会活动，享受生活乐趣。所以当个体和人群的健康状况发生变化时，对于卫生服务的需求将发生改变。

健康状况是卫生服务需求发生的决定因素，但由于并不是所有健康状况不良者都对自身的健康损害有所认识，也不是认识到自身健康状况不良者都去利用卫生服务，因而健康不是卫生服务需求发生的充分条件。

（四）医疗保健制度因素

在其他条件不变的前提下，不同的医疗保健制度对卫生服务需求的影响不同，免费医疗、部分免费医疗与完全自费医疗患者相比较，前两者由于没有支付就医所需的全部医疗费用（等于0价格或低价格购买卫生服务），通常会更充分地利用卫生服务。实质上不同的医疗保障制度是通过改变医疗服务的价格对需方的医疗消费行为产生影响，进而对需求量产生影响。在医疗保险系统中，对需方采用不同的医疗费用分担形式和分担比例，包括设立起付线、共付比和封顶线，将在不同程度上影响着需方的医疗服务消费行为和医疗服务的需求水平。

有无医疗保障、医疗保障水平的高低直接影响着消费者的支付能力，进而对卫生服务的需求产生影响。消费者没有医疗保障意味着所有的医疗费用完全由个人承担，这当然会加重消费者的经济负担，导致其支付能力下降，可能会出现人为的缩短治疗时间、采取保守治疗方案甚至放弃治疗的现象，卫生服务需求随之减少；对于医疗保障水平高的消费者，个人支出占医疗费用总支出的比例很低，甚至没有个人支出，支付能力影响很小，自然会充分地利用卫生服务，使得卫生服务需求增加。目前我们国家施行的城镇职工医疗保险和城乡居民基本医疗保险的保障水平有所不同，卫生服务需求也受到不同程度的影响。

（五）科学技术因素

科学技术进步促使预防保健和医疗技术水平不断提高，高科技预防保健的应用提高了人群的身体健康水平，因此会减少卫生服务需求。

先进的医学技术的应用同时可以发现以前发现不了的疾病，治疗以前治疗不了的疾病，大大刺激了人群对卫生服务的需求。在其他条件既定的情况下，物质技术手段的拥有量和先进程度，对满足卫生服务需求的数量和质量具有重要影响。有些特需医疗服务需求，如医学美容、人工授精、器官移植等是随着物质技术水平的提高而产生的。

（六）时间价值因素

消费者的时间价值也是影响消费者卫生服务需求的一个限制因素。时间价值对卫生服务需求的影响可以从两个方面来考虑。

一是对于某类卫生服务项目，提供的时间长，意味着成本相对高，有可能价格也高，从而对需求产生影响。

二是时间的机会成本。机会成本是指在做出一种选择或决策时所放弃的东西，称为这一选择或决策的机会成本。卫生服务的机会成本越高，对卫生服务需求量的影响越大。但不同类型的人的卫生服务时间机会成本不同，在其他条件不变的前提下，时间机会成本高的人的卫生服务需求水平低于时间机会成本低的人。

时间成本对卫生服务需求的影响具有两方面的政策意义：①随着服务价格的降低（如提供免费或部分免费的卫生服务），卫生服务需求将对时间成本更为敏感。低时间成本的人比高时间成本的人更有可能得到卫生服务。②可通过降低时间成本的方法增加某些人口对卫生服务的利用。

例如，在英国和澳大利亚，公立医院对某些手术提供的医疗量未能增长到足以满足需求的程度，其结果是获得手术的患者多为低时间成本者，一些高时间成本者大多转向私立医院。若社会决定促进某些高时间成本者对卫生服务的利用，就应将诊所设置在高时间成本人群中，以降低其时间（往返）成本，促进其卫生服务利用。

（七）卫生服务供给因素

卫生服务供给因素主要指卫生服务的供给状况和供给者情况。

在其他因素不变的前提下，卫生服务的供给状况将会对卫生服务的需求产生直接影响。卫生服务供给的类型、数量、结构、质量、费用及卫生机构的地理位置等是否与消费者的需求相匹配，将直接影响到卫生服务的需求水平，供不应求和供非所需会抑制人们对卫生服务的利用。

卫生服务供给者的双重身份也会对卫生服务需求产生影响。在卫生服务的提供过程中，医生具有双重身份，既是患者选择卫生服务的代理人，同时又是卫生服务的提供者，所以医生的决策成为决定卫生服务选择是否合理的关键因素。通常医生会根据患者的经济、人口统计特征及医疗特征，合理选择医疗和医院，以维护患者的经济和医疗利益。但当越来越多的医院保险项目建立后，经济约束退居次要地位。另外，医生不仅为患者做出选择，还要在提供卫生服务的同时照顾自己的切身利益。医生的这种双重角色决定了有些医生不可能完全从患者利益出发。假如医生是多提供卫生服务或提供某种类型卫生服务的受益者，他们就会出于自身利益的考虑，多提供服务或多倾向于提供某种服务，甚至提供不必要的服务，这在经济学中称为诱导需求或需求的创造。

第二节 卫生服务需求的弹性

一、卫生服务需求的价格弹性

（一）卫生服务需求的价格弹性定义

卫生服务需求的价格弹性是指卫生服务中需求量变动对价格变动的反映程度。用需求的价格弹性系数来表示。

卫生服务需求的价格弹性系数＝卫生服务需求量的相对变动/卫生服务价格的相对变动

＝卫生服务需求量变动的百分比/卫生服务价格变动的百分比

假如 E_d 为卫生服务需求的价格弹性系数，Q 和 ΔQ 分别为卫生服务需求量和需求量的变动量，P 和 ΔP 分别为卫生服务价格和价格的变动量，则卫生服务需求的价格弹性系数公式为

$$E_d = \frac{\Delta Q / Q}{\Delta P / P} = \frac{\Delta Q}{\Delta P} \times \frac{P}{Q}$$

这里面需要指出来的是，由于计算基础和出发点的不同会造成曲线上两点之间的弹性系数出现不同的结果，通常我们采用变动前后自变量和因变量的算术平均数来计算弹性系数，来表示曲线上某两点之间的平均弹性。这样造成弧弹性的公式与上面公式略有不同。

$$E_d = \frac{\Delta Q / [(Q_1 + Q_2) / 2]}{\Delta P / [(P_1 + P_2) / 2]} = \frac{\Delta Q}{\Delta P} \times \frac{P_1 + P_2}{Q_1 + Q_2}$$

例如，某项门诊服务费用由 20 元/次下降为 15 元/次，门诊人次由 20 人次增加到 40 人次，这时，该卫生服务的需求价格弹性系数为

$$E_d = \frac{\Delta Q / [(Q_1 + Q_2) / 2]}{\Delta P / [(P_1 + P_2) / 2]} = \frac{\Delta Q}{\Delta P} \times \frac{P_1 + P_2}{Q_1 + Q_2} = \frac{20 \times 35}{-5 \times 60} \approx -2.33$$

只要确定了需求曲线的形状，就可求出相应曲线上任何点的弹性系数。

例如，已知需求函数为 $Q=100-10P$，则 $dQ/dP=-10$，代入下面公式中就可以求出任何价格水平下的弹性系数。

$$E_d = \lim_{\Delta P \to 0} \frac{\Delta Q}{\Delta P} \times \frac{P}{Q} = \frac{dQ}{dP} \times \frac{P}{Q}$$

因为卫生服务需求量和价格的变动是反向的，需求曲线是一条向右下倾斜的曲线，所以，卫生服务需求价格弹性系数都是负值。为了便于说明，通常取其弹性系数的绝对值。比较各项卫生服务弹性大小的时候，也是以其绝对值为标准。

（二）卫生服务需求的价格弹性分类

对于不同的卫生服务，其需求量对价格变动的反应性是不一样的，有些卫生服务的价格变动不

大就会引起该服务需求量的较大变动，有些卫生服务即使价格发生较大变动，其需求量仍然变动不大。经济学家根据弹性系数的大小，将需求价格弹性分为以下五种类型。

1. $E_d > 1$，需求富有弹性

弹性系数大于 1，表示需求量的变动率大于价格的变动率。价格每升降 100%，需求量变动的百分率大于 100%，如图 2-6（a）所示。例如，医院自主定价的非基本医疗服务项目，其中价格昂贵的特需医疗服务多属于此类。

2. $E_d < 1$，需求缺乏弹性

弹性系数小于 1，表示需求量的变动率小于价格的变动率。价格每升降 100%，需求量变动的百分率小于 100%，如图 2-6（b）所示。例如，急诊医疗服务项目多属于此类。

3. $E_d = 1$，需求单位弹性

弹性系数等于 1，表示需求量的变动率等于价格的变动率。价格每升降 100%，需求量就相应减增 100%，如图 2-6（c）所示。此类是特定情况，偶然发生。

4. $E_d = \infty$，需求完全弹性

弹性系数无穷大，表示价格的微小变动都会引起需求量的无限变化。如图 2-6（d）所示。这种情况只是一种可能性，在现实生活中极难发生。

5. $E_d = 0$，需求完全无弹性

弹性系数等于 0，表示无论价格如何变动，对需求量没有任何影响。如图 2-6（e）所示。这种情况在现实中同样很少发生。比较符合这种情况的如卫生领域中的特效药，因为关系到生命的存亡，所以价格变化有时对其需求无影响。

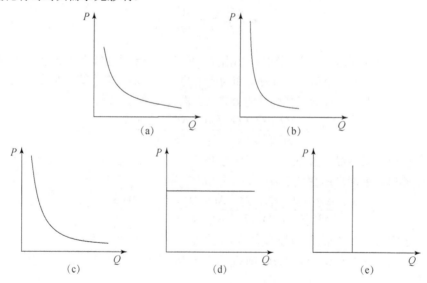

图 2-6　需求价格弹性曲线类型

（三）卫生服务需求价格弹性与总收益的关系

卫生服务供给者获得的总收益（total revenue，TR）等于价格（P）乘以在该价格水平上消费者对该卫生服务的需求量（Q），即 $TR = P \times Q$。当某种卫生服务的价格变动时，该卫生服务的需求价格弹性的大小与提供该卫生服务得到的总收益变动密切相关。价格变动会引起需求量的相应变动，从而引起卫生服务提供者总收益的变动。卫生服务需求价格弹性处在不同类型状态下，价格变动引起总收益的变动也会不同。卫生服务需求价格弹性与总收益之间一般存在以下三种关系（表2-2）。

表 2-2 需求价格弹性与总收益之间的关系

需求价格弹性	价格变化	需求变化	总收益变化	经济行为
$E_d>1$	上升	下滑更多	减少	"薄利多销"
需求富有弹性	下降	上升更多	增加	
$E_d<1$	上升	下滑较少	增加	"谷贱伤农"
需求缺乏弹性	下降	上升较少	减少	
$E_d=1$	上升	同比例下降	不变	无须调整价格
需求单位弹性	下降	同比例上升	不变	

1. 当 $E_d>1$ 时，卫生服务价格与总收益反向变动

即卫生服务属于需求富有弹性时，卫生服务价格上升，总收益减少，卫生服务价格下降，总收益增加。卫生服务价格上升，由于是需求富有弹性，需求量的变动率大于价格的变动率，导致需求量下滑的幅度大于价格上升的幅度，使总收益反而减少；相反，虽然卫生服务价格下降，但需求量上升的幅度大于价格下降的幅度，总收益除能够弥补降价带来的损失外，销售量的增加使总收益仍然有所增加。经济生活中实施的"薄利多销"的销售策略就是这种情况。

2. 当 $E_d<1$ 时，卫生服务价格与总收益同向变动

即卫生服务属于需求缺乏弹性时，卫生服务价格上升，总收益增加，卫生服务价格下降，总收益减少。卫生服务价格上升，由于是需求缺乏弹性，需求量的变动率小于价格的变动率，导致需求量下滑的幅度小于价格上升的幅度，使总收益随着价格的升高而增加；相反，卫生服务价格下降，需求量上升的幅度小于价格下降的幅度，总收益无法完全弥补降价带来的损失，导致总收益随着价格的下降而减少。经济生活中出现的"谷贱伤农"就属于这种情况。

3. 当 $E_d=1$ 时，卫生服务价格与总收益无关系

即卫生服务属于需求单位弹性时，无论卫生服务价格如何变化，总收益始终保持不变。卫生服务价格上升，由于是需求单位弹性，需求量的变动率等于价格的变动率，导致需求量下滑的幅度等于价格上升的幅度，两者作用相互抵消，使总收益没有随着价格的升高而变化；相反，卫生服务价格下降，需求量上升的幅度等于价格下降的幅度，总收益仍然没有随着价格的下降而变化。

对于卫生服务的供给者来说，了解各种卫生服务的需求价格弹性，根据需求价格弹性与总收益之间的关系，通过价格的不断变化可以获取更高的经济收益。然而对于政府卫生部门管理者来说，为避免基本卫生服务价格过高，影响消费者的最基本卫生服务需求，对需求缺乏弹性的卫生服务的价格实行一定程度的调节，对需求富有弹性的卫生服务的价格可以适当放宽调节。正确认识和研究卫生服务价格与需求之间的这种内在联系，对卫生服务的供给者确定服务价格和政府卫生服务管理者制定价格政策具有重要的现实意义。

（四）卫生服务需求价格弹性的影响因素

卫生服务是为了满足社会生活的基本需要，而在多种情况下，这种需求带有刚性，即它一般不会随着医疗价格的上涨而大幅度减少，也不会因医疗价格下调而大幅度增加，更不可能因此而发生"抢购"或"囤积"。因此大多数卫生服务属于需求缺乏弹性，其弹性系数一般在 0.2～0.7。但不同卫生服务，需求弹性不同。卫生服务需求弹性的影响因素主要有以下几个方面。

1. 卫生服务的可替代性

即某项卫生服务是否具有替代品且是否容易替代。例如，某项卫生服务可替代的服务越多，替代服务的功能和性质都很接近，且越容易替代，则该项卫生服务的需求价格弹性越大；反之，替代的服务越少，且越不容易替代，则需求价格弹性越小。例如，内科服务和外科服务相比，内科服务更容易找到替代性治疗措施，所以，内科服务的需求弹性较大；外科服务由于不容易被替代，需求价格弹性较小。

2. 卫生服务的需求强度

对卫生服务的需求强度越大，其需求价格弹性就越小；反之，需求强度越小，需求价格弹性就越大。例如，急救服务和一般性的医疗服务相比，急救服务涉及患者的生死存亡，是患者所必需的，服务价格对需求影响很小，需求价格弹性较小；一般性的医疗服务不是患者所必需的，服务价格对需求的影响很大，需求价格弹性较大。

3. 卫生服务的个人支出占总收入的比重

对于高价格的卫生服务，通常占总收入的比重越大，需求价格弹性越大；反之，占总收入的比重越小，需求价格弹性越小。例如，挂号服务和 CT 检查服务相比，同时提高挂号服务和 CT 检查服务的服务价格，由于挂号服务的支出占总收入比重较低，价格的升高对患者的支付能力影响不大，看病人数降幅变化很小，因此挂号服务的需求价格弹性较小；而 CT 检查服务的支出占总收入比重较高，价格的升高会影响一部分患者的支付能力，CT 检查人数降幅明显变大，因此 CT 检查服务的需求价格弹性较大。

4. 卫生服务的持续时间长短

卫生服务的持续利用时间越短，消费者就越难在短时间内找到替代性卫生服务，其需求价格弹性越小；反之，卫生服务的持续利用时间越长，消费者越有充足的时间寻找替代性卫生服务，其需求价格弹性越大。例如，急性病和慢性病相比，急性病卫生服务持续利用时间短，故需求价格弹性较小；慢性病卫生服务持续利用时间长，需求价格弹性较大。

二、卫生服务需求的收入弹性

（一）卫生服务需求的收入弹性定义

卫生服务需求的收入弹性是指卫生服务中需求量变动对消费者收入变动的反映程度，用需求的收入弹性系数来表示。

卫生服务需求的收入弹性系数＝卫生服务需求量的相对变动/消费者收入的相对变动

假如 E_I 为卫生服务需求的收入弹性系数，Q 和 ΔQ 分别为卫生服务需求量和需求量的变动量，I 和 ΔI 分别为消费者收入和收入的变动量，则卫生服务需求的收入弹性系数公式为

$$E_I = \frac{\Delta Q / Q}{\Delta I / I} = \frac{\Delta Q}{\Delta I} \times \frac{I}{Q}$$

如采用变动前后自变量和因变量的算术平均数来计算弹性系数，卫生服务需求的收入弹性系数公式为

$$E_I = \frac{\Delta Q / Q}{\Delta I / I} = \frac{\Delta Q}{\Delta I} \times \frac{I_1 + I_2}{Q_1 + Q_2}$$

（二）卫生服务需求的收入弹性分类

根据卫生服务需求收入弹性系数的大小，可以将需求收入弹性分为以下三种类型。

1. $E_I > 1$，属于非必需服务范畴

需求收入弹性系数大于 1，表明需求量的变动率大于收入的变动率。收入每升降 100%，需求

量变动的百分率大于 100%。随着收入水平的提高，消费者对该种卫生服务的需求量大幅增加，这种服务为奢侈品类卫生服务，如图 2-7（a）所示。

2. $0 < E_I \leqslant 1$，属于必需服务范畴

需求收入弹性系数大于零而小于等于 1，表明需求量的变动率小于等于收入的变动率。收入每升降 100%，需求量变动的百分率小于等于 100%。随着收入水平的提高，消费者对该种卫生服务的需求量也随之增加，但幅度不大，这种服务为必需品类卫生服务，如图 2-7（b）所示。

3. $E_I < 0$，属于低档服务范畴

需求收入弹性系数为负值，表明需求量和收入呈反方向变动关系。随着收入的增加，需求量反而减少。这种服务为劣等卫生服务，如图 2-7（c）所示。

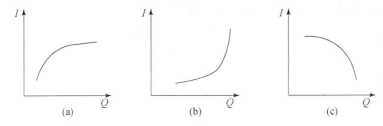

图 2-7 需求收入弹性曲线类型

不同的卫生服务，需求收入弹性也不同。只要是 $E_I > 0$ 的卫生服务，都属于正常服务。通常情况下，卫生服务属于正常品或者奢侈品。

三、卫生服务需求的交叉弹性

（一）卫生服务需求的交叉弹性定义

卫生服务需求的交叉弹性是指一种卫生服务的需求量对另一种卫生服务价格变动的反映程度，用需求的交叉弹性系数来表示。

卫生服务需求的交叉弹性系数＝一种卫生服务需求量的相对变动/另一种卫生服务价格的相对变动

假如 E_{XY} 为卫生服务需求的交叉弹性系数，Q_Y 和 ΔQ_Y 分别为卫生服务 Y 需求量和需求量的变动量，P_X 和 ΔP_X 分别为卫生服务 X 价格和价格的变动量，则卫生服务需求的交叉弹性系数公式为

$$E_{XY} = \frac{\Delta Q_Y / Q_Y}{\Delta P_X / P_X} = \frac{\Delta Q_Y}{\Delta P_X} \times \frac{P_X}{Q_Y}$$

或

$$E_{XY} = \frac{\Delta Q_Y / Q_Y}{\Delta P_X / P_X} = \frac{\Delta Q_Y}{\Delta P_X} \times \frac{P_{X1} + P_{X2}}{Q_{Y1} + Q_{Y2}}$$

（二）卫生服务需求的交叉弹性分类

根据卫生服务需求交叉弹性系数的大小，不仅可以确定两种卫生服务之间是否存在关联性，还可以明确两种卫生服务之间的关联程度。卫生服务需求的交叉弹性分为以下三种类型。

1. $E_{XY} > 0$，两种卫生服务存在替代关系，且数值越大，替代程度越强

需求交叉弹性系数为正值，说明一种卫生服务的需求与其替代卫生服务的价格呈正向变动，一种卫生服务的价格上升（下降），另一种卫生服务的需求增加（减少）。例如，磁疗服务和按摩服务之间的需求交叉弹性大于 0，两者是替代关系。磁疗服务的价格上升，按摩服务的需求量就会增

加；相反，按摩服务的价格上升，磁疗服务的需求量就会增加，如图 2-8（a）所示。

2. $E_{XY}<0$，两种卫生服务存在互补关系，且数值的绝对值越大，互补程度越强

需求交叉弹性系数为负值，说明一种卫生服务的需求与其互补卫生服务的价格呈反向变动，一种卫生服务的价格上升（下降），另一种卫生服务的需求减少（增加）。例如，注射器和注射液之间的需求交叉弹性小于 0，两者是互补关系，必须同时使用才能完成注射服务。注射器的价格大幅上升，注射液的需求量就会减少；相反，注射液的价格上升，注射器的需求量就会减少，如图 2-8（b）所示。

3. $E_{XY}=0$，两种卫生服务无关联性

需求交叉弹性系数为零，说明两种卫生服务的需求与价格之间不存在关联性，两种服务既不是替代关系也不是互补关系，两者没有任何影响，如图 2-8（c）所示。

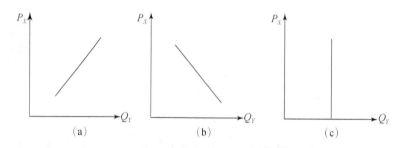

图 2-8　需求交叉弹性曲线类型

需求交叉弹性可以为生产者制定价格决策提供一定依据。如果 $E_{XY}>0$，且弹性很大，当相关替代服务分别由不同的生产者提供时，一旦生产者企图提高其服务的价格，销售量就会大减，总收益就会减少，所以不敢盲目提价。如果 $E_{XY}<0$，且弹性很大，当相关互补服务由同一生产者提供时，降低一种卫生服务价格，不仅会使自身销售量增加，其互补卫生服务的销售量也会因此迅速扩大，会导致总收益增加，所以可采用这样的降价策略。

卫生服务需求弹性理论作为卫生经济学研究的重要理论，不仅为政府政策的制定提供重要依据，同时也是卫生服务机构进行服务定价、财务分析、收益平衡分析等的重要分析工具。

第三节　卫生服务消费者行为理论

一、边际效用分析

（一）总效用和边际效用

总效用（total utility）是指消费者在一定时期内，消费一种或几种卫生服务所获得的效用总和。如果用 TU 表示总效用，用 Q 表示某种卫生服务消费量，则总效用函数可以表示两者之间的关系，即 TU=$f(Q)$。

边际效用（marginal utility）是指消费者在一定时间内增加单位卫生服务所引起的总效用的增加量。如果用 MU 表示边际效用，用 Q 表示某种卫生服务消费量，则边际效用函数可以表示两者之间的关系，即 MU=$f'(Q)$。

以某种卫生服务为例，卫生服务的总效用和边际效用与消费量之间的关系如表 2-3 所示。

表 2-3　卫生服务总效用和边际效用与消费量之间的关系

卫生服务消费量 Q	总效用 TU	边际效用 MU
0	0	0
1	10	10
2	18	8
3	24	6
4	28	4
5	30	2
6	30	0
7	28	−2

以表 2-3 所示数据,用图形的形式画出总效用曲线和边际效用曲线,如图 2-9 所示。

总效用与边际效用的关系是当边际效用为正数时,总效用是增加的;当边际效用为零时,总效用达到最大;当边际效用为负数时,总效用减少;总效用是边际效用之和。

（二）边际效用递减规律

边际效用递减规律是指在一定时间内,在其他商品的消费数量保持不变的条件下,随着消费者对某种商品消费量的增加,消费者从该商品连续增加的每一消费单位中所得到的效用增量即边际效用是递减的。

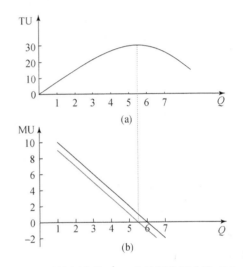

图 2-9　总效用曲线（a）和边际效用曲线（b）

边际效用出现递减规律的原因在于:第一,生理或心理的原因。人的欲望虽然多种多样、永无止境,但由于生理等因素的限制,就每个具体的欲望满足程度来说则是有限的。最初欲望最大,因而消费第一单位商品时得到的满足也最大,随着商品消费次数的增加,欲望也随之减少,从而感觉上的满足程度递减,以致当要满足的欲望消失时还增加消费的话,反而会引起厌恶的感觉。第二,物品本身用途的多样性。物品有多种多样的用途,并且各种用途的重要程度不同,人们总会把它先用于最重要的用途,也就是效用最大的地方,然后才是次要的用途,故后一单位的物品给消费者带来的满足或提供的效用一定小于前一单位。

边际效用递减规律具有以下特点。

（1）边际效用的大小,与欲望的强弱成正比。

（2）边际效用的大小,与消费数量的多少呈反向变动。由于欲望强度有限,并随着满足的增加而递减,因此,消费数量越多,边际效用越小。

（3）边际效用是特定时间内的效用。由于欲望具有再生性、反复性,边际效用也具有时间性。

（4）边际效用实际上永远是正值。虽在理论上有负效用,但实际上,当一种产品的边际效用趋于零时,具有理性的消费者必然会变更其消费方式,去满足其他欲望,以提高效用。

（5）边际效用是决定产品价值的主观标准。边际效用价值认为,产品的需求价格,不取决于总效用,而取决于边际效用。消费数量少,边际效用高,需求价格也高;消费数量多,边际效用低,需求价格也低。

（三）消费者均衡

由于边际效用递减，因而物品的边际效用的大小及总效用的增减，同物品数量有着密切的关系。这说明，在既定的收入和价格水平下，消费者对某种物品的消费并不是越多越好，而是有一个限度的问题，那么，消费者如何将自己有限的货币收入花费在各种不同商品的购买上以求得最大的满足呢？这就是一个消费者均衡的问题。

消费者均衡（consumer equilibrium）是指在既定收入和各种商品价格的限制下选购一定数量的各种商品，以达到最满意的程度。它研究消费者如何把有限的货币收入用于购买何种商品、购买多少能达到效用最大，即研究消费者的最佳购买行为问题。消费者均衡是消费者行为理论的核心。

假定消费者只购买两种卫生服务 X 和 Y，由于收入和价格都是既定的，增加 X 的购买量就必须减少 Y 的购买量，购买量的变化必然引起它们的边际效用的变化。消费者均衡的条件是消费者用单位货币所购买的各种卫生服务的边际效用都相等，即消费者所购买的各种卫生服务的边际效用之比等于它们的价格之比。消费者均衡的条件可用公式表示为

$$\mathrm{MU}_X/P_X = \mathrm{MU}_Y/P_Y = \mathrm{MU}_M$$

其中，MU_X 和 MU_Y 分别表示 X、Y 两种卫生服务的边际效用，MU_M 表示每一元钱的边际效用（每单位货币带来的边际效用）。

二、无差异曲线分析

（一）无差异曲线

无差异曲线（indifference curve）是指在一定时间、一定资源和技术条件下，消费者消费不同组合的两种商品其满足程度相同的曲线。假定消费者接受两种不同的卫生服务 X 和 Y，消费者对 X 和 Y 的购买可以有不同的组合，如图 2-10 中的 I_1、I_2、I_3 曲线。

无差异曲线具有以下特征。

第一，无差异曲线是一条向右下方倾斜的曲线。其斜率是负的，表明为实现同样的满足程度，增加一种卫生服务的消费，就必须减少另一种卫生服务的消费。

第二，距离原点越远的无差异曲线代表的消费者的满足程度越高。在同一个坐标平面上的任何两条无差异曲线之间，可以有无数条无差异曲线。同一条曲线代表相同的效用，不同的曲线代表不同的效用。

第三，任何两条无差异曲线不能相交。这是因为两条无差异曲线如果相交，就会产生矛盾。只要消费者的偏好是可传递的，无差异曲线就不可能相交。

第四，无差异曲线通常是凸向原点的。这就是说，无差异曲线的斜率的绝对值是递减的。这是由边际替代率递减规律所决定的，一般来说消费者更愿意放弃拥有数量较多的产品。

（二）消费可能线

消费可能线也称消费者预算线或者等支出线，是指在消费者收入和商品价格既定的条件下，消费者的全部收入所能够买到的两种商品的不同数量的各种组合。假定消费者在现有收入和卫生服务现有价格水平下，消费两种不同的卫生服务 X 和 Y，消费者所能购买到的 X、Y 两种商品数量的最大组合，如图 2-11 所示。

消费可能线实际上是收入和价格一定时的消费的最大可能性曲线，一旦收入或价格改变，消费可能线也将相应改变。假设当收入和卫生服务 X、Y 价格水平分别升高时，消费可能线的变化如图 2-12 所示。

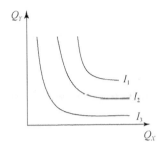

图 2-10 无差异曲线

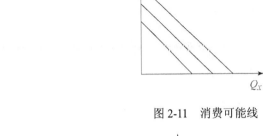

图 2-11 消费可能线

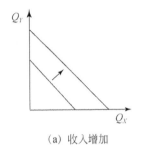

（a）收入增加

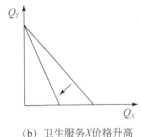

（b）卫生服务X价格升高

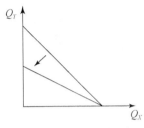

（c）卫生服务Y价格升高

图 2-12 消费可能线的移动

（三）消费者均衡

从主观方面说，消费者可做出多种多样的选择以得到满足，这种选择由无差异曲线表示出来；从客观方面说，消费者又必然受到货币收入和价格的限制，这种限制由消费可能线表示出来。如何把客观限制和主观选择结合起来以求得消费的最大满足，这就是消费者均衡。当消费者可能线与无差异曲线相切时，如图 2-13 中的 E 点，消费者获得的效用最大，这个点称为消费者均衡点。在切点上所代表的两种卫生服务量就是消费者用一定的货币收入所获得的效用达到最大值的最优购买量的组合。

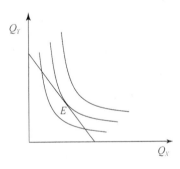

图 2-13 消费者均衡

三、卫生服务和家庭健康服务需求理论

（一）卫生服务需求理论

该理论主要引用 1990 年 Gertler 和 van der Gaag 构建的卫生服务需求模型，指出效用主要依赖于对健康和除医疗保健之外的其他商品的消费。当一个人患病或受伤后，它首先决定是否寻求医疗，消费医疗保健的目的是改善健康状况，同时由于医疗费用的开支会减少患者对其他商品的消费，因此患者在决定是否寻求医疗的同时，还要决定去哪一级别的医疗机构接受治疗。因为在他们面前有一系列可供选择的医疗机构（包括自我保健），每个医疗机构都有其质量和对应的价格，其中价格包括货币价格和非货币价格，诸如看病路上和等待所花时间。这些机构对他们的健康有着不同潜在的影响，这个影响取决于患者的个人特征和一些反映医疗保健效验的随机项。所以患者在权衡不同医疗机构的信息和他们自己的收入后，会选择一所使他们的预期效用达到最大的医疗机构就医。

让患者获得特定机构的医疗保健后的预期效用函数为

$$U=U（H，Y-P）$$

其中，U 指患者在特定医疗机构获得治疗后的效用。H 指患者在得到治疗后的预期健康状况。$Y-P$ 在这里是指消费，即用患者的收入减去所支付的医疗费用。

上式代表患者到某一医疗机构接受治疗后得到的效用，假定某人面对 $J+1$ 个可行的备择医疗机构（当 $J=0$ 时是自我保健），他要从中选择一个能使其预期效用最大的那个，这样最大预期效用函数为：

$$U^*=\max（U_0，U_1，\cdots，U_J）$$

U^* 指最大效用，U_j 定义为

$$U_j=U（H_j，Y-P_j）\quad j=1，2，\cdots，J$$

患者在综合各个机构的质量、价格和自己的收入后，选择一个能使其预期效用达到最大的那个机构。效用来自对健康和除医疗保健外的其他商品和服务的消费。换句话说，患者选择机构 i，当且仅当

$$U_i>U_j\quad j\neq I$$

上式就是我们要估计的对不同级别医疗机构需求的决定因素，即分析影响就诊单位选择概率的因素。

（二）家庭健康服务需求理论

1972 年 Grossman 构造了家庭健康需求理论。他构建了一个对"良好的健康"消费品的需求模型，该模型的核心部分在于健康被当作一种持久的资本存量，它可以生产出健康的时间。他强调了健康资本和其他人力资本的差异：一般人力资本会影响市场或非市场活动的生产力，而健康资本则会影响可用于赚取收入或生产消费品的总时间。也就是说，其他人力资本投资（如学校教育或在职训练）的回报是增加工资，而健康资本投资的回报是延长生命时间或增加健康的时间。

所谓健康的生产就是一个将健康生产的投入转换为健康结果的过程，表现为健康存量的增加。对健康生产投入的需求是因为生产健康结果而派生的需求，就像一般生产过程对生产要素的派生需求一样。Grossman 所提出的家庭健康，说明消费者可以通过生产健康来补充健康资本的消耗，而消费者生产健康的主要生产要素是医疗保健服务。消费者在市场上购买各种医疗保健服务，并结合自己的时间生产健康，则家庭健康生产函数的一般形式为

$$H=f（M，\text{LS}，E，S）$$

其中，H 代表健康，M 代表医疗服务，LS 代表生活方式，E 代表教育和环境，S 代表社会经济因素等。

提供医疗服务只是手段，消费者购买医疗服务的目的并不是需要医疗服务本身，达到健康才是其最终目标，医疗服务只是消费者用于生产健康的投入要素。因此政府可以通过改变各种生产要素的相对价格，诱导消费者选择最低成本的生产要素组合。

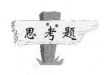

1. 卫生服务需求的特点是什么？
2. 卫生服务需求量的影响因素有哪些？
3. 试述卫生服务需求价格弹性的分类和意义。
4. 试用无差异曲线分析卫生服务消费者均衡。

（熊季霞　褚志亮）

第三章　卫生服务供给

内容提要

　　本章界定了卫生服务供给的概念，阐述了卫生服务供给的特点和影响因素，介绍了卫生服务供给弹性的类别和影响因素，卫生服务供给者行为的主要相关理论：生产理论、成本理论、医院行为模型、卫生服务供给模式，以及卫生服务供方诱导需求等。

第一节　概　　述

一、卫生服务供给的概念

　　在经济学中，供给（supply）是指生产者在一定时期内，在各种可能的价格下愿意而且能够提供的产品或劳务的数量。供给的水平取决于社会生产力的发展水平，它所反映的是价格和其相对应的供给量之间的关系。供给的构成包含两个条件：①生产者有提供产品或劳务的意愿；②生产者有能力提供产品或劳务。它反映了任意给定价格的供应量。供方可以是人，也可以是机构。

　　图 3-1 显示了市场中某一供给者对某种商品的向上倾斜的供给曲线 S 和另一个供给者的供给曲线 S'。X 轴测量的是产品的供给量（Q_s），Y 轴测量的是产品的价格（P）。曲线向右上方倾斜表示产品的供给量和价格之间存在着正相关关系。

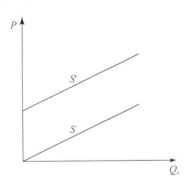

　　供给曲线是由产品的生产函数导出来的。生产函数由生产机构内部的生产管理和技术方面的有关内容决定。从生产函数的角度来分析供给曲线，那么供给曲线即是生产每单位商品的边际成本。从理论上来说，供给曲线可以是向上倾斜、水平、向下倾斜或同时具备三种趋势。但是为了简单理解，在本章中，我们取供给曲线中最常见的向上倾斜趋势。

图 3-1　供给曲线

　　在卫生领域中，卫生服务供给（supply of health care）则指卫生服务产品或劳务的提供者在一定时期内，在各种可能的价格下愿意而且能够提供的卫生服务产品或劳务的数量。同样的，卫生服务供给也具备一般商品或劳务供给的两个条件：①卫生服务提供者必须有提供卫生产品或卫生服务的意愿；②卫生服务提供者具备提供卫生产品或卫生服务的能力。卫生服务供给分为个别供给和市场供给。个别供给是指单个卫生服务部门对某种卫生服务或卫生产品的供给；市场供给是指该项卫生服务或产品市场所有个别供给的总和，即与每一种可能的售价相对应的每一个卫生服务部门供给量的总和。

二、卫生服务供给曲线及变动

（一）卫生服务供给曲线

经济学中供给可以通过供给表、供给曲线与供给函数三种形式表达。同样，卫生服务供给可以用卫生服务供给表、卫生服务供给曲线与供给函数三种形式表达。

卫生服务供给表是描述在某项卫生服务的每一可能的价格下的卫生服务供给量的表列。它可以直观地用表格的形式表达卫生服务价格与卫生服务供给量之间的一一对应关系。

供给函数反映供给量与其主要影响因素之间的函数关系。经济学认为，价格不仅是影响需求量的主要因素，也是影响供给量的主要因素。因此，假设影响卫生服务供给的其他因素不变，只研究价格对卫生服务供给量的影响，卫生服务供给函数可以写成：

$$Q_s=f(P)$$

其中，Q_s 表示某项卫生服务的供给量，P 表示该项卫生服务的价格。卫生服务供给函数反映了在其他因素不变的情况下卫生服务的供给量与价格的关系。

为研究方便，经济学中常将供给函数简化为线性关系，线性供给函数表达式为

$$Q_s=-a+(1-b)P$$

卫生服务供给曲线是用图形的形式来表示卫生服务供给量与卫生服务价格之间的一一对应关系（图 3-1），是描述在每一可能的价格下卫生服务供给量的曲线。卫生服务供给曲线横轴表示卫生服务的供给量，纵轴代表卫生服务的价格。根据供给表或者供给函数可以做出卫生服务供给曲线。

供给曲线通常是一条曲线，如图 3-2（a）所示（纵轴 P 表示卫生服务价格，横轴 Q_s 表示卫生服务供给量，曲线 S 就是卫生服务供给曲线）。为研究方便，经济学中也常将供给曲线简化为直线，如图 3-2（b）所示。

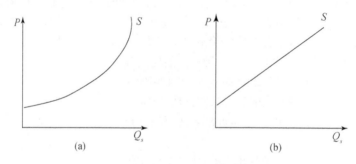

图 3-2　卫生供给曲线

（二）卫生服务供给曲线的特征与供给规律

按照供给的定义，供给这个概念涉及两个变量：商品的价格及与该价格相对应的供给量。因此，供给实际上反映了厂商的供给量与价格这两个变量之间的关系。市场供给法则表明：商品的价格越高，其供给量越大；商品的价格越低，其供给量越小。卫生服务供给同样遵循该法则。表 3-1 列出了某种产品或服务的供给情况。

从表 3-1 中可以看出，当价格低于一定水平时，生产者不愿意进行生产，当价格达到一定水平后，生产者组织生产，价格上升，生产者愿意生产的数量增加。在市场中，价格水平通常是供给与需求博弈后决定的，也即需求曲线和供给曲线共同决定的。

表 3-1　某种产品或服务的供给情况

	价格数量组合				
	I	II	III	IV	V
价格（元）	2	4	5	7	8
供给量（个）	0	100	200	350	500

（三）卫生服务供给变动

1. 卫生服务供给量的变动

当其他因素不变时，卫生服务产品本身价格变动所引起的供给数量的变化，称为供给量的变动。供给量的变动在图形上表现为在一条既定的供给曲线上点的位置移动。如图 3-3 所示，假设其他条件不变，在供给曲线 S 上，随着商品价格的变动，点 A、B 之间的位置移动，即为供给量的变动。

2. 卫生服务供给曲线的变动

当卫生服务产品本身的价格既定时，由其他因素变动引起的供给数量的变化，称为供给的变动。供给的变动在图形上表现为整条供给曲线的移动。如图 3-4 所示，假设卫生服务产品本身的价格保持不变，由于某种因素使原来的供给曲线 S_0 右移到 S_1，表示供给增加；供给曲线从 S_0 左移到 S_2，表示供给减少。

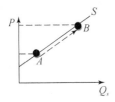
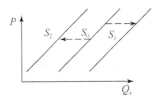

图 3-3　供给量的变动　　　　　　　　图 3-4　供给曲线的变动

三、卫生服务供给的特点

卫生服务是一种特殊的消费品，因此，它既有一般服务所具有的特点，也有其自身的特性，通常卫生服务供给具有以下特点。

（一）垄断性

卫生服务是具有专业性和技术密集性的服务，因而卫生服务的供给者相对于其他的供给者而言不能相对自由地进入供给市场。我国提供卫生服务供给的机构多为公立机构，提供服务的机构按区域规划进行设置和资源分配，并承担相应的社会职能，这些机构的卫生服务供给具有一定的不可替代性。因此，卫生服务供给具有垄断特性。

（二）即时性

卫生服务的供给与产品的供给过程不同。产品供给过程（生产—交换—消费）中，生产行为与供给活动在时间和空间上是相互分离的，消费者可以有更多的机会了解信息，是否购买取决于需方，需方占有主导地位。在卫生服务供给过程中，服务的生产、供给和消费行为是同时发生的，在生产、供给和消费之间没有时间上的间隔，没有独立的三个环节，即具有时空统一性。在医生提供服务的同时，患者在消费医疗服务。这一特征决定了卫生服务既不能提前生产，也不能储存，只能在消费的同时提供服务供给。在此过程中，供给行为的发生取决于需方。但是患者很难像其他消费者一样可以根据价格信息和以往消费经验或他人的介绍、媒体宣传等效果信息来决定是否购买服务。医疗服务供给开始后，应获得多少服务、获得什么质量和成本效果的服务，很大限度上取决于供方。此外，由于卫生服务提供的产品是无形的，而服务供给产生的结果通常不能立即获得，因此，患者对卫生服务的结果难以进行客观的评价。

（三）主导性

卫生服务的需求者因为缺乏充分的信息而处于从属地位，无法做出理性的选择。所以，在卫生服务利用的选择上，卫生服务的提供者是需求者的代理人，处于主导地位。卫生服务提供者的决策成为患者能否合理利用卫生服务项目的关键。多提供卫生服务可以增加利润，而卫生服务提供者又是利润提高的直接受益者，提供者在利益机制的驱动下，有可能会利用其自然的主导地位诱导消费者的需求，多提供服务，提供高费用的服务，甚至提供不必要的服务，从而导致卫生服务供给量的增加。

（四）不确定性

不同的患者之间存在着个体差异，同一个患者在不同时期患同样的疾病，或者患同一种类型疾病的人，在临床症状、体征、生理生化指标等方面都可能有所不同，再加上同一患者在不同时期及不同患者生理特征、健康状况、心理状况及生活环境的不同，使得疾病的临床表现十分复杂。因此，对同一类型的疾病，医生需要根据患者的具体情况，决定采取不同的治疗方案或治疗手段，即使患者的病情及其他影响患病的因素基本相同，也应具体情况具体分析，提供服务时应因人而异、因时而异。不确定性的存在增加了卫生服务质量管理的复杂性和难度。

（五）专业性和技术性

提供卫生服务需要具备相关的专业知识和技术水平，这两点取决于专业技术人员和物理条件，如医疗设备。只有接受过专门医学教育或培训并获得行医资格的人，才有资格提供某一类型的卫生服务。一些卫生服务需要借助高精尖的医疗设备方可提供。因此，卫生服务的供给受医学教育的规模、水平和效率的影响，也受到行医准入条件和医疗设备准入的限制。这些内容使得机构进入卫生领域存在着一定的市场壁垒，也体现了卫生人力的培养和医疗设备等硬件条件的建设应该符合卫生资源优化配置原则的重要性。以卫生技术人员为例，卫生技术人员的培养数量过少，将会导致在较长时期内卫生服务的供给数量不足，医生或医疗机构的垄断性增加，医疗服务的质量和接受服务的公平性得不到保障，居民的健康受到影响；相反，卫生技术人员的培养数量过多，则会在一定的时期内导致卫生服务的供给量大于需求量的局面，医疗机构和卫生技术人员为了生存则可能产生诱导需求的行为增加，降低服务效率。

（六）精准性与高质量性

卫生服务的供给涉及人的健康和生命，其最终目的是维护和增进人们的健康，因而对卫生服务提供的准确性和提供质量应有一个较高的要求。由于任何低质量及不适宜的服务，都会给人的健康带来不良的影响，甚至危及生命，因而不允许提供这类服务。因此，要求卫生服务的供给首先应该精准，同时还应保证较高的质量。

我国公共卫生服务的供给自 2003 年严重急性呼吸综合征发生后被提到非常重要的位置。2019年新冠疫情大暴发后，公共卫生服务的供给再一次被前所未有地重视起来。2020 年 3 月 1 日印发的《国家卫生健康委办公厅关于基层医疗卫生机构在新冠肺炎疫情防控中分类精准做好工作的通知》，指导各地基层医疗卫生机构在新冠疫情防控中差异化、精准化推进工作，进一步把基层卫生健康服务的"网底"兜实、兜牢。政策文件中的"精准化"是在无误性和高质量性的基础上提出的更高层次的卫生服务要求。

（七）效益外在性

大多数卫生服务的消费具有效益外在性，同样，卫生服务的供给也具有效益外在性，即提供卫生服务除对服务对象产生影响外，还对其他人造成了影响。这种影响并没有从货币或市场交易中反映出来，因此提供者所获得的经济利益与提供该项服务所带来的总体经济利益是不相同的。在经济学研究中，通常把产品是否具有效益外在性作为判断是否属于准公共品的标准之一。卫生服务的效益外在性包括两类。

（1）当卫生服务的供给者所采取的经济行为对他人产生了有利影响，自己却不能从中得到相应的报酬时，便产生了卫生服务提供的正效益外在性。例如，对传染病患者提供治疗服务，可以控制传染病的继续传播，从而减少了因他人感染疾病所带来的费用。但是，为传染病患者提供治疗服务的卫生服务供给者仅从提供服务本身获得利益，并没有因此而获得额外收入或其他形式的补偿。因此，供给者为传染病患者提供治疗服务中获得的经济补偿小于提供该项服务的社会总经济利益。

（2）当卫生服务的供给者所采取的经济行为对他人产生了不利影响，使他人为此付出了代价，而又未给他人以补偿时，便产生了卫生服务提供的负效益外在性。例如，药物滥用给患者健康带来的副作用及产生抗药性的负面影响。供给者从提供药品服务中获得了经济利益，但并没有对患者的健康产生不利影响而进行补偿，而导致健康损害的损失由患者或政府、保险等来承担。因此，医生提供服务的社会总经济利益小于其直接获得的经济利益。

（八）非竞争性和非排他性

在经济学中将产品分为私人产品和公共产品。私人产品在消费和使用上具有两个特点：一是具有竞争性，即如果某人使用了该产品，则其他人不能再使用，只能通过增加产品的数量来满足新增加的消费者需求；二是具有排他性，即只有按该商品价格支付了货币的人才能够使用这种产品，未出资者无法使用。

在现实中还有许多具备非竞争性和非排他性特征的产品，被称为公共产品，如公路、路灯等。在一定范围内，这类产品的消费需求与产品数量无密切联系，一件产品可以被多人反复多次使用。即增加消费需求量，不会引起产品成本的增加，即边际成本等于零。且该公共产品一经提供，出资者不能排斥未出资者使用。由于出资者可以使用，不出资者也可以使用，且出资者无法阻止不出资者使用，即这种产品一经提供，不论人们付费与否均可获益。在自利的本能下，未出资者会试图"搭便车"，不付费而受益，因而供给者无法通过提供这类产品获取每位使用者支付的报酬。因此，在市场机制的作用下，公共产品市场往往会处于极度萎缩状态，进而导致公共产品的提供数量远远低于所需要的数量。

值得关注的是，有一类产品既有竞争性，也有排他性，但是由于其具有很好的外在效益，通常也被视作公共产品来进行提供，例如新冠疫苗。如果新冠疫苗的供给按照市场规律来运行，在疫苗短缺的情况下，疫苗的价格势必上涨，从而出现价高者得的现象，降低了卫生服务系统的公平性。为了保障公平性，2021年，中国等许多国家实行新冠疫苗免费接种。

四、卫生服务供给量的影响因素

一般商品供给量的影响因素有商品自身的价格、其他商品的价格、生产技术和管理水平、生产要素价格、政策变化和厂商对产品未来的预期。卫生服务作为商品进行供给时也在一定程度上受到以上因素的影响。但卫生服务又有其特殊性，其供给的根本性决定因素是一个国家或地区的生产力发展程度及经济发展水平。此外，还包括卫生服务价格、卫生服务供给者动机、卫生服务技术水平和设备设施条件、支付方式、卫生政策等影响因素。

（一）卫生服务价格

按照市场规律，卫生服务价格与卫生服务供给量应具有正相关关系，即在其他条件不变时，卫生服务价格上升，卫生服务供给量增加；反之，则卫生服务供给量减少。但相对于一般商品而言，卫生服务供给量受价格的影响较小。卫生服务的供给取决于利用，即患者是否产生需求。对于人群来说，大多数非传染性疾病的发生概率是稳定的，因此，当人口数量没有较大的波动时，患者的需求即为人口数与发病概率的乘积，是一个相对稳定的数据。健康是居民享有的一项基本人权。因此，在卫生服务市场中，卫生服务供给量与卫生服务价格的波动不能以简单的正向关系来一言概述。同时，由于卫生事业是带有一定福利性的社会公益事业，卫生服务的供给不能追求利润最大化，因此供给量的变动不会在短期内因价格的变动而有很大变化。

（二）卫生服务供给者动机

卫生服务供给的数量和种类会因供给者的目标不同而有所不同。如果卫生服务供给者以利润最大化为目标，如营利性医疗机构，则该卫生服务提供者会尽可能多地提供高利润的卫生服务项目，减少或不提供低利润、无利润甚至亏损的服务项目；如果卫生服务提供者以社会效益最大化为目标，如各类非营利性医院，则该卫生服务提供者会尽可能多地增加满足居民基本需求的卫生服务，对营业利润的增加并不放在首要位置考虑。

（三）卫生服务技术水平和设备设施条件

卫生服务中的生产要素，无论是人员要素还是物质要素都会影响到供给的数量。卫生服务供给本身就是卫生技术人员借助药品、器具、材料和各种相应的设施、设备等物质要素，运用自己的专业知识和特长，为患者提供卫生服务的过程。诊疗技术的提高，使得卫生服务的质量有所提高，高质量的卫生服务必然吸引患者就诊，实现机构卫生服务供给量的增加；另外，还可以提高对疾病的诊疗效率，从而使卫生资源得到更有效的利用，降低诊疗成本，实现相同成本下提供更多卫生服务的可能性。新的药品、医疗器具、设备使得卫生技术人员有提供更多服务的可能性。

（四）支付方式

卫生服务存在着第三方支付机构，不同的支付方式会对服务提供方的供给行为产生不同的影响。常见的支付方式有按总额预算付费、按服务项目付费、按人头付费和按病种付费（DRG）等。例如，按服务项目付费，作为一种传统的后付制，按照服务项目的价格和提供的服务数量付费。已有诸多证据（贾洪波等，2009）证明该付费方式易于发生医生诱导需求，会导致提供更多的卫生服务和带来更高的卫生总费用。

（五）卫生政策

卫生政策会对医疗服务的供给行为产生重要的影响。过去，我国把大部分卫生资源配置在了疾病临床治疗领域，居民患病率攀升，然而居民获得感并未增加，反映了医疗服务供给体系的问题。面对经济发展新常态，在人口老龄化日趋加重、慢性病高发等形势下，我国应将一定的卫生人力、资金配置到更有绩效的疾病防控和健康促进领域来。我国的供给侧结构性改革为卫生服务改革提供的政策思路，意味着卫生系统的改革需要顺应疾病谱和新需求的变化，来一场健康服务供给侧结构性改革，使得医疗卫生体系真正向以健康为中心转变。医疗系统要提供患者需要的、付得起的、质量有保障的卫生服务。

第二节 卫生服务供给弹性

一、卫生服务供给弹性的定义

弹性是反映因变量变化对自变量变化反应的敏感程度的指标。供给的价格弹性是指一种商品（卫生服务）的供给量对其价格变动的反映程度。其弹性系数等于供给量的变动百分比与价格变量的百分比之比，它表示的是一种相对关系。以 E_s 表示供给弹性系数，以 Q_s 和 ΔQ_s 分别表示供给量和供给量的变动量，P 和 ΔP 分别表示价格和价格的变动量，则供给弹性系数为

$$E_s = \frac{\text{供给量的变动百分比}}{\text{价格变量的百分比}} = \frac{\dfrac{\Delta Q_s}{Q_s}}{\dfrac{\Delta P}{P}} = \frac{\Delta Q_s}{\Delta P} \times \frac{P}{Q_s}$$

同需求的价格弹性系数的计算一样，供给弹性的弧弹性公式为

$$E_s = \frac{\dfrac{\Delta Q_s}{(Q_{s1}+Q_{s2})/2}}{\dfrac{\Delta P}{(P_1+P_2)/2}} = \frac{\Delta Q_s}{\Delta P} \times \frac{P_1+P_2}{Q_{s1}+Q_{s2}}$$

点弹性公式为

$$E_s = \lim_{\Delta P \to \infty} \frac{\Delta Q_s}{\Delta P} \times \frac{P}{Q_s}$$

由于商品的供给量与价格的变动在一般情况下是同方向变动的，因此供给弹性系数为正值。

二、卫生服务供给弹性的类别

根据供给弹性系数的大小，供给弹性可分为五种类型。

1. E_s=0，供给完全无弹性

供给曲线是与纵轴平行的一条垂线，如图 3-5（a）所示。极其稀缺、珍贵、无法复制的商品如不可再生的药物资源等属于这一类。

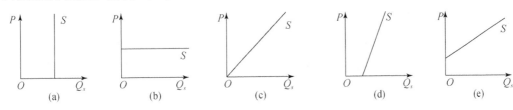

图 3-5　供给弹性的类型

2. E_s=∞，供给弹性无穷大

供给曲线是与横轴平行的一条水平线，如图 3-5（b）所示。只有在商品出现严重过剩时，才可能出现类似的情况。

3. E_s=1，供给为单位弹性

供给曲线如图 3-5（c）所示，这也是现实中一种极少的情况。

4. E_s<1，供给缺乏弹性

供给量变动幅度小于价格变动幅度，其供给曲线的形状比较陡，如图 3-5（d）所示。卫生服务

的供给大多属于此类。

5. $E_s > 1$，供给富有弹性

供给量变动的幅度大于价格变动的幅度，其供给曲线形状较平缓，如图 3-5（e）所示。

一般来说，不同类型的卫生服务，供给弹性有所差别。如劳动密集型服务，供给弹性较大，如体检；而资本密集型服务供给弹性较小，如 CT 检查。

例如，假设现有某项手术治疗价格为 100 元，供给量为 20 人；当价格上升为 150 元时，供给量为 40 人。计算弧弹性：

$$E_s = \frac{40-20}{150-100} \times \frac{100+150}{20+40} \approx 1.67$$

计算点弹性：$E_{s1}=0.4 \times 100/20=2$；$E_{s2}=0.4 \times 150/40=1.5$。该项手术治疗的供给价格弹性属于富有弹性，价格增加 1%，而供给量增加幅度超过 1%。

三、卫生服务供给弹性的影响因素

（一）生产的难易程度

一般而言，在一定时期内，对于容易生产的产品，当价格变动时其产量变动的速度快，因而供给弹性大；对于较难生产的产品，则其供给弹性小。卫生服务的供给具有专业性强的特点，进入卫生服务行业有一系列的资格认证，有进入壁垒障碍，因此供给量的变动速度很慢，供给弹性较小。

（二）时间

卫生服务的供给受到卫生人力和相关物质资源的限制，而卫生人力在提供卫生服务中处于主导地位，卫生人力的数量不是短期内能够改变的。故而在短期内，多数卫生服务不能够有效增加，所以供给弹性小。在较长时期内，卫生服务供给是富有弹性的。

（三）生产的规模和规模变动的难易程度

一般而言，生产规模大的资本密集型企业，其生产规模较难变动，调整周期长，因而产品的供给弹性小；而规模较小的劳动密集型企业，则应变能力强，其产品的供给弹性大。卫生服务属于技术密集型的生产部门，调整的周期相对较长，因此规模也较难变动。

（四）卫生服务的可替代性

一项卫生服务可以替代的数量越多，其供给弹性就越大；反之，则其供给弹性越小。一般来说，某项卫生服务是不能完全由其他服务所替代的，如果该服务可替代的程度越高，那么其供给弹性就越大；反之，则越小。

第三节　卫生服务供给者行为理论

一、生 产 理 论

（一）生产函数

在生产中所使用的各类要素称为生产要素，包括土地、劳动、资本、管理者才能、信息等。生产函数表示一定时期内，在技术水平不变的情况下，投入的生产要素的某种组合同它可能生产出来的最大产量之间的关系。如用 x_1，x_2，…，x_n 表示第一种、第二种、…、第 n 种生产要素的投入量，

用 TP 表示产品的产出量，则该产品的生产函数的表达式为

$$TP=f(x_1, x_2, \cdots, x_n)$$

在经济学分析中，通常更关心劳动力（L）和资本（K），所以生产函数常被简化为

$$TP=f(L, K)$$

在卫生服务中，产出的是健康，而健康难以衡量，因此常用卫生服务量指标来代替，如门诊人次、住院床日、住院人次、免疫接种覆盖率等。投入的生产要素即卫生资源，一般分为三类：劳动力，指医生、护士及其他卫技人员的数量；资本，指床位数、仪器设备数等；技术，指管理技术、医疗技术、设备使用技术等。

当生产函数中仅有一个变量时，即一种可变投入的生产函数。总产量（total product，TP）是在一定时期内一种可变投入所生产的产品总量。随着这一种可变投入的增加或减少，总产量也会随之变化。

一种可变投入的平均产量（average product，AP）是总产量除以为了生产这一总产量所使用的该可变投入的数量。即 AP=TP/可变投入数量。

一种可变投入的边际产量（marginal product，MP）是指当其他投入的数量不变，可变投入量每增加一个单位所带来的总产量的增加量。即 MP=Δ总产量/Δ可变投入量。

20 世纪 30 年代，美国经济学家科布（Charles W. Cobb）和道格拉斯（Paul H. Douglas）根据历史资料，研究了两种投入生产要素——资本和劳动力对产量的影响，提出了著名的科布-道格拉斯生产函数（Cobb-Douglas production function），其公式是

$$TP=AK^{\alpha}L^{\beta}$$

其中，TP 表示产出量，在卫生领域，可以表示为卫生服务的产量，如可以计量的效益、门诊人次或住院床日等；L 表示劳动力的数量，在卫生领域常表示为卫生服务人力的投入量；K 表示资本的投入量，在卫生领域中即为卫生服务资本的数量；A 为技术水平系数，通常为常数或以时间为变量的函数；α、β为生产要素的产量弹性系数，即在一定技术条件下，生产要素变动引起产量变动的幅度。

根据科布-道格拉斯生产函数，可以对一定规模下的生产要素投入量和产出量作经济分析。

（1）$\alpha+\beta>1$，表示规模收益递增（increasing return to scale），即卫生服务产量增长的幅度大于其投入量增长的幅度。在这种情况下，若增加卫生服务机构生产要素的投入量，可以提高资源的利用效率。

（2）$\alpha+\beta=1$，表示规模收益不变（constant return to scale），即卫生服务产出量的增长幅度等于其投入量增长的幅度，这时卫生服务机构规模收益最佳。

（3）$\alpha+\beta<1$，表示规模收益递减（decreasing return to scale），即卫生服务产出量的增长幅度小于其投入量增长幅度，这种情况下不宜增加生产要素投入量。

例如，对某医院的投入与产出，具体数据如表 3-2 所示。

表 3-2 对某医院的投入与产出

资本 K（百万元）	劳动力 L（人）	产出量 TP（百万元）	边际产量（MP）	平均产量（AP）
0.45	600	1.85	—	—
0.55	600	2.16	0.31	3.93
0.80	600	2.66	0.50	3.33
1.31	600	3.46	0.80	2.64

续表

资本 K（百万元）	劳动力 L（人）	产出量 TP（百万元）	边际产量（MP）	平均产量（AP）
1.70	600	4.68	1.22	2.75
2.00	600	5.84	1.16	2.92
2.29	600	6.79	0.95	2.97
2.49	600	7.45	0.66	2.99

从表 3-2 中可以看出，相对于不变的劳动力 L，逐渐增加资本 K 的投入，使得产出量 TP 一直在增加。但是注意到边际产量 MP 从最初的 0.31 增加到 1.22 后，没有再增加而是逐步递减，这符合边际产出递减规律。可以计算一下，该表格中，资金的增加幅度总是小于产出的增加幅度，所以该案例对于医院的投入处于规模收益递增的阶段。

（二）生产要素最优组合

科布-道格拉斯生产函数提示，在不同的规模收益情况下，需对生产要素采取增加或控制的不同手段。然而在现实中，生产者往往还面临着这样两类问题：①在既定产量下，选择以何种比例投入要素；②在既定总成本下，选择投入合适的比例获取最大产量。

1. 等产量曲线

等产量曲线（isoquant curve）是指在其他条件不变情况下，为保证一定的产量所投入的两种生产要素间的各种可能性组合，如图 3-6 所示。

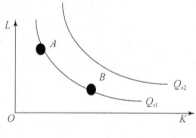

图 3-6　等产量曲线

图 3-6 中 Q_{s1}、Q_{s2} 为两条等产出量曲线，其中 Q_{s1} 上的 A 点表示在生产要素组合为 2 个单位的 K 与 3 个单位的 L 的状态下的产量，B 点为达到同样产量的不同的生产要素组合，为 3 个单位的 K 与 2 个单位的 L。该曲线上任一点的 K 与 L 的组合产量相同。例如，假定某中医院的药房每天需要为 30 个患者代煎中药，有 2 个药锅与 3 个工作人员可以完成，或者有 3 个药锅与 2 个工作人员也可以完成同样的工作量。

等产量曲线有以下特点。

第一，曲线向右下方倾斜，所以在生产者的资源与生产要素价格既定的条件下，增加或减少一种投入，必然需减少或增加另一种投入。

第二，同一平面上有无数条不相交的等产量曲线，离原点越远表示产量越高。

第三，由于受边际报酬递减规律（law of diminishing marginal returns）作用，即在其他生产要素不变的情况下，仅增加某一种生产要素所增加的收益，必将出现递减现象，等产量曲线凸向原点。

第四，等产量曲线与无差异曲线相似，但等产量曲线两端若无限延长，将在一定限度上向两坐标轴上方翘起。这表明任何两种生产要素不能完全替代。

2. 等成本曲线

等产量曲线上任何一点都代表生产一定产量的两要素组合，在生产过程中选择哪一种要素组合，取决于生产这些产量的总成本，而成本还依赖于要素的价格，为此要讨论要素的最优组合，需要引入等成本曲线。

等成本曲线（isocost curve）是生产要素价格一定时，花费一定的总成本所能购买的生产要素组合的轨迹。假定以 Tc 表示总成本，L、K 分别表示护士人力和仪器设备数量，P_L、P_K 分别表示单位

护士人力和单位仪器的使用价格，则有

$$Tc=P_L\times L+P_K\times K$$

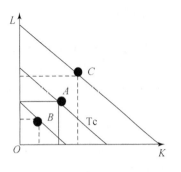

图 3-7　等成本曲线

等成本曲线如图 3-7 所示。Tc 线外的任一点 C 超过了成本范围而无法实现；Tc 线内的任一点 B 虽可实现，但它不是购买生产要素的最大组合。只有 Tc 线上的点，如 A 点，才是既定成本下购买生产要素的最大组合。

3. 生产要素最适组合

在制定生产计划时，为了追求利润最大化，把等产量曲线和等成本曲线结合在一起考虑，可以获得最恰当的组合。

当成本既定，那么此时有一条等成本曲线 Tc，如图 3-8 所示。图中 Q_{s1}、Q_{s2}、Q_{s3} 为三条等产量曲线。显然，Q_{s1} 与等成本曲线没有相交，生产者不能达到 Q_{s1} 的产量水平。而 Q_{s3} 与等成本曲线均有相交点，也即生产者能够达到 Q_{s2} 和 Q_{s3} 的产量水平，例如，在 A 或 B 点的组合，但这种组合并未使产量最大化。沿着等成本曲线从 A 点或 B 点向 E 点靠近，均可在既定成本下获得更多产量，越接近 E 点，产量越大。E 点为等产量曲线 Q_{s2} 与等成本曲线相切的一点，这一点即为生产均衡点。

当产量既定时，此时有一条等产量曲线 Q_s，如图 3-9 所示。要达到等产量曲线 Q_s 的既定产量，有三条不同的等成本曲线 Tc_1、Tc_2、Tc_3 进行选择。此时要求达到成本最小，Tc_1 固然成本最小，但是在该成本下无法达到所需要的产量 Q_s。Tc_3 能够达到产量 Q_s，它与等产量曲线 Q_s 有两个相交的点——A 和 B。但与 Tc_2 相比它的成本较高，不符合成本最小原则。只有 Tc_2 与 Q_s 相切的 E 点才是均衡点，是最佳投入要素的组合点。

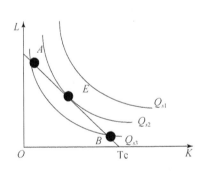

图 3-8　成本既定时生产的均衡

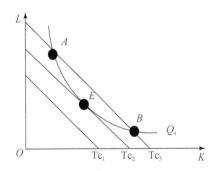

图 3-9　产量既定时生产的均衡

由此发现，只有当等成本曲线与等产量曲线相切时，E 点才是生产要素的最佳组合点。因为两曲线相切于 E 点时，等产量曲线斜率 MP_L/MP_K 与等成本曲线斜率 P_L/P_K 相等，所以 $MP_L/MP_K=P_L/P_K$，即 $MP_L/P_L=MP_K/P_K$，P_L、P_K 分别为劳动力与资本价格；MP_L、MP_K 分别表示劳动力与资本的边际产量，它表示当每单位货币用于资本得到的额外产量等于每单位货币用于劳动力所得到的额外产量时，资源利用最有效。

二、成　本　理　论

经济学上根据投入要素变动情况，将成本分为短期成本和长期成本。短期成本是指在一定时期内，一定技术水平下，部分生产要素变动，而部分生产要素不变的成本。长期成本是指全部生产要素均可变动的成本。本节主要研究的是在既定条件下，如何寻求最优产出率即确定可变要素的投入数量或要素的组合比例，使得每单位产品的平均成本最低。一般用短期成本理论来研究。

（一）基本概念

短期总成本（short-run total cost，STC）是指一定时期内，为完成某项卫生服务所需购买生产要素的费用，它包括固定成本（fixed cost，FC）和可变成本（variable cost，VC）两部分，用公式可表示为

$$STC=FC+VC$$

短期总成本、固定成本和可变成本三者的关系，如图 3-10 所示。

短期平均成本（short-run average cost，SAC）是指一定时期内，单位服务量所消耗的成本，用公式可表示为

$$SAC=STC/Q_s$$

短期边际成本（short-run marginal cost，SMC）指短期内每增加一单位产量所增加的总成本，用公式可表示为

$$SMC=\Delta STC/\Delta Q_s=dSTC/dQ_s$$

SMC 曲线是 STC 曲线上各点斜率值的轨迹。

短期平均成本和短期边际成本之间的关系如图 3-11 所示。

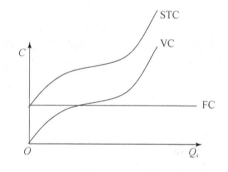

图 3-10　短期总成本、固定成本和可变成本

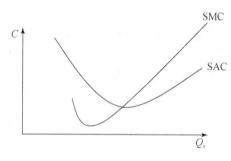

图 3-11　短期成本曲线图

（二）短期成本曲线特点

第一，SMC 与 SAC 曲线呈 U 形，这是受边际效益先递增后递减影响的结果。

第二，SMC 曲线与 SAC 曲线相交于 SAC 的最低点，即当边际成本小于平均成本时，每增加一个边际成本其带来的结果是使平均成本下降，当边际成本大于平均成本时，每增加一个边际成本则会使平均成本上升，只有当边际成本等于平均成本时平均成本降至最低。

因此通过对平均成本与边际成本的分析可知，要控制卫生服务成本最低，则应选择卫生服务的生产要素投入量使边际成本与平均成本相等，这时可获得最优产出。

三、医院行为模型

在医院行为理论中，主要是对非营利医院行为的研究。其中，影响最大的是利润最大化模型和效用最大化模型。

（一）利润最大化模型

利润是总收益减去总成本的净额。在经济学上，利润是决定企业进退的指标。利润最大化模型假定医院与企业的性质相同，即谋求利润最大化。从经济学理论中我们得知，利润最大化的原则就

是产量的边际收益等于边际成本的原则，即 MR＝MC。如果 MR＞MC，那么医院每多提供一个单位的服务其收益大于提供该单位服务的成本，仍然有利可图，因此医院会进一步增加产量。为了谋求利润最大化目标的实现，医院应选择的价格在需求曲线上，即边际成本曲线与边际收益曲线相交点的价格。

按照上面的分析，在图 3-12 中，MR 和 MC 的交点所对应的产量 Q_{s1} 就是利润最大化原则下的产出，该产出在需求曲线 D 上所对应的价格 P_1 是利润最大化原则下的相应价格。Q_{s1} 与 P_1 的乘积即为最大利润。利润最大化模型显示，随着需求的增加，或者投入要素价格的增高，医院都会提高服务的价格。并且，该模型提出，医院在追求利润最大化的同时，还谋求成本最小化。

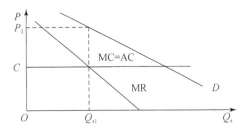

图 3-12　利润最大化原则下的价格和产出

但是提供卫生服务不能以追求最大利润为目标，同时也不能完全遵循成本最小和产出最大的原则。一些西方经济学家认为，医院虽然不完全等同于以追求利润为目标并遵循成本最小化原则的企业，并且生产理论在卫生服务领域的应用还具有一定的局限性。但是在竞争的环境中，一所医院为了自身的生存与发展的需要，应确立自身的经营目标。这意味着医院或者选择最节约的成本，即成本最小化；或者选择产出最大化。

（二）效用最大化模型

效用最大化（maximization of utility）是由纽豪斯（Newhouse）于 1970 年提出的，主要用于阐述非营利生产者行为。

Newhouse 的效用最大化理论认为，医院决策者追求两个目标：服务产量与质量的最大化。医院的效用函数可以用产量和质量的某种组合表示。他把服务质量与医院的声誉联系起来，并将其取代利润作为医院决策者的目标。所以医院的目标其实就是选择一个效用最大化的产量和质量组合。假定随着服务质量的提高，卫生服务需求增加，但也有可能成本上升的幅度大于消费者愿意为之付出的代价，从而表现出成本上升，而服务的需求减少。将在不同成本价格下的产出连成线，最后就会找到一个数量和质量的边界线，在该边界线上，决策者寻找效用最大化的一点。此时，医院的决策具有效用最大化模型：

$$U=\mathrm{Max}\,U(Q_s, q)$$

式中，Q_s 为服务数量，q 为服务质量。医院可以产生任何水平的他们所期待的质量，但是质量越高，成本越高，因为要聘用技术更高明的医生，购买更先进的仪器。在 Newhouse 效用最大化模式中，医院生产目标是医疗服务的数量与质量的综合。不同的人对产出有不同的衡量标准，一些医院的决策者对服务质量很看重；还有一些人则关注所提供服务对象的关爱程度与同情的质量。

图 3-13 呈现了医院数量与质量的权衡。在该模式中，医院决策中将选择效用最大化，即 E_1 点。这个模型也阐述了医院对服务质量与数量的权衡。假如医院的目标仅为提供更多数量的卫生服务，那么，医院决策者会选择曲线中 E_3 点进行生产；而假定医院目标仅为提高服务质量，医院的决策者会选择曲线中的 E_2 点进行生产。

（三）医生控制模型

医生作为患者疾病的管理者，负责决定用于患者治疗的各种投入，由于其专业权威性，他们往往对医院的行为起主导作用，因此实际是医务人员控制着医院。在"经济人"假设的前提条件下，同时在医生个人收入与服务量密切联系的特定情境下，医生在医疗服务提供过程中希望医疗的投入与增加个人收入或产出相关联，往往倾向于提供费用较高的医疗服务，以获取较高的个人收入。

如图 3-14 所示，生产函数中包括两种投入要素，即医生人数和医疗服务量。初始，所生产的医疗服务量以等产量曲线 Q_{s1} 表示，医生和医疗服务的数量组合是 $A（H_1, L_0）$。当所提供的医疗服务量提高到等产量曲线 Q_{s4} 时，医生人数和医疗服务量可呈现为等比例增加。但是，如果保持医生人数不变，而医院服务量增加至 Q_{s4}，此时更符合医生的利益，即图 3-14 中 $B（H_4, L_0）$。

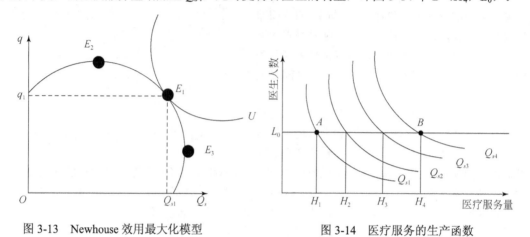

图 3-13 Newhouse 效用最大化模型   图 3-14 医疗服务的生产函数

四、卫生服务供给模式

根据政府和市场在医疗服务供给中的作用，卫生服务的供给模式可以分为政府主导型、市场主导型和混合型三种模式。

（一）政府主导型

政府主导型是指卫生资金主要由国家财政提供，卫生服务供给由政府进行计划性配置，把卫生服务视作全民的福利，强调公平性原则和政府的主导作用。采用这种模式的代表国家是英国，瑞典、丹麦、芬兰等北欧国家，加拿大、澳大利亚等英联邦国家。政府主导型卫生供给覆盖面广，为大多数居民提供免费的卫生服务，有较好的普遍性和公平性，有利于保障全体社会公民的基本卫生服务需求。存在的主要问题是：筹资渠道单一、国家财政负担重，市场起不到调节作用，医疗服务效率低，难以满足居民不断提高的卫生需求。再加上个人不付费或自付水平低，消费者缺乏费用意识，过度利用卫生资源，造成浪费。为了提高政府主导卫生供给的效率与卫生资源的配置和利用效率，政府主导型卫生供给开始进行"内部市场"的改革，实施权力下放、"管""办"分离等措施，卫生服务供给的主体由政府直接提供卫生服务向政府购买卫生服务转变。因此，政府主导型卫生服务供给又可以分为政府直接提供卫生服务和政府购买卫生服务两种类型。

1. 政府直接提供卫生服务

政府直接提供卫生服务是指由政府直接举办医疗卫生机构，组织并提供卫生服务，供给的主体——卫生机构为国家所有，医院等卫生机构经费由财政划拨，卫生资金和卫生服务供给实行计划管理。

英国的国家卫生服务体制具有典型的计划管理特征，卫生资源按照计划方式进行配置，卫生服务的提供以公立医院为主。1948 年英国建立国家医疗服务体系（National Health Service，NHS），这个体系分三个管理等级：地段家庭医生服务机构、地区医院服务机构和中央医疗服务机构，分别对应初级、二级和三级医疗服务机构。其中地段家庭医生服务机构提供最基本的医疗保健服务，并由全科医师向居民提供免费医疗。这些全科医师所开的诊所是私人机构，政府通过合同的形式采购其所提供的全部医疗服务，并对其进行监督。二级、三级医疗服务的供给主体则是公立医疗机构，其中主要由地区医院提供综合和专科医疗服务，中央医疗服务机构负责疑难病症诊治并承担科研任务，由政府实行计划管理。在英国的国家医疗服务体系中，二级、三级医疗服务机构的卫生供给就属于政府直接提供卫生服务的模式。

我国在计划经济时期的卫生服务供给就属于此种类型，医院等卫生机构实行收入和支出"两条线"，资金使用和财务管理没有自主权，只强调其福利性，忽视其生产性和经济性，形成了以大型医院为中心，以中小型医院为主体的国有城市卫生服务体系，和县医院、乡镇卫生院及村卫生室的三级农村卫生服务体系。在资金投入上以政府为主，资源的分配由政府统一规划，卫生服务的组织与管理归口政府行政部门。在当时卫生资源有限的情况下，保证了绝大多数居民可以得到最低限度的基本医疗卫生服务，居民健康水平得到迅速提高。

2. 政府购买卫生服务

政府购买卫生服务是指政府或由其委托的第三方机构通过与公立或私营卫生机构谈判，并签订合同为居民购买卫生服务，但其本身不能直接提供卫生服务。卫生服务供给方是与政府签了卫生服务合同的公立、私立卫生机构。

近年来，政府购买卫生服务在国内外均有着广泛的实践。英国政府为了提高 NHS 的绩效，一直致力于建立内部市场，努力将卫生服务的购买与提供分开。英国政府的改革建议于 1989 年提出，1990 年通过《卫生与社会保健法案》加以实施。通过改革，由政府指定卫生服务的购买者负责与卫生服务机构谈判并以合同形式进行购买。同时公立医院的管理权由政府委托给公司。这些医院管理公司之间在市场上相互竞争，以获得服务购买者的合同，从而极大地提高了卫生供给的效率，避免了浪费。

我国早期通过政府"办"医疗机构，面向居民提供基本医疗服务，取得过较好的卫生绩效。后来，因为经济社会环境的变化和医疗保障制度本身的不完善，卫生服务供给出现了卫生资源供需不平衡现象，给国家及个人都带来了较大负担。1998 年颁布的《国务院关于建立城镇职工基本医疗保险制度的决定》标志着我国进入了城镇职工医疗保险阶段。2002 年，我国开始探索政府购买医疗服务的模式，2006 年《关于城市社区卫生服务补助政策的意见》指出，落实政府购买社区卫生服务。这一探索使我国卫生服务供给领域走向共建、共治、共享的社会治理格局。肇始于 2009 年的新医改，明确提出了坚持政府主导的原则。在探索的过程中，我国始终坚持卫生服务供给的政府主导地位。

实践证明，政府主导地位不仅对我国卫生领域发展起到重要指导作用，同时也对国民经济发展具有积极作用。有研究者发现，中国每多增加 1% 的 GDP 用于公共卫生筹资，消费就上涨 1.3%，其他研究认为，这一比例可能更高。2020 年的新冠感染大流行让世界面临一场前所未有的健康危机，它同时也带来了一场社会和经济危机。WHO 明确提出："各国政府需要重新确定支出优先次序，为卫生服务提供者和购买者补充资金，以满足新增的和紧迫的卫生需求。"我国政府为了加强防疫经费保障，优先安排了相关的卫生供给。截至 2020 年 4 月，我国各级财政共安排疫情防控资金 1452 亿元，中央财政累计下达困难群众救助补助资金 1560 亿元。在 2020 年第一季度 GDP 下降了 6.8% 的情况下，我国在第二季度超出预期地"由负转正"。在这场危机中，卫生服务供给的政府主导地位发挥了巨大作用，不仅保障了居民的健康，也经受了经济发展的考验。

（二）市场主导型

市场主导型的卫生供给是由私人部门筹集卫生经费，购买和提供卫生服务，即以市场机制为基础运行的卫生服务体系，并且依靠市场机制调整卫生服务价格及供求关系。何时提供、为谁提供及提供什么样的卫生服务均由市场机制来主导。卫生服务的供给主要以营利为目的，营利性的医院在医疗体系中占主导地位，所有医院基本实行"管""办"分离原则。这种供给模式最突出的问题是不公平现象严重，不同收入群体的卫生服务利用水平差别较大。市场机制对卫生资源的配置效率较低，大量资源为满足医疗高消费而投入到高水平的医疗服务中，导致医疗费用的快速增长。具有公共产品属性的公共卫生服务的供给和需求都严重不足，影响居民公平享有基本医疗卫生服务。

美国是发达国家中唯一没有建立全民保险制度的国家，想获得卫生保健服务，必须参加健康保险或自己直接掏钱看病。美国的这种由市场主导的卫生供给模式在公平和效率方面都存在重大问题，亟待改革。一方面，作为全球第一大经济体的美国没有提供真正意义上的全民医保，而且其原有的医保体系十分割裂，政府、雇主和个人投保的商业保险各自为政；另一方面，原本的医疗供给体系投入产出效率低，卫生投入水平居于世界前列，卫生投入占 GDP 的 18%，而居民健康水平仅位列全球中上水平。究其原因，与其市场主导型的卫生供给密切相关。美国的医疗卫生服务体系是以市场机制为基础运行的私营医疗保险计划，并且依靠市场机制调整医疗卫生服务价格及供求关系。不仅公立和私立医院在市场上竞争，而且卫生筹资也是主要通过商业的保险公司来运作。美国的卫生服务供给主要由私人医生和医院服务两部分组成。在初级医疗服务体系中，美国的绝大多数医生属于私人开业，独立于医院之外。医院明显以私有制为基础：以私立非营利性医院为主体，政府所属医院次之，私立营利性医院也有相当规模。医疗服务的提供以市场为主，政府只充当监管者的角色。

（三）混合型

卫生服务供给的混合型模式是指卫生供给既包括政府的计划管理，又包括市场机制引导的卫生服务的提供。卫生服务体系由公立和私立双重系统组成。公立系统由公立医院和社区卫生服务中心或联合诊所组成，私立系统由私立医院、民营医院和开业医师（私立诊所）组成。根据卫生服务需求的特点对医疗服务提供进行分工。

例如，新加坡卫生供给中的初级卫生保健主要由私立医院、开业医师、公立医院及联合诊所提供，而住院服务则主要由公立医院提供。我国在医疗卫生体制改革中指出，要进一步完善医疗服务体系，坚持以非营利性医疗机构为主体、营利性医疗机构为补充，公立医疗机构为主导、非公立医疗机构共同发展的办医原则，建设结构合理、覆盖城乡的医疗服务体系。在卫生服务供给上以政府为主导，充分发挥市场价格机制和竞争机制的作用，不断提高卫生资源配置和利用效率，提高居民健康水平。

第四节　卫生服务供方诱导需求

一、卫生服务供方诱导需求理论

诱导需求（supplier-induced demand，SID）理论是 20 世纪 70 年代由加拿大埃文斯（Evans）教授率先提出的。诱导需求理论一直是卫生经济学研究的热点问题之一。医生是不完全代理人，能够诱导需求的观点与传统供需模型的完全信息和消费者主权假设形成冲突。该理论认为，卫生服务市场有需求被动和供方垄断的特殊性，供方医生既是患者的顾问，同时也是卫生服务的提供者，对卫生服务的利用具有决定性作用，能左右消费者的选择。由于供需双方存在着信息不对称问题，而医生提供的卫生服务关系到他自身的经济利益，所以有可能向患者提供额外的服务，例如，多开检查单、大额处方等。假设患者拥有同样的信息，或者医生完全无私仅关注最有利于患者的治疗方案，那么就不存在诱导需求这一行为了。

在完全竞争市场上，商品的需求量与供给量相等时的价格为均衡价格。在其他条件不变的情况下，当供给量增加时，均衡价格就会下降。但卫生服务市场并非完全竞争市场，同时由于患者缺乏有效信息，因而医生对卫生服务的提供具有决定权。卫生服务需求供给曲线相交于 E 点，当供给增加时，供给曲线由 S 右移至 S_1，如在一般市场上，则 E' 为新的均衡点，如图 3-15 所示。医生作为供给者面临着价格的下降和收入的减少的局面。此时医生必然会关注到自身利益受到影响，从而为了保障自身利益，利用其在卫生服务市场的垄断性，通过向患者推荐额外服务，创造新的需求，从而使需求曲线由 D 右移至 D_1，结果使得需求与供给曲线再次均衡于 E_1 点。医生保持了其经济收入，甚至有所提高，而需求量亦随之增加。

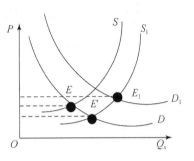

图 3-15　医生诱导需求曲线

通常认为医院的病床越少，使用率越高。毛正中教授针对我国诱导需求数量的估计中指出，在医疗价格和人口结构不变的情况下，每增加10%的病床，居民的住院服务利用增加6.1%；每增加10%的医生，门诊服务利用就会增加 3.6%。诱导需求会带来两种结果：一是提供有益的服务；二是提供一些不必要的甚至能带来严重后果的服务。不论如何，它终将导致的是卫生服务利用的不合理和低效益。

二、卫生服务供方诱导需求模型

（一）价格刚性模型

价格刚性是指价格不会随着需求或供给的变化而变化的现象，即缺乏弹性。价格刚性模型阐述的是在一定价格水平下，供给增加时，医生为了维持原有的价格水平而诱导患者对卫生服务的需求。

假定某卫生服务市场上，需求与供给均衡，价格为 P_1，供给量为 Q_{s1}，如图 3-16 所示。由于某种原因供给增加，新的供给曲线为 S_2，此时如果需求没有变动，则 S_2 与 D_1 相交产生新的均衡点，价格为 P_3，产量为 Q_{s3}。虽然供给数量增加了，但是价格水平却降低了。医生为了维持原有的价格水平，会产生诱导需求的行为。需求增加，需求曲线向右平移，如平移至 D_2，卫生服务的价格有所回升，变为 P_2。

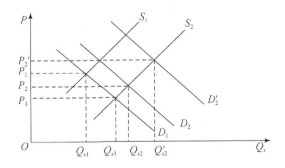

图 3-16　供给者诱导需求曲线

诱导需求的能力取决于给医生的诱导行为提供机会的代理人职责。然而，这种能力的动因和程度取决于对额外提供中的相对收益与额外诱导活动中的成本的权衡等因素。除了直接成本，还将发生时间成本（劝说患者需要花费更多的服务时间）。

因此，尽管需求最终会向右平移，但在理论上并不能决定会到右侧的何处，还有可能平移至 D_2'，这取决于沉没盈余与沉没诱导成本之间的关系。如果沉没诱导成本相对较大（严重损害了医生的声誉），那么，我们就可以判断几乎没有或少有诱导。如果易于劝阻患者消费更多服务，并且，专业上和伦理上的限制很少，则需求的变化可能会较大。

（二）供给诱导需求的目标收入模型

供给诱导需求的目标收入模型经常被用来解释 20 世纪 60～70 年代医疗服务收费迅速增长的现象。在假设医生有目标收入的前提下，医生人数增长并不导致更低的收费标准和医生个人收入；相反，它导致了更高的卫生服务价格。因为高收费才能维持医生个人收入不变。

在 20 世纪 70 年代，卫生服务价格受到控制时，费用的增长率控制在 2.5% 以内。因此，该事实证明了医生拥有目标收入的假定。此外，研究者还发现，在卫生服务价格受到控制的情况下，卫生服务的利用率有上升倾向，符合目标收入模型。例如，Rice 等人于 1983 年研究发现，当城市医生收费相对下降时，外科手术、辅助性检查、内外科保健服务数量增加。

Evans 将医生看作追求效用最大化的服务提供者，其效用函数 U 为

$$U=U（Y, W, D）$$

其中，Y 是净收入，W 是工作时间，D 表示自行改变需求的能力。根据其理论，医生并不偏好于诱导需求，因为随着诱导行为的增多，其边际不愉快感增强；只有当这种不愉快感被获得的收入所抵消时才存在诱导需求。但是当竞争造成收入下降时，医生可能会增强诱导行为以补偿收入的损失。

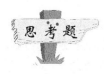

1. 卫生服务供给的概念是什么？有何特点？
2. 卫生服务供给的影响因素有哪些？
3. 试述卫生服务供给价格弹性的分类和意义。
4. 试分析在什么条件下可以达到卫生生产要素最佳组合。
5. 如何理解卫生服务供方诱导需求？

卫生领域 PPP 模式改革

2017 年我国出台了《国务院办公厅关于进一步激发社会领域投资活力的意见》（国办发〔2017〕21号）要求进一步扩大投融资渠道，引导社会资本以政府与社会资本合作（PPP）模式参与医疗机构、养老服务机构、教育机构、文化设施、体育设施建设运营，开展 PPP 项目示范。

PPP 模式（企业行业混改）是经济领域供给侧改革的一大亮点，它通过开放一些传统的垄断市场，引进社会资本，进行企业结构性改革，解决有效供给不适应市场需求变化的弊端。卫生领域 PPP 在西方国家确有成功的案例，典型的 PPP 是社会资本投入基建（以取得长期、微利的收益），经营由国家医疗系统负责，最后完全交给国家。但是在我国实行 PPP，无论从理论上（如产权界定问题）还是实践上，都困难重重。目前有如下两类典型的模式。

1. 门头沟模式——公立医院改革。北京市门头沟区医院作为北京首家引入社会资本的公立医院，采用了 PPP 模式中的 ROT（Rebuild—Operate—Transfer，重构—运行—移交）模式，将公立医院改革纳入社会的集团化运营中。社会资本与政府在重构层面上形成了四个突破：第一，实现了由出资人与社会力量共同担任的理事会，实现了由社会资本方担任院长职务，成为医院的法人，同时取消院长的行政级别；第二，在保留公立医院原有事业编制的前提下，改高层管理人员的行政任免为聘任制，放开人员工资总

额控制以重塑激励机制；第三，构建医院自我监管、卫生局行业监管和第三方监管的多重监管机制；第四，医师管理则做到了专业机构集团所属医院内部医生的多点执业。

2. 湛江模式——促进城乡居民医保一体化。湛江市位于广东省西南部，为全国首批对外开放沿海城市。2009 年 1 月 1 日，湛江市开始城乡居民医保一体化建设，创造出了一种全新的社会医疗保险与商业保险相辅相成的合作模式，被称为湛江模式。湛江模式的基本做法有以下四个方面：第一，政府引入中国人民健康保险股份有限公司湛江中心支公司（简称人保健康）作为专业保险机构，人保健康积极发挥其产品精算、风险管控、理赔服务等专业优势，为政府提供了一整套经办管理医疗保险服务的方案设计；第二，在该模式中，政府财政补贴、参保人员缴费构成了医保基金，政府提取医保基金的一部分用于购买人保健康的大额医疗补助，实现在参保居民缴费标准不变的前提下大幅提高保障金额，放大保障效应；第三，采用合署办公的运行机制，建立一体化的接待服务平台、支付结算平台和政策咨询平台，为参保人员提供一站式服务；第四，受湛江市社保部门的委托，人保健康参与医疗保险服务管理过程，组建专业队伍派驻医院进行全程跟踪监督，巡查参保人员就医情况并审核医疗档案，以此来控制不必要的成本，建立医院医疗服务评价体系。

（案例来源：忽新泰. 2017. 推动供需新平衡是卫生服务供给侧改革的关键. 卫生软科学，31（5）：3-4，11.

康静宁. 2013. PPP 模式在我国医疗卫生领域的应用研究——兼论 PPP 模式在政府公共管理转型中的作用. 海峡科学，（10）：3-4，22.）

问题

请分析卫生服务供给领域引进 PPP 模式可行吗？该模式是否会使得医疗卫生事业的发展结构失衡？

提示

从影响医疗服务供给的因素、供给者诱导需求理论等方面进行分析。

（覃朝晖 黄晓静）

第四章　卫生服务市场

> **内容提要**
>
> 　　本章从市场经济的基本理论出发，着重介绍卫生服务市场及卫生服务产品的内涵、类型和特征，并阐述卫生服务市场失灵的表现和原因。

第一节　概　　述

一、市场与市场机制

（一）市场

1. 市场的概念

市场（market）是与商品经济联系在一起的概念，哪里有商品生产和商品交换，哪里就有市场。理论上讲，狭义的市场概念是指商品交换的场所；广义的市场概念是指商品交换关系的总和。社会分工决定了各生产经营者之间相互交换产品的必要性，生产资料及产品分属不同的所有者则决定了必须采取在市场上进行商品买卖的交换形式。上述条件存在后，商品经济关系通过市场、借助市场机制调节得以实现。因此，市场是商品经济关系得以实现的必然途径和基本形式，市场是商品经济的必然产物。

2. 市场的基本要素

（1）商品交换的场所：商品交换的地点和区域，既包括有形的物质产品，也包括无形的服务，以及各种商品化的资源要素，如资金、技术、信息、土地、劳动力等。

（2）商品交换的货币媒介：买卖双方得以实现交易的媒介手段。

（3）市场需求和供给：需求指消费者在一定价格水平上对商品及劳务有支付意愿和支付能力的需求量。供给指在各种可能的价格下，厂商愿意并且有能力提供的产品或劳务及其数量。

（4）以价格为核心的各种市场信号：市场自身运转的信息系统，包括商品的价格及各种生产要素商品（如资本、劳动力、技术等）的价格信号。

（5）市场活动主体：商品的提供者和消费者，是指从自身利益出发，根据市场各种信号在经营、投资和消费上采取供求行为的当事人。

（二）市场机制

1. 市场机制的概念

市场机制（market mechanism）是市场上的各种要素相互作用、相互制约所构成的经济运行的内在机制。市场机制是商品经济条件下社会经济运行和资源配置的基础性调节机制，是商品经济的普遍规律，即价值规律的具体表现和作用形式。

2. 市场机制的类型

一般情况下，市场机制是指在任何市场经济中都存在并发生作用的机制，主要包括价格机制、供求机制、竞争机制、风险机制、监管机制和激励机制等，如图 4-1 所示。

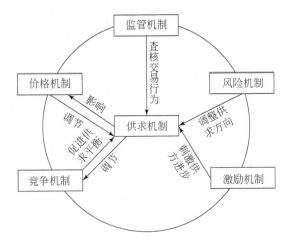

图 4-1　市场各机制间的相互关系

（1）价格机制（price mechanism）是价格的形成、运行过程和作用体系。它反映市场中商品和劳务的价格变动与市场供求关系变动的有机联系。价格是市场信号的核心，调动着产品市场中的货币调节和资源流动。在价格机制的作用过程中，各市场主体围绕着一定的价格水平展开竞争，使供求趋于平衡，使劳动生产率及经济活动效率不断提高，使社会资源配置趋于优化。

（2）供求机制（supply and demand mechanism）是指在市场交换活动中供需之间相互影响、相互制约的关系，是调节市场供需矛盾，使之趋于均衡的机制。供求机制也可以调节商品价格，调节商品的生产和消费的方向、规模、结构。

（3）竞争机制（competitive mechanism）指竞争同供求关系、价格变动、各生产要素流动等市场活动之间的有机联系和功能。竞争机制是市场机制的重要组成部分。竞争有两种类型，即生产同种商品的各生产者的部门内竞争，以及生产不同商品的各生产者部门之间的竞争。此外，还存在供给者和需求者之间的竞争，若供大于求，需方在竞争中占据主动地位，则为买方市场；若求大于供，供方在竞争中占据主动地位，则为卖方市场。市场机制是市场实现社会资源优化功能的重要杠杆。

（4）风险机制（risk mechanism）是市场主体经营利益与经营风险（亏损、破产）之间的相互联系。在市场经济条件下，任何一个经济活动主体都面临着盈亏、得失的可能性，必须承担相应的利益风险，这是商品经济运行中一种重要的强制力量。市场风险源于市场竞争，风险规模取决于市场竞争的规模、激烈程度和竞争方式。

（5）监管机制（supervision mechanism）是对交易过程中各市场主体的行为进行检查、控制和管理，防止交易行为与已采用的计划、指令、规则等相违背。其主要目的是及时发现交易过程中的缺陷和差错，并采取有力措施改进，使市场行为与目标相适应。在市场经济中，监管机制蕴藏于整个市场机制中。

（6）激励机制（incentive mechanism）是通过有效的刺激、奖励等手段激发系统内成员的干劲，促使目标达到的运行机制。激励机制对供求关系的影响主要表现在促进生产者采用技术进步和创新、提升产业素质、调整产业结构的有效机制，促进企业不断发展和完善，从而焕发出更大的活力以适应不断变化的市场需求。

这些机制不是彼此孤立的，而是互相制约、互相作用，统一在市场机制这个机体内，通过市场上各种价格的变动、供求关系的变化及生产者之间的竞争，来推动经济的运行和实现资源的配置。

3. 市场机制的功能

市场机制最主要的功能是调节社会资源的配置状况，使之趋于合理和优化。在一定资源配置状态下，任何一方当事人的经济福利再增加必然会使其他当事人的经济福利减少，这种状态的资源配置就实现了帕累托最优（Pareto optimality）状态，即最有经济效率的状态。从理论上说，市场机制是实现帕累托最优的最好办法。

（1）在配置资源中，以价格为信号，引导社会资源在国民经济的各部门、各产业中进行有效配置。

（2）在完全竞争市场中，以价格为信号，引导社会资源在各市场主体之间合理配置与使用，优胜劣汰，实现在生产层次上的资源优化配置。

（3）以价格为信号，引导资源、产品、服务在消费者人群中的分配。

4. 市场机制作用的条件

（1）假设经济信息完全对称：买卖双方对交易内容、商品的质量、衡量标准有完全充分的了解和对称的认知。

（2）完全竞争市场的假设：市场主体只能被动地接受市场价格，按价格信号决定自身的生产和消费，不能操纵价格。

（3）假设规模报酬不变或递减：单位产品的成本随生产规模的增加而减少或保持不变。

（4）假设市场主体的活动没有任何外部经济效益：经济主体的生产与消费行为不会对其他人的福利造成有利或不利的影响。

（5）假设交易成本可以忽略不计：人们相互达成自愿交易协议，增进彼此的福利。

（6）假设市场主体完全理性：个人在做出决策时，符合最大限度地增进自己福利的目的。

二、市 场 结 构

市场结构是指市场在组织和构成方面的特点，可以影响企业的行为和活动。商品市场的价格是由供需双方共同决定的，但是在不同类型的市场中，供需变化规律不同，产品价格的决定也不同。根据市场中买卖双方的数量和类型、规模分布、产品类型、进入市场的障碍、买卖双方信息的完整性和对称性等市场结构特征，我们将市场分为以下四类。

（一）完全竞争市场

完全竞争市场（perfectly competitive market）是指竞争充分而不受任何阻碍和干扰的市场结构。在此类市场中，价格由供需双方共同决定，每一个供给者和需求者都是价格的接受者。价格引导供需双方行为改变，使市场供给与需求趋于平衡，资源的配置达到最有效率的状态。这种市场类型必须同时具备以下四项条件。

1. 市场上有大量交易者

交易人数众多，个人是市场价格的接受者，个人的经济对市场价格的影响较小。

2. 厂商生产的产品同质

市场内的所有厂商生产出来的同种产品在性质和质量上无差别，搜寻成本为零。

3. 资源可以自由进出

市场内的一切生产资源可以自由流动，生产要素可以自由组合和运动，所有商品和服务都能够市场化。

4. 信息充分

市场内所有的生产者、消费者、资源的拥有者均充分掌握产品的价格、成本、性质、质量信息和知识。

（二）完全垄断市场

完全垄断市场（perfectly monopoly market）指整个行业的市场完全处于一家厂商的控制状态，市场上供给者只有一家而消费者众多的市场结构。在此类市场中，厂商就是行业，价格由厂商独自决定，产品不能替代，厂商追逐超额利润实施差别定价。垄断不仅会带来生产低效、技术进步受限等问题，还会造成对消费者福利的掠夺。市场上产生完全垄断的主要原因包括全面控制所有原料供给、拥有产品专利权、政府特许、自然垄断。

完全垄断必须符合以下三个条件：①市场上只有一家厂商生产和销售该种商品；②垄断企业所销售的商品没有替代品；③新厂商不能进入到这个市场中参与竞争。

（三）垄断竞争市场

垄断竞争市场（monopolistic competition market）是指既有垄断又有竞争的市场结构，是处于完全竞争市场与完全垄断市场之间的一种市场形态。在此类市场中，产品之间存在差别，市场上存在较多彼此之间竞争激烈的厂商，厂商进入市场的阻力较小。纯粹的竞争或垄断在经济生活中较为罕见，市场上大量存在的是两种因素的混合，即"垄断竞争"。

垄断竞争市场的假设条件有：①每一种差别产品均由许多厂商生产出来，同类产品有替代品；②市场上的厂商众多，各厂商竞争力微不足道，采取竞争措施时易遭其他厂商报复；③生产同类产品的厂商的需求曲线和成本曲线几乎相同。

（四）寡头垄断市场

寡头垄断市场（oligopoly market）是同时包含垄断和竞争的因素，但更接近于完全垄断的市场结构。少数几个企业控制整个市场的生产和销售，这些企业被称为寡头企业。在此类市场中，厂商极少，往往只有少数几个，厂商间相互依存，产品有同质性也有差异性，厂商进出市场不易。寡头垄断企业间相互依赖，有的采取联合的方式、有的采取相互竞争的方式实现共存。

以上四种不同类型市场的特征见表4-1。

表 4-1　市场类型及其特征

市场类型	厂商数量	产品差异	个别厂商对价格的控制程度	厂商进出市场的难易度	举例
完全竞争市场	很多	完全无差别	没有	很容易	农业
完全垄断市场	唯一	唯一，无替代品	很大程度，常受管制	很困难，几乎不可能	公共事业
垄断竞争市场	很多	有差别	有一些	比较容易	零售业
寡头垄断市场	几个	有差别或无差别	相当程度	比较困难	石油业

第二节　卫生服务市场产品和特征

一、卫生服务市场的内涵与外延

（一）卫生服务市场的内涵

卫生服务市场（health service market）是指卫生服务产品按照商品交换的原则，由卫生服务的生产者提供给卫生服务的消费者的一种商品交换关系的总和。卫生服务市场具有商品市场的五大基本要素。首先，卫生服务市场是卫生服务产品生产和交换的场所，是卫生服务发生的地点；其次，卫生服务市场是卫生服务生产者把卫生服务作为特定的商品，提供给卫生服务消费者的地点，并以货币作为媒介；最后，卫生服务市场是社会经济体系的一部分，同整个市场体系有着密不可分的联系。

（二）卫生服务市场的分类和结构

1. 卫生服务市场的分类

卫生服务市场的分类与一般商品市场不同。广义的卫生服务市场由三个关联市场组成，即卫生服务要素市场、卫生服务市场、卫生筹资市场，如图 4-2 所示。

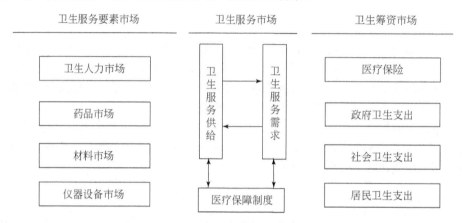

图 4-2　广义的卫生服务市场构成

狭义的卫生服务市场仅指图中的第二个市场。这三个市场相互联系、相互影响、相互作用，卫生服务市场是核心，卫生服务要素市场是基础，卫生筹资市场是前提。

健全的卫生服务市场表现在以下几个方面：①卫生服务的生产和供给要面向多层次的卫生服务需求；②卫生资源配置要适应卫生服务供需关系变化，体现资源优化配置原则；③卫生服务的价格要反映卫生服务的成本，还要体现出卫生服务的技术和劳务价值；④主要由卫生服务消费者对卫生服务的数量和质量做出评价。

2. 卫生服务市场的结构

卫生服务市场的结构与其他商品市场的结构相比，最与众不同的一点是卫生服务市场内除了卫生服务的买卖双方，还有第三方付费的卫生服务筹资机构存在，如图 4-3 所示。

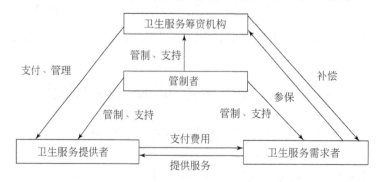

图 4-3　卫生服务市场的结构

随着医疗保障体系的发展，在卫生服务市场中增加了另一经济主体——医疗保险机构。医疗保险机构代替消费者向卫生服务提供者购买医疗服务，这种第三方付费人参与卫生服务活动的方式，改变了需求者对卫生服务价格的敏感性，卫生服务市场的价格不再完全依赖卫生服务供给方的决定。价格对卫生服务需求者发挥间接的调节作用，使需方对价格的变动反应不灵敏，促进需方对卫生服务的利用。

（三）卫生服务相关市场

1. 卫生服务要素市场

卫生服务要素市场，主要有卫生人力市场、药品市场、材料市场和仪器设备市场。卫生服务要素市场与卫生服务市场相互作用和影响，卫生服务的供给取决于各要素市场供给的可能性和成本。卫生服务要素市场正随着我国经济体制的改革而发生变化。

2. 卫生筹资市场

卫生筹资市场中资金筹集的渠道、方式、投入方向，都将影响卫生服务需求者和卫生服务供给者的行为，还会影响卫生服务供给者的各种生产要素的可得性。计划经济体制下，卫生机构的资金依靠政府财政预算拨款。计划经济向市场经济过渡的过程中，政府预算与卫生机构的实际需求资金之间的差距拉大，为了获取发展资金，卫生机构开始利用贷款、发行股票等方式筹资。我国卫生筹资市场尚在培育和完善之中，卫生筹资包括政府、社会、居民个人及商业保险多渠道。2009 年新医改以来，我国政府大幅增加卫生财政预算，建立了覆盖全民的社会医疗保障体系，通过国家、雇主、集体、家庭和个人责任明确、合理分担的多渠道筹资，实现社会互助共济和费用分担，满足城乡居民的基本医疗保障需求。

二、卫生服务市场中的产品

（一）卫生服务产品的类型

卫生服务产品是一种特殊的经济产品。按照卫生服务的内容，可将卫生服务分为四类：预防服务、保健服务、康复服务、医疗服务。按照卫生服务的经济学特征，可将卫生服务产品分为公共物品与私人产品。其中，公共物品可分为纯公共物品和准公共物品；私人产品可分为必需消费品和特需消费品。

1. 纯公共物品

纯公共物品（public goods），是指向全体社会成员共同提供的具有非竞争性和非排他性的物品与服务。纯公共物品大多具有较高的社会效益和经济效益，一般由政府生产或提供。纯公共物品具有以下特征。

（1）效用的不可分割性（non-divisibility）：纯公共物品是向全社会提供的，具有共同受益或联合消费的特点。纯公共物品的效用为整个社会成员所共享，其好处不可分割地分散在整个社区中。不能将其效用分割成若干部分，分别归属于某些社会成员享用，以及不能按照谁付款、谁受益的原则限定为付款的社会成员享用。

（2）消费的非竞争性（non-rivalness）：纯公共物品可供全体社会成员同时消费，任何社会成员对这种产品的消费都不会导致其他成员消费的减少，多增加一个消费者时也不会导致边际成本的增加。某一社会成员享用纯公共物品，不排斥、不妨碍其他社会成员同时享用。

（3）受益的非排他性（non-excludability）：纯公共物品一经提供，则具有众多的受益者，大家共同消费这一纯公共物品，不能将任何人排斥在外。在技术上没有办法将拒绝为之付款的社会成员排除在纯公共物品或服务的受益范围之外。

在卫生服务领域中，这类产品和服务有很多，如空气污染的治理、水污染的治理、传染病监测、重大传染病的控制与预防、突发公共卫生事件的处置、健康教育、公共卫生课题的科学研究等。在经济学上，公共卫生产品同时兼具非竞争性和非排他性，消费人数的增加通常不会导致成本上升，且一经供给就有众多的人享受，所以公共卫生产品具有较高的经济效益和社会效益。

对传染病的免疫可以带来可观的私人利益，随着覆盖范围的上升，群体免疫后使得免疫对于个人而言达到纯公共物品的水平，出现"搭便车"的潜在可能性，因为如果几乎所有人都已免疫，那么没有免疫能力的人也将处于免疫状态并且无须花费成本。例如，2019年年底新冠疫情暴发，形成全球性传染病疫潮。世界各国纷纷采取了一切可行的措施预防和控制疫情：政府卫生部门颁布新冠病毒防控指南、公共场所免费提供个人防护用品、科研部门加速研制和开发疫苗、民众大规模地接种疫苗等。在这些活动中，出资者和未出资者均享受到安全和健康，个人健康受到保护。然而，在市场经济条件下，诸如公共卫生类公共物品无利可图，市场中的供给者不愿意提供，也不可能有消费者愿意单独消费。

2. 准公共物品

准公共物品（quasi-public goods/semi-public goods）又被称为"混合物品"，是指不同时具备非竞争性和非排他性的物品与服务，准公共物品兼备公共物品和私人产品的性质。它分为两类：①具有非竞争性和排他性的产品与服务，例如高速公路、公共游泳池、图书馆；②具有竞争性和非排他性的产品与服务，例如公共牧场、公共渔场。准公共物品通常采用公共提供与市场提供相结合的方式混合提供。在卫生服务领域中的准公共物品有社会卫生保健、传染病免疫措施、社会保障体系等。

3. 私人产品

私人产品（private goods）是指同时具有竞争性和排他性的产品与服务。这些产品一旦被人消费，其他人无法再消费该物品。私人产品可以分为必需消费品和特需消费品。

（1）必需消费品，是指满足基本生活需要必不可少的商品。卫生领域中的必需消费品是指那些被社会认为人人应该得到并且不可缺少的卫生服务，排他性是它的明显特点。①从经济学角度看，个人消费产品时，他人无法从中受益，其价格弹性较小，价格变化不会明显影响需求量；②卫生服务的必需消费品通常具有疗效显著、成本效益好的特点，如急症就诊、分娩、常见病与多发病的治疗等。

（2）特需消费品，是指那些被大多数人认为可有可无的卫生服务，根据人们的消费能力和偏好进行自由选择。①从经济学角度看，卫生服务特需消费品的需求价格弹性大，价格变化会导致需求的明显变化；②特需卫生服务通常没有确切的治疗效果和防病功能，成本效益不优，如美容手术等。

综上所述，卫生服务产品各有其特性，为了更好地探讨卫生服务中市场机制与政府干预的引入，按产品类型形成了如表4-2所示的卫生服务分类与卫生服务产品矩阵。

表 4-2　卫生服务分类与卫生服务产品矩阵

政府作用增强 →					
政府作用增强 ↑		纯公共物品	准公共物品	必需消费品	特需消费品	市场作用增强 ↓
	预防服务	公共预防产品	准公共预防产品	必需预防产品	特需预防产品	
	保健服务	公共保健产品	准公共保健产品	必需保健产品	特需保健产品	
	康复服务	公共康复产品	准公共康复产品	必需康复产品	特需康复产品	
	医疗服务	公共医疗产品	准公共医疗产品	必需医疗产品	特需医疗产品	
市场作用增强 →					

（二）卫生服务产品的特性

1. 生产和消费的即时性

卫生服务是以服务形态存在的劳动产品，其生产和消费具有时间、空间上的同一性。医生诊疗和患者治疗的过程是卫生服务生产、消费的过程，合二为一，同时生产和消费。普通商品在生产、制造、运输、流通等环节可以实现异地销售，能够储藏和保存。卫生服务产品的生产和消费受地理范围、环境的影响与制约，其市场范围受到接受服务方便程度的影响，例如，距离卫生服务机构的地理远近，或卫生服务的可及性。随着科学技术的发展，运用"互联网＋"技术，通过移动服务、远程服务等方式，可以在一定程度上提高卫生服务优质资源的可及性。

2. 大量的纯公共物品和准公共物品

卫生服务的产品中存在大量纯公共物品和准公共物品。这类产品具有较为显著的社会效益和经济效益，但具有非排他性、非竞争性的特征，导致其在完全依靠市场机制调节时容易发生供给短缺。因此，卫生领域中不能完全依靠市场机制实现卫生资源的有效配置，需要政府部门的干预和调节。

3. 产品价格形成的特殊性

普通商品市场中，产品价格是在供求关系相互影响下通过市场竞争形成的，而在卫生服务领域的产品价格却不是由充分自由竞争形成的，这个领域中大多是无形产品和服务，卫生服务的消费者又存在较大的个体差异，使得同类医疗服务供给容易发生异质性和不可比性。特别是在强调卫生服务公平性的社会里，卫生服务作为具有一定福利性的公益性产品，不以营利为目的，广泛地提供给社会成员。因此，卫生服务的价格往往只能通过有限的市场竞争形成，即在卖方竞争的基础上，由政府领导下的各类专业人员组成的机构协商定价，或由同行议价，或由医疗保险机构作为消费者的代理人与医疗机构谈判定价。

4. 产品存在外部性特征

外部性（externalities）是指某一经济主体的行为对社会中其他人的福利造成影响，却没有为此承担后果。外部性的影响方向和作用结果具有两面性，分为正外部性和负外部性。在卫生服务生产和消费过程中，除了对交易双方产生成本和效益外，对未直接参与交易的其他方也会产生影响。例如，免疫接种保护了接种者，那些未接种者也会由于减少了感染机会而同样受益，表现为卫生服务的正外部性。反之，院内感染则表现为医疗过程中的负外部性。

5. 最终产品是健康水平的改善

卫生领域纷繁复杂，一方面，疾病具有特殊性，不同地域、不同种族、不同性别、不同年龄的人群面对的疾病有所不同，我国乃至世界的疾病谱不完全相同；另一方面，随着时代变迁、科技进步，医疗技术不断提升，医药产业日新月异，更先进的诊疗手段和治疗方法不断涌现。卫生服务是关系到人的生命权、健康权的消费，在卫生服务领域，既要追求卫生服务效率的提高，又要追求社会大众获得基本卫生服务的公平性、健康的公平性。同时，由于卫生服务关系到人的安危，许多卫生服务需求具有紧迫性，如危重疾病、急性伤害必须获得及时的处理和治疗。卫生服务的最终产品是以人的健康水平得到改善为目标，人人享有健康。

三、卫生服务市场的特征

卫生服务市场是一个不完全竞争市场。市场上存在供需双方信息不对称，供需双方的竞争不完全，诸多卫生服务提供方之间的竞争也经常存在垄断性，卫生服务市场存在具有外部效应特征的产品及大量的纯公共物品和混合物品。卫生服务市场具有一般商品市场的性质，还具有一定的特殊性。

（一）卫生服务需求与供给的不确定性

一方面，疾病或事故伤害的发生具有偶然性，很难对个人遇到的疾病进行事先预测，个人的卫生服务需求具有不确定性；另一方面，由于存在个体差异，即便具有相同病症的患者，其所应当获得的卫生服务不同，卫生服务的效果也会有很大差异，导致卫生服务供给具有不确定性。

（二）参与主体的多元性

在一般商品市场中，生产者和消费者是市场的经济主体；在传统的卫生服务市场中，市场主体是卫生服务的卖方"医疗机构"和卫生服务的买方"患者"。随着社会经济的发展、医疗保险业的引进，卫生服务市场多了第三个经济主体——医疗保险机构，使得卫生服务市场从传统的双边交易转变成了"医疗-保险-患者"三方交易关系。医疗保险机构的介入，打破了医患双边关系，医疗保险机构作为"第三方付费人"参与到医疗服务当中，使得医疗价格这个市场信号的变动在这里对供需双方的调节不灵敏，尤其是卫生服务的消费者对价格的变化反应迟钝，价格对卫生服务需求者的约束变弱。

（三）供需双方信息不对称

卫生服务市场是一个信息不对称的市场。卫生服务需求者由于缺乏医疗保健的专业知识，难以完全判断自己是否需要卫生服务，以及所需卫生服务的数量、质量。同时，由于疾病具有不确定性，患者难以根据已有的经验重复治疗，也不可能像购买普通商品那样根据商品说明书和宣传广告来判断卫生服务的质量。卫生服务提供者掌握专业知识和技术，他们决定了卫生服务的数量和质量。卫生服务领域中患者和医生之间委托代理关系的存在，决定了供需双方信息的不对称，使得卫生服务需求者处于一种被支配的地位。卫生服务产品的交换双方不是处于平等地位。

（四）垄断性

在卫生服务市场中提供卫生服务应具备专业知识与技术，只有获得相应资质的专业部门和专业人员才有资质提供卫生服务。然而，合格的卫生服务人员培养周期长、专业技术性强，其他人无法替代，这形成了卫生服务提供的特权，也可能产生地区性、行业性的垄断。卫生服务市场具有垄断性，卫生服务市场既有完全垄断市场的特点，受政府管制程度较高，又有垄断竞争的特点，医疗机构之间存在竞争。

卫生服务市场具有的垄断性主要有三种。

（1）由法律限制造成的垄断：医疗卫生服务关系到人的健康，为了保证服务质量，卫生服务市场不是任何人可以自由进入的，必须是受过专业教育并经相关部门审查认可的专业人员才能进入。由此可见，卫生服务供给必然受到行医许可制度的法律限制。

（2）由供需双方信息不对称造成的垄断：由于卫生服务需求者缺乏必要的医疗保健知识，供需双方信息不对称，消费者的主权不充分，卫生服务市场被具有行医资格的医生或医疗服务机构所垄断。

（3）由技术权威造成的垄断：卫生服务领域是高技术性行业，拥有一定技术的医务人员和医疗机构，很容易形成技术垄断，如民间秘方、农村地区的县医院所拥有的设备和技术在当地形成技术上的垄断。

（五）供给者诱导需求

垄断导致了供给者诱导需求的存在。卫生服务供需双方信息不对称，卫生服务供给者通过自身的专业技术优势来影响消费者的需求。医生作为具有一定控制力的卖方，通常主导着医疗卫生资源的使用，如药品、耗材、治疗方式和其他形式的卫生服务投入，这些卫生资源只有在医生的参与下才能被正常使用。医生具有多重角色，既是卫生服务的提供者，又是患者的代理人，还是卫生服务需求水平的决定者。当医生在代表患者做出卫生服务消费的选择时，有可能受到自身利益的驱动，做出利己的决定，如改变患者的偏好、影响市场平衡、降低政策的作用，从而产生供给者诱导需求的行为。当医生影响患者需求，偏离患者最佳利益时，就产生了诱导需求。注意区别有用代理和诱导需求，如果医生影响患者需求使其达到消费者最优消费点，则这时只存在有用代理，不存在诱导需求。

（六）卫生服务需求弹性小

虽然有诸多层次的医疗卫生服务，但是这些服务在总体上属于维护生命健康权利的基本消费。价格变动对医疗需求，特别是对基本的卫生服务需求的调节不灵敏，例如急诊、分娩等。

（七）卫生服务提供者目标多元化

按照市场经济理论，商品和服务的供给者降低成本、提高利润从而追求利润最大化。但是卫生服务的提供过程不满足上述假设。我国卫生事业的性质是实行一定福利政策的社会公益性事业，医疗机构特别是公立医疗机构不能以追求盈利为目标，而是要把救死扶伤的职责、社会效益最大化的原则放在首位。即使是营利性的卫生服务机构也不能单纯追求利润最大化，在满足消费需求时必须考虑社会公众利益，体现出"以人为本"的价值理念。因此卫生服务提供者的目标是多元化的，既有宏观的公益性的社会效益目标，也有微观的经济效益目标。

（八）政府导向作用突出

在卫生服务市场中，许多产品和服务是纯公共物品或准公共物品，这类物品的提供机制采取市场提供和政府导向相结合的方式。医疗卫生服务与老百姓的生命健康乃至社会稳定密切相关，卫生事业具有福利性和公益性，因此，政府导向性作用在卫生服务市场中显得尤其突出。在强调市场机制对卫生服务市场资源配置起基础性调节的同时，还必须重视政府对卫生服务市场的调控作用。政府在卫生服务市场的作用主要表现在规范卫生服务市场、提高卫生资源使用效率、促进公平和稳定等方面。

四、影响卫生服务市场的因素

（一）政治、政策因素

一个国家的医疗卫生体制的发展和卫生服务机构的组织形态均受到本国政治制度、医疗卫生政策的影响。政府对医疗卫生事业制定的发展规划、设立的医疗体制、确定的卫生事业发展目标、构建的卫生服务机构组织形式等，决定着这个国家医疗服务体系的形成、性质、面貌、发展方向。

（二）经济因素

经济发展状况和经济发展水平直接影响医疗卫生事业的发展状况和水平。通常，一个国家的经济发展健康、经济实力强大，可直接或间接投资于医疗卫生事业上的资金较为丰沛，医疗卫生事业得到资金支持而加快发展，这是源和流的关系，没有哪个国家的卫生事业能脱离开国家经济背景而独立发展。经济实力增强、生活水平提高将对卫生服务需求者的就医行为、消费心理、需求收入弹性等方面产生影响从而发生根本性改变。居民收入增加使其购买医疗卫生服务的支付能力增强，居民对卫生服务的需求也会增强，对卫生服务供给者提出更高要求，促使其改进管理、改善质量，致使卫生服务的供需在新的水平上达到平衡。随着我国经济体制的转变，市场化进程加快，医疗卫生服务领域也在加紧改革，如引入市场机制、允许多种所有制并存、注重市场需求改革，医疗体制的改革要与经济体制的改革相适应。

（三）社会文化因素

在影响卫生服务市场的因素中，社会文化因素包括了许多方面，如居民健康水平、人口年龄结构、疾病谱、饮食结构、生活习惯、居住条件等，社会环境的变化将影响社会人群对卫生服务利用的数量和质量的改变，从而对卫生服务市场产生影响。例如，人口老龄化是今后较长一段时期我国的基本国情，着力推动养老产业发展是积极应对人口老龄化、健全社会保障和改善民生的重要举措，还将成为扩大内需、增加就业、推动经济转型升级的重要支点。人民群众不断增长的健康服务需求，对我国健康服务产业的进一步发展提出了更高要求，包括医疗卫生事业、医药产业、康养产业在内的多个产业链在空间和潜力上都将升级。

（四）相关市场因素

1. 卫生人力市场因素

卫生人力供求双方的关系比卫生服务市场中其他生产要素市场供求双方的关系更为复杂。卫生服务市场是一个技术密集型的市场，卫生人力市场源源不断地向其输送合格的、具有专业技能的各类医务工作者和卫生服务人员。随着人口的增长和医疗保险覆盖率的增加及人民生活水平的提高，社会对卫生服务的期望和需求也会随之增加。卫生服务需求量的增加必将刺激、促进卫生服务机构和卫生人力结构的调整与发展。卫生服务人力市场的发展直接影响着卫生人力资源的数量和质量，进而对卫生服务市场产生影响。经过多年发展，目前我国卫生人力市场的发展已初具规模，卫生人力资源的流动性逐渐加强，卫生服务机构与卫生服务人员之间双向选择的程度加大，不同程度地影响着卫生服务市场的发展。

2. 药品市场、材料市场和设备市场因素

药品市场、材料市场和设备市场这三个市场中，市场机制已成为调节供求的基本手段，这些市场是卫生服务市场的物力资源，卫生服务的供给取决于这些要素市场供给产品的可得性和成本。药品的供给数量、质量、价格直接影响临床用药治疗的效果和成本，同时也影响居民的药品需求；医疗材料和医疗设备的供给直接影响着医疗技术服务的开展和所需材料与设备的支持。上述三个市场的产品供需、质量、成本、价格直接关系着医疗卫生服务的质量，事关整个卫生服务市场的所有参与者的切身利益，进而影响卫生服务市场的成效。

3. 卫生筹资市场因素

卫生筹资市场事关用于医疗卫生服务各项资金的来源与构成、渠道与投入方向，一方面影响着卫生服务供给的数量和质量，另一方面影响着卫生服务需求者的支付能力，对卫生服务的供需双方均带来深刻影响，从而影响卫生服务市场。纵观世界各国，卫生服务的筹资来源一般有税收、社会保险、商业保险、个人现金支付等。我国卫生筹资市场的筹资方式多样、筹资渠道广，通过四十多年的改革开放，我国建立了基本医疗保险基准费率制度，规范了缴费基数政策，确定了合理费率，实行动态调整，均衡个人、用人单位、政府三方筹资缴费责任。

第三节　卫生服务市场失灵

一、市场失灵

市场机制对资源配置起着基础性作用，但市场机制并不是万能的，需要有前提条件，当前提条件无法满足时,市场机制不但无法进行有效的资源配置,甚至会导致资源配置恶化。市场失灵(market failure)是指市场机制因自身存在的缺陷而无法实现资源的最优配置。理论上,完全竞争的市场结构是资源配置的最佳方式,但在现实中完全竞争的市场结构只是一种假设,实现条件较为苛刻,在现实中不可能全部满足。由于市场自身对垄断、效益外部性、信息不完全和公共物品等的调节能力弱,仅依靠市场机制配置资源无法实现帕累托最优,就会出现市场失灵。

二、卫生服务市场失灵的表现

卫生服务市场失灵,是指市场机制无法有效率地分配和使用卫生资源,以及资源分配不公。卫生服务市场是一个不完全竞争市场,同时存在信息不对称、效益的外在性、一定程度的垄断、医疗服务需求的不确定性等特点,导致市场机制的作用难以有效发挥。与此同时,市场机制自身存在缺陷,使得卫生服务领域中市场作用出现失灵。

(一)卫生资源的利用不合理

卫生资源利用的不合理,同时存在着卫生资源利用的浪费与不足。第一,存在卫生资源利用的浪费和过度医疗的问题。造成这个现象的原因来自医患两方面。从供方看,医生为了避免漏诊、误诊所带来的医疗责任通常会进行全面检查,或者医疗机构为了追求利润而要求增加检查、采用高值耗材等行为;从需方看,一些患者及其家属求助心理迫切,对病情过于紧张或害怕,缺乏专业医疗知识,要求医生和医院办理不合规的住院、多做检查、开具进口药或高价药。第二,存在卫生资源利用不足或不均衡的情况。在卫生资源集中的大城市和大医院,医疗部门资源丰富,知名专家云集,患者蜂拥而至;基层医疗机构门庭冷却,仪器设备和药品出现闲置,基层医务人员流动性大。

(二)卫生资源配置的有效性不足

医疗卫生服务的外部效应涉及众多对象,双方协商通常需要巨大的交易成本甚至难以解决,因此,单纯依靠私人协商难以解决卫生资源有效配置的问题。以公共卫生来说,它具有社会公益性,正外部性显著。例如,戒烟干预措施降低了烟民患病的风险,也减少了周围人群被动吸烟的机会,有利于全社会人群的健康。正外部性的公共卫生服务如果由市场机制来调节,其结果是公共卫生服务的供给小于需求,因为私人成本与社会成本相等,但私人收益小于社会收益,私人部门不愿意供应。从社会角度看,卫生服务产量小于社会最优产量,并未实现资源的最优配置。反之,存在负外部性的情况下,社会成本大于私人成本,且社会收益小于私人收益,同样导致市场无法实现资源的最优配置。又如,医疗废弃物是具有感染性、毒性、健康危害性的废物,医疗废弃物的不科学处置将会危害公共卫生、损害居民健康。虽然丢弃医疗垃圾这种做法可以降低医疗机构自身成本,但是,社会和公众将承担该成本,大众利益受到损失,造成传染病传播、环境污染等问题。

(三)卫生事业发展出现结构性失衡

市场机制使得资源向着利润高的地区和领域流动,经济条件优越、起点高的地区,资源较为丰富,今后发展也较为有利。卫生服务市场同样存在资源的分布不均、流动方向不同,带来的问题之一就是使得卫生事业发展出现结构性失衡。第一,区域性结构失衡,地理条件本身决定了我国东、中、西部地区卫生资源不均衡,发展能力差异明显;第二,城乡结构失衡,受我国长期城乡二元结构的影响,城乡之间的经济发展不同,卫生事业发展同样存在差异,高水平的医院和医务人才普遍集中在大城市,虽然城市化进程加快使得城乡差距逐渐缩小,但卫生事业的差距在一定时期内仍然存在;第三,医疗资源配置与医疗机构发展失衡,医疗资源配置的"倒三角"与医疗机构层级不匹配，也与居民的"正三角"形态的卫生服务需求结构不匹配。

（四）卫生领域的公平性缺失

市场交易原则是等价交换，由于人们的天资禀赋、资源、机遇存在差异，因而收入水平也存在差别，市场机制的自发调节作用往往强调竞争的优胜劣汰，从而引起收入差距的扩大，影响人们的支付能力。市场机制在提高效率方面发挥了显著作用，但难以兼顾效率与公平，这是市场痼疾。这样的现象在卫生服务市场中也存在。对于同样的卫生服务，价高者先得。这不仅推动了医疗卫生服务的价格上涨，同时加大了贫富悬殊，引起"看病贵"、因病致贫、因病返贫的现象。1978年，《阿拉木图宣言》提出"人人享有卫生保健"，每个人都有权利获得基本卫生服务早已成为共识。卫生保健是以公平性原则为主导的保障服务，尤其针对老年人、妇女、儿童、丧失劳动能力的患者等脆弱人群。缺乏管制的卫生服务市场以支付能力和支付意愿为基础，容易导致卫生服务的利用、健康水平等方面存在公平性的缺失。

（五）市场机制不能实现卫生宏观总量平衡

现代市场经济学普遍认为，市场具有一定的盲目性，单纯通过市场机制的自动反应不能实现市场总需求与总供给之间的均衡；在卫生服务市场更是如此，单纯依靠市场机制不能实现卫生资源的拥有量与需求量之间的总体平衡。需要依靠政府制定宏观的卫生规划和长远的卫生资源布局，由政府的卫生主管部门实行全行业统筹管理，才有可能实现卫生领域的宏观总量平衡。

（六）市场机制不能解决卫生可持续发展的问题

市场机制是自发性的、事后的调节，不能指导国民经济长期发展；市场机制对公共部门的发展促进有限，不利于卫生事业的优化调整。市场机制的自发性和滞后性与卫生领域发展的前瞻性和计划性不相适应。在卫生领域中，应对各种卫生问题需要有一定的预设和分步推进计划，政府必须承担起中长期卫生计划的任务，需要通过信息预报、项目预算、行业管理、立法控制、价格引导、区域性卫生规划等多方面合力实现。

三、卫生服务市场失灵的原因

（一）信息不对称

信息不对称（information asymmetry）是指在社会活动中一些成员拥有其他成员无法拥有的信息。信息不对称既是市场失灵的主要表现，也是引起市场失灵的重要原因。在卫生服务市场中，普遍存在着信息不对称现象，卫生服务的供方、需方、筹资方、管理者对彼此的信息难以充分了解，从而容易引起道德风险、逆向选择等一系列问题，导致卫生服务市场失灵。例如，医患双方的信息严重不对称，使得医疗卫生消费决策不是由患者做出的，而是由医院和医生代为行使决策权，患者处于被动状态，不能讨价还价，难以表达消费偏好，随之产生了卫生服务供给者诱导需求等道德风险问题。又如，在商业健康保险市场，一部分已患病的投保人为了减少保险费支出或为了获取保险金赔偿，隐瞒自己的真实的健康状况向保险公司投保，导致保险平均费率上升，这使健康人群认为保险费虚高而退出医疗保险市场，从而产生逆向选择。卫生服务市场的信息不对称广泛发生在医患之间、需方与筹资机构之间、供方与筹资机构之间、患者与管制者之间、供方与管制者之间、筹资机构与管制者之间、不同医疗机构之间。

（二）外部性

在卫生服务市场上，不同经济主体在相互作用中产生了外部效应，分为正外部性和负外部性。正外部性的情况下，市场中的生产者或消费者 A 的某项经济活动给社会上其他成员带来了好处，A 付出了成本却无法获得收益，这时，A 的收益小于社会收益，A 会减少此类对社会有益的产品的供应。负外部性的情况下，生产者或消费者 B 的某项经济活动给社会上其他成员带来了危害，B 却不为此付出成本抵偿这种危害，此时，B 的成本小于社会成本，在没有法律管制的前提下，B 可能会增加此类危害活动，令自己成本降低、获利增加。以上两种情况都由于外部性的存在扭曲了价格机制，使价格体系无法传递正确信息，造成整个经济的资源配置不能达到帕累托最优，使得"看不见的手"在外部性的影响下失去了有效作用。

（三）公共物品

在卫生服务市场中，许多产品和服务是纯公共物品或准公共物品，例如，疾病预防与保健服务、妇幼保健、健康教育、环境卫生、卫生执法等。卫生市场中纯公共物品的作用在于公平、合理、科学地向民众提供卫生服务，降低公共健康风险，保障民众的健康，它们具有显著的正外部性。由于纯公共物品具有非竞争性和非排他性，在其消费过程中必然会产生"搭便车"的现象，即一些人享用了公共卫生产品、享受了公共卫生服务的好处，却不愿意支付公共卫生服务的成本。私人部门不愿意或者没有能力生产和提供公共卫生服务，通常由政府提供或者向市场购买后提供给民众。假如单纯依靠卫生服务市场机制来自发调节，公共物品的供给会大大低于市场的需求，市场机制无法充分地、最优地提供卫生领域的公共物品。

（四）垄断

优胜劣汰是市场竞争的一大特点，胜出者不断壮大，失败者被淘汰。垄断产生后，竞争不存在或不完全，垄断者控制价格并从中获得好处。垄断大大降低了市场资源配置的效率，使整个经济处于低效之中。垄断影响市场机制在卫生服务领域的正常发挥，出现市场失灵，导致卫生资源配置及利用的效率低下，限制医疗技术进步，进一步带来卫生资源可得性、卫生服务质量、卫生服务价格等方面的问题。第一，卫生服务中的供需双方信息不对称，患者求助于医院和医生，被动地接受医疗服务；卫生服务供方通常处于主导地位，容易形成垄断。第二，卫生服务领域的法律限制、行政限制、市场准入制度等造成进入卫生市场的壁垒，形成垄断。第三，医疗服务的高度专业性和技术性导致卫生服务提供的垄断性。因此，卫生服务市场是行业控制型市场，很容易形成行业垄断。垄断总是与效率低下联系在一起，如果几家大型医疗机构处于寡头垄断状态，就可以通过共谋来抑制行业竞争、提高诊疗服务价格，最终导致医疗费用高涨，影响医疗技术的进步和卫生服务质量的提高。

（五）收入分配不公

经济学对收入分配有三种标准：第一种是贡献标准，按社会成员的贡献分配，这种分配标准经济效率高，但由于社会成员在能力和机遇上的差别会引起收入分配的不平等；第二种是需求标准，按社会成员对生活必需品的需要来分配；第三种是平等标准，按公平原则来分配。后两种标准有利于收入分配平等化，但不利于经济效率。在资源配置与收入分配上，公平与效率是矛盾对立统一体，强调效率、忽视公平，会影响社会安定；反之，强调公平、忽视效率，则会限制经济增长，导致普遍的贫穷。市场竞争有利于强者、不利于弱者，其结果必然形成两极分化，引起收入分配不公。当收入分配不公的状态来到卫生服务市场中时，这种不公有可能因为卫生领域存在垄断的缘故而被放大，加剧不公平，尤其对贫困人口、脆弱人群更为显著；在健康保险市场，则会出现保险公司将一些支付能力弱、健康状况差的人群排除在保险体系之外。

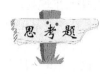

1. 阐述卫生服务市场的内涵。
2. 卫生服务市场具有哪些特征？
3. 卫生服务产品有哪些类型和特性？
4. 卫生服务市场失灵的表现和原因有哪些？

拓展阅读

理解公共物品时，应注意以下几点：

第一，公共物品按其受益空间可进一步分类。受益范围局限于一定区域的，为地方性公共物品，如路灯；受益范围为全国的，为全国性公共物品，如国防；受益范围跨越国境边界的，为国际性公共物品，如保护臭氧层，又如新冠疫情的防控。

第二，非排他性不是绝对的。随着科学技术的进步，曾经非排他的产品，可能在未来是排他的，如数字电视。

第三，不同的个人消费等量的公共物品，不一定获得等量的收益。不同的消费者在消费同一种公共物品时，由于个人偏好不同，对公共物品的评价也各不相同。如城市社会治安服务，富人对此的需求大于穷人，富人获得的收益可能大于穷人。

（陆　烨）

第五章　卫生服务市场的政府干预

┌─ 内 容 提 要 ──
　　本章主要介绍政府在卫生服务市场中的职责和作用，卫生服务市场政府干预的依据、目标和形式。分析了卫生服务市场政府干预失灵的表现和原因，并对如何矫正政府干预失灵进行了阐述。
└──

第一节　政府在卫生服务市场中的职责和作用

一、政府在卫生服务市场中的职责

（一）制度供给

制度是指约束人们行为的一系列规则。制度一般包含三个部分，即正式制度、非正式制度与实施机制。其中，正式制度是指由政府制定的影响经济交易的一系列政治、社会和法律的基本规则，包括宪法、法律、条例与文件等；非正式制度是指人们在长期交往中形成的伦理道德规范，主要包括价值观念、伦理道德、风俗习惯及意识形态等因素；实施机制是指保证规则实现的一套方法或机制。制度供给（system supply）则是指为规范人们的行为而提供的法律、伦理、经济的准则或规则。

俗话说，没有规矩，不成方圆。在经济交往中，制度可为交易双方提供可靠的预期与有指向的激励，有利于交易各方做出合理的选择。在具有高度复杂性和很强不确定性的卫生服务市场中，如果没有制度，将导致医患双方在就医与施医过程中始终处于混乱状态，无法进行利弊得失的权衡，也就无法进行有效选择。因此，需要政府通过制度安排把医患双方的行为规范起来，以增加患者和医生对医疗行为的预期能力和选择能力。政府作为公共利益的天然代表，为市场交易提供法律、伦理和经济规则就成了其义不容辞的重要职责。

（二）筹资

筹资（financing）是指通过一定渠道，采取适当方式筹措资金的财务活动。卫生领域的筹资活动通常还包括卫生资金的分配和利用。

卫生筹资主要有现金支付、商业医疗保险、社会医疗保险和政府筹资等方式。各种筹资方式在体现微观效率与公平上各不相同，如图 5-1 所示，向左微观效率更高，但公平性则较弱，向右公平性更强，但微观效率较低。通常而言，市场化筹资方式的微观效率更高，政府筹资公平性更强。从宏观卫生经济的角度看，公平是政府所追求的目标之一。当市场化的筹资方式无法满足政府目标时，筹资就成了政府的职责。除此之外，政府筹资能够为维护公众健康提供长期、稳定和合理的资金投入，有利于筹资的稳定性、可持续性。

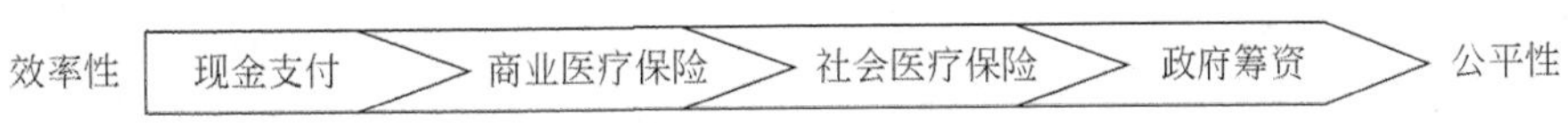

效率性　現金支付　＞　商业医疗保险　＞　社会医疗保险　＞　政府筹资　　公平性

图 5-1　不同筹资方式的公平性和效率性

政府筹资可以避免医疗保险市场上的高交易成本，因此管理成本更低。例如，美国是运用商业医疗保险解决公民健康风险的典型国家，同时美国政府也开办了部分健康保险组织，这为比较政府筹资和私人筹资提供了很好的样本。据统计，美国联邦医疗保险的管理开支占总资金的 2%左右，私人保险公司的这一开支约为 15%。据麦肯锡全球学会的报告，在美国，包括保险公司成本与医疗提供者成本在内的管理成本，占医疗开支总额的 31%，每年高达 3000 亿美元。显然，相对于私人保险，政府筹资的管理成本更低。

（三）监管

监管（supervise and control）是指监督管理。卫生服务市场中的监管主要是指政府对医疗机构、疾病预防控制机构、疾病康复机构、药品生产流通企业和患者等疾病诊治活动的参与者的行为进行限制。

亚当·斯密在《国富论》中曾提出了著名的"看不见的手"的理论，认为市场能够有效配置资源，但那是在严格的"经济人"假设前提下所实现的。现代经济实践并不满足严格的"经济人"假设，不仅需要政府制定市场规则，更需要政府监管落实，以保证交易双方履行契约义务，避免逆向选择和道德风险。正如约翰·洛克所言，"政府乃是对自然状态的一种正当补救"。

在卫生服务市场上，医生的治疗行为常对患者的生命健康有重大影响。若治疗得当，可能挽救患者生命，若稍有差池，也可能会给患者带来灾难性的后果。因此，为保证医生的治疗行为是一种审慎且以患者利益为中心的负责任行为，保证患者能够获得支付得起、质量可靠、方便可及的卫生服务，政府的监管责任无可推卸。

（四）医疗救助

医疗救助（medical assistance）是指政府通过提供财务、政策和技术上的支持，以及社会通过慈善行为，对患病且无支付能力的贫困人口及因支付数额过大而陷入困境的人群实施帮助和支持，使他们获得必要的卫生服务，以维持基本的生存能力，改善健康状况的一种医疗保障制度。

健康权是公民的基本权利。联合国大会于 1948 年 12 月 10 日通过的《世界人权宣言》中第二十五条就规定："人人有权享受为维持他本人和家属的健康和福利所需的生活水准，包括食物、衣着、住房、医疗和必要的社会服务；在遭到失业、疾病、残废、守寡、衰老或在其他不能控制的情况下丧失谋生能力时，有权享受保障。"1978 年《阿拉木图宣言》亦指出，每个国家都要实现"人人享有卫生保健"的目标。《中华人民共和国宪法》第四十五条规定："中华人民共和国公民在年老、疾病或者丧失劳动能力的情况下，有从国家和社会获得物质帮助的权利。国家发展为公民享受这些权利所需要的社会保险、社会救济和医疗卫生事业。"因此，当公民因故遭遇疾病而无支付能力时，政府有提供基本医疗卫生服务、支付全部或者部分费用以帮助贫困患者恢复健康的职责。

2018 年第六次国家卫生服务调查结果显示，我国城乡居民因经济困难需住院、未住院比例从 1998 年的 18.3%和 24.5%分别下降到 2018 年的 9.0%和 10.2%；因经济困难而未能接受任何治疗的患者占两周患病人数的 0.59%，与 2013 年调查结果相比，出现明显的下降趋势。这些反映了因经济困难难以获得所需要服务的问题得到明显改善。这些成就的取得，医疗救助功不可没。

（五）区域卫生规划

区域卫生规划（regional health planning）是指在一个特定的区域范围内，根据经济发展、人口结构、地理环境、卫生与疾病状况、居民卫生需求等多方面因素，确定区域卫生发展方向、发展模式与发展目标，合理配置卫生资源，合理布局不同层次、不同功能、不同规模的卫生机构，以满足区域内的全体居民的基本卫生服务需求，使卫生总供给与总需求基本平衡，形成区域卫生的整体发展战略。

在我国社会主义市场经济体制建立和完善的过程中，市场机制在优化资源配置、提高经济运行效率上发挥了重要作用。但并不能因此否认或放弃政府职责，政府仍然需要在市场机制无法发挥作用或者市场机制发挥作用的条件无法满足时承担责任。制定和实施区域卫生规划是政府应当承担的职责之一。

政府不仅要关注卫生服务领域效率，也要关注公平，甚至在有的具体方面对公平的重视程度还应该要高于对效率的重视程度，不但要重视微观效率，更要重视宏观效率。区域卫生规划作为宏观调控的一种重要手段，能够协调卫生服务市场中微观效率与宏观效率的矛盾，实现卫生资源配置整体上的有效性。

区域、城乡发展不平衡的基本国情也决定了我国需要政府实施区域卫生规划。东部沿海经济发达地区和大城市，人们生活水平高，对卫生服务的需求也高，中西部地区特别是农村地区和边远山区经济落后，居民收入低，卫生服务需求难以得到满足，易因病致贫和因病返贫。实施区域卫生规划，既能够避免卫生资本投资和卫生资源过度集中于城市和发达地区，导致过度竞争和诱导需求，也能够为落后地区补充稀缺的卫生资源，满足广大居民的基本医疗服务需要。

二、政府在卫生服务市场中的作用

（一）提供信息

卫生服务市场是一个特殊的市场，信息不对称是其典型特征。医生与患者间、卫生服务机构与政府间、患者与医疗保险机构间均存在信息不对称，这也是导致卫生服务市场失灵、医生诱导需求和居民疾病负担居高不下的重要原因之一。相比而言，政府虽然与卫生服务机构间同样存在信息不对称，但是依然可以通过自身的特殊渠道和作为卫生服务机构主管部门的优势，为公众提供信息，这样既可保障公民知情同意权，又增加了患者获取信息的渠道，还可以改善卫生服务市场中信息不对称程度，减少市场失灵，抑制医生诱导需求，降低居民疾病经济负担等。具体而言，政府可以通过以下方式提供信息。

1. 公开信息

作为卫生服务机构的主管部门和卫生服务市场的监管部门，政府有足够的权威要求卫生服务机构公开相关信息。2008 年 5 月 1 日起施行的《中华人民共和国政府信息公开条例》第九条提出："行政机关对符合下列基本要求之一的政府信息应当主动公开：①涉及公民、法人或者其他组织切身利益的；②需要社会公众广泛知晓或者参与的；③反映本行政机关机构设置、职能、办事程序等情况的；④其他依照法律、法规和国家有关规定应当主动公开的。"第十条又提出了主动公开和重点公开的政府信息："扶贫、教育、医疗、社会保障、促进就业等方面的政策、措施及其实施情况。"2008 年 4 月 28 日，卫生部出台了《卫生部信息公开指南》。地方各级政府也相继出台了地方政府信息公开条例，这为公众获取、利用卫生服务信息提供了强有力的政策保障。

2. 开发信息技术

在新兴的网络和大数据时代，信息技术越来越发达，信息传递的渠道越来越畅通，信息传递的成本越来越低，信息传播的速度越来越快，范围越来越广，虽然单一个人或部门收集和处理复杂医疗信息的成本高昂，能力有限，但是借助于廉价的信息技术和网络的强大功能，能够极大地降低单一个人和部门获取信息的成本，信息共享能够显著提高信息使用的规模效应。总之，政府在信息提供上的作用可以适当降低卫生服务市场参与主体间信息不对称程度，部分纠正由此引起的市场失灵。

具体来讲，政府既可以自行研制开发信息技术，也可以通过资助、税收优惠等政府手段去激励企业、个人研发信息技术。

（二）宏观调控

市场在资源配置中起决定性作用并不意味着起全部作用，政府就无事可做。相反，政府可以发挥更好的作用，只是市场和政府的作用分工不同罢了。在微观领域和竞争性领域，市场机制起决定性作用；在宏观领域及市场机制无法充分有效发挥作用的领域，政府宏观调控作用就有了用武之地。

卫生服务市场是一个不完全竞争的市场，存在着信息不对称、契约不完备、垄断、缺乏公平等特征。在中国城镇，人口多，卫生服务需求规模大，卫生服务机构存在一定的规模效应，容易导致过度竞争和诱导需求，引起医疗高科技仪器竞赛（medical arms race，MAR），既耗费了大量卫生资源，又引发了过度检查、过度治疗，大大增加了患者治疗疾病的经济负担。在我国农村地区及边远山区，人口稀少，卫生服务市场狭小，卫生服务供给短缺，无法满足居民医疗卫生服务需求，甚至连居民基本医疗卫生服务需求也无法充分提供。不仅居民看病难、看病贵，也给游医药贩、假冒伪劣药品的存在提供了可乘之机，严重影响了居民的身心健康。此时，政府可以通过总量控制、区域卫生规划等手段发挥宏观调控作用。

第二节　卫生服务市场政府干预的依据、目标和形式

一、政府干预卫生服务市场的依据

（一）市场失灵理论

市场失灵理论认为，在满足"经济人"假设的条件下，市场能够优化资源配置，使资源配置处于最优状态。当市场不满足"经济人"假设条件时比如信息不完备、信息不对称、契约非完备等，则出现市场自身无法有效配置资源的情况，最终造成市场失灵。

通常认为，卫生服务市场是一个特殊的市场，普遍存在信息不完备，信息不对称，公共品、外部性、契约不完备等特殊性，因而存在广泛的市场失灵现象。无法通过市场机制自动调节卫生服务产品的供需和价格以实现优化资源配置的目标，因而需要政府对卫生服务市场进行干预。

（二）公共利益理论

公共利益理论起源于19世纪末，当时在某些行业出现了卡特尔和托拉斯组织，加上20世纪初的经济危机，引起了人们对自由放任经济和市场机制有效性的质疑，许多学者由此意识到市场失灵的存在和危害，并在福利经济学的基础上，于20世纪40年代提出了公共利益理论。

公共利益理论认为，政府是公共利益的天然代表和善良的守夜人，是国家权威的化身。当促进竞争的策略难以纠正市场失灵时，行政干预则可以纠正市场偏差。卫生服务市场中部分产品属于公共品，且公平性也是政府追求的重要目标之一。因此，卫生服务市场中政府干预就显得理所当然了。

二、卫生服务市场政府干预的目标

（一）提高宏观效率

如前所述，卫生服务市场是一个特殊的市场，也是一个不完全竞争的市场。从微观来看，要提

高医疗机构的运营效率和经营效益,医疗机构就必须更多地利用已经购买的医疗设备以降低单次使用成本,提高规模效益;医生就应该多看病、多开检查单、多开药、多做手术,把医生创收任务、手术任务、开单任务等指标纳入医疗机构绩效考核等。但是,就宏观效率而言,对国家、社会而言,最优的和最有效率的不是医生多看病,群众多生病,医院多卖药,患者多吃药,而是群众少生病、少吃药,甚至是不生病、不必吃药。最好的状态是大家都健康长寿。

因此,当卫生服务市场中微观效率目标和宏观效率目标不一致甚至直接冲突时,政府干预可以起到提高宏观卫生效率的作用。具体而言,就是在宏观上使卫生资源的配置尽可能达到或接近帕累托最优状态。此时,就无卫生资源浪费,无过度医疗,无诱导需求等现象。

（二）促进公平

从字面理解,公平（equity）是指公正、不偏不倚的意思。理论上,究竟什么是公平,学者们提出过多种理论,但到目前为止还没有一种公认的公平理论。世界银行在《2006年世界发展报告》中提出,公平应当基于以下两个原则:一是机会公平,二是避免绝对的剥夺。

国际上比较流行的公平理论主要有盛行于19世纪,到现在仍大有市场的效用主义公平理论,其主要观点认为,满足社会最大多数人的最大利益就是公平;约翰·罗尔斯的《正义论》,提出了"无知之幕"下的极大极小原则的观点;自由主义的公平观,强调个人的财产权和人身权。我国著名经济学家厉以宁认为,公平就是一种认同,当每个人对自己及他人的付出、才智、收入、地位等均表示认同时,这对整个社会而言就是公平的。

在卫生领域,疾病的发生不分贫富贵贱,当收入不足的人群患上重病需要花费高额医药费时,便会因病致贫、因病返贫。此时,政府有责任和义务为公民提供基本的生活和医疗保障以使其避免陷入极度的困境。因此,在卫生服务市场上,政府不仅要重视效率,更应该重视公平。任何公民,不论其身份、地位和财富如何,都应平等地获得基本医疗卫生服务。相应地,当市场配置卫生资源的结果偏离上述目标时,政府就要进行干预,保障所有公民平等地享有健康权,保证底线公平。

（三）维护稳定

维护稳定既是社会经济健康发展的前提和要求,也是国家的政治需要。政府干预卫生服务市场以维护稳定,主要有以下两个方面的具体目标。

1. 健康状况的稳定

就目前的科学和技术水平而言,人类对疾病的认知仍然十分有限。在人类与疾病的斗争过程中,病毒、细菌自身也在不断重组和变异。人类始终面临着极大的疾病风险,而大规模的疾病流行和传播将可能给人类带来巨大的灾难。仅仅依靠市场机制显然无法应对突发性灾难。政府干预的目标之一就是当出现严重急性呼吸综合征、新冠感染这样的疾病大流行时,能够短期内动员大量卫生资源,有效控制疾病的传播和及时治疗患者,促进居民健康。

2. 社会的稳定

卫生服务市场化下积贫积弱者由于无法获取及时有效的卫生服务而可能产生绝望主义行为。通过政府干预给予一定的医疗救助以让他们摆脱医疗困境,有利于维护社会的长治久安。在疾病的治疗上,医生和患者存在共同的目标;但在经济利益上,医生和患者之间又存在一定的矛盾。患者希望少花钱看大病,医生希望多挣钱,当医生利用专业知识诱导患者需求时,医患关系就可能发生变化,甚至引发暴力事件,这时政府就有必要干预,进行医患纠纷调处,协调医患双方的利益关系,避免暴力事件的发生。良好的医患关系是卫生服务市场稳定发展的必然要求。

三、卫生服务市场政府的干预形式

（一）税收与补贴

1. 税收

在卫生服务市场上，政府征税主要针对烟草等特殊领域。烟草作为一种成瘾性商品，其主要特征是随着吸食数量的增加，边际效用递增而不像普通商品那样边际效用递减。"吸烟有害健康"世人共知，据第七届世界卫生经济大会披露的数据，在美国，吸烟造成的损失约占 GDP 的 0.6%～0.85%。据估计，每年除 470 亿美元的收入和生产力损失外，治疗吸烟相关疾病的公共卫生总开支每年约 500 亿美元。在澳大利亚，据估计，治疗吸烟相关疾病的总花费占 GDP 的 0.4%。在加拿大，治疗吸烟相关疾病的总花费占 GDP 的 0.56%。在英国，每年治疗吸烟相关疾病要花掉 14 亿～15 亿英镑，约占其 GDP 的 0.16%，其中仅肺癌一项就花费 1.27 亿英镑。

吸烟的危害如此之大，但是世界范围内的控烟形势依然十分严峻。世界各国控制烟草消费的措施之一就是通过大幅征税提高烟草市场价格。高烟草价格并不能阻止烟民对香烟的消费，但是能够增加人们初次吸烟的成本，减少成瘾人数。

2. 补贴

某些卫生服务项目具有纯公共物品及外部性属性。纯公共物品具有非排他性和非竞争性特征，不能像私人物品那样在市场上自发而有效地生产，不能利用市场机制进行有效配置。外部性产品生产和消费的个人成本与社会成本不一致，私人往往不愿意生产或无法生产。此时，可由政府提供补贴，增加供给，提高卫生服务的可及性。

在我国农村地区或边远山区，人口稀少，卫生服务市场狭小，开办医疗机构成本高且无法通过规模效应来降低成本。在这些地方开办医疗机构，要求收取的服务价格必然较高。但农村居民收入水平普遍较低，无力支付高昂的卫生总费用，居民医疗卫生服务需求无法得到满足，只能"小病拖，大病扛，重病等着见阎王"。此时，政府通过向医疗机构提供补贴，保证医疗机构可部分补偿成本，以降低卫生服务价格，使居民能够获得价格可承担、质量可靠、方便可及的卫生服务。

（二）政府提供卫生服务

政府提供卫生服务（the government provides health services）是指政府直接开办医疗机构，免费或低价提供给居民或者患者按一定比例支付费用。

政府出资开办公立医疗机构，为国民提供医疗卫生服务，是世界上大多数国家的通行做法。不仅中国、古巴、越南等社会主义国家政府开办了大量的公立医疗机构，以商业医疗保险为主且市场化程度相当高的美国亦开办了数量相当的公立医疗机构。比如美国公立医院与医疗体系联合会（NAPH）、美国退伍军人健康管理局（VHA）。

除直接开办医疗机构外，面向本国公民提供公共卫生服务是全世界政府的一种通行做法。政府提供公共卫生服务既可以选择直接开办公共卫生机构，也可以选择政府补贴或者出资购买公共卫生服务，免费或低价提供给公民。

由政府提供卫生服务主要具有以下优势。

1. 政府提供卫生服务更具公平性

健康权是基本人权，健康公平关系社会稳定和经济发展。因此，提供卫生服务的原则首先是公平。如果按照市场分配原则，卫生资源就会过度集中于城市或富人，农村地区或穷人就难以获得必要、及时的卫生服务。政府通过开办公立医院直接提供卫生服务，可以按照地域和居民卫生服务需要开设医疗机构，开展诊疗项目，实现医疗卫生资源分布和利用的公平性。

2. 政府提供卫生服务的交易成本更低

政府开办公立医疗机构提供卫生服务，统筹了卫生筹资和服务提供，减少了由市场配置卫生资源时保险机构与医疗机构之间的交易环节，既实现了交易契约的内部化，保险机构与医疗机构之间的激励兼容，又降低了整体交易成本，进而降低了卫生总费用。

3. 政府提供卫生服务可以保持政府对医疗体系的控制力

政府开办公立医院，构建公立医疗体系，在国家发生重大灾难时，能够把控大局，确保卫生系统的稳定性，集中精力动用资源救死扶伤，抗击灾难。如果由分散的私营医疗机构去救灾，当医疗机构和医护人员自身面临极大的生命财产和疾病风险时，即使政府、社会和公民个人愿意支付高价格，也难以凝聚人心，共渡难关。2003 年抗击严重急性呼吸综合征、2008 年汶川地震抗震救灾等均充分说明了这一点。

4. 政府提供卫生服务有利于保持医疗机构的非营利性

在我国目前非政府组织还不发达的情况下，投资医疗机构的民营资本逐利动机较强。投资非营利性医疗机构的激励动机不足。由政府直接出资开办医疗机构，能够确保其经营的非营利性。

（三）规　制

"规制"一词来源于英文"regulation"，日本学者把它翻译成"规制"，国内学者有时也把它翻译为"管制"或"监管"。规制是指具有法律地位的、相对独立的政府规制者（机构），依照一定的法规对被管制者所采取的一系列行政管理与监督行为。规制可分为直接规制和间接规制。直接规制又分为经济性规制和社会性规制。政府规制起始于 19 世纪中叶英、美等国政府针对铁路行业的监管，其后逐渐扩展到电力、电信、航空、自来水和邮政等具有自然垄断特征的行业和领域。在卫生服务市场中，政府规制的动因主要是患者信息的缺乏和医疗保险的大规模实施。

卫生服务市场政府规制的主要形式如下。

1. 价格规制

卫生服务价格规制（price regulation）是指政府规制主体对患者、保险公司和社保机构支付给医院的费用的监督与管理。政府价格规制一般包括政府直接定价、政府指导价和对物价总水平的控制。在卫生服务市场，政府价格规制还包括成本规制、利润率规制、参考定价规制、价格上限等。

中国政府对卫生服务价格规制的实践主要包含两个方面。一是对药品价格的规制。此前，我国对药品一直实行最高限价规制，从 2015 年 6 月 1 日起，国家取消了绝大部分药品的政府定价，仅对麻醉品和第一类精神药品实行最高出厂价格和最高零售价格管理。二是对医疗卫生服务项目的价格规制。从 2002 年 1 月 1 日起，国家统一了医疗服务价格项目规范，具体的医疗服务价格由各省地方政府决定。非公立医疗机构医疗服务价格实行市场调节价。

2. 质量规制

卫生服务质量规制（quality regulation）是指政府对卫生服务的可靠性、遵照标准的程度及其结果的一种约束或限制。由于卫生服务市场上医患双方信息高度不对称，医生可以利用自身的信息优势，通过提高或降低卫生服务质量以获取更多的利润。因此，加强对医疗机构卫生服务质量的规制相当重要。卫生服务质量规制措施主要如下所述。

（1）准入规制（access regulation）：进入一个行业或目标市场需要达到的条件或标准及进入市场后需要遵守的相关规范。

为了保证卫生服务质量，世界上许多国家都对医生职业实行了高准入标准。比如在美国，要想成为一名合格的医生，大学本科毕业生需经过 4 年的医学课程学习，再经过至少 3 年的住院医师培训，总共要耗费少则 7 年，多则 11~12 年的时间。这期间还必须通过一系列严格的考试才能拿到行医执照。

在我国缺医少药的年代，政府曾经通过简单的医学培训，培养了一大批乡村医生，解决了特殊时代我国农村缺医少药的问题。随着经济的不断发展和人们生活水平的日益提高，人们对于卫生服务质量也有了新要求。政府对于执业医师的准入条件也逐渐提高，继要求所有医师必须持证行医之后，2013 年出台的《关于建立住院医师规范化培训制度的指导意见》（国卫科教发〔2013〕56 号）又进一步提高了进入医师队伍的准入标准，完成 5 年医学类专业本科教育的毕业生，须在培训基地接受 3 年住院医师规范化培训，才能够真正成为一名执业医师。

（2）临床路径（clinical pathway，CP）：针对某一疾病建立起一套标准化治疗模式与治疗程序。

传统上医生诊治疾病主要依靠个人经验，缺乏科学合理的诊疗标准。临床路径以循证医学证据和临床诊疗指南为指导，能够大大提高诊疗的标准化和质量的稳定性。

美国最先实施临床路径管理，随后德国、澳大利亚等国也迅速推广临床路径。我国 2009 年开始实施临床路径管理试点工作，截至 2012 年年底，共制定下发 22 个专业 431 个病种的临床路径，其中包括 74 个县级医院版临床路径。

（3）质量认证（quality certification）：也称合格评定，是国际上通行的管理产品和服务质量的有效方法。质量认证可分为产品质量认证和质量认证体系。产品质量认证的对象是特定的产品，其中包括服务。质量认证体系的认证对象是企业的质量体系，或者说是质量保证能力。

国际上的质量认证非常多，与医疗行业相关的主要有 ISO9000 认证族、美国保健机构评审联合委员会（JCAHO）、英国的健康质量服务机构（HQS）、澳大利亚医疗标准委员会（ACHS）等。质量认证管理中既有政府机构参与的认证，也有独立的第三方认证机构开展的认证。我国医疗机构在参与质量认证方面尚处于探索阶段，目前只有少量民营医疗机构参与了国外的质量认证。

（四）反垄断

反垄断（antimonopoly）是指当一个公司的营销呈现垄断或有垄断趋势的时候，国家政府或国际组织所采取的一种干预手段。《中华人民共和国反垄断法》规定，以下三种情况属于垄断行为：经营者达成垄断协议；经营者滥用市场支配地位；具有或者可能具有排除、限制竞争效果的经营者集中。政府在卫生领域的反垄断主要发力于以下两个方面。

一是在医疗服务市场，公立医疗机构与私营机构在数量和市场份额上维持一定比例，促进区域内大型医疗机构、中小型医疗机构之间适度竞争，应尽量避免公立或私营医疗机构占有绝大多数市场份额的情况。在医改过程中，一方面城市大医院人满为患，始终处于"战时状态"；另一方面，乡镇、社区医院门庭冷却，这种状况既加剧了大医院床位、医护人员的紧张程度，又浪费了基层卫生资源。《2019 年我国卫生健康事业发展统计公报》显示，截至 2019 年年底，全国医院 34 354 个，基层医疗卫生机构 954 390 个，全国医疗卫生机构床位 880.7 万张，其中医院 686.7 万张（占 78.0%）、基层医疗卫生机构 163.1 万张（占 18.5%）。2019 年年底卫生人员机构分布如下：医院 778.2 万人（占 60.2%）、基层医疗卫生机构 416.1 万人（占 32.2%）。不难看出，医院虽然机构数量不大，但是床位数量占比非常高。基层医院机构数量庞大，但是床位数量占比较低。因此，有必要加强基层医疗机构投入，增强基层医院服务能力，避免城市大医院占有大部分市场份额的情况。2009 年出台的新医改方案中提出了"保基本、强基层、建机制"的新思路，但是患者扎堆大医院的现象尚未从根本上缓解。在下一步的改革中，需要政府通过不断提高基层医疗机构在设备、技术、人力等方面的水平，增强基层医疗机构医疗服务实力，吸引患者到基层医疗机构就诊。通过对不同等级医院实行不同比例的医保报销比例——基层医院高报销比例、高等级医院低报销比例来激励患者去基层医疗机构就诊，从而改变大型公立医院的垄断地位，切实提高患者就医体验和满意度。

二是在药品领域，通过对药企实施反垄断处罚，维护药品市场的公平竞争，降低虚高的药价，提高患者用药可及性。如国家市场监督管理总局 2021 年 4 月 15 日对某集团涉嫌达成并实施垄断协议行为立案调查通报就指出：2015~2019 年，该集团在全国范围内（不含港澳台地区）通过签署合作协议、下发调价函、口头通知等方式，与药品批发商、零售药店等下游企业达成固定药品转售价格和限定药品最低转售价格的协议，并通过制定实施规则、强化考核监督、惩罚低价销售经销商、委托中介机构监督线上销售药品价格等措施保证该协议的实施。这些行为排除、限制了竞争，损害了消费者合法权益和社会公共利益。责令该集团停止违法行为，并处以其 2018 年销售额 254.67 亿元 3%的罚款，计 7.64 亿元。

（五）政府购买

政府购买（government purchase）是指由政府财政出资，采购所需产品或服务并向公众免费或者低价提供。这是一种新型的政府提供公共服务的方式，主要通过"市场运作、政府承担、定向委托、合同管理、评估兑现"等方式进行具体操作。

WHO 在《2000 年世界卫生报告——改进卫生：系统绩效》中指出，卫生服务应该从消极性购买，即简单的回顾性支付转移到战略性购买模式。战略性购买是指通过确定需要购买哪种服务、如何购买及从何处购买来持续地寻找能够最大程度地发挥卫生系统功能的途径。这就意味着通过选择性签约及激励性方案来主动地选购服务，从而获取成本效益比最理想的卫生服务。

21 世纪初，欧洲国家如瑞典、芬兰、西班牙、英国和意大利等大规模引进政府购买模式，通过建立内部市场，实现了政府职能转变。政府从直接提供卫生服务转向只负责监管、签约和评价，其余都让市场去解决。

我国政府购买卫生服务主要采用两种方式：一是在城乡居民基本医疗保险方面，政府通过向公立医院和医保基金提供财政补助，医疗服务实行低收费、医保基金进一步增加报销比例的方式有效减轻了老百姓的就医负担。二是在基本公共卫生服务方面，国家基本公共卫生服务项目是促进基本公共卫生服务逐步均等化的重要内容，是我国公共卫生领域的一项长期制度安排。基本公共卫生服务项目由政府出资购买，向城乡居民免费提供。服务项目主要包括为城乡居民提供居民健康档案、健康教育、预防接种、0~6 岁儿童健康管理、孕产妇健康管理、老年人健康管理、高血压和 2 型糖尿病等慢性病患者健康管理、严重精神障碍患者管理、肺结核患者健康管理、中医药健康管理、传染病和突发公共卫生事件报告和处理、卫生监督协管等工作。

政府购买卫生服务具有如下优点。

1. 硬化预算约束

与政府财政资金直接补贴医疗机构相比，政府购买卫生服务有利于改变预算软约束，控制不断膨胀的卫生投入预算，并激励卫生机构通过提高内部效率来获取更多的利润。如果卫生机构服务成本过高、效率低下或者卫生服务无法通过验收，获得的合同资金无法补偿成本，将由卫生机构承担亏损。政府则可以在卫生服务市场上挑选高效率的机构签约，以实现较高的效率和预算控制。

2. 有利于卫生资源优化配置

政府公开从市场中购买卫生服务，打破了公立医院和民营医院之间的界限，使之成为平等市场竞争主体。医疗机构将不得不转变过去"等靠要""会哭的孩子有奶吃"的惰性思维，把主要精力放到如何提高机构内部运转效率、降低服务提供成本、提高服务质量上去，从整体上推进了卫生资源的优化配置。

3. 提高了政府投入的主动性

政府直接提供卫生服务，要"养人养事"，机构臃肿，效率低下，特别是在医疗机构事业单位身份的特殊背景下，医院想引进的人进不来，在医院工作能力差的人又无法淘汰。政府购买卫生服务是以合同的签订为基础的，政府可通过选择性签约，大大提高政府投入的主动性。

第三节　卫生服务市场政府干预失灵和矫正

一、政府干预失灵

政府干预失灵即政府失灵，又称政府失败（government failure）或政府缺陷，是指政府活动并不像理论上所说或应该的那样有效，而存在许多方面不理想的状况，作为卫生服务市场主体的政府与医疗机构之间同样存在信息不对称，存在发挥不了预定的经济调节作用的情况。

通常认为，政府干预能够在一定程度上扭转市场失灵，保证卫生资源配置更加公平合理，但如同市场存在失灵一样，政府干预也不是万能的，政府干预也会出现利益集团、权力寻租和决策失误等问题，从而使得政府干预失灵，难以达到理想的效果。

二、政府干预失灵的表现

（一）过剩与短缺

市场机制调节下，患者会根据卫生服务产品的价格、医疗机构等级和个人偏好等选择就医地点和医疗机构，医疗机构也可以通过提高或降低价格以排斥或吸引患者。当政府制定的干预价格不是均衡价格时，就会导致过剩和短缺现象。

例如，部分非洲国家为国民免费提供医疗服务和药品，结果是：一方面，由于疗效不好，存在免费领用较多而实际使用较少的现象，从而导致了大量浪费；另一方面，对于效果较好的医疗卫生服务和药品，政府提供不了而造成其严重短缺。

（二）卫生服务机构效率低下

政府干预卫生服务机构，管制医疗服务项目、价格、投资、人事和财务等，卫生服务机构经营自主权受到极大限制，法人治理结构并不完善，"戴着镣铐跳舞"，无法最大化地发挥卫生服务机构管理者的作用。

卫生服务机构效率低下对外则表现为其服务态度差，医护人员缺少与患者的沟通交流，患者排队候诊时间过长，存在着看病难、看病贵等问题。

三、政府干预失灵的原因

（一）政府决策无效

1. 信息不对称

作为干预主体的政府与卫生服务机构之间同样存在信息不对称，即使政府作为卫生服务机构的行政上级，有时也很难察觉到卫生服务机构的隐藏信息，虽然可以利用行政权威对卫生服务机构施加一定的压力，但是单纯地依靠卫生服务机构上报的信息作为政府卫生决策的依据必然面临较大的诚信和决策风险，因为卫生服务机构可能选择性汇报，总是提交对自身有利的信息而尽力隐藏不利信息。卫生服务机构既有隐藏不利信息、报告有利信息的利益动机，也有实施具体行为的能力。因此，依据卫生服务机构上报的信息显然难以做出有针对性的决策。

2. 有限理性

有限理性（bounded rationality）是指介于完全理性和非完全理性之间的在一定限制下的理性。有限理性的概念最初由阿罗提出，他认为有限理性就是人的行为"是有意识地理性的，但这种理性又是有限的"。政府决策的有限理性主要基于以下两个方面的理由：①政府部门制定一项决策，需要以大量的相关信息作为决策依据。然而，现实环境是复杂的和不确定性的，信息也是不完全的。在决策的有限时间内，往往无法获取所需的全部信息。②人们对信息的处理能力有限。即便能够获得决策所需的全部信息，人们对信息的计算能力和认知能力同样有限。因此，政府决策失误或决策失败就在所难免了。

3. 决策执行过程出现偏差

政府作为一个多层级的科层组织，决策的制定和执行是分离的。决策信息需要由上级政府一层一层向下传递，决策传递的链条越长，组织末端决策执行效果偏离原始决策目标可能就更远。下级政府还可能由于地方政府利益、个人利益、部门利益等利益冲突，发生"上有政策，下有对策"偏离决策目标的情况。

（二）寻租

寻租（rent-seeking）是个人或组织耗费稀缺资源，通过控制或影响资源分配的管制者，攫取额外的利益或好处的行为。因政府干预而导致的管制价格与市场价格的差值称为租。租金的根源来自对该种生产要素的需求提高而供给却因种种因素难以增加而产生的差价。寻租是一种非生产性寻利活动，这种行为本身并不具有生产性，亦不创造价值，这种额外的利益或好处是一种人为创造的财富转移。

政府规制行为往往会导致价格的二元制，即有一个规制价格、一个市场价格。当两者不一致时，寻租就有了可能。如临床必需的某种药品，政府认为价格过高，因而实行最高限价规制。当最高限价低于市场价格时，市场需求量大于均衡需求量，但厂商的产量无法增加或者因无利可图不愿生产。于是该药品在市场上就会出现供不应求，成为一种稀缺资源，掌握药品销售权的个人或企业就有了寻租的机会。凡是那些给予其额外好处或利益的个人或者组织就可以买到药品，而不给好处的人可能就买不到药品或者需要费很大的周折（如排队时间长）才能买到。无论是哪种情况，消费者为购买该药品付出的代价都将超过政府管制价格。

寻租行为造成购买者付出的代价高于政府管制价格且接近市场价格，并不能给消费者带来多少实惠，反而可能会破坏市场竞争的公平性，扭曲市场机制，导致政府公信力下降，社会资源将更多地用于寻求非生产性利润，而不是创新。由于寻租行为的发生，政府想通过强制性手段来降低药品价格、减轻患者疾病经济负担的愿望落空，即为政府对卫生服务市场干预的失灵。

（三）机构间协调成本高

政府干预卫生服务市场时，具体的政策措施需要具体的职能部门制定和实施。决策部门在出台具体政策时，不仅会考虑到公共利益，也会考虑到部门利益甚至个人利益。当各部门的利益目标不一致时，就会导致在追求部门编制和预算最大化的政府各决策机构间达成一致意见困难重重，同时，参与协调的部门越多，机构间利益分歧越大，协调成本就越高昂。在不断的协调和妥协过程中，既可能丧失政策出台的最佳时机，也将导致高昂的协调成本。即便最终达成了一致的政策方案，也可能因为政策内容过于原则化而丧失实际可操作性，也可能变成一种折中方案无法真正达到政策目标，导致政策失败，还可能因为协调成本太高以至于政策干预的收益无法补偿协调成本而得不偿失。

当政府各决策机构间的利益分歧过大，协调成本过高时，政府干预就会出现失灵。以美国为例，1992年克林顿（William Jefferson Clinton）当选美国总统后，为了遏制迅速增长的卫生总费用并解决4000多万美国人的医保问题，提出了新的医改法案，费时费力，几经周折，最终却因共和党的激烈反对而夭折。2008年，奥巴马（Barack Hussein Obama）当选总统后，利用经济危机和民主党控制参众两院的大好机会，重拾医改法案并惊险通过。2017年1月20日，特朗普（Donald Trump）上任不到24小时就发布首道行政命令，叫停"奥巴马医改法案"。为了取代"奥巴马医改法案"，

2017 年 3 月 6 日，众议院共和党议员提出新版医改法案，以减免税收的方式鼓励美国民众购买医疗保险。但参议院共和党人废除并替代医保法案大部分内容的提案以 43 票赞成 57 票反对未获通过。

我国政府对卫生服务市场的监管职能亦分布在多个部门之中，包括国家卫生健康委员会、国家医疗保障局、人力资源和社会保障部、国家药品监督管理局、工业和信息化部等。监管部门越多，改革协调难度就越大，协调成本就越高。

2018 年 3 月 21 日，中共中央印发了《深化党和国家机构改革方案》，将人力资源和社会保障部的城镇职工和城镇居民基本医疗保险、生育保险职责，国家卫生健康委员会的新型农村合作医疗职责，国家发展和改革委员会的药品和医疗服务价格管理职责，民政部的医疗救助职责整合，组建国家医疗保障局，将其作为国务院直属机构。这一改革对提高卫生服务市场监管效率、减少机构间协调成本具有重要意义。

（四）规制俘获

规制俘获（regulatory capture）是指作为规制主体的政府被利益集团收买，从而做出有利于利益集团的立法或裁决的现象。

规制俘获理论来源于对政府规制过程中的公共利益理论的反思。人们发现，政府理论上代表公共利益，但在现实中，政府机构本身就是一个利益集团，有自己的利益追求。当自利的政府机构与被规制的利益集团相互选择对对方有利的信息并通过政府规制机构之手法定化为政策时，规制俘获现象就产生了。

利益集团利用资源俘获规制机构，让规制机构实行一些有利于他们的规制政策，导致潜在的竞争对手进入目标市场的壁垒大大提高，进而减少竞争对手，弱化了市场竞争，政府规制的最终结果与最初的规制目的不一致，政府干预也就失灵了。

四、卫生服务市场政府干预失灵的矫正

（一）政府、市场、非政府组织、个人共同治理

单纯的市场机制和政府干预在作用于卫生服务市场时都存在着失灵现象。实质上是过度夸大了市场机制或政府干预的作用。市场机制和政府干预既有自身的作用，又不可避免地存在弊端。解决的思路之一是市场机制、政府干预、非政府组织和消费者个人共同治理。通过建立公私合作的伙伴关系，参与方各自发挥自身的作用以提高整个卫生系统的效率和公平。

市场机制可以在微观领域优化资源配置，政府干预通过制度供给、监管、区域规划、公共筹资等进行宏观调控。

非政府组织不属于任何利益集团，不追求经济利益最大化而更具有公正性，更容易得到消费者的信任，也可以作为治理的主体。

消费者个人也可以贡献自己的力量。通过一定的制度安排，消费者在关注自身利益的同时也可以实现公共利益。比如我国医疗保险制度设计中的社会统筹与个人账户制度，由于个人账户内的余额既可以用于医疗保险事故中的个人付费部分，又可以在去世时作为遗产分配给继承人，因此，个人有少花费账户资金的激励。

（二）激励性规制和放松规制

政府干预容易导致卫生服务体系管理僵化，机构内部效率低下，行政成本高昂和干预政策滞后，亦存在着规制失灵所形成的规制俘获、寻租等问题，为提高卫生服务机构内部效率、广泛调动卫生服务提供者的积极性，激励性规制是一种选择。

激励性规制（incentive regulation）主要是通过设计合理的制度来克服政府规制存在的缺陷，给予被规制机构提高内部效率的激励，从而减少规制成本，同时提高机构资源配置效率。激励性规制主要有特许投标权制度、区域竞争、价格上限规制、社会契约制度等。比如在医保支付方式中，按病种付费和按病种分值付费（diagnosis-intervention packet，DIP）即带有一定的激励性。由于各病种的支付金额一定，医疗机构有减少花费、提高内部效率的激励。

当市场失灵时，政府干预成为一种必然选择，然而政府干预也可能出现失灵。此时，政府将面临管还是不管的两难选择，当政府管不好时，放松规制就成为一种选择。

放松规制（deregulation）是指重新调整政府和产业的关系。放松规制并不是政府撒手不管，而是根据市场的发展，解除过多的规制政策，让市场更广泛地参与进来，充分发挥市场的作用。在市场能够实现有效率的竞争领域，政府少干预，在市场机制和政府配置均无效或低效时，就只能劣中取优或者进行制度创新。

（三）规制规制者

规制规制者（regulate regulator）是指对规制者的规则。在政府对卫生服务市场的规制活动中，由于规制者自由裁决权的存在，如果缺乏必要的监督措施，规制者可能为了满足自身的利益或者部门利益，滥用职权，不按社会福利最大化原则规范行事，而是选择自身利益、部门利益或者某一利益集团利益为目标，从而导致政府干预的失灵。为了促进政府干预卫生服务市场的有效性，有必要对规制者权力进行约束并进行有效的监督，以保证规制者不滥用权力谋取私利。

1. 加强法治建设

通过制定相关法律法规，约束政府部门的行政行为，限制规制者过大的自由裁决权，把权力关进制度的笼子里。立法的过程本身是一个相当严谨的过程，它需要通过反复讨论修改并征求各利益相关者的意见。因此，一项政策如果上升为法律则其合理性与科学性大大提高。

由于行政行为涉及的领域广、变化快、内容杂，对行政行为的规范难以统一和有效控制，过去主要依靠行政人员高尚的道德作为保障，现在则应该通过法律法规来保障。通过行政立法，既可以规范受规制者的经济行为，也可以规范政府的行为。因此，法律法规机制是对规制者实行规制的最有效的机制。

2. 引入外部规制者

在行业内部，规制者与被规制者之间往往有着千丝万缕的联系，规制机构在出台规制政策过程中，极易受到各种因素的干扰。引入外部规制者，既能够尽量减少外部干扰，又能够实现权力制衡。

3. 信息公开

信息公开不仅能够降低卫生服务市场上医患双方及医疗机构与政府之间的信息不对称程度，而且能够监督政府权力运行的"黑箱"。当权力运行在阳光下，可操作的空间自然就小了。

4. 明确权力与职责

明确规制部门的权力和职责，可以避免规制者缺位和越位。明确各部门的具体职责，既能够赋予部门足够的管理权限，具体事务又能够有具体的责任主体，既是对公共利益的保护，也是对规制者自身的保护。

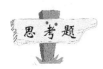

1. 试述政府在卫生服务市场中的职责和作用。
2. 卫生服务市场政府干预的目标和主要方式是什么？
3. 卫生服务市场政府干预失灵的原因是什么？如何矫正？

（李永强）

第六章 健康保险市场

内 容 提 要

本章介绍了健康保险的内涵与外延、国内外健康保险制度的发展情况；健康保险产品、合同、供需平衡和市场组织形式；政府对健康保险市场监管的理论、体系、内容和实践。

第一节 概　　述

一、健康保险的内涵与外延

（一）健康保险的概念

关于健康保险的概念，目前国内外理论和实务界尚未形成统一的认识。在美国，健康保险理论上属于人寿保险的范畴，指补偿伤害或疾病费用的保险。但在实务中，健康保险产品也支付生理或精神失能所产生的额外费用。美国风险与保险学会前主席布莱克和斯基博教授（布莱克等，2003）将健康保险定义为：保险金支付是基于被保险人由于失能或者健康受损而发生了额外费用或收入损失，包含伤残收入保险、长期护理保险和医疗费用保险。

2019年，中国银行保险监督管理委员会（以下简称"银保监会"）发布的《健康保险管理办法》将健康保险界定为：由保险公司对被保险人因健康原因或者医疗行为的发生，给付保险金的保险，主要包括医疗保险、疾病保险、失能收入损失保险、护理保险及医疗意外保险等，使健康保险的内涵更加丰富。

综上，本章将健康保险（health insurance）定义为：被保险人在保险期间，因疾病、分娩、残疾或死亡等健康异常出现时，保险人按照合同约定对直接医疗费用损失和间接收入损失给予经济补偿，并向参保人提供预防、保健、康复等服务的人身保险，这是广义上的健康保险。狭义上讲，健康保险是仅补偿直接医疗费用的人身保险，即一般意义上的医疗保险。直到长期护理保险试点之前，我国只有医疗保险产品和医疗保险制度，没有其他类型的健康保险产品和制度，所以一直把医疗保险等同于健康保险，而实际上，医疗保险仅是健康保险的一种。本章将从广义的角度阐述健康保险的相关内容。

（二）健康保险的特征

1. 保险标的、保险事故具有特殊性

健康保险以人的身体健康为保险标的，以疾病、生育、意外事故等原因造成的医疗费用和失能、死亡损失为保险责任。其中"疾病"必须是由人身内部的某种原因引起的。这是与人寿保险、意外伤害保险不同的。但就意外伤害事故而言，哪些属于意外险，哪些属于健康险，在理论上很难说清楚，只能由各国根据本国实践所决定。

2. 承保风险难以测定、承保标准复杂

健康保险承保健康风险，而健康风险受环境、遗传、行为方式和卫生保健等多方因素的影响，且会随着内外部环境的变化而变化，要准确确定其发生规律是非常困难的。且同一类健康风险，如疾病，在不同地区、不同卫生服务机构、采用不同的诊疗方式所产生的费用也是不同的，加大了测定损失幅度的难度。再加上健康保险的保险标的是人，既往病史、现病史、家族病史、职业和生活环境，饮食和行为方式都会影响其风险水平。同时，还要考虑健康保险面临的逆选择和道德风险，如带病投保、挂床住院、小病大治等因素对保险补偿的影响。所有这些方面都使得健康风险较人寿风险和意外风险更加难以测定，承保标准较之更为复杂。

3. 保险补偿不确定

与一般的保险项目只涉及保险人、被保险人两方主体不同，健康保险主体关系复杂，其中增加了一方重要的主体，即健康服务提供者。三方主体关系使得健康保险比一般的保险关系更为复杂。由于消费者与卫生服务提供者之间存在严重的信息不对称。医生处于信息优势地位，服务数量和水平在很大程度上由其决定，患者很难真正通过市场手段来选择医疗服务的内容和数量。在保险人作为第三方支付人的情况下，卫生服务供方和患者也没有足够的动机主动控制医疗费用支出，可能出现诱导需求、"大处方"、"医患合谋"等行为，导致医疗费用的不合理上涨。再加上被保险人的个体差异和治疗差异，健康保险补偿更加不易确定。

4. 多为短期保险

短期保险指保险期限在一年及以下的保险产品。健康保险多为短期保险，且不含保证续保条款。保证续保条款是指在一个保险期届满后，投保人提出续保申请，保险人必须按照约定费率和原条款继续承保的合同条款。由于健康保险标的的特殊性、承保风险的难测性和医疗费用逐年增长的影响，健康保险除重大疾病保险、特殊疾病保险和长期护理保险外，大部分产品，尤其是医疗保险的保险期限均为一年及以下，而人寿保险的保险期限多为几年、十几年、几十年甚至终身。

5. 补偿性和给付性兼具

健康保险的保障责任包含了医疗费用和收入损失两部分。一方面，医疗费用和收入损失都可以用货币衡量，有确定的数额。所以，疾病保险以外的健康保险均为补偿性保险，保险人支付的保险金不能超过被保险人实际支付的医疗费用或实际收入损失。对第三者责任导致的被保险人医疗费用损失或收入损失，保险人在补偿后拥有代为追偿的权利。另一方面，疾病保险是当被保险人罹患合同约定的疾病时，保险人按照合同规定定额给付保险金，因此具有给付性。健康保险兼具补偿性和给付性。我国《健康保险管理办法》（2019 年）第五条规定，医疗保险按照保险金的给付性质分为费用补偿型医疗保险和定额给付型医疗保险。

（三）健康保险的类型

1. 按照保障责任划分

根据保障责任的不同，将健康保险分为医疗保险、疾病保险、失能收入保险和长期护理保险。这四类产品的含义和具体内容将在第二节健康保险市场分析的健康保险产品部分进行详细介绍。

2. 按照投保方式划分

根据投保方式的不同，将健康保险分为个人健康保险和团体健康保险。

个人健康保险，指以单个自然人作为投保对象的健康保险，保险人为一个或数个被保险人提供健康风险的保障。由于个人健康保险投保对象的个体差异大，所处的工作和生活环境也不尽相同，健康风险水平差异较大。再加上健康保险保障责任广泛、道德风险和逆选择难以控制，个人健康保险比其他保险的承保条件更严格，保险理赔更复杂。为了经营稳定，保险人在个人健康保险合同中设置了既存状况条款、体检条款、职业变更条款等特殊条款。

团体健康保险，指以团体单位作为投保对象的健康保险，保险人为团体内的成员提供健康风险保障。在团体健康保险中，投保人一般是单位或其法人代表，被保险人是团体的成员，保险人只和团体签订一份保险合同,为团体内的所有或大部分成员提供保障。与个人健康保险相比,被保险人工作环境、职业等特质相同,健康风险水平较为均衡,且经营团体保险的成本较低,道德风险也相对较低,所以团体健康保险费率一般低于个人健康保险。

3. 按照承保标准划分

根据承保标准的不同,将健康保险分为标准体健康保险、次标准体健康保险和特殊疾病健康保险。

标准体又称为健康体。标准体健康保险指被保险人身体健康状况符合承保要求,保险人按照标准费率承保的健康保险。

次标准体又称为次健体。次健体健康保险指被保险人健康状况未达到标准条款规定,保险人加费承保或重新规定承保范围来承保的健康保险。现实中,75%的人都是亚健康人群,如果一味按照标准体标准承保,就会将许多人排除在健康保险保障之外。次健体健康保险就是为那些不完全符合承保条件,又不是完全不符合承保条件的人而设定的。由于次健体的健康风险高于标准体,实务中,保险人通常采用增龄法、额外保费法和保险金额削减法等方式承保,以降低经营风险。

特殊疾病健康保险,又称特种风险健康保险,指保险人对特殊疾病制定特殊条款,并以特定费率承保的健康保险。其涵盖病种详见疾病保险产品。

4. 按照保险期限划分

根据保险期限的长短,将健康保险分为短期健康保险和长期健康保险。

短期健康保险指保险期限在一年及以内,且不包含保证续保条款的健康保险。其特点是保费低、保障高。

长期健康保险指保险期限超过一年,或期限不足一年但包含保证续保条款的健康保险。其期限较长,带有一定的储蓄性。重大疾病保险和长期护理保险均是长期健康保险。

5. 按照保险金给付方式划分

根据保险金给付方式的不同,将健康保险分为定额给付型保险、费用补偿型保险和津贴型保险。

定额给付型保险指保险人在被保险人罹患合同约定的疾病时,按照约定的保险金额和方法给付保险金的健康保险。疾病保险是定额给付型保险。

费用补偿型保险指保险人对被保险人因患病或意外发生的医疗费用,按照实际支出和合同条款进行补偿的健康保险。医疗保险属于费用补偿型保险。

津贴型保险指保险人按照被保险人实际住院天数和合同约定的日补偿标准给付保险金的健康保险。

6. 按照制度性质划分

根据制度性质的不同,将健康保险分为社会健康保险和商业健康保险两类。

社会健康保险指由政府通过立法建立的健康保险制度。当参保人因疾病住院时,该制度负责报销部分或全部医疗费用,通常不包含意外事故导致的费用损失。

商业健康保险指的是由商业性保险公司提供的健康保险,一般为自愿保险,是对社会健康保险的补充。本章将从商业健康保险的角度进行介绍。

（四）健康保险的作用

对个人和家庭来讲,健康保险可以未雨绸缪,转嫁健康风险,分摊健康危险事故带来的医疗费用和收入损失,避免灾难性卫生支出给家庭带来毁灭性的打击。

对被保险企业来讲,健康保险作为员工福利计划的一部分,可以增加员工福利,增强企业凝聚力;同时避免原劳保医疗给企业带来的负担,释放能量,更好地进行市场竞争。

对国家和社会来说,健康保险已成为卫生筹资的重要来源,在一定程度上解决了"看病难、看病贵"问题,化解社会风险,维护社会稳定;维持公众健康,保证健康人力资本供给,保障社会再生产顺利进行；通过保费收取和保险金给付，进行国民收入再分配，促进社会公平。

二、健康保险的产生与发展

（一）国际健康保险的产生与发展

欧洲是健康保险的发源地。现代意义上的健康保险起源于 19 世纪中叶的英国，是随着各类寿险公司的出现而产生的。第一张健康险保单是 1847 年由美国马萨诸塞州波士顿健康保险公司签发的。早期的健康保险主要是疾病保险，后来在美国出现了意外事故与疾病相结合的保单，规定了病种、免责期和给付期，保障责任也扩展到住院、内外科治疗和看护费用。最初的健康保险主要是个人保险，到 20 世纪初，欧美等一些国家的寿险公司开始向各类团体提供包括死亡、伤残和医疗在内的团体保险保障。1911 年，美国首次开发了针对团体的健康保险。同年，伦敦保证和意外保险公司为蒙哥马利·伍德公司的雇员签发了第一份工作能力丧失收入保单。1929 年，美国贝勒大学医院为其 1500 位大学教师预付了团体住院保险费，这标志着健康保险开始作为一个独立的险种出现在保险市场，揭开了商业健康保险发展的新篇章。同时期，社会健康保险也出现了。1883 年，德国颁布《疾病保险法》，标志着社会健康保险的出现，随后一些欧洲国家纷纷效仿。1924 年，社会医疗保险模式开始扩散到发展中国家，并得到了不同程度的发展。

商业健康保险起源于欧洲，但在美国得到了快速的发展。目前美国已发展成为世界上商业健康保险最发达的国家。新康界发布文章《美国健康保险的发展之路》显示，截至 2017 年，美国 91.3%的人口有保险覆盖，67.6%的人有商业保险覆盖。其中，55%的人拥有雇主保险，13.5%拥有自主购买的保险，35.5%的人被政府保险覆盖（存在同时覆盖的情况）。2016 年，商业保险共支付 35%的卫生总费用，政府保险共支付 44%的卫生总费用。在德国，法定医保与私人医保并行。德国《健康保险法》规定，所有居民必须拥有健康保险，参加了法定保险的人也可以购买私人保险，这促进了商业健康保险的发展。据德国保险行业协会（GDV）统计，2015 年，德国参加私营医疗保险的人数达到 2765.9 万人，占总人口的 33.9%。在英国，政府并不积极支持私人购买商业健康保险，公众购买商业健康保险时要支付保费税，也不能将在 NHS 使用的费用转至私人医疗。2017 年，欧洲保险协会公布数据显示，当年英国商业健康险支出约占所有健康支出的 16%，但商业健康保险支出增长稳定，拥有私人健康保险的人数几乎每 10 年增加 1 倍。

（二）我国健康保险的发展

改革开放后，我国健康保险得以恢复和发展，可分四个阶段。

1. 恢复阶段（1983～1994 年）

1983 年 1 月，中国人民保险集团上海分公司签发了为上海市 3.5 万名合作社职工提供医疗保障的保单，这是保险业务恢复以来的第一笔健康保险业务。之后部分地区试办了其他形式的医疗保险。1988 年，中国人民保险集团上海分公司又开办了母婴安康险、合资企业职工健康险等产品。1990 年，配合计划生育政策，中国人民保险集团又推出了人工流产安康险，与之前的母婴安康险、分娩节育险，共同形成了计划生育保险系列。1990 年之后，平安保险、太平洋保险等公司相继成立，打破了国内人身保险市场的垄断。各保险公司纷纷开拓市场，相继推出了学平险附加医疗险、住院医疗险、综合医疗险和防癌险等新型健康保险产品。

在恢复阶段，健康保险以医疗保险为主。由于公众对保险认识有限，健康保险需求不大。与此对应，健康保险的有效供给能力亦不足。健康保险未被作为主要业务经营，产品种类少，保障水平低，发展缓慢。

2. 初步发展阶段（1995~2003 年）

在这一阶段，国内健康保险获得了较快发展。健康保险经营主体不断增加，到 2003 年，保险监督管理委员会官网上有资质经营健康保险的公司达到 60 多家，险种也不断创新。1995 年我国引入并推出个人附加定期重大疾病保险，为 7 种重大疾病提供保障。后又逐步开发了住院保险、补充医疗保险、团体高额医疗保险等综合性产品，以及一系列与社会医疗保险衔接的高额医疗保险产品。2000 年后，我国又开发了保证续保医疗保险和分红型重大疾病保险，并开始拓展农村市场。2002年，中国保险监督管理委员会颁布《关于加快健康保险发展的指导意见》，鼓励专业化经营。

3. 专业化发展阶段（2004~2008 年）

2003 年之后，伴随着多层次医疗保障制度的建立，健康保险发展受到了党和国家的高度重视，专业健康保险公司出现，健康保险业得到了长足发展。2005 年，第一家专业健康保险公司——中国人民健康保险股份有限公司成立，标志着健康保险进入专业化经营阶段。之后，平安健康、瑞福德健康、昆仑健康等专业健康保险公司相继成立，专业化经营有了实质性进展。

2006 年 6 月，国务院下发了《关于保险业改革的若干意见》，明确指出，商业健康保险是社会保障体系的重要组成部分，要求加大对专业健康保险公司的扶持力度，促进商业健康保险的发展。2006 年 8 月，中国保险监督管理委员会颁布了《健康管理办法》，这是我国第一部专门规范健康保险的部门规章。随后，保监会相继颁布了《关于健康保障委托管理业务有关事项的通知》《关于保险业参与基本医疗保障管理工作有关问题的通知》《关于保险业深入贯彻医改意见积极参与多层次医疗保障体系建设的意见》等文件，鼓励商业健康保险的发展。到 2008 年，健康保险保费收入达到 585.46 亿元，占人身保险保费收入的 7.86%、总保费的 5.98%。

4. 转型快速发展阶段（2009 年至今）

2009 年后，新一轮医改的不断深入、国家一系列相关政策的相继颁布，为健康保险发展提供了良好的环境。通过参与经办基本医疗保险和大病保险，健康保险在健康保障体系中的地位不断加强。同时，随着社会经济的发展，人们对健康保险的需求越来越旺盛。保险公司也不断探索创新，拓展服务领域，商业健康保险得到又好又快的发展。

经营主体不断增加，到 2016 年，有资质的公司已达到 156 家。市场专业化程度不断提高，到2020 年年底，已有 7 家专业健康保险公司成立并开展业务。保费收入不断增长，2020 年年底，我国健康保险原保费收入已达 7059 亿元，占人身保险原保费收入的 22.29%。健康保险产品种类日渐丰富，险种涵盖疾病保险、医疗保险、护理保险和失能收入险四类。保障能力不断增强，2020 年年底，健康保单数量达到 36787 万件，为公众提供了 7456766 亿元的保障。服务领域不断拓宽，除发挥保障功能外，还积极探索"健康保险+健康保障"的专业化经营模式；探索参与公立医院改革的可行性，延长健康保险产业链，发挥其社会管理功能。

（三）中外健康保险发展比较

1. 发展模式比较

如前所述，健康保险主体关系复杂、风险类型多、控制难度大。为了适应这些特点，发达国家逐步形成了多元化和专业化的发展模式。美国商业健康保险盛行，经营主体呈现多元化发展趋势，既有非营利性组织，也有营利性公司和专业健康保险公司。英国全民保健模式中，商业健康保险居于辅助地位，只为高收入客户群体提供高端医疗保障服务。德国健康保险的框架是法定医疗保险与商业健康保险并行。商业健康保险必须与其他保险业务分业经营，走专业化经营的道路。

我国健康保险专业化经营起步较晚，专业化发展水平不高。目前，经银保监会批准成立的专业健康保险公司只有人保健康、昆仑健康、和谐健康、太保安联健康、复星联合健康、平安健康、瑞华健康等 7 家，市场控制力有限，经营水平与国际同业相比也存在较大差距。

2. 产品比较

国外健康保险产品非常丰富，从一般医疗保险产品到眼科、牙科、精神科等专业领域都有涉及。

我国商业健康保险产品在发展过程中日渐丰富。2019 年修订的《健康保险管理办法》规定，我国商业健康保险包含医疗保险、疾病保险、失能收入损失险、护理保险和医疗意外险。但在实践中，产品主要集中于重大疾病保险、住院费用补偿险和住院津贴险，且短期保险居多，长期产品供给不足。从保费收入来看，疾病保险占比过半，医疗保险次之，长期护理保险不足 1%，失能收入保险几乎空白。

3. 法律和监管比较

商业健康保险发达的国家，监管法律和制度都比较完善，且多将偿付能力监管作为监管重点。

在我国，在 2006 年前并没有专门的商业健康保险监管法律法规。直到 2006 年 8 月，保监会颁布实施了《健康管理办法》，对健康保险的保障范围、经营管理、产品管理、销售管理、精算要求和再保险等方面进行了规定，但并不能满足对专业健康保险公司专业监管的需要。2019 年，银保监会对《健康管理办法》进行了修订，完善了健康保险定义、明确了经营资质和经营管理细则，但仍未能对健康保险机构退出机制等问题做出规定。

4. 税收优惠政策比较

发达国家普遍对商业健康保险实行免税支持，通常会采用三种方法。一是个人购买商业健康保险可以在一定额度内免缴个人所得税；二是用人单位为员工购买商业健康保险的费用可以在税前列支；三是对保险公司经营商业健康保险业务全部或部分免缴营业税以及各种监管费。美国主要采用前两种方法。英国对健康保险的税收优惠主要体现在团体保险市场上，雇主为雇员购买商业健康保险的费用免税，但雇员自己承担的部分则无税收优惠。德国则是对购买商业健康保险的个人直接进行税收减免，而不减免课税收入。

2015 年 12 月 11 日，我国财政部、国家税务总局和保监会联合下发了《关于实施商业健康保险个人所得税政策试点的通知》，允许商业健康保险费按 200 元/月的标准在税前扣除，2017 年 7 月 1 日，该试点政策在全国范围内推广，我国对商业健康保险的税收优惠政策落到了实处。同时，企业为职工购买商业健康保险、保费不超过工资总额 5%时，可以在税前列支。

第二节　健康保险市场分析

一、健康保险市场概述

（一）健康保险市场的概念

作为保险市场的子市场，健康保险市场（health insurance market）指健康保险交换关系的总和，包括健康保险市场体系和健康保险市场机制。

健康保险市场机制本质上还是市场机制，符合市场机制的一般理论和规律，不再赘述。健康保险市场体系指健康保险市场各参与者及其相互联系、相互影响形成的有机运行机制。我国健康保险体系的构成如图 6-1 所示。

（二）健康保险市场要素

与其他市场相同，健康保险市场由市场主体、市场客体、交易场所、货币媒介和价格信号五大要素组成。货币媒介和价格信号与其他市场没有太大区别，故主要介绍市场主体、市场客体和交易场所。

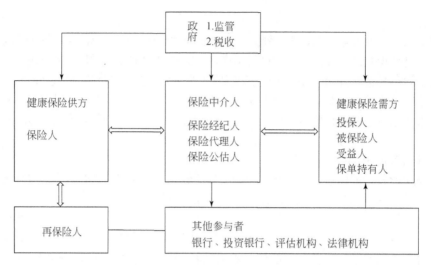

图 6-1 健康保险市场体系

1. 市场主体

健康保险市场的主体就是健康保险交易活动的参与者，包括健康保险商品的供给方、需求方和充当供需双方媒介的中介方。

（1）投保人（applicant）：又称要保人，指与保险人订立保险合同，并按照保险合同支付保险费的人。投保人是健康保险产品的消费者或潜在消费群体，是健康保险市场的需方主体。被保险人和受益人是投保人本人或其利益相关方，对投保行为和健康保险市场有不可忽视的影响，是健康保险的关系人，也属于健康保险市场主体范畴。

（2）保险人（insurer）：又称承保人。根据《中华人民共和国保险法》的规定，保险人是与投保人订立保险合同，并承担赔偿或者给付保险金责任的人。保险人一般是法人，即保险公司。在我国，有三类主体可以经营健康保险业务：一是人身保险公司，在经办人寿保险与年金保险的同时，也经办健康保险业务；二是财产保险公司，在经办财产保险和责任保险业务的同时，提供健康保险产品；三是专门的健康及意外伤害保险公司，专门办理健康保险和意外伤害保险业务。

（3）保险中介人（insurance intermediary）：是指介于保险经营机构之间或保险经营机构与投保人之间，专门从事保险业务咨询与招揽、风险管理与安排、价值衡量与评估、损失鉴定与理算等中介服务活动，并依法获取佣金或手续费的单位或个人。保险中介人类型多样，主要包括保险代理人、保险经纪人和保险公估人，每一类中介人均须取得相应资格。

保险代理人是根据保险人的委托授权，代理其经营保险业务，并收取代理费的单位或个人。其在保险人授权范围内以保险人的名义开展业务，包括展业的宣传推销活动，接受投保，出具暂保单或保险单，代收保险费，代理查勘理赔等。代理费用通常根据业务量比例支付。保险代理人有专业代理人（如保险代理公司）、兼业代理人（如银行）和个人代理人三类。

《中华人民共和国保险法》规定，保险经纪人是基于投保人的利益，为投保人与保险人订立保险合同提供中介服务，并依法收取佣金的机构。与保险代理人不同，保险经纪人是站在被保险人的角度、代表被保险人的利益，在保险市场上为其选择适合的产品或产品组合。保险经纪人的佣金由保险人支付，但保险人对其行为却不具法律约束力，其行为结果完全由自己承担。大多数国家允许个人从事保险经纪活动，英国等一些国家允许以合伙方式成立保险经纪组织，而保险经纪公司是所有国家都认可的组织形式。

保险公估人是依照法律规定设立，受保险公司、投保人或被保险人委托，办理保险标的的查勘、鉴定、估损及赔款的理算业务，并向委托人收取酬金的公司。公估人的主要职能是按照委托人的委托要求，对保险标的进行检验、鉴定和理算，并出具保险公估报告。我国《保险公估机构管理规定》要求保险公估机构与经纪机构组织形式相同。根据业务内容的不同，有核保公估人和理赔公估人两类。核保公估人主要从事保险标的的价值与风险评估。理赔公估人主要在保险事故发生后，负责保险标的的检验、估损和理算。公估报告是保险人决定是否承保和理赔的重要依据。

2. 市场客体

健康保险市场的客体即健康保险产品。我国的健康保险产品主要包括医疗保险、疾病保险、失能收入损失保险、护理保险及医疗意外保险等。有关具体内容将在健康保险产品部分详细介绍。

3. 交易场所

保险市场是保险供求双方交换关系的总和，内涵是与保险交易有关的全部过程和结果，包括产品的设计开发、展业、核保、缴费、理赔和危险管理等内容，外延则泛指交易的场所或地域范围。传统意义上的保险交易一般在某一固定的场所、范围内进行，或者围绕一个或者若干个核心点形成保险集中交易场所。如英国皇家保险交易所、美国巨灾风险（catastrophe risk exchange，CATEX）保险交易所、英国劳埃德保险社（Lloyd's，简称"劳合社"）等即是在固定的场所内进行交易的，而伦敦保险市场、纽约保险市场则是围绕某中心点形成的保险交易场所。健康保险市场同其他保险产品一起，在这些市场上交易。

随着现代信息技术，尤其是移动互联网技术的发展和经济全球化进程的加快，世界保险市场极大地突破了地域的限制，从传统的外延型市场向内涵型市场转变。科技赋能健康保险，使其突破了发展瓶颈，在销售、产品、服务、理赔等方面都发生了重大改变，健康保险的业务模式正在改变。人工智能技术被运用到健康保险核保、理赔、续保、健康风险诊断、分诊、健康干预等全方位、全流程的业务中。互联网技术帮助保险公司实现远程医疗、远程健康管理、快速理赔等经营环节。大数据分析技术则可以预测客户未来可能出现的新需求，制定个性化健康保障方案。区块链技术在健康保险客户信息数据管理方面有很大的应用空间。这些新技术的出现和应用，都将有效地提升保险公司的投保效率、理赔效率，控制经营风险，降低营运成本，促进健康保险市场的发展。

二、健康保险产品

（一）医疗保险产品

1. 概念

医疗保险（medical insurance），即医疗费用保险，指被保险人因意外事故或疾病产生医疗费用时，由保险人根据合同约定进行补偿的健康保险。医疗保险承保意外和疾病两大责任事故，分摊意外和疾病带来的直接医疗费用损失。医疗保险产品，即对被保险人的医疗费用进行报销或补偿的保险产品。

2. 特点

（1）无须指定受益人：医疗保险产品的被保险人和受益人一致，无须再指定受益人。

（2）多为短期性产品：大多数医疗保险产品和附加型医疗保险产品的保险期限都是1年。定期医疗保险产品的保险期限一般为5年、10年和20年，采用均衡保费，但由于期限长，投保灵活性差，保费也较高。一年期产品投保较灵活，财务自由度高，且合同往往有保证续保条款，但续保时一般有比较严格的规定。

（3）产品设计有年龄限制和分档要求：健康风险程度和年龄密切相关，一般年龄越大，疾病风险程度也越高，缴纳的保费也越高。所以，医疗保险有严格的投保年龄限制。实务中，医疗保险产品会有年龄分档要求。有时，同一款医疗保险产品会有少儿险和老年险之分，同时在各自险别下还有更细致的年龄划分。

（4）一般只覆盖直接医疗费用：其覆盖范围包括诊疗费、手术费、药费、护理费、检查费、住院费和医院杂费等，对于交通费、住宿费等直接非医疗支出，以及营养费、误工费、收入损失等间接费用，保险公司一般不承担赔偿责任。为了明确责任，避免纠纷，保险人通常会在保险合同中详细列明保障责任和除外责任。当然，商业医疗保险合同比较灵活，对于保险双方协商一致的间接费用，可以附加条款的方式列明。

（5）适用损失补偿原则：由于医疗保险产品的目的是补偿被保险人的医疗费用支出，减少疾病风险带来的损失。所以，医疗保险适用于损失补偿原则，当被保险人从其他途径获得医疗费用补偿时，保险公司不会对已获得补偿的部分进行赔付，避免被保险人因购买医疗保险而获得额外收益。

3. 类型

（1）根据承保人的不同，将医疗保险分为社会医疗保险和商业医疗保险。前者由政府通过立法强制实施，当居民罹患疾病并接受治疗时，部分补偿其基本医疗服务费用。后者由商业保险公司提供，用人单位或个人出于追求更高医疗保障待遇的目的，与保险公司签订合同，当被保险人发生医疗支出时，保险公司按合同条款进行补偿。社会医疗保险和商业医疗保险合计补偿金额不会超过实际医疗费用。

（2）根据给付方式的不同，将医疗保险分为费用补偿型医疗保险和津贴型医疗保险。医疗保险原则上适用"损失补偿原则"，但实务中，医疗保险产品有费用补偿型和津贴型两种给付方式。前者，保险公司根据被保险人的实际医疗费用，在保险金额内进行补偿。若被保险人通过其他途径获得部分医疗费用的补偿，则保险公司只需补偿差额。后者是保险公司按照合同规定的补贴标准，按次、按日或按服务项目给付保险金的医疗保险。其偿付金额与实际医疗费用无关，理赔时不需要被保险人提供费用发票，属于定额给付型产品。无论被保险人罹患何种疾病，费用几何，赔付标准不变，一般见于住院医疗保险产品。

（3）根据承保内容的不同，将医疗保险分为基本医疗保险、高额医疗保险和特种医疗保险。基本医疗保险对保障范围内的各种医疗费用进行分项赔付，包括门诊、住院、手术和综合医疗保险。其中，综合医疗保险可以作为独立保险，门诊、住院、手术医疗保险多附加在其他保险中。高额医疗保险为被保险人提供较高额度的医疗费用补偿。在社会医疗保险中，它负责封顶线以上的费用，在我国称为大病保险。目前，很多公司也提供高额医疗保险产品，该产品不受定点机构的限制。特种医疗保险指对被保险人的特别医疗费用提供补偿的医疗保险，主要包括牙科、眼科、生育等基本和高额医疗保险保障责任之外的费用。实务中，一般以附加险的形式存在。

（二）疾病保险产品

1. 概念

疾病保险产品（sickness insurance）是以被保险人在保险期限内首次诊出合同约定的疾病为给付条件的健康保险产品。在合同有效期内，只要被保险人首次被诊断出约定的疾病，无论其是否就医、是否发生医疗费用，只需出具诊断书就可以获得保险补偿。疾病保险属于定额给付型保险产品。

2. 特点

（1）产品分性别设计：由于生理差异，男性和女性罹患疾病的种类不同，发病率也不同。再加上男女职业环境、生活和行为方式的不同，两者的疾病风险更具差异。所以，实务中，保险公司常会按照被保险人性别设计不同的产品，以适应市场需求。在健康保险市场上，常见的是各种女性重大疾病保险。

（2）多为长期甚至是终身保险：大多数疾病的发病率会随着年龄的增加而升高，被保险人购买疾病保险的目的是在患病时能获得保障。但如果购买短期产品，续保时就需承担更高的保费，甚至会因患病而无法续保。购买长期疾病保险一方面可以均衡缴纳保费，降低财务负担，另一方面可以获得长期保障。

（3）保费豁免：即在保费缴纳的过程中，如果被保险人罹患了合同约定的疾病，不但可以获得约定的保险金，还可以不再缴纳剩余的保费。被保险人在购买疾病保险时，选择期缴方式更为有利。

（4）理赔程序手续相对简便：由于疾病保险的赔付和实际医疗行为、医疗费用无关，保险公司只需关注被保险人是否患病、所患疾病是否符合合同约定就可以了，理赔手续相对简便。

3. 类型

（1）根据保障病种的不同，将疾病保险产品分为特种疾病保险产品和重大疾病保险产品。前者是以被保险人罹患合同约定的特种疾病为给付条件，定额给付保险金的健康保险产品，既可以仅承保一种特殊疾病，也可以同时承保若干种特种疾病，既可以单独承保，也可以附加承保，如生育保险、牙科费用保险等。后者是指被保险人罹患特定重大疾病（如恶性肿瘤、心肌梗死、脑出血等）时，保险人按照约定给付保险金的健康保险产品。

（2）根据是否可以单独承保，将疾病保险产品分为基本疾病保险产品和附加疾病保险产品。前者是可以单独投保的产品，保险期限一般较长。后者一般附加在其他主保险后面，不可单独投保，只有在签订主保险合同时约定是否购买此附加保险。附加疾病保险的期限较短，或者随主保险的到期而终止。

（三）失能收入损失保险产品

1. 概念

失能收入损失保险（disability income insurance）是被保险人在保险期限内，因疾病或意外伤害致残，丧失部分或全部工作能力，不能获得正常收入或收入减少时，由保险人给付保险金的健康保险产品。不同于医疗保险，该产品保障因病失去收入或收入减少的间接经济损失。

该产品的给付条件有二：一是失能；二是收入全部或部分损失。因此，失能的定义至关重要。通常，失能的鉴定是在被保险人治疗结束后，由司法鉴定机构或有资质的医疗机构进行的。鉴定时间是被保险人患病或发生意外事故后 180 天，若此时治疗仍未结束，即以第 180 天的身体状况为准。

2. 特点

（1）费率按被保险人的职业类别制定：通常，职业风险越高，失能风险也越高，所以失能收入损失保险产品的费率通常会按照被保险人的职业类别制定差别费率。重体力劳动、高空作业等高风险职业，由于风险程度过高，会被排除在失能收入损失险保障范围之外。

（2）保险金支付低于实际收入损失：一是为了防止被保险人夸大病情来获得更高的保险金；二是为了防止被保险人因高额保险金怠于返回工作岗位。因此，失能收入保险金会保障被保险人失能后的生活，但不会过高。一般地，失能收入保险金＝月保障工资×失能收入替代比例。其中，替代比例由投保人与保险公司在订立合同时确定，并在保单上写明。

（3）保险金支付采用年金方式，按周或按月给付。原因一，该产品主要用来保障被保险人失能后的生活，若一次性给付，被保险人可能会全用于其他方面；原因二，若被保险人治疗后返回工作岗位，收入恢复，保险人也无法拿回已赔付的保险金，可能会诱发道德风险。

（4）保险金给付有期限设定：给付期限是给付保险金的最长时间，可以是短期的，也可以是长期的。短期给付补偿被保险人工作能力恢复之前的收入损失；长期给付补偿被保险人丧失全部工作能力无法恢复工作的收入损失。约 98%的失能者可以在 6 个月内恢复，若恢复期超过 12 个月，恢复概率也锐减。实务中，给付期限从 13 周、26 周、52 周至几年都有。若全残始于 55 岁以后，可提供终身给付。

3. 类型

（1）根据保障范围的不同，将失能收入损失保险产品分为因伤害致残的收入损失保险产品和因病致残的收入损失保险产品。

（2）根据给付期间的不同，将失能收入损失保险产品分为短期失能收入损失保险产品和长期失能收入损失保险产品。短期产品的给付期限在 1 年以内，一般为 13 周、26 周和 52 周。长期产品的给付期限在 1 年以上，最长可以到被保险人正常退休年龄或 70 岁。

（3）根据承保对象的不同，将失能收入损失保险产品分为个人失能收入损失保险产品和团体失能收入损失保险产品。

（四）长期护理保险产品

1. 概念

长期护理保险（long-term care insurance）是对被保险人因为失智、年老、严重或慢性疾病、意外伤残等导致某些身体功能全部或部分丧失，生活无法自理，需要接受长期康复和护理服务时，由保险人给予费用补偿的一种健康保险。它是一种主要负担老年人专业护理、家庭护理和其他相关服务项目费用支出的新型健康保险产品，伴随着老龄化社会的来临而出现。该产品期限一般较长，可达半年、数年、十几年、几十年甚至终身，其目的是尽可能维持和增进被保险人的身体功能、提升其生命质量。

2. 特点

（1）保险金给付期限灵活：有 1 年、数年甚至终身等几种不同选择。同时也有 20 天、30 天、60 天、90 天、100 天等多种免责期。通常，免责期越长，保费越低，终身给付的长期护理保险十分昂贵。

（2）保费豁免：长期护理保险常采用平准式缴费，但也有每年或每一期固定上调保费的情形。无论何种情形，长期护理保险一般都有保费豁免条款，被保险人一经认定需要接受长期护理服务，就可以免缴后续保费。

（3）保证续保：长期护理保险产品可以保证被保险人续保到一个特定的年龄，如 79 岁，有的甚至终身续保。保险人可以在续保时提高保险费率，但只能针对面临同样风险的所有被保险人，而不能是某个被保险人。

3. 类型

（1）根据保险责任的不同，将长期护理保险产品分为单一责任长期护理保险产品和附加长期护理保险产品。前者指仅提供长期护理服务费用保障的产品；后者指附加在其他类型保险产品上的长期护理保险产品。根据业务性质，长期护理保险可以附加在寿险、失能收入损失险、医疗费用险、万能险等产品上。

（2）根据投保人的不同，将长期护理保险产品分为个人长期护理保险产品和团体长期护理保险产品。后者又有雇主型保险计划和非雇主型保险计划两种。雇主型保险计划是雇主以团体的形式为雇员购买团体长期护理保险产品；非雇主型保险计划是一些社会团体以团体的形式为其成员购买长期护理保险，以获得较低的保费。

（3）根据保险金额是否变动，将长期护理保险产品分为保额固定型长期护理保险产品和保额增长型长期护理保险产品。前者按固定的金额支付，给付期限内不发生变化。后者的给付金额会随着生活费用指数和护理费用指数的变化，逐年增加。

（4）根据承保人的不同，将长期护理保险产品分为社会保险型长期护理保险产品、商业保险型长期护理保险产品和国家福利型长期护理保险产品。社会保险型长期护理保险产品是由政府或社会通过法律强制规范，对参保人接受护理服务的费用进行补偿的一项社会保险产品，是目前发达国家中最成熟、关注度最高的一种制度类型，以德国和日本为代表。商业保险型长期护理保险产品是由保险公司主办，投保人自愿购买的商业健康保险产品，以美国为代表。国家福利型长期护理保险产品是由国家通过福利津贴、实物和护理服务提供来满足民众长期护理需求的制度类型，以英国、瑞典等福利国家为代表。我国于 2017 年开始长期护理保险试点，首批试点城市 15 个，到 2021 年，增加到了 49 个。

（五）医疗意外保险产品

1. 概念

中国银行保险监督管理委员会《健康保险管理办法》（2019 年版）规定，"本办法所称之医疗意外保险，是按照保险合同约定发生不能归责于医疗机构、医护人员责任的医疗损害，为被保险人提供保障的保险"。

2. 保险责任

（1）意外身故保险责任：指被保险人因遭受意外事故，在保险人指定或认可的医院住院治疗，并自事故发生之日起 180 日（含第 180 日）内身故的，保险人按合同约定给付意外身故保险金，保险责任终止。在保险金给付前，如该被保险人已领取过意外残疾保险金，保险人将进行扣除。

（2）意外残疾保险责任：指被保险人因遭受意外事故，在保险人指定或认可的医院住院治疗，并自事故发生之日起 180 日（含第 180 日）内因该事故身体残疾的，保险人根据《人身保险残疾程度与保险金给付比例表》的规定给付意外残疾保险金。被保险人仍需继续接受治疗的，保险人根据被保险人在第 180 日时的身体状况，进行残疾鉴定，并据此给付意外残疾保险金。对同一意外事故导致一项以上身体残疾的，保险人按比例表内对应的残疾项目之和进行给付。对同一手或足遭受多重伤害的，保险人仅给付其中较高一项的意外残疾保险金。保险人对同一被保险人的给付以保险金额为限。

（3）医疗事故保险责任：指被保险人在保险人指定或认可的医院接受住院治疗，遭受了医疗事故，保险人按专家鉴定组确认的医疗事故等级给付对应的医疗事故保险金。鉴定组由负责组织医疗事故技术鉴定工作的医学会组织。

三、健康保险需求

（一）健康保险需求的概念

健康保险需求指在一定的时期内，不同的价格下，消费者愿意而且有能力购买的健康保险数量。形成健康保险需求须具备两个条件，一是消费者有购买健康保险的意愿，二是消费者具有支付能力，两者缺一不可。有购买意愿无支付能力，或有支付能力无购买意愿，都不能形成有效的健康保险需求。

（二）健康保险需求经济理论

1. 期望效用函数

20 世纪 40 年代，冯·诺依曼（von Neumann）和摩根斯坦（Morgenstern）在公理化假设的基础上，运用逻辑学和数学工具，建立了不确定条件下理性人选择的分析框架。他们认为，在面临风险时，人们会追求期望效用的最大化。其中，期望效用可以通过下式计算。如果某个随机变量 X 以概率 P_i 取值 x_i，$i=1, 2, \cdots, n$，而某人在确定地得到 x_i 时的效用为 $u(x_i)$，那么，带来的效用是

$$U(X) = E(u(X)) = p_1u(x_1) + p_2u(x_2) + \cdots + p_nu(x_n)$$

其中，$E(u(X))$ 表示随机变量 X 的期望效用。因此，$u(X)$ 称为期望效用函数，又称冯·诺依曼-摩根斯坦效用函数（VNM 效用函数）。

2. 风险态度

根据效用函数的特征，人们将风险态度分为风险规避（risk-averse）、风险中立（risk-neutral）和风险偏好（risk-seeking）三种情形。一般来讲，大部分消费者属于风险规避型，即人们对财富的偏好存在共性，财富带给消费者的效用服从边际递减原则。

对于风险规避者来说，其效用函数的特征为：$u'(X)>0$，$u''(X)<0$。期望效用与期望值的效用之间的关系为：$E(u(X))<u(E(x))$。效用曲线如图 6-2 所示。

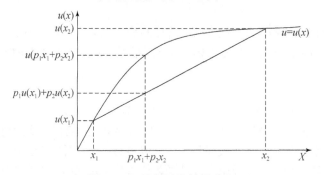

图 6-2　风险规避者效用曲线

对于风险偏好者来说，其效用函数的特征为：$u'(X)<0$，$u''(X)>0$。期望效用与期望值的效用之间的关系为：$E(u(X))>u(E(x))$。效用曲线见图 6-3。

对于风险中立者来说，其效用函数的特征为：$u'(X)>0$，$u''(X)=0$。期望效用与期望值的效用之间的关系为：$E(u(X))=u(E(x))$。效用曲线见图 6-4。

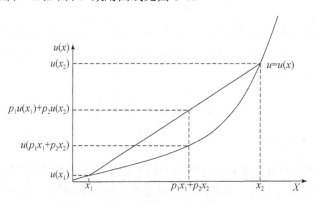

图 6-3　风险偏好者效用曲线

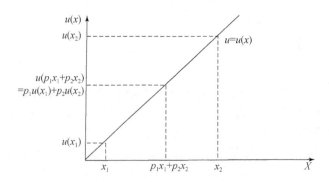

图 6-4　风险中立者效用曲线

3. 健康风险购买决策

在市场经济中，消费者作为理性"经济人"，追求自身效用最大化。保险机构围于市场竞争的压力，按照"公平"原则收取保费，即纯保费＝患病概率×因病带来的经济损失。那么风险规避者会因缴纳保费后的期望值大于期望效用，而选择缴纳保费，将风险转嫁给保险机构。当然，保险机构除收取纯保费外，还可以适当收取附加保费，用来补偿自身的运作成本。

以医疗保险为例，假设保险公司将全额赔付医疗费用损失。假设消费者拥有财富 x_2，罹患疾病并治愈后的财富减少至 x_1，疾病发生的概率为 p_1，健康不生病的概率为 p_2（显然 $p_2=1-p_1$），疾病带来的经济损失为 x_2-x_1，图 6-5 中直线 AB 表示消费者自留风险的期望效用大小，当疾病发生概率为 p_1 时，期望效用为 $p_1u(x_1)+p_2u(x_2)$，而购买保险需要缴纳的纯保费为 $x_2-(p_1x_1+p_2x_2)$，因此参加保险后的效用为 $u(p_1x_1+p_2x_2)$。

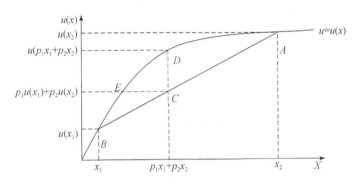

图 6-5　风险规避者的健康保险购买决策

从图 6-5 中可以明显得出，购买健康保险可以给消费者带来更高效用，因此消费者选择购买健康保险。此外，还可以发现，保险机构可以收取的最高附加保费为 CE 段表示的财富。

（三）健康保险需求的影响因素

1. 健康风险

健康风险的影响主要表现为两方面：一是健康风险，尤其是疾病发生的概率。当疾病发生概率接近于 0 或 1 时，消费者对健康保险的需求较小；而当疾病风险发生的概率接近于 0.5 时，消费者对健康保险的需求较大。这表明对于确定的事件，消费者往往更愿意选择自担的方式，不愿意购买健康保险，而对于不确定的事件，消费者的消费意愿更强烈、支付意愿更高。二是健康风险预期损失。显然，疾病风险的预期损失越大，消费者对健康保险的需求量也就越大。

2. 健康保险的价格

健康保险作为一种商品，遵循一般商品规律，需求量与价格反向变化。当健康保险价格较低时，消费者的收入足以支付保险费，刺激健康保险需求量增加；当健康保险的价格较高时，消费者可能会由于经济能力有限，无力或不愿支付昂贵的保险费而削减自己的健康保险需求。因此，制定合理的健康保险价格，不仅能使保险公司收支平衡、维持有效运营，还可以吸引大量的消费者参与到健康保险市场中，赢得市场规模带来的福利。

3. 消费者的收入

通常，消费者收入水平越高，购买力越强，需求也越高。但在健康保险领域，高收入和低收入消费者对健康保险的需求量并不大，而中等收入者的保险需求比两者更大一些。对高收入者来说，疾病带来的经济损失对其影响不大，购买健康保险缺乏吸引力。对低收入者来说，财富的总效用曲线和预期效用曲线基本重合，消费者没有能力支付保费，对健康保险的需求也不大。对中等收入者来说，他们不仅有支付保费的能力，也愿意支付一部分附加费来减少疾病带来的经济损失，对健康保险的需求相对较高。由于健康保险的需求量具有收入层面上的差异性，对保险公司来说，提供多层次的健康保险产品、满足不同收入水平消费者对健康保障的需求，将是扩大健康保险需求的关键。

4. 消费者的避险心态

对疾病风险来说，大部分人是持避险心态的，且其财富效用边际递减。消费者的避险心态越重，边际效用递减速度就越快，对健康保险的需求也越大；反之，消费者的避险心态不重，甚至喜欢冒险，其财富总效用曲线居于预期效用曲线之下，边际效用递减趋势不明显，购买健康保险的意愿就偏低。

5. 医疗费用负担方式

一般来说，自付比例越高，补偿水平越低，人们对健康保险的需求越被抑制，参保的积极性越低，反之亦然。按照医疗费用的负担方式可以将医疗保险分为扣除保险、共付保险、限额保险和混合保险四种。不同的费用负担方式也会对健康保险需求者的行为产生不同程度的影响。

6. 其他影响因素

除上述列举的一些影响因素外，医疗服务的供给，包括价格、种类及医疗服务提供者的服务质量和态度、健康保险供给的满意度等都会影响健康保险需求，此外还包括消费者的身体状况、年龄、性别、职业、受教育程度及社会文化对保险的接受程度等。

四、健康保险供给

（一）健康保险供给的概念

健康保险供给是指在一定时期、不同健康保险价格水平下，保险公司愿意并且有能力提供的健康保险数量。形成健康保险供给同样需要供给意愿和供给能力两个条件，缺一不可。

健康保险供给可以用保险公司的承保能力来表示，包括质和量两个方面的内容。健康保险供给的质既包括健康保险机构提供的各种不同的产品，也包括各种产品保障质量的高低。健康保险供给的量既包括保险公司为单个消费者提供的经济保障额度，也包括其为全社会提供的经济保障总额度。

（二）健康保险供给的影响因素

1. 健康保险价格

健康保险产品的供给与价格之间呈正相关关系，即价格越高，保险公司愿意提供的产品数量越多；反之则越少。它的成立有两个重要前提：一是在任何价格水平下，健康保险供给都能满足需求；二是价格下降到边际收益等于边际成本时，保险公司停止供给产品。值得注意的是，在第一个前提中，供给量要受到保险公司承保能力和内容的限制；而第二个前提会受到保险机构融资水平和收益的影响。一般而言，保险价格制定得越高，保险公司收取的保费越多，越刺激健康保险产品的供给量上升；反之，则会抑制供给量。

2. 健康保险成本

健康保险的成本指保险机构在承保过程中所有的货币支出，包括赔付的保险金、工作人员的工资、房屋租金、设备和管理费用等。一般来说，健康保险成本越高，保险费率也越高，会在一定程度上抑制消费者的健康保险需求。对保险公司而言，保险成本的增加意味着偿付费率较高、各项开支费用等较大、收入减少等，会导致健康保险公司减少供给。

3. 保险公司的承保能力

保险公司的承保能力即能够向消费者提供健康保险商品和服务，减轻疾病风险的能力。保险公司的承保能力越强，向消费者提供的商品和服务的种类、数量越多，质量越高，供给能力就越强；反之亦然。影响承保能力的主要因素有保险经营资本、纯保险费收入、机构分布数量和合理程度、从业人员的数量和质量、保险业的效率和信誉程度等。

4. 医疗服务因素

健康保险的作用是通过补偿被保险人医疗费用的方式来实现的，医疗机构的服务数量和质量对健康保险的供给有重要影响。医疗机构应向被保险人提供适当的医疗服务，即根据疾病的严重程度有针对性地治疗，合理检查和用药，这样可以在一定程度上减少患者医疗费用支出，节省保险基金，保证保险的运行成本和有效供给。反之，如果医疗机构及医务人员诱导消费、过度提供医疗服务，则会造成医疗费用开支失控，保险基金总量减少，降低保险公司的偿付能力，从而抑制健康保险的有效供给。

5. 政府因素

政府颁布的法律法规、出台的政策和宏观的经济发展等都在很大程度上直接影响着健康保险事业的发展。健全的法律法规不仅能够约束健康保险市场从业者的行为，还可以保证保险公司提供正常数量的保险产品和服务。此外，社会环境的安定和经济秩序的稳定，以及政府对保险市场有效的监管、经济和政策的扶持都在一定程度上会扩大保险公司的供给规模，有利于健康保险市场的发展。

综上，健康保险的供给比较复杂，包含政治、经济等方面的内容，这也在一定程度上使得健康保险的供给量受到多种因素的影响和制约。

（三）健康保险供给主体组织形式

1. 由人寿保险或财产保险公司供给健康保险

该组织形式有三种具体方式：一是附加寿险/产险形式，即将健康保险产品附加在寿险或产险产品上，一般是附加在终身寿险、定期寿险、万能寿险、投资连结险和意外保险等产品上；二是保险公司事业部形式，即保险公司设立专门的健康保险部来经营健康保险的形式，该事业部一般负责健康保险产品开发、业务拓展、市场推动和利益分配，与公司其他部门形成相互代理、单独核算的关系，是公司健康保险业务的实际经营者和管理者；三是保险公司子公司形式，即保险公司以设立子公司的方式来经营健康保险业务。我国的健康保险多由人寿和财产保险公司供给。

2. 专业健康保险公司供给健康保险

这种组织形式可以使保险公司专心围绕健康保险业务进行经营决策，充分实现专业化经营、扩大业务规模、提高业务质量。但筹建成本高，且筹建初期经营成本大，市场准入门槛高。健康保险公司可以采用股份有限公司和相互保险公司等组织形式。目前，我国保险市场上有7家专业健康保险公司，其产品供给能力尚不能与第一种供给方式相提并论。

3. 合作性质健康保险组织供给健康保险

以合作社形式建立的健康保险组织表现为生产者合作社，即由医疗机构或医疗服务人员组织起来，为大众提供医疗与健康保险服务，如美国的蓝十字、蓝盾和健康维护组织。其建立可以由社区团体发起，也可以由保险公司发起。在该供给方式之下，保险人直接介入医疗服务过程，使得健康保险经营传统的三角关系转变为保险人和被保险人的双向关系，使单纯的事后赔付转变为包括预防保健、健康教育在内的综合经营机制，有利于构建健康保险盈利新模式。

以上形式共同存在，不断发展，功能上相互补充，从而形成了专业化和多样化的健康保险经营主体体系。

第三节　健康保险监管

一、健康保险监管的内涵与外延

（一）健康保险监管的概念

健康保险监管有广义和狭义之分。狭义的健康保险监管，就是政府监管，指政府监管机构根据现行法律对经营健康保险业务的保险公司实行监督和管理，以确保保险人的经营安全，维护被保险人的合法权益。广义的健康保险监管，指政府设立的监管机构、行业自律组织及保险公司内部监管部门对健康保险市场和健康保险公司的监督与管理。通常，健康保险监管主要指狭义的保险监管。

（二）健康保险监管的内容

从内容来看，健康保险的监管包含对健康保险的监督和管理两个方面。监督是监督经营健康保险的公司及其分支机构的市场行为是否符合法律规范，对于不符合者采取相应的措施，同时密切关注保险公司的偿付能力和经营风险，防范并化解风险。管理则是负责批准设立保险公司及其分支机构，审查主要负责人任职资格与保险产品条款等内容。我国健康保险监管的具体内容详见下文。

（三）健康保险监管的类型

1. 双重监管模式

双重监管模式指中央政府和地方政府同时拥有独立的保险立法权和管理权，共同监管保险市场的保险监管制度。美国是典型的双重监管模式，联邦政府的劳动部、卫生部、国防部、人力资源部及卫生保健基金管理委员会等不同职能部门对健康保险的不同方面负有监管责任。1871 年，美国成立了国家保险委员会（National Association of Insurance Commissioners，NAIC）来协调各州对跨州保险公司的监督管理。NAIC 制定保险示范法，各州的保险监管规定既可以完全采用该示范法，也可以将其作为各州法规的基础。州政府对健康保险的监管主要是为管理式医疗组织办理执业许可证，保证其有充足的偿付金、广泛的服务网络、良好的医疗服务可及性、规定水平的医疗质量和完善的客户投诉程序。此外，地方性法规还监管保费厘定、强制保险公司提供精神健康治疗保障、接受外部审核和社会监督。

2. 独立监管模式

独立监管模式由独立于政府部门的组织或机构对政府部门进行监管，这是世界主流的监管模式。英国商业健康保险监管即是这种模式。2012 年，英国根据《健康和社会照顾法》建立了新的NHS 监管框架。该框架有三个监管者，分别是 NHS 委托定制委员会、照顾品质委员会和督察者。他们依据稳定透明的规则对 NHS 服务的提供者和购买者进行直接监督。NHS 委托定制委员会的主要任务是提高 NHS 服务利用结果。照顾品质委员会是健康和社会照顾领域的质量监管者，负责监管所有公共和私营医疗服务提供者的医疗质量。督察者的主要任务是通过促进医疗服务提供者提供经济有效的健康服务来保护和提升患者利益，同时维持和提高医疗质量。

3. 分业经营、分业监管模式

德国采用分业经营的模式。德国《保险监督法》规定，商业健康保险、财产保险和人寿保险必须分业经营。专业健康保险公司在法律允许范围内经营健康保险，寿险公司和产险公司不得经营健康保险业务。

专业健康保险公司的经营和运作受法律的严格约束。《保险合同法》对投保人定义、投保期限、健康保险的保障范围、等待期、保费、合同条款等做出了严格规定。《保险监督法》对开业许可、业务营运、投资等进行了规范。《护理保险法》详细规定了费率、赔偿范围和赔付比率、理赔条件、客户信息利用和保密等内容。专业健康保险公司的运营层面主要通过行业协会，如医保经办机构、商业健康保险协会、医院协会等，自我负责、自我管理。行业协会扮演行业自律、沟通交流、培训教育和数据统计的角色，维护整个行业的权益。

二、中国健康保险监管体系

（一）监管主体

目前，我国保险监管的主体是国家金融监督管理总局（原称中国银行保险监督管理委员会）。2018年4月8日，中国银行保险监督管理委员会正式挂牌成立，是国务院直属事业单位。根据国务院授权履行行政管理职能，依照法律法规统一监督管理全国银行保险市场，维护银行保险业合法经营，稳健运行。保监会内设27个职能机构和2个事业单位，在全国各省（自治区、直辖市）和国家社会与经济发展计划单列市设立36个保监局。

（二）监管原则

1. 依法监管

该原则要求保险监管机构必须按照相关法律法规实施对保险业的监督管理。其中《中华人民共和国保险法》是保险监管的重要法律依据，《健康保险管理办法》是针对健康保险监管的法规。

2. 动态监管

此原则要求保险监管机构形成动态监管的理念，建立相应的预警机制，密切关注保险公司市场行为、偿付能力和公司治理方面的变化，并针对性地采取事后规制、补救的措施。动态监管下，监管机构可以根据偿付能力指标和公司治理评价结果等，及时发现保险公司和保险市场存在的问题并实时调整，提高监管精准度和效率。

3. 适度监管

适度监管包括促进适度竞争原则和适度管理原则。保险监管尤其应注意监管的适度性和监管边界，防止行政监督权的扩张和异化，达到保险体系安全和保险运行效率的平衡。

（三）监管方式

1. 公示主义

公示主义又称"公告管理"，指政府不直接监管保险行业，而是规定保险人按要求将财务报告等相关内容呈报监管机构并公布于众的监管方式，是最宽松的一种监管方式。在这种监管模式下，社会公众是评判保险公司经营好坏的主体，和政府监管部门共同监督保险市场，营造较为宽松的市场环境。

2. 准则主义

准则主义又称"规范管理"，指国家通过颁布相关法律法规，要求保险市场参与主体共同遵守，并监督执行的监管方式。这种方式更注重经营形式的合法性，并不涉及保险经营管理的实质。

3. 批准主义

批准主义又称"实体管理"，指监管部门根据相关法律授予的权利，对保险业进行全方位的监督。通过法律来明确保险公司从设立到经营，甚至退出市场要遵守的批准和审查制度。实体管理方式由瑞士首创，较以上两种方式更为严格、具体。我国采用的正是这种监管方式。

（四）监管"三支柱"及核心

市场行为监管、偿付能力监管和公司治理监管构成现代保险监管的主要内容，被称为保险监管的"三支柱"。保险公司市场行为监管是对保险公司交易行为和竞争行为的监管，强调保险公司经营行为的合法合规性。保险公司治理监管是保险监管机构依据现行法律法规，对保险公司的治理结构、治理各方的权责等方面实施的监管。保险公司偿付能力监管是"三支柱"监管的核心。

1. 偿付能力风险

保险公司偿付能力风险由固有风险和控制风险组成。固有风险由量化风险和难以量化风险组成。量化风险包括保险风险、市场风险和信用风险；难以量化风险包括操作风险、战略风险、声誉风险和流动性风险。控制风险是因保险公司内部管理、控制不完善或无效，导致固有风险未被及时识别和控制的风险。针对偿付能力风险，国家金融监督管理总局对保险公司有最低资本要求。

2. 保险公司最低资本

（1）量化风险最低资本：保险风险、市场风险、信用风险对应的最低资本。

（2）控制风险最低资本：控制风险对应的最低资本。

（3）附加资本：包括逆周期附加资本、国内系统重要性保险机构附加资本、全球系统重要性保险机构附加资本和其他资本。

3. 我国第二代偿付能力监管体系

2014 年，我国提出《中国第二代偿付能力监管制度体系建设规划》，并在 2016 年正式实施第二代偿付能力监管体系。该体系以风险为导向，建立定量监管要求、定性监管要求和市场约束机制三大支柱监管，详细内容如图 6-6 所示。

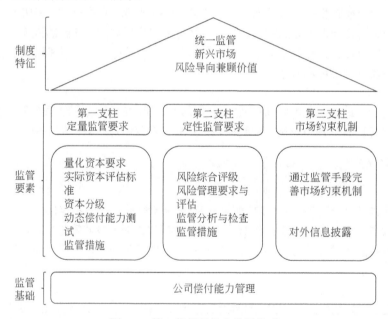

图 6-6　第二代偿付能力监管体系

4. 偿付能力分类

国家金融监督管理总局按综合风险高低将保险公司分为 A、B、C、D 四类，标准详见表 6-1。

表 6-1　保险公司综合风险分类

公司类型	判断标准
A 类	偿付能力充足率达标，且操作风险、战略风险、声誉风险和流动性风险小的公司
B 类	偿付能力充足率达标，且操作风险、战略风险、声誉风险和流动性风险较小的公司
C 类	偿付能力充足率不达标，或者偿付能力充足率虽然达标，但操作风险、战略风险、声誉风险和流动性风险较人的公司
D 类	偿付能力充足率不达标，或者偿付能力充足率虽然达标，但操作风险、战略风险、声誉风险和流动性风险严重的公司

银保监会在市场准入、产品管理、资金运用、现场检查等方面，对 A、B、C、D 四类公司及其分支机构实施差异化监管政策。

三、中国健康保险监管的内容

（一）健康保险机构监管

1. 准入机制监管

健康保险市场准入分为登记制和审批制。登记制只要求保险公司符合相关规定，在监管部门登记就可以设立保险公司。审批制则要求保险公司不仅要符合相关要求，还要主管部门批准后才可以进入保险市场。《中华人民共和国保险法》第六十七条和《健康管理办法》第九条对保险公司和专业健康保险公司进入保险市场作了具体规定。

2. 退出机制监管

健康保险有相当一部分长期性业务，若出现财务问题时任由其解散，会导致一部分投保人受到损失，因此，监管部门要对健康保险公司退出市场进行监管。《保险公司管理规定》第二十九条对此作了具体规定。

（二）健康保险业务监管

1. 经营主体监管

经营主体监管是对有权开展健康保险业务的机构是否在核定范围内从事经营活动实施监管，严禁没有得到授权而开展健康保险业务。《健康保险管理办法》第八条规定，依法成立的健康保险公司、人寿保险公司、养老保险公司，经银保监会批准，可以经营健康保险业务。前款规定以外的保险公司，经银保监会批准，可以经营短期健康保险业务。

2. 保险条款监管

《健康保险管理办法》第十二条、第十四条、第十五条、第二十一条、第二十二条、第二十三条和第二十四条，均对健康保险业务条款作了具体规定，各保险公司遵照实施。

3. 费率厘定监管

健康保险费率厘定遵循收支平衡原则，费率监管是监管部门依法对费率的合理性、公平性和适当性进行监管。《中华人民共和国保险法》第一百三十五条和《健康管理办法》第十三条、第十六条、第十七条、第十九条、第二十条都对费率厘定作了详细规定。

4. 新产品开发监管

新型健康保险产品开发不仅要遵守法律规定，还要符合保监会/银保监会发布的各种管理办法。《健康管理办法》第十三条、第十四条、第十五条规定了新产品须满足的条件，第三十至三十四条鼓励新产品开发。

5. 销售监管

健康保险销售监管包括对销售场所和销售行为的监管。《健康管理办法》第四章"销售管理"部分对此提出了针对性规定。

（三）财务能力监管

1. 资本金监管

资本金是经营健康保险业务的公司在成立时，按照法律法规的要求需要募集的资本。《中华人民共和国保险法》第六十九条规定，设立保险公司的最低注册资本为 2 亿元，且必须是实缴资本。《保险公司管理规定》第十六条给出了设立分支机构的资本金要求。

2. 保证金监管

保证金是保险公司成立后，按照注册资本的一定比例向监管机构指定的部门缴纳的、用于担保偿付能力的资金。《中华人民共和国保险法》第九十七条、第九十九条和第一百条对保证金作了具体规定。

3. 准备金监管

准备金监管主要是指提取准备金数额的监管。经营健康保险的保险公司需要提取长期健康保险责任准备金、赔款准备金和未到期责任准备金。三者的提取均应按照国家金融监督管理总局的有关规定执行。

（四）资金运用监管

保险公司可运用的资金包括资本金、准备金和其他资金三部分。《中华人民共和国保险法》第一百零六条规定，保险公司的基金运用必须遵循稳健、安全性原则。保险资金的运用限于银行存款；买卖证券、股票、基金份额等有价证券；投资不动产及国务院规定的其他资金运用形式。资金运用最重要的是保证安全性，此外，还应遵循收益性和流动性。

1. 什么是健康保险？
2. 健康保险产品有哪些？各自的保障责任是什么？
3. 简述健康产品供给主体有哪几种组织形式。
4. 我国健康保险监管的主要内容有哪些？

（范少瑜）

第七章 卫生筹资与支付

内容提要

本章主要介绍卫生筹资的定义、功能、目标与属性，卫生资金筹集的渠道和国际经验，卫生筹资评价；以及卫生支付的概念、基本过程，主要的卫生支付方式、支付方式的核心要素和国际卫生支付方式改革趋势。

第一节 概 述

一、卫生筹资的定义

卫生资金是卫生资源中表现为货币形态的内容。卫生筹资（health financing）是卫生资金筹集的简称。狭义的卫生筹资指卫生资金的筹集，包括筹集的渠道、数量和结构等。广义的卫生筹资不仅包括卫生资金的筹集，还包括卫生资金的分配和使用，不仅要研究卫生资金从何而来，还要研究卫生资金的去向，即卫生资金的分配流向及资金的使用效率、公平性等问题。

一个稳定、可持续的卫生筹资机制是实现卫生系统职能的核心部分，关系到卫生资源的生产、分配和卫生服务的利用。卫生筹资能够通过经济激励和财务约束等手段影响卫生服务供方的利益机制和行为，从而激励卫生服务机构为公众提供具有成本效益、适宜的卫生服务。因而，公平、有效的卫生筹资政策有助于实现卫生服务的全民覆盖，促进社会和经济的全面发展。

二、卫生筹资的功能

WHO 在 2000 年世界卫生报告中提出，卫生筹资具有三个功能：资金筹集、风险共担和服务购买。如何发挥卫生筹资的功能对卫生系统功能的体现有重要的意义，因为当前和将来可获得资金的数量决定着人群可获得的基本卫生服务水平和财政保障水平，决定了筹集资金的经济效率，并且影响着人群在经济上和地域上对医疗卫生服务的可及性，以及服务的成本效果和分配效率。

资金筹集（revenue collection）主要指卫生服务资金的来源，即居民利用医疗卫生服务所需的资金最终由谁承担或谁是最终的付款者。资金筹集是卫生系统为各项卫生活动从政府、社会、家庭、商业部门和其他外部渠道筹集所用资金的一种方式。资金筹集的形式包括很多种，如税收、强制性或自愿性的医疗保险、个人现金的直接支付或者募捐。资金筹集的功能与基本原则要体现公平与高效，即筹集足够可持续的资金，满足人群基本卫生服务提供的需要，足以防范因病致贫和因病而无法得到基本卫生服务。

风险共担（risk sharing）是指医疗的各种风险要素以某种形式在不同主体之间进行分配，风险共担方式主要有风险集中与风险分散两种。风险集中指风险由一个或少数几个集体或个人承担；风险分散是由多个团体或多个人承担，但是在风险集中的情况下，主体的风险承担能力有限，所以有效的途径为分散风险。风险共担功能应确保一个国家所选择的筹资方式能够公平有效地用于人群分担风险。通过较大范围人群中的资金收集、积累和管理，形成一个资金池，当群体中部分人需要利用卫生服务时，其所发生的财务风险可以被这一群体的所有人分担，因而疾病发生时的财务风险不是和个人所联系，而是和群体总体利用卫生服务的需要所联系。这主要包括三个层面：一是风险补贴，即面对医疗风险，低风险者对高风险者的交叉补贴；二是收入补贴，即富人对穷人的交叉补贴，以体现公平性；三是年龄补贴，即生命周期的生产时段对非生产时段的交叉补贴。

服务购买（service purchasing）是指按照协议约定向特定的医疗卫生机构购买其所提供服务的过程，间接达到了资源配置的结果。在筹资过程中，"交易"双方（提供方和需求方）按照一定的价格出售和购买服务。购买方如果是患者个人，即是传统的卫生服务"医患交易"行为。如果是政府或公立保险机构，即政府或保险机构代表居民向医疗卫生机构购买符合一定质量和数量的卫生服务，即是公共购买。购买功能是确保所筹集的资金能够购买卫生保健服务，并改善卫生服务效率和质量。购买既可以是被动过程，也可以是有计划的行为。被动性购买是指遵循预先制定的预算方案购买或仅仅是支付产生的各种账单；计划性购买是指通过确定需要购买哪种干预措施、怎样购买及从何处购买来持续地寻找能够最大限度发挥卫生系统效能的途径。

三、卫生筹资的目标与属性

（一）卫生筹资的目标

卫生筹资不仅决定了卫生服务利用的可得性，筹资机制还将决定因疾病带来的灾难性卫生支出的风险保障程度，并进一步影响人群的健康公平。因此，卫生筹资的目标即为卫生系统筹集到足够的资金，以确保所有人都能利用卫生服务，同时不会因支付费用而面临经济崩溃的风险。通常用人群健康状况的改善、筹资的风险保障及人群满意度来衡量卫生筹资目标的实现程度，这也就是通常所说的卫生筹资的最终目标。

不同时期的卫生筹资系统有着不同的目标。1978 年，WHO 和联合国儿童基金会在《阿拉木图宣言》中提出初级卫生保健策略，要求各国向居民提供最基本的、人人都能得到的、体现社会平等权利的、人民群众和政府都能负担得起的卫生保健服务。2005 年在第 58 次世界卫生会议上，WHO 的各个成员国承诺建立本国的卫生筹资体系，从而保证其国民能够获取卫生服务，同时不会因为支付这些卫生服务的费用而遭受经济困难。

（二）卫生筹资的属性

由于卫生服务领域的特殊性，卫生筹资也具备其特殊性质；同时，卫生筹资的属性可被视为其中间目标，主要包括公平性、风险共担、效率和卫生筹资的可持续性。

1. 公平性

卫生筹资的公平性指居民收入水平和支付能力不同，对卫生服务也应有不同的支付额，收入水平高的居民应比收入水平低的居民支付更高的额度。WHO 对其解释为：如果每个家庭按其支付能力对卫生系统分担了相应的份额，而且分担的份额与家庭成员的健康状况及对卫生系统的使用是不相关的，则这个卫生系统体现了卫生筹资公平。

卫生筹资的公平可用三种方法来检验：垂直公平、水平公平和代际公平。垂直公平以效用的"平等贡献"原则为基础，提出了累积性问题及依据支付能力来进行筹资。由于收入的边际效用会随收入的增加而减少，因此，这一原则要求支付能力（即收入水平）越高的人群，对应筹资水平也越高。水平公平则是指具有相同支付能力的人，筹资水平也应一致，强调分担或风险的等分。代际公平指当代人和后代人在利用资源、满足自身利益、谋求生存与发展上的权利均等，是保障卫生系统可持续发展的重要原则，它不仅关注成本（支付的保险费），而且关注不同年龄组的收益。

2. 风险共担

疾病对人群的危害不仅是经济上的损失，更重要的是生命和健康的损失。人类所面临的各种风险中，疾病风险是涉及面广、难以避免、直接关系到基本生存利益的特殊风险；而疾病经济风险不仅包括由于治疗疾病造成的直接支出，也包括由于交通、误工、家庭照护所造成的间接支出。同时，卫生服务还具备外部性的主要特征，卫生服务的提供会对其他人（非直接服务接受者）造成影响。因此，卫生筹资要风险共担。

3. 效率

相对需求来讲，卫生资源永远是稀缺的，特别是在卫生投入持续增加的情况下，效率问题需要得到足够重视。效率就是利用有限的卫生资源投入达到尽可能大的卫生产出，主要涉及筹资效率、卫生服务供给效率和公共财政效率三个方面。提高效率是为了更好地利用资源来保障人群健康，而不是为了减少卫生投入。

4. 卫生筹资的可持续性

筹资的可持续性可以从狭义与广义两个维度理解：狭义的可持续性反映一个系统能够保障内部资金持有者拥有足够的资源，从而能够持续开展某项长期收益的活动；广义的可持续性指某项筹资计划在为需方服务的同时能够获取长期的效益，从而说服政府支持该筹集计划，并为其提供相应的支持与保障，一般包括筹资的可持续性、政治的可持续性、组织和管理的可持续性。

第二节　卫生资金筹集

一、卫生筹资的渠道

筹资渠道（financing channel）是客观存在的卫生资金的来源方向与通道，解决的是卫生资金的来源问题。从世界各国卫生筹资实践来看，主要有政府筹资、社会医疗保险、私营医疗保险、居民现金卫生支出和社区筹资。由于各种筹资方式均有其优点和不足，没有哪种筹资方式能够非常完美地解决一个国家或地区日益冲突的卫生筹资问题。因此，世界上几乎没有一个国家单独依靠一种筹资方式，尤其是发展中国家，其卫生总费用来源于多种渠道。

（一）政府筹资

政府筹资（government financing）包括国家税收和非税收入，是国家财政支出的一部分，是通过政府卫生预算支出直接投向卫生事业（主要采用供方补助形式），向居民提供规定的卫生服务项目。政府卫生预算是卫生筹资的主要渠道，特别是低收入国家，在社会医疗保险和私营医疗保险覆盖不足的地区，将更加依赖政府卫生预算支出这个渠道筹集资金。政府卫生预算也体现政府对卫生事业的重视程度。这种筹资渠道与卫生服务的利用量不发生直接的关系，筹集范围广，治理模式简单，影响范围大，受益面广，理论上更容易保证公平。

1. 政府筹资方式

（1）普通税收（tax）：从世界各国的经验来看，将普通税收的一部分投入卫生领域的做法已有很长的历史了。虽然其重要性在不同国家间有所不同，但却是卫生筹资最重要的渠道。根据经济合作与发展组织发布的《2021年收入统计报告》，税收占国家收入比重的平均数为33.8%，其中，丹麦的税收占国家收入比重最高，为46.3%，而墨西哥排名最后，为16.5%。一般来说，低收入国家税收占国家收入比重要低于高收入国家。尽管在低收入国家，政府对卫生服务的筹资具有同样的重要性，但是低税收往往使得政府财政能力有限和对卫生服务资助力度不足。对卫生服务来说，普通税收可能并不是一条稳定的筹资渠道。这主要是因为政府在制定预算时往往从政治重要性上考虑和做出选择。这样，卫生往往就不会被放在重要位置。同时，发展中国家（尤其是那些主要依靠进出口税的国家）经济状况不稳定，政府财政作为宏观经济调控手段经常受到多种因素的影响。

（2）通货膨胀（inflation）：也可以作为一种卫生筹资方式来利用。当政府财政支出大于财政收入时，可以通过发行货币来弥补赤字。然而，由于社会产出没有同时提高，增加的货币会导致物价上涨，坑害消费者。该筹资方式的主要问题是通货膨胀的负担是不平等的，享受固定收入的老人和那些工资较为固定的居民的收入严重下降。再者，许多国家缺乏将通货膨胀控制在适当范围的能力，结果会导致高通货膨胀率，从而严重影响经济发展、储蓄和投资。

（3）专项税（earmarked tax）：一些国家建立了专门用于卫生的税收。比如某些产品的销售可以在全国或特定的地区范围内征收用于卫生的专项税。这些销售税存在的问题是往往很难实施，从政治意义上讲，它可能是不受欢迎的。事实上，也往往产生一些消极的影响，比如低收入家庭往往承担更高的比重。这些特种税一般从酒类、烟草、娱乐等方面征收。该筹资渠道的优点是可以通过建立新税种为某些重要项目筹资。

（4）财政赤字（budget deficit）：一国政府在每一财政年度支出大于收入的经济现象。为了弥补财政赤字，一般会采取增税、增发货币、发行公债等方式。一国如果执行的是赤字财政，必然使得财政年度的相对收入增加，从而获得更多的卫生筹资可能。

（5）发行政府彩票（government lottery）：集资是现代彩票的共同目的。由于彩票业具有高额利润，1726年荷兰政府、1754年丹麦政府、1763年西班牙政府、1781年奥地利政府、1785年葡萄牙政府等都先后把发行彩票作为政府的一种新收入的来源。由于居民购买彩票的资金需要提取公益金和彩票发行费用，购买者获取的期望收益低于支出，实际上是征收了隐性税收，有学者称为"微笑纳税"。各国、各地区的集资目的多种多样，社会福利、公共卫生、教育、体育、文化是主要目标，如拉丁美洲彩票的收益绝大部分都用于发展医疗卫生、儿童福利、公共项目和慈善事业。2011年英国专门发行健康彩票（health lottery）为卫生事业筹集基金，以解决其国内医疗健康福利不平等现象。

（6）政府规费（government fees）：政府获得收入的另一重要形式，一般按照受益原则，由国家机关或事业单位向有关当事人提供某种特定劳务或服务，按规定收取的一种费用。政府规费按照性质可以分为行政规费和事业规费，包括：行政管理类收费，如医师资格证书工本费、执业医师注册费；鉴定类收费，如医疗事故技术鉴定费；考试类收费，如执业医师资格考试费；培训类收费，如放射工作人员卫生知识培训费；其他类收费，如卫生发展基金；等等。

2. 政府筹资的优缺点

优点：①卫生资金有稳定来源；②能有效控制卫生总费用的上涨；③覆盖面广，能较好地体现公平性。

缺点：①市场起不到调节作用；②卫生资金筹集渠道相对单一，财政可能不堪重负；③医疗服务效率低下，难以满足居民不断增长的卫生服务需求。

（二）社会医疗保险

社会医疗保险（social health insurance）是由国家通过立法形式强制实施的一种卫生筹资方式。医疗保险基金实行社会统筹、互助共济，主要由雇主和雇员按一定比例缴纳，政府酌情补贴。与私营医疗保险相比，社会医疗保险有两个显著不同的特点：首先，社会医疗保险具有强制性，符合社会医疗保险条件的群体都必须加入，而且都必须缴纳医疗保险费。公民缴纳了相应的保险费，将会按规定享受有关的权益。其次，社会医疗保险缴纳的保险费及所享受的好处以国家法规的形式进行规定，并通过法律予以公布。社会医疗保险缴纳的保险费及所享受的好处都比私营医疗保险容易获得。

优点：①筹资渠道法治化、多元化，卫生资金有稳定来源；②可以实现高收入和低收入人群、高风险和低风险人群之间的风险分担，体现了公平性原则。

缺点：①将不符合医疗保险的人群排除在筹资范围之外，如非正式部门雇员、老年人和儿童，可产生一定的不公平问题；②容易出现供需双方的道德风险，医疗费用难以控制；③医疗保险费用负担的代际转移问题较为突出；④对慢性疾病和预防服务的覆盖范围、力度不足。

（三）私营医疗保险

私营医疗保险（private health insurance）是由非营利或营利保险公司提供，消费者自主选择最适合自己偏好的医保项目。其保险业务面向个人和群体，保险费是根据个体的疾病风险特征等因素，通过保险统计测算出来的。征收的保险费应该接近于可能发生的偿付费用加上管理费用和剩余利润。通常情形下，保险的管理费加上剩余利润可以占到保险费的 40%～50%。由于费用较高，私人保险业最关心的是消费者的逆向选择，有基础疾病或被认为处于较高疾病风险的人群常被排除在健康保险之外，或被要求支付更高的保险费用。在某些社区，由于存在更高的平均医疗成本，因此收取的保费也更高。如果是雇员群体保险，保费的收取取决于企业的特点和工作环境条件。

优点：①能适应居民多层次的不同卫生服务需求；②卫生服务质量和效率较高；③更好地促进医学科技的迅速发展。

缺点：①较难实现高收入人群与低收入人群之间的风险分担，不公平现象较为突出；②医疗费用的控制难度较大。

（四）居民现金卫生支出

居民现金卫生支出（out-of-pocket payment，OOP）是指居民在接受各类卫生服务过程中，以现金方式直接支付的门诊、住院、护理及其他专业性医疗保健费用，以及在各种保障制度下共付的费用，但不包括红包等非正式费用。多数情况下，使用者付费是在公共筹资不足、政府有效分配卫生资源能力缺乏、公立机构提供基本卫生服务的效率低下、卫生服务提供者收入水平较低、人群有意愿自付医疗费用以减少因交通和等待带来的成本损失及诸如药品等关键医疗产品提供不足等问题存在的情况下发生的。使用者付费主要来自家庭的可支配收入，与个人卫生服务利用量直接相关，属于现付制。WHO 不提倡使用这种筹资方式，根据 WHO 和世界银行 2015 年测算，全球 37 个低收入和中等收入国家中，有 6% 的人因必须自付卫生服务费用而陷入或更深地陷入贫困之中。

优点：当政府卫生筹资意愿或能力有限时，现金支付是一种较好的卫生筹资策略，且容易管理。现金支付会降低患者为服务付费的意愿，可以避免卫生服务过度利用。另外，现金支付能够提高资源的分配效率，增加消费者使用卫生资源时的责任心和卫生服务提供者的责任心。同时，通过服务收费鼓励人群寻求更为有效的卫生服务，如鼓励人群首先利用基层医疗机构的服务，再到医院获取服务，由此提高了卫生服务系统的效率。

缺点：有低收入人群无法支付卫生总费用而放弃治疗，或因支付卫生总费用而造成因病致贫、灾难性卫生支出等问题，极大地影响了卫生服务的可及性和公平性。

（五）社区筹资

社区筹资（community financing）是一个社区（在一个农村地区、行政区、其他地理区域，或者同一个社会经济或种族的群体）中的各个家庭为既定的一系列卫生服务筹集资金的一种筹资机制。值得注意的是，资金的筹集不仅仅局限于家庭，还有来自中央政府、地方政府、国内或国际非政府组织和双边援助国的支持。现存的社区卫生筹资通常是一种自愿保险方式，居民自发参与到这个保险方案中，参与者的多少决定了该方案的吸引力大小，以及该方案持续发展的可行性。此外，考虑到公平性因素，该方案平等对待所有群体，包括弱势群体。

优点：满足了特定人群的需要，如让农村的低收入人群能获得卫生服务，增加了卫生服务的可及性。

缺点：①卫生筹资的能力有限，而且可持续性较差；②贫困人群受益的水平较为有限；③对卫生服务的提供行为影响有限。

二、卫生筹资的国际经验

每个国家都必须根据国情制定卫生筹资战略，其重点并非社会医疗保险而是社会医疗保障，该卫生筹资战略不仅要确保全面覆盖（universal coverage），还要确保全面可及（universal access）。仅仅提高社会医疗保险覆盖率并不能形成充分的风险防范，即使是以社会医疗保险为主的国家，一般税收筹资也是必不可少的，需要建立社会医疗保险、一般税收筹资、私营医疗保险、个人自费的复合筹资模式，实现健康风险防范的卫生筹资战略目标。

（一）不同经济水平国家的筹资特征

2005 年，WHO 向所有成员国提出要实现全民健康覆盖，即人人都应获得他们所需的卫生服务，且不遭受经济损失或陷入贫困的风险。国际经验显示，全民健康覆盖的目标与该国的卫生筹资水平息息相关。为此，所有成员国都承诺完善本国的卫生筹资体系。当今全球都在应对经济低迷问题、经济全球化并存的疫情全球化问题及随人口老龄化而来的对慢性病保健的需求日益增加的问题，各国对实现全民健康覆盖和完善卫生筹资体系的需求变得前所未有的紧迫。通常，卫生筹资水平与筹资公平性往往受到本国经济的影响。处于同一经济发展层面的国家，在卫生筹资方面体现出许多共性。因此，本节主要根据经济状况进行国家分类，分类标准依据世界银行 2013 年采用的人均国民生产总值（GNP），将全球的国家分为低收入国家（人均 GNP≤1034 美元）、中等收入国家（1035 美元≤人均 GNP≤12615 美元）、高收入国家（人均 GNP≥12616 美元）。从国际经验看，低收入和中等收入国家在卫生筹资方面面临更多的挑战。相对而言，高收入国家由于在卫生筹资领域有较长的改革历程，因此有一些值得借鉴的经验。

1. 低收入国家

大部分低收入国家面临的严重挑战是为人群提供基本的卫生服务并提供筹资保障。概括起来，低收入国家卫生筹资的共性包括以下几个方面：第一，政府卫生筹资总量不足。实现全民健康覆盖的第一步是保证最贫穷的国家拥有健康资金，且经费支持在未来的年份中可以持续增长，从而保证低收入国家可以扩大卫生服务覆盖面。第二，个人现金卫生支出仍是主要的筹资方式。当个人现金卫生支出占主导地位时，贫困人群和脆弱人群不可能被卫生保险所覆盖，即使能够获得卫生服务，也将面临巨大的经济障碍和致贫风险。全球经验表明，如果个人现金卫生支出占卫生总费用的比重超过 30%，很难实现基本公共卫生服务的全民覆盖，如果该比例超过 30%，将导致灾难性卫生支出和家庭贫困的高发生率。第三，需增加卫生支出的公平性和效率。低收入国家的卫生投资重点应放在覆盖全民的基本服务和公共卫生服务上面，这样可能会对健康结果产生更大、更公平的影响，确保投入的资金物有所值。

2. 中等收入国家

大部分中等收入国家关注的重点是卫生服务的全覆盖、筹资保障和卫生系统的效率问题。概括起来，中等收入国家卫生筹资的共性包括三个方面：第一，许多国家在减少贫穷和提供基本卫生服务方面取得了巨大的成果。以经济发展作为基础，中等收入国家有能力提供基本的公共卫生服务和初级卫生保健服务，通常由公立或私立服务体系提供这些服务。第二，中等收入国家也依赖于高水平的居民现金卫生支付方式进行卫生筹资。据统计，现金支付的费用在中低收入国家和中高收入国家各占卫生总费用的 50% 和 35%。第三，一些中等收入国家高度集权的卫生服务体系的筹资结构是低效的，因为预算和对服务的需求不能达成一致。

3. 高收入国家

高收入国家在卫生筹资改革方面经历了由基于社区层面的自愿保险到正规公共保险，再到社会或全民健康保险筹资体系的演变。除美国外，几乎所有高收入国家都实现了全民健康覆盖或接近全民健康覆盖。总的来看，高收入国家卫生资金的共性包括：第一，基于社会健康保险进行卫生筹资的方式更为普遍；第二，在经济增长的同时，政治意愿对实现全民健康覆盖也至关重要；第三，由于大部分高收入国家已经实现全民健康覆盖，改革的重点主要是通过服务购买的制度安排来实现效率产出。

（二）国际卫生筹资的基本经验

1. 根据国情制定筹资策略

任何一种有效的卫生筹资策略都要依据不同的国情，包括基本卫生服务的可及性、经济风险保护能力、财政能力和约束性条件等确定本国筹资策略。如在我国，既往只有城镇职工享有医疗保障，筹资策略则是通过迅速扩大医疗保障的覆盖面来拓宽卫生筹资渠道并解决筹资的公平性问题；而对于医疗保障覆盖率比较高的国家，则应当确保被排除在现有医疗保障体系的人能获得医疗保障并且减少现金卫生支出。

2. 支付卫生服务的方式不应阻碍卫生服务的可及性

全球很多国家都将患者直接支付作为国内卫生系统的收入来源，并对其过分依赖，因为服务付费问题让数百万人无法在需要时获得卫生服务。对那些寻求治疗的人来说，这种方式会使其经济困难，甚至陷入贫困。很多国家通过确保国内卫生筹资的大部分资金来自预付费，然后将预付费集中到一起以使国民分担经济风险的方法，来为国民提供更好的卫生保障。预付费和融资既可以消除使用卫生服务的经济障碍，又可以降低发生灾难性卫生支出的概率。

3. 增加预付费措施筹集卫生资金

WHO 提出，持续依靠患者直接支付，包括向使用者收费的方式是目前为止实现全民覆盖的最大障碍。大量的研究表明，通过预付费措施筹集卫生资金是提高人群覆盖率最有效、最公平的基础。当预付费来自大多数人群，通过不断统筹不同来源的资金覆盖每个人的卫生总费用时，这种机制的运行效果最好。实际上，这种机制意味着社会共济性较好。

4. 强制性筹资

如果实行自愿投保原则，低风险人群（通常是年轻人和身体健康的人）不会投保，而且也很难保证自由职业的人会投保。自愿投保可能有助于人们体会预付费制度的好处，有经济风险保护机制当然比没有好，但是从长期看，筹资很难持续。

5. 提高筹资层次

社区筹资固然有其优点，既可以推广预付的好处，也是激发凝聚力的有效方法，但是由于社区筹资的筹资层次较低，生命力非常弱，一次医疗费用高的疾病或治疗就会用完预付费。低层次的筹资和多个系统的筹资，必然使得筹集的卫生资金分别服务于不同人群，且筹资系统属于重复工作，将会加大管理和信息系统的成本，还会加大实现公平和经济风险保护的难度。例如，卫生部门和社会保障部门各自管理不同人群的卫生服务，就将放大重复工作和低效率引起的后果。

6. 更加注重公平与效率

即使在一些高收入国家也存在避税问题和税收及保险费征收效率低下问题，改善征收效率可以增加资金的筹集从而为卫生资金的增加提供可能。

尽管疾病预防和健康促进干预项目具有较好的成本效益，但是在一般情况下，政府管理人员的压力来源于要保证治疗性卫生服务的可及性，很多卫生筹资系统的重点也是为治疗付费，而不是为基于人群的疾病预防和健康促进服务提供资金补偿。因此在卫生资金分配上，将更加注重疾病预防和健康促进干预项目的分配。

在筹资过程中，政府越来越重视对低收入人群的保护，如强调全民覆盖、为没有能力缴费的人承担卫生总费用等。在制度设计中将向卫生系统缴费［税收和（或）保险费］转变为强制性义务，可以确保居民不仅只在担心患病时才缴费，而且在身体健康的时候也一直缴费。

三、我国卫生资金的筹集

（一）我国卫生资金的筹资渠道及其形式

我国的卫生资金的筹集主要包括政府卫生筹资、社会卫生筹资和个人卫生筹资三个渠道。

1. 政府卫生筹资

政府卫生筹资包括各级政府用于卫生服务、医疗保障补助、卫生和医疗保险行政管理事务、人口和计划生育事务等各项事业的经费，其中医疗保障补助包括政府用于各类医疗保障项目的支出，如行政事业单位职工医疗保障补助、公务员医疗补助、医疗救助、城乡居民基本医疗保险等。

2. 社会卫生筹资

社会卫生筹资是指政府筹资外的社会各界对卫生事业的资金投入，包括社会医疗保障资金、私营医疗保险费、社会办医费用、社会捐赠援助和行政事业性收费收入等。

3. 个人卫生筹资

个人卫生筹资是指城乡居民在接受各类卫生服务时的现金支付，包括享受多种医疗保险制度的居民就医时自付的费用。

（二）我国卫生资金筹集的基本情况

1. 卫生资金筹集的进展

（1）卫生筹资总额逐年提高：卫生总费用反映卫生筹资的充足程度，而筹资结构则体现卫生筹资的公平程度，个人现金卫生支出占卫生总费用的比例体现卫生筹资系统对家庭的风险保护。2009年新医改以来，我国对卫生事业的投入明显增加，卫生总费用变化情况呈现如下态势：一是卫生总费用筹资总额逐年提高，增长速度明显快于国民经济增长速度。《2019年我国卫生健康事业发展统计公报》显示，2019年中国卫生总费用65 195.9亿元，增长速度为12.4%，明显高于当年GDP的增长速度（6.1%）。二是政府卫生投入增速放缓与社会卫生支出持续上升，2019年政府卫生支出比重降至26.7%，社会卫生支出29 278.0亿元（占44.9%）。三是居民个人卫生支出比重持续下降。2019年个人卫生支出18 489.5亿元（占28.4%）。筹资结构有所优化。

2016~2020年，全国财政卫生健康支出从13 159亿元增长到17 545亿元，年均增长7.5%，比同期全国财政支出增幅高出0.4个百分点；占全国财政支出的比重由7.0%提高到7.1%。中央政府的转移支付制度将进行改革，一般性转移支付将成为主体（占60%以上），用于教育、医疗及社保等民生支出。基本公共卫生服务经费财政补助标准从人均45元提高到74元，继续向基层卫生服务倾斜。

（2）以社会医疗保险筹资为主：医疗保障体系作为卫生筹资的重要组成部分，具备分担居民疾病经济负担的作用。目前，我国已确立了以社会医疗保险筹资为主，财政补助、个人自付为辅的筹资模式，初步形成了适应社会主义市场经济体制、多层次的医疗保障体系框架，基本医疗保险制度已基本覆盖城乡全体居民。根据国家医疗保障局发布的《2019年全国医疗保障事业发展统计公报》，从基本医保覆盖范围来看，2019 年参加全国基本医疗保险 135 407 万人，参保率稳定在 95%以上。从筹资水平来看，2019 年，全国基本医保基金总收入 24 421 亿元，比上年增长 10.2%，占当年 GDP 比重约为 2.5%；职工医保基金收入 15 845 亿元，比上年增长 10.7%；居民医保人均筹资 781 元，比上年增加 88 元，增长 12.7%，基金收入 8575 亿元，比上年增长 9.3%。从保障水平来看，职工医保和居民医保政策范围内住院医疗费用，2019 年基金支付比例分别达 85.8%和 68.8%左右。此外，我国大力推进城乡居民大病保险，解决困难群众的因病致贫、因病返贫问题。

（3）医疗卫生机构投入机制逐步细化：医疗卫生机构作为服务提供方，其补偿机制和运行机制决定了卫生筹资的效果、效率。新医改将医疗卫生机构投入机制的调整作为一项重点工作内容。对于公立医院投入机制，政府投入主要用于基本建设和设备购置、扶持重点学科发展、符合国家规定的离退休人员费用和补贴政策性亏损等，对承担的公共卫生服务等任务给予专项补助，形成规范合理的公立医院政府投入机制。新医改以来，国家及大部分省市均已加大了对公立医院基本建设的财政投入：2013～2017 年，财政投入由 4893 亿元增加到 7550 亿元，年均增长 11.5%，占财政医疗卫生支出的 52.2%。

此外，新医改积极鼓励发展社会办医，拓宽融资渠道。通过特许经营、公建民营和民办公助等模式，支持社会力量开办非营利性医疗机构，并在公共服务领域推广政府与社会资本合作模式。在政府近年来的大力鼓励和支持下，社会办医取得了快速发展，在提供多层次医疗服务上发挥着越来越重要的作用。

（4）筹资机构职能调整：整个卫生系统的筹资分散在各部门，各部门的沟通和目标在一定程度上决定了卫生筹资的效率和可持续性。随着社会经济发展和机构改革，卫生领域相关机构职能也有了相应调整：一是公立医院"管""办"分开，合理界定政府作为出资人的举办、监督职责和公立医院作为事业单位的自主运营管理权限之间的关系。上海、北京、深圳、鞍山和重庆等地均通过设立医院管理局等方式，转变政府职能，明确政府及相关部门的管理权力和职责，构建决策、执行、监督相互分工、相互制衡的权力运行机制。二是机构整合。2018 年 5 月，国家医疗保障局正式挂牌，将人力资源和社会保障部的城镇职工和城镇居民基本医疗保险、生育保险职责，国家卫生健康委员会的新型农村合作医疗职责，国家发展和改革委员会的药品和医疗服务价格管理职责，民政部的医疗救助职责整合，实现了"四权归一"的职能与资源整合。

2. 卫生资金筹集存在的主要问题

（1）筹资总额与同等收入国家相比还有差异：根据世界银行公布的数据，2018 年我国卫生总费用占 GDP 的比重在中高等收入的 55 个国家中仅排第 36 位；同时，尽管近年来我国居民个人卫生支出占卫生总费用比重持续降低，但仍排第 22 位。WHO 在《亚太地区卫生筹资战略（2010—2015）》中指出，若居民的现金支出所占比例高于 30%，或是政府的卫生支出比例低于 5%，那么"全民覆盖"的目标也就很难得以实现。只有当居民个人现金卫生支出占卫生总费用比重降至 15%～20%，经济困难和贫穷发生的机会才能降低到可以忽略的水平。

（2）筹资公平性有待提高：筹资公平的衡量标准是卫生系统筹资结构是否为家庭提供风险保护；政府财政补助是否更多地流向了公共卫生及基层卫生等有助于公平性改善的机构；以及不同地区、城乡、经济水平人群之间公平性的差异等。总体来看，我国卫生筹资公平性仍有待提高。一是城乡间公平性。虽然新医改逐步开展城乡统筹，但城乡卫生资源配置差异仍然较大，城乡医疗服务公平性仍然有待提高。二是地区间公平性。自 2009 年医药卫生体制改革以来，政府卫生投入总体水平增长迅速，但不同地区增长速度有较大差别。全国及部分省市卫生总费用占 GDP 的比例提示地区差异大。人均卫生总费用水平与地区经济发展密切相关，不同地区间差距较大，费用最高的地区是最低地区的 4 倍多；中西部地区对中央财政专项投入依赖较大。三是医疗卫生机构间分配公平性。新医改以来，基层医疗机构的硬件设备及基础设施有了明显的改善，但从费用分布来看，基层门诊和住院量仍未及预期，患者就诊难以下沉的问题仍然存在，甚至有愈演愈烈之势。此外，公共卫生机构费用占比总体呈下降趋势。四是参保类型间公平性。城镇职工基本医疗保险制度中退休职工不缴纳个人保险费用，然而，有研究显示，近25%的老年退休职工消费了60%以上的医疗费用。另外，城镇职工医保实行等比例筹资，个人缴费标准为工资收入的 2%，单位缴费标准各地在工资总额的6%左右；居民医保对不同收入水平家庭居民实行相同的筹资标准，虽然表面看起来公平，但实际上目前医保费用的筹集对高收入家庭是有利的，未体现累进制。

（3）最低保障和高层次需求保险发展程度不一致：在新医改实施过程中，政府加大了对医疗救助的投入，医疗救助的人群范围不断扩大，救助项目涉及部门不断增多，待遇标准也随着筹资能力的提高而不断提高。然而，目前的医疗救助还存在许多问题。一是财政投入不足，筹资水平和支付能力仍然有限，难以满足全面化解困难人群个人医疗费用风险的实际需求；二是偏重于对困难人群（低保人群）的救助，而对接近困难人群（收入水平略高于低保线的人群）和发生重大疾病、费用特别高昂的一般患者人群的医疗救助则严重不足；三是医疗救助与基本医疗保险边界不清。救助重复、遗漏现象时有发生，社会救助"碎片化"问题突出。

第三节　卫生筹资评价

卫生筹资评价是指对卫生筹资方式是否合适、能否为卫生系统筹集足够的资金、资金的分配是否公平合理、资金利用率是否充分进行评价。一种筹资方式的总体效果不仅要从筹资及其支付方式本身来看，同时也要从卫生保健和供需双方的各种因素相互作用来评价。一般来说，卫生筹资评价主要从以下四个方面进行。

一、卫生筹资能力评价

卫生筹资是卫生服务体系建设的基础和关键，它实质上是一个融资的过程，是整个卫生服务过程的起点，在此基础上才能合理地配置和利用公共卫生资源。一个好的卫生筹资系统，要能为卫生系统筹集足够多的资金。WHO 认为，如果政府和人民共同努力，各国还有很大的余地在国内筹集到更多的卫生经费。

卫生筹资能力，一般通过卫生筹资总额（或卫生总费用）、人均卫生总费用、卫生总费用占GDP 的比重、政府卫生支出占财政支出的比重等指标来衡量。其中，卫生总费用占 GDP 的比重是公认的衡量各国、各地区卫生筹资能力的评价指标，该指标反映了资本的可用性。世界卫生组织公布，2016 年，全球在卫生相关的消耗共计 7.5 万亿美元，占全球 GDP 的 10%。其中，高收入国家卫生总费用占 GDP 的比重平均为 8.2%，中低收入国家为 6.3%。1999～2019 年，我国卫生总费用占 GDP 的比重从 4.9%升至 6.6%，政府卫生支出占卫生总费用比例从 15.3%提高到 26.7%，社会支出占比从 25.5%升至 44.9%，均呈现出逐年上升的趋势。

提高卫生筹资能力，可以通过提高国家征税效率来实现。即使在一些高收入国家，避税和低效的税收及保险费征收也是一个严重的问题。提高税收的征收效率可以增加经费的筹集，从而用于提供卫生服务或者为群众购买服务。调整政府预算的优先顺序，也可以增加卫生筹资能力。改革筹资途径，也是提升卫生筹资能力的重要方式，如在一些国家，征收外汇交易税可以筹集到大量经费。

二、卫生筹资公平性评价

卫生筹资公平性关注的是家庭对卫生资金筹集的贡献，其理论基础是所有的卫生支出，无论由谁支付，最终都将分摊到全社会的各个家庭，即卫生筹资的公平性关注的是家庭卫生筹资公平性。

WHO 认为，公平的卫生筹资体现为能保证个体得到其所需的有效医疗服务。也有学者认为，应从全社会角度，将卫生筹资作为收入再分配的组成部分予以考虑，而非单纯卫生系统内筹资。当前，卫生筹资公平性研究主要有两个研究体系，一个是 WHO 所采用的方法，另一个就是欧盟所采用的方法。

WHO 卫生筹资公平性研究体系主要运用卫生筹资公平性指数（fairness of financing contribution，FFC）进行筹资公平性分析。该指数最早由 WHO 公布于 2000 年世界卫生报告中，用以评价一个国家或地区卫生筹资公平性大小，通过家庭卫生筹资贡献（family health financing contribution，HFC）计算获得。家庭卫生筹资贡献指家庭卫生总支出占家庭可支付能力的比重。卫生筹资公平性指数的取值在 0～1，越趋近于 1，表明该国家或地区的卫生筹资系统越公平，当等于1 的时候就是绝对公平。

欧盟卫生筹资公平性研究体系主要集中于垂直公平性，普遍使用家庭水平的数据去评价各种筹资机制下的费用支付方式，运用卡克瓦尼指数（Kakwani index）、集中曲线等，探讨与支付能力相关的因素，以及筹资机制先进性等问题，主要是对各种卫生筹资渠道进行累进性分析，即相对于收入和消费水平来说，评价某种筹资渠道究竟是累进的还是累退的，累进或累退的程度如何，通过分析可以量化一个国家或地区的卫生筹资垂直公平性程度。

三、卫生筹资效率评价

效率就是利用有限的卫生资源投入达到最大的卫生产出。效率有三种：分配效率（也称资源配置效率）、技术效率（也称生产效率）和管理效率。一些卫生总费用水平相近的国家，其健康产出却迥然不同，表明各国的卫生筹资效率差异较大。

卫生资源配置和使用效率可以从两方面进行评价：一是从系统水平上考察资源在不同服务内容和机构间的配置；二是从机构水平上评价资源的配置效率和技术效率。虽然所有医疗卫生服务都能从某种程度上解决人们的健康问题，但是在卫生资源稀缺的情况下，卫生资源特别是公共财政资源应当优先保证成本低、健康产出大的服务。初级卫生保健机构主要提供基本医疗和预防保健服务，可及性较高，居民享受医疗服务的成本比较低。因此，从配置效率来讲，初级卫生保健机构应当是卫生公共财政支持的重点。

四、卫生筹资目标实现程度评价

如前文所述，卫生筹资的终极目标是人群健康的改善、筹资的风险保障及人群满意度。因此，卫生筹资目标的实现程度评价一般从人群的健康期望寿命、家庭灾难性卫生支出和卫生筹资的满意度来衡量（本小节重点介绍筹资风险保障的评价）。

卫生筹资风险保护的目的是在人群中实现风险共担，避免居民因为就医花费而导致严重的经济困境，可从两个方面进行评价：一是卫生筹资系统中不应有因卫生支出而导致家庭正常消费结构受到严重影响，从而导致灾难性的结果，即发生灾难性卫生支出；二是卫生筹资系统中不应该出现个体或家庭因卫生支出而陷入贫困或加深贫困程度的现象。筹资风险保护分析主要采用微观家庭数据，内容包括家庭灾难性卫生支出分析和因病致贫分析。

（一）家庭灾难性卫生支出

家庭灾难性卫生支出（catastrophic health care payments）由 WHO 提出，被定义为家庭现金支付的医疗卫生费占家庭消费的比例超过一定的标准。家庭在一定时期内的医疗卫生支出占其消费性的比例不应过大，一旦超过了某个预先规定的标准，导致家庭食品、服装、住房、交通、教育、文化等其他消费性支出受到灾难性的影响，这种卫生支出就应当被界定为"灾难性卫生支出"。

分析灾难性卫生支出需要两个基本变量：一是家庭支付的医疗卫生费变量，指家庭成员以现金方式直接支付的门诊、住院、护理及其他医疗保健费用，应扣除由各种医疗保障制度所支付的补偿金。二是家庭生活水平变量。家庭生活水平可以用家庭消费、家庭支出、家庭收入或家庭财务指数来衡量。

灾难性卫生支出界定标准是根据家庭现金支付的医疗卫生费占家庭消费（一般是非食品性消费）比例确定的，并没有统一规定。WHO建议，将一个家庭的整个医疗卫生费占家庭的非食品性消费的比重达到40％作为灾难性卫生支出发生的界定标准。

灾难性卫生支出的研究意义在于：首先，借鉴国际研究方法和经验，确定灾难性卫生支出的界定标准，讨论我国家庭消费中平均支付多大比例的医疗费用才算合理；其次，计算灾难性卫生支出的发生率，测算有多少家庭因为支付医疗费用而陷入灾难性境域之中；再次，研究家庭消费低于界定标准的家庭距离标准的差距有多大，反映家庭遭遇灾难性卫生支出打击的严重程度；最后，分析灾难性卫生支出发生的主要影响因素，有针对性地采取相应政策和措施，降低灾难性家庭的实际发生率。

（二）因病致贫

因病致贫是指居民由于疾病发生的现金医疗卫生支出直接导致家庭陷入贫困，或加剧其贫困的程度。避免居民因医疗卫生支出而陷入贫困或者加深贫困的程度，是卫生筹资系统的一个重要目标。对于因病致贫，主要是通过比较医疗卫生支出前后居民贫困发生率和贫困程度的变化来进行分析。具体的分析需要考虑"一条线"、"两个变量"和"三个指标"。

"一条线"指贫困线。在进行因病致贫分析前需要确定贫困线，贫困线是区分贫困人口和其他人口的标准，基于对贫困的不同理解，关于贫困线的定义也是从不同角度展开的。世界银行认为：贫困线是一个基本生活的标准，低于这个标准的人群为穷人。也有学者认为，贫困线是在一定的时间、空间下，处于一定社会发展阶段，人们维持基本生存必需的物品和服务的最低费用或价值。贫困线的测算方法有多种，主要包括恩格尔系数法、市场菜篮法、收入比例法、马丁法和经济计量模型法等。目前，世界银行公布的按购买力计算的最新国际贫困线标准是每人每天1.9美元（2015年）。由于我国是典型的经济二元型社会，城乡经济发展水平相差很大，我国政府公布的贫困线特指农村地区的贫困线，为每人每年2300元（2011年），而我国城市间经济发展差异较大，城市贫困线一般由地方政府根据当地居民收入和生活消费水平，考虑各影响因素来测算，城市的贫困线实际是发展贫困线。

"两个变量"是指居民的个人现金卫生支出变量和发生卫生支出人口的生活水平变量。医疗费用支付前通过对生活水平变量和贫困线进行比较来分析居民是否陷入贫困和贫困的程度；医疗费用支付后通过对除现金卫生支出后的生活水平变量和贫困线进行比较来分析居民是否陷入贫困和贫困的程度。这两个变量的测算方法与家庭灾难性卫生支出中家庭支出的医疗卫生费和家庭生活水平变量的测算方法一致，不同的是需要进一步将家庭医疗卫生总费用和家庭生活水平转换为个人医疗卫生总费用和个人生活水平。

"三个指标"是指贫困发生率（poverty headcount）、贫困距指数（poverty gap）和森的贫困指数（Sen poverty index），分别反映贫困的广度、深度和强度，贫困主要由这三个指标来测量。贫困发生率指所有贫困个体人数之和占总人口数的份额，是从贫困人口在其人口总体中所占比例的角度反映贫困现象社会存在面或发生率。贫困距指数指贫困人口消费或收入低于贫困线的程度，该指标侧重从经济收入或差额的角度衡量贫困，反映个体或社会距"脱贫"目标的差距，包括平均贫困差距、相对贫困差距和标化贫困差距。森的贫困指数用来分析不同经济水平贫困人群间的收入分配状况，反映穷人间相对贫困的程度。

第四节　卫生支付概述

一、卫生支付与卫生支付制度的概念

卫生支付（health payment）与卫生筹资是相对应的两个概念，卫生筹资主要探讨资金"从何而来""如何筹集"的问题，卫生支付则是研究资金"流向何处""如何使用"的问题。卫生支付具体指在卫生服务发生的过程中（即交易过程），资金从一方（组织或个体）转移到另一方的过程，包括患者支付与第三方支付两种类型。前者是患者在接受卫生服务时直接向提供医疗卫生服务的机构付费，而后者则是患者在接受医疗卫生服务时由第三方（如医疗保险机构）向提供医疗卫生服务的机构付费。

卫生支付制度（health payment system）指为了规范卫生服务购买方（政府、医疗保险机构和患者）及卫生服务提供方（服务提供机构与人员），以符合相关政策与合理补偿要求而共同遵守的一系列行为准则。根据对象不同，卫生支付制度分为供方支付制度（"补供方"）和需方支付制度（"补需方"）。供方支付制度是指卫生服务支付方对卫生服务提供方在提供服务过程中消耗的资源进行补偿时所共同遵守的一系列行为准则；需方支付制度是指卫生服务支付方对卫生服务需方在接受卫生服务过程中所支付的费用给予经济补偿时所共同遵守的一系列行为准则。

二、卫生支付的基本过程

卫生支付的过程是指卫生服务购买方按照一定支付水平对卫生服务提供方开展服务所消耗的人、财、物等资源进行补偿的基本过程，其本质就是卫生服务的购买过程。

由于支付对象存在差异，相应支付的基本过程存在不同，可分为供方支付过程与需方支付过程。供方支付过程是服务购买方针对服务提供方由于开展卫生服务所消耗资源给予补偿的过程，主要有如下类型：①对卫生服务提供机构建设与维护的支付，如基本建设、修缮；②对卫生服务提供机构运转公用经费的支付，如人员工资、交通等各类办公经费；③对业务专项经费的支付，如医疗保险费用、基本公共卫生服务费用、重大专项公共卫生总费用；④对其他方面的支付。需方支付过程指当卫生服务需求方在使用服务过程中发生费用支付，由服务购买方对其进行经济补偿的过程，能够分担卫生服务使用者由疾病或健康损害所导致的经济风险。

由于支付方式存在差异（预付制与后付制），所对应的支付过程亦存在不同。预付制的基本过程是指在实际卫生服务发生之前，服务购买方根据支付内容与支付标准核算补偿额度，事先预拨给服务提供方，提供方在约定的服务期限内具有自由、合理支配预拨经费的权利。后付制的基本过程则是在实际卫生服务发生之后，结合具体的服务内容、数量与质量及对应的支付标准，对服务提供方消耗的各项成本进行事后的补偿。两种支付过程相比而言，预付制对成本测算与预拨费用核算的要求较高，需起到既能够提高服务提供方成本效益的意识，又要考虑服务技术的升级、疾病谱的转变与人口结构的变化等；后付制的管理成本与交易成本较低，能够提升购买方资金的使用效率，但易出现诱导需求的问题，导致卫生资源的过度消耗。

三、卫生支付的作用

（一）对服务提供方的作用

对卫生服务提供方而言，卫生支付是其获得成本补偿的主要渠道，因此卫生支付的内容、方式，

会在很大程度上决定卫生服务供方提供卫生服务的类型、数量和质量。现今所存在的各种卫生支付方式可以产生不同的激励效应，促使卫生服务供给方相应地改变其运营和管理的模式，例如，通过改变设施配置、卫生服务人员构成、治疗模式、劳务政策、医疗服务质量和医院的管理自主权，从而改变其资本的配备和成本的构成，进而改变其绩效，最终实现相应的政策目标。需要注意的是，我国的卫生支付制度不同于国外，支付的对象多为服务提供机构（家庭医生除外）。因此，不同的支付设计影响最为直接的是中观层面的服务提供机构，微观层面的提供者行为的转变是通过所属机构在支付制度影响下发展模式、绩效考核、人员晋升等调整所出现的结果。

（二）对服务需求方的作用

对于卫生服务需求方而言，不同的支付设计（起付线、封顶线、支付比），能够从不同程度上消除或缓解疾病经济负担，降低患病不就诊与因病致贫发生的概率；同时，需方支付制度改变了实际支付的费用，能够影响需方的就医意向和就医选择。如我国基本医疗保险制度的建立与全民覆盖目标的基本实现在一定程度上提高了需方的就诊意愿。需要注意的是，不同的需方支付制度会引发不同的行为，如旨在优化患者流向的报销比差异设计，以及后付制下可能引发的"医患合谋"的道德风险。因此，应制定合理的需方支付制度，从而促进分级诊疗制度的实现，实现医疗卫生资源的优化配置。

（三）对医疗保险制度的作用

支付制度在医疗保险制度中发挥着杠杆的调节作用，它影响着医疗保险制度的效果，也决定了医疗保险在医疗服务提供方、需求方和购买方三者之间的政策导向关系，反映出不同的保障程度；同时，正如上文阐述，卫生支付能够影响和改变卫生服务供需双方的行为，能够规范服务过程、提升服务效率、提高服务质量等，对医疗费用的控制也有着重要的影响。因此，合理的卫生支付制度不仅能够为医疗保险制度的开展创造一个优良的环境，而且关乎医疗保险基金的使用效率与医疗保险制度的可持续运行。

第五节　卫生支付方式

一、卫生支付方式的概念

支付方式（payment method）是指卫生资金从所有者或者具有支配权利的主体（政府、第三方支付者或患者）转移到卫生服务提供方（医院、卫生服务机构或卫生服务人员）的具体方式。对于提供方来说，支付是补偿的一种方式，能够产生直接或间接的激励效应；对于资金所有者或者政策制定者来说，支付方式是一种强有力的政策工具，对控制卫生总费用，优化卫生资源配置，提升卫生服务质量、效率与公平都会产生明显的引导或制约的作用，是决定卫生改革顺利与否的重要因素之一。

二、卫生支付方式的核心要素

卫生支付方式的核心要素主要包括三个方面：支付单元、支付标准与结算时间点。

（一）支付单元

支付单元（payment unit）是根据卫生服务的内容与类别，将其划成边界相对清晰的单元，使之成为一种独立的产品，从而确定其价格。支付单元的明确不仅为调整与控制卫生服务价格奠定了基础，而且能够系统地展示出服务过程，便于考核与监管，它是卫生支付方式的核心要素之一。支付单元的分类主要以投入、产出和结果为依据：按投入划分，就是以既往发生的投入为参照标准，从而确定某分项目的支付预算；按产出划分，就是以卫生服务能够带来的实际效益为参照标准，从而测算支付价格；按结果划分，则是根据一定标准衡量卫生服务的结果，并将此作为支付单元。国际经验表明，支付单元逐渐从以投入为参照标准转向以结果为参照标准。

（二）支付标准

支付标准（payment standard）是对卫生服务支付进行结算的基准，是卫生服务购买方在支付某种服务或某个支付单元的价格。它的确定可以在事前或者事后。标准确定最大的挑战在于如何测算出一个合理的数值，不仅能够促进服务提供方开展适宜、有效且成本较低的卫生服务，而且又要避免支付标准过高所引发的过度服务，或是支付标准过低所导致的服务不足。对于严重程度相似的同一种疾病，在同一级别的卫生服务机构中，不论患者参加何种医疗保险，其费用的支出都应是相近的，以保证卫生服务的公平性。此外，支付标准并非一旦确定就无法改变，它可以结合社会经济的变化、物价的调整等因素做出适当的调整，以适应购买方的实际需求且不超过个体、家庭、国家与社会所能承受的负荷。

（三）结算时间点

结算时间点（clearing time）可分为事前结算和事后结算。事前结算是指在卫生服务发生前结算，国家财政或医疗保险机构按照一定的支付标准，向卫生服务提供方预先支付卫生总费用，以及卫生服务需求方在接受服务前按照一定标准缴纳卫生总费用。事后结算则是在卫生服务发生后结算，需求方缴纳自费部分，其余部分由提供方先行垫付，之后由医疗保险机构或国家财政补偿给服务提供方。

卫生支付的方式有许多种，对卫生支付方式的选择应结合国情及当地实际情况而定，但无论采用何种支付方式，都离不开这三个核心要素，当前应抓住这三个核心要素，探索一种最佳的支付方式，使之有效地改善人们的就医经济风险，并为医疗保障制度的有效落实提供良好、显效的环境。

三、卫生支付方式的分类

（一）卫生支付方式分类标准

根据支付对象的不同，卫生支付方式可以分为供方支付和需方支付两种，前者包括按项目付费、按病种付费、总额预付等，后者包括起付线、封顶线、支付比例等。

根据卫生支付的时间节点的不同，可将支付方式归结为预付制和后付制，前者如总额预付，后者如按项目付费等。

（二）常见的卫生支付方式

1. 按项目付费

按项目付费（fee for service）是将卫生服务划分为不同服务项目，根据为需求方提供的服务项目，参考对应的价格所进行的费用支付。按项目付费属于后付制的传统形式，特点是将服务提供方的收入与实际提供的服务项目数量直接关联。该支付方式并未建立起费用的控制机制，因此，服务提供者有较强的动机通过诱导需求和过度提供服务来增加收入。

优点：能够激励提供方开展更多、更全面的卫生服务。

缺点：对费用约束力较低，易导致资源浪费、费用不合理快速增长等问题，同时也不利于需求方享受卫生服务，降低了需求方对提供方的信任程度。

2. 总额预付

总额预付（global budget）是指由政府或医疗保险经办机构与服务提供方协商，根据提供方前几年发生的卫生总费用，确定该供方在一定时期（一般为 1 年）内的费用总额，并预付给供方包干使用，以购买一定时期内的卫生服务，属于预付制范畴。

优点：将卫生资金使用和管理的风险转移至服务提供方，有利于发挥供方管理的主动性和积极性，对控制服务成本、提高服务效率、抑制诱导需求具有重要的作用。

缺点：预付费用核算难度较大，如果总额测算不当，就可能出现拒收或选择性收治医保患者的现象，或是对医保患者的检查数量和医药费用等进行压缩，即通过降低医保患者医疗服务效率和质量水平为代价来降低成本。

3. 按人头付费

按人头付费（capitation）是指卫生服务购买方按照预先确定的每个服务人口的付费标准，以及签约服务的参保人员数，向提供方支付费用，该支付方式不考虑实际发生的卫生服务的数量，属于预付制范畴。有时，购买方也可根据参保人的年龄、健康状况等影响卫生服务需要的因素，调整不同人群的付费标准，这个过程被称为风险调整。

优点：有助于促进卫生服务端口的前移，重视疾病预防、保健工作。

缺点：卫生服务质量难以保证，供方可能会为了控制成本对患者进行逆向选择，接诊相对健康的患者或者拒绝重症患者；并且限制了需求方对供方的选择，提供方之间缺乏竞争。

4. 按床日付费

按床日付费（per-diem payment）是指把住院疾病按照一定标准分为若干类，合理确定平均住院日，经测算确定各类住院疾病在不同床日段付费标准，以天为支付标准进行支付。

优点：病种覆盖全面、操作简单，适合一些管理水平较低的地区；亦可激励服务提供方形成自我约束机制，减少检查与手术。

缺点：供方承担了大部分经济风险，易导致限制每天的服务量或延长住院时间等问题。

5. 按病种付费

按病种付费（disease based payment）是指以某个疾病治疗方法的标准操作为基础，根据事先确定的临床治疗方案，将特定的诊疗过程中产生的费用额包干，支付方据此支付，结余归医院，超支不补。

优点：约束力强于按项目付费，在一定程度上促进了成本核算；能够在整个卫生服务领域内营造公平合理的竞争机制，合理分配卫生资源。

缺点：能被纳入的病种有限，患者的不配合会增加控费风险。

6. 按疾病诊断相关分组为基础的预付制

按疾病诊断相关分组为基础的预付制（diagnosis related groups-prospective payment system, DRGs-PPS）是指将住院患者按疾病、诊断、年龄、性别等分为若干组，每组又根据病情的轻重程度及有无合并症、并发症分为几级，对每一组不同级别制定相应的偿付费用标准，按这种费用标准对该组某级疾病的治疗过程一次性向医疗机构偿付。

优点：促使医院提高工作效率与成本控制意识，控制医疗费用不合理增长。

缺点：可能减少必要的服务，推诿患者，影响医疗服务质量。

7. 按病种分值付费

按病种分值付费（diagnosis-intervention packet，DIP），是近年来基于中国国情利用大数据优势所建立的完整医保费用偿付与管理体系，通过发掘"疾病诊断+治疗方式"的共性特征对病案数据进行客观分类，在一定区域范围的全样本病例数据中形成每一个疾病与治疗方式组合的标化定位，客观反映疾病严重程度、治疗复杂状态、资源消耗水平与临床行为规范，可应用于医保偿付、基金监管、医院管理等领域。在总额预算机制下，根据年度医保偿付总额、医保偿付比例及各医疗机构提供服务病例的总分值计算分值点值。医疗保险机构基于病种分值和分值点值形成偿付标准，对医疗服务提供方每一病例实现标准化偿付，不再以医疗服务项目费用偿付。按病种分值付费主要适用于住院医疗费用结算（包括日间手术、医保门诊慢特病医疗费用结算），精神类、康复类及护理类等住院时间较长的病例不宜纳入按病种分值付费范围。按病种分值付费可探索应用于普通门急诊付费标准的建立，也可探索应用于医疗机构收费标准的改革。

优点：通俗易懂，对病案首页和医学专家依赖程度不高，对信息化要求不高。

缺点：承认现实，不考虑历史医疗行为的不合理性。

8. 按绩效付费

按绩效付费（pay for performance）是依据供方的工作绩效对其进行支付的方式，将卫生服务的支付与服务的质量与结果直接挂钩。

优点：有助于控制卫生服务成本，同时能够激励服务提供方重视服务质量的提高，改善服务结果。

缺点：设计一套科学、完整的考核指标较为复杂，而考核指标体系设计的合理性会影响供方的行为，使其更多关注考核指标的构成，而忽视其他方面。

（三）卫生支付方式的激励作用

世界各国都面临的共同难题：卫生总费用不断上涨。近年来，许多国家和地区都在进行卫生系统改革，目的在于遏制不合理的卫生总费用上涨，提高卫生系统效率，更好地实现卫生系统的目标。因此探索通过卫生支付方式的改革来控制卫生服务供方与需方的卫生服务行为，改变传统卫生支付方式对卫生总费用不合理增长的激励作用是各国卫生改革共同的话题。从不同的卫生支付方式对供需方的影响分析来看，主要包括以下几个方面。

1. 医疗卫生服务供需双方本质都是"经济人"

在当前卫生支付方式下，医疗服务供需双方都缺乏费用约束，由于每个人本质都是"经济人"，因此其在完全理性的前提下，会做出让自己切身利益最大化的选择。一方面，医院或医生较少考虑患者的支付能力，往往造成部分的诱导需求；另一方面，患者在第三方付费情况下，自身付费部分越来越少，对于与自己无关的经济利益也较少关心，因而逐渐产生过多的费用支出。最终，由于供需双方对利益的追求，造成了医疗卫生服务无法满足当前民众的需求，而医疗卫生总费用却在不断上涨的现状。

2. 不同的支付方式会产生不同的经济信号

不管是何种支付方式，都会产生对数量、质量和服务组合的有利或不利激励，形成不同的经济信号，从而影响到供需双方的行为。国际经验表明，供方支付方式逐渐从后付转向预付，从以投入为基础向以产出和结果为基础的支付方式转变，这不仅是服务模式的改变，更是服务理念的转变。在此过程中，需方行为随着支付方式的不同，直接反映在求医行为发生的频率、持续时间、支出费用比例等方面。因此，不同的支付方式对供需双方的行为都将产生直接或间接的影响。

3. 支付方式的不同将对医疗机构和医务人员产生深刻影响

对卫生机构的支付方式主要有按项目付费、总额预付、按人头付费、按病种付费等；对卫生人员的支付方式主要有按项目付费、工资、按人头付费等。采用以上不同的支付方式，会使医疗机构改变服务对象类型，调整机构内部资源配置，通过改变中间产出（比如改变门诊量、住院时间、住院率）从而影响卫生服务成本、效率和质量。不同支付方式的激励会使医务人员改变工作时间长短、单位时间就诊量、工作地点甚至治疗方案，从而影响服务效果。每一种支付方式都与医疗机构和医务人员存在千丝万缕的联系，支付方式的稍微改变，将对医疗机构的服务方式、医务人员的服务理念等产生深刻的影响。

四、国际卫生支付方式改革趋势

卫生支付是一个非常复杂的问题。目前国际上没有哪一种支付方式是完美无缺的。不同的国家应当结合自己的国情和卫生系统的具体情况，采取适合的卫生支付方式。一般来说，适合的支付方式应当实现多方共赢：对于政府而言，要实现卫生资金的节约；对于卫生服务提供者而言，要能实现资源的合理配置、诊疗的优化和成本的控制，能促进性价比高的服务和产品的供给；对于卫生服务接受者而言，能够减少对费用支出的顾虑。但总的来说，世界各国几乎都把改革供方费用偿付方式作为本国医疗保险制度改革的突破口和控制不合理费用增长的主要手段，国际卫生支付有以下几个趋势值得重视。

（一）由后付制为主变成以预付制为主

后付制是多数国家最初的选择，但随之而来的却是"过度医疗"带来的医疗资源浪费，并对医保基金的平衡产生威胁。在此背景下，从后付制向预付制发展，是国外卫生支付方式的发展趋势，也是我国的改革方向。不同的支付方式决定了医疗机构提供各种医疗服务所受激励的强度，在很大程度上调节和规范着其医疗行为，并最终决定着医疗费用的高低。与后付制相比，在预付制下，医疗服务提供者承担了部分医疗成本风险，为其提供了硬预算约束，能有效抑制供给诱导需求行为，有利于医疗费用的控制，也有利于卫生资源使用效率的提高。在多数国家对普通门诊的付费采用按人头付费或者是总额预付的方式，这样将会使卫生服务提供者承担所有的经济风险，这会促使他们控制成本并加强预防医疗服务。住院采用按病种付费的方式。

（二）多种支付方式共存

每一种支付方式都有自己的优点，也同样存在一定的缺点，世界上找不到一种"完美"的支付方式。只有利用多种支付方式的优势，减少单一支付方式的弊端，才能更准确地预算医疗服务价格，既不损害患者利益，又能保证卫生服务提供者的积极性，实现多方共赢。可以有机结合不同的支付方式，集其优点，逐渐形成混合型的支付方式。

（三）集中支付

国际支付体制可分为三类：以英国、加拿大为代表的集中统一支付，以德国、法国、日本为代表的比较集中的准统一支付，以及以美国为代表的分散独立支付。如果在一个系统中存在多种筹资机制而且各种机制采用不同的支付方式，服务提供者很容易进行成本转移，从而达不到社会所预期的结果。各国实践和研究证明，从医疗费用控制效果来看，集中统一支付最好，分散独立支付最差。以管理费用占卫生总费用的比例为例，美国在15%左右，德、日在5%左右，加拿大仅为2%左右。

（四）共付制

只要存在第三方付费就会出现道德风险，造成卫生服务过度利用，导致医疗费用过度增长，其代价过于昂贵。为了解决这类问题，人们设计了共同保险和共付制，增强了患者的费用节约意识。共同保险是参保人必须现金支付的费用的比例，而共付是受益人对每项服务支付必须自费支付的固定金额。个人在接受卫生服务时适当承担一定金额或按一定比例支付卫生服务费用，将达到规避道德风险、引导医疗合理消费的效果。目前绝大部分国家都采取了共付制的方式，从国际卫生筹资的实际情况看，近年来大部分国家尤其是发达国家有逐渐增加个人现金支付比例的趋势。但由于共付制可能会降低卫生筹资风险保护的效果，对患者的健康会造成负面的冲击，因此设计合理的共付比例或支付额就显得格外重要。

（五）由第三方支付向团体购买发展

卫生支付采用第三方支付，在具有方便患者、利于监管等优势的同时，本身就有导致卫生服务利用者不关心费用从而造成费用失控的弊端，而且卫生服务利用越便捷，费用失控的可能越大。虽然通过预付制等方式可以约束医疗服务提供，但作为广大参保人代表的医保方的买方优势作用不明显。因此，世界各国普遍引进谈判机制，医保方在事前就医疗服务价格等与医疗服务提供者进行协商，由于医保方具有身份优势、信息优势和医保服务管理优势，能够通过谈判获得比较好的性价比服务，使医保成为参保人对医疗服务的团体购买者，这样控制费用和保证质量的效果更加明显有效。

（六）按绩效付费

按绩效付费是为提高医疗服务质量，保障患者安全，坚持以患者为中心，减少不必要的医疗费用而设计的一种支付方式，弥补了预付制下服务质量下降的机制缺失，在世界范围内被广泛应用。例如，英国的 NHS 于 2004 年推出了一项针对全科医师的奖金激励计划，旨在鼓励他们改善卫生服务，尤其是对特定健康状况（心力衰竭、哮喘、糖尿病等）的监控。但是要避免卫生服务提供者通过重点关注此类付费制度下的高收益的卫生服务项目和患者来增加自己的收入，或者忽视仅能获得较低收益的项目和患者。

（七）战略购买

按绩效付费只是确保在向有需要的病患提供优质的服务的同时，保证卫生系统高效运作而实施的资金分配方式之一。战略购买则是在全面考察本国的健康需求的基础上，结合各国卫生系统的差异，提高卫生服务购买的质量和效率。在现有可用资源条件下，使得卫生资源能够更好地满足国家健康需求及社会所期望的干预措施和服务，使健康促进、疾病预防、治疗和康复的资源实现最佳组合。

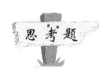
思考题

1. 试述卫生筹资的定义及其功能和作用。
2. 卫生筹资的渠道有哪些？各有何优缺点？
3. 如何评价一个国家或地区的卫生筹资？
4. 支付方式改革应当立足于支付方式的哪些要素？

（贺睿博）

第八章 卫生总费用

内容提要

本章主要介绍卫生总费用的基本概念、基本构成及发展历程；介绍卫生总费用核算的内涵、意义、体系框架和核算方法；介绍卫生总费用分析和评价的主要指标并探讨其变化特点；阐述利用和控制卫生总费用的原因、途径和渠道。

第一节 概 述

一、卫生总费用定义

卫生总费用是以货币形式作为综合计量手段，全面反映一个国家或地区在一定时期内（通常指1年）全社会用于医疗卫生服务所消耗的资金总额。卫生总费用是通过各项卫生总费用核算加总而形成的结果。所以，有时卫生总费用也被简称为卫生总费用。

二、卫生总费用特征

（一）社会全面性

卫生总费用反映全社会与卫生保健相关费用的支出。它不仅包括卫生部门内部投入的资金也包括社会其他部门和福利彩票收入对医疗卫生事业的投入资金，以及城乡居民个人支付的卫生总费用，还包括社会各方及国内外有关方面对卫生事业的无偿赞助和捐赠。因此，卫生总费用是一个全社会的概念。

（二）动态循环性

卫生总费用涉及卫生领域资金运动的全过程，包括卫生资金从哪些渠道筹集流入卫生领域，又怎样被分配并流入哪些卫生机构使用，通过卫生机构使用消耗卫生资源得到补偿后，又进入下一轮的资金筹集、资金分配、资金使用过程的循环运动。由此，从三个层次和角度反映卫生总费用资金的运动过程，形成卫生总费用的筹集、分配和使用的三套指标体系和测算方法。

（三）信息工具性

决策的科学性和有效性是实现卫生改革目标的基础。卫生总费用是卫生经济信息的基础，其任务是通过建立卫生总费用核算系统，反映卫生保健总支出，并从不同层次和角度研究卫生资金的运行过程，评价卫生资金的筹集、分配和使用效果。它在分析和评价卫生保健系统公平和效率方面已经被广泛应用，其研究结果已经成为许多国家制定卫生政策的重要信息和客观依据。

（四）健康测量性

中共中央 国务院印发的《"健康中国2030"规划纲要》，明确指出推进健康中国建设，必须遵循公平公正原则，要逐步缩小地区、人群间基本健康服务和健康水平的差异，实现全民健康覆盖，促进社会公平。基于全国各地区卫生总费用之间的卫生筹资差异及变化趋势的核算指标测量，及其相关核算结果分析，能够监测评价健康保障是否充足、公平，衡量居民就医经济负担和卫生筹资公平性。

三、卫生总费用与卫生筹资

（一）卫生筹资

卫生筹资（health financing）概念有狭义和广义之分。狭义的卫生筹资是指为购买卫生服务而进行的资金筹集活动，包括卫生资金的来源渠道，各渠道的具体内容、数量、比例等；广义的卫生筹资是指在一定时期和一定社会条件下卫生领域的资金筹集、合理分配和有效使用，不仅研究卫生资金的筹集来源，还研究资金的去向和数量即分配流向，以及资金的使用效率、公平性等问题。在我国，卫生筹资的来源渠道主要分为政府卫生支出、社会卫生支出和个人现金卫生支出（OOP）三部分。

（二）卫生筹资与卫生总费用

卫生总费用研究是从全社会的角度反映卫生资金运动的全部过程，分析与评价卫生资金的筹集、分配和使用效果。卫生总费用的测算与分析结果，不仅可以为卫生筹资决策提供客观依据，同时也是评价社会对人群健康的重视程度，分析卫生保健体制公平与效率的重要依据。

因此，卫生总费用是国际公认的评价卫生筹资的重要政策工具，借助此工具可以分析卫生服务可及性、公平性、卫生服务质量和效率等，还可以监测和评价"全民健康覆盖"政策目标的实现程度。其中，个人现金卫生支出（简称为个人卫生支出）占卫生总费用的比重是核心指标之一，在卫生筹资公平与居民就医负担评价方面发挥重要作用。WHO 在《2010 年世界卫生报告——卫生系统筹资：实现全民覆盖的道路》中提出将个人卫生支出降低到卫生总费用的 15%～20% 的倡议，以求最大限度地减少、消除灾难性卫生支出和因病致贫。WHO 对部分国家和地区的数据进行测算分析表明，个人卫生支出占比每增加 1%，家庭发生灾难性卫生支出的风险提高 2.2%；如果将个人卫生支出占比降低到 15% 以下，则很少有家庭会发生灾难性卫生支出。

（三）宏观经济与卫生总费用

一个国家的社会经济发展是社会卫生事业发展的前提和基础，经济发展有利于消除贫困和改善环境，从而促进健康水平的提高，并能够为卫生事业提供更好的经济支持。尽管各国的卫生服务体制和健康保障制度各不相同，从 2017 年世界高中低收入国家卫生总费用相关指标可以看到，经济实力越强其卫生筹资总额就越多，对卫生领域重视程度就越高，其人均卫生总费用就越高，同时个人卫生支出占卫生总费用比重就越低（表 8-1）。

表 8-1　2017 年世界高中低收入国家卫生总费用相关指标统计

国家	GDP（亿美元）	人均 GDP（美元）	卫生总费用占 GDP 比重（%）	广义政府卫生支出占 GDP 比重（%）	个人卫生支出占卫生总费用比重（%）	人均卫生总费用（美元）
中国	123 100.00	8879	6.36	3.47	28.77	560.42
美国	195 400.00	60 100	17.70	8.60	10.60	10 606.00
日本	48 700.00	38 400	10.90	9.20	12.80	4169.00
德国	36 700.00	44 400	11.20	8.70	12.70	5033.00

续表

国家	GDP （亿美元）	人均GDP （美元）	卫生总费用占 GDP比重(%)	广义政府卫生支 出占GDP比重 （%）	个人卫生支出占 卫生总费用比重 （%）	人均卫生总费 用（美元）
法国	25 900.00	38 700	11.90	8.70	8.90	4599.00
英国	26 600.00	40 300	9.90	7.60	15.50	3981.00
加拿大	16 500.00	15 100	11.00	7.80	13.70	4941.00
比利时	5015.23	44 100	10.30	8.00	17.60	4507.00
丹麦	3321.21	57 600	10.70	8.50	13.00	6149.00
芬兰	2550.17	46 300	9.70	7.10	19.20	4430.00
冰岛	247.28	72 000	8.60	6.80	16.00	6262.00
以色列	3526.70	40 500	7.40	4.70	22.30	3145.00
巴西	20 600.00	9928	9.90	4.00	26.30	971.00
保加利亚	589.70	8334	8.10	4.20	46.60	664.00
南非	3495.50	6131	8.10	4.40	7.80	499.00
印度尼西亚	10 200.00	3837	3.20	1.40	32.40	123.00
巴基斯坦	3045.70	1464	2.90	0.90	60.20	45.00
尼日利亚	3757.50	1968	3.90	0.50	74.60	77.00
印度	26 500.00	1980	3.50	1.00	62.40	69.00
吉尔吉斯斯坦	77.03	1242	6.70	2.30	52.20	85.00
菲律宾	3284.80	3123	4.60	1.40	51.00	138.00
孟加拉国	2497.10	1563	2.30	0.40	73.00	37.00

注：根据世界银行国民经济核算数据、OECD国民经济核算数据及《2019年中国卫生总费用研究报告》数据整理。

通过卫生总费用核算数据，可以分析卫生筹资水平是否与国民经济承受能力相适应，评估不同时期卫生系统筹资与社会经济发展的协调关系及其可持续性。其中，卫生总费用占GDP比重、卫生消费弹性系数是衡量卫生总费用与国民经济是否协调发展的主要指标。

四、卫生资源与卫生总费用

（一）卫生资源

卫生资源（health resource）是指社会在提供卫生服务过程中占用或消耗的各种生产要素的总称，包括卫生人力资源、卫生物力资源、卫生财力资源、卫生技术和信息资源等。社会在一定时期内提供卫生服务过程中所消耗的卫生资源总和的货币表现可以用卫生总费用来表示，或者说，卫生总费用实际上是一定时期内社会消耗卫生资源总和的货币表现形式。卫生资源以货币形式流入卫生领域，通过各种形式的卫生服务实现其消耗和补偿，又使货币资金流出卫生领域。所以，一个国家或地区在一定时期内，社会提供用于卫生服务过程中所消耗的卫生资源总和的货币表现也可以用卫生总费用来表示。

（二）卫生资源投入总量与卫生总费用

健康是人类的基本需求，良好的健康状况是人类福祉和经济与社会持续发展不可或缺的，而卫生资源投入程度对人类健康发展水平则至关重要。由于资源的稀缺性，相对于健康需求而言，卫生资源的投入总体上表现为不足。一般来说，卫生资源投入总量的多少与健康产出之间存在着正相关关系。卫生资源投入程度高，则人们的健康总水平相对较好，卫生资源投入程度低，则人们的健康总水平相对较差。卫生总费用占 GDP 之比重（TEH/GDP）可以反映出一个国家或地区卫生资源投入的程度。一直以来，经济发达国家卫生总费用占 GDP 的比重相对较高，2011 年美国这一占比高达17.0%，德国、法国、加拿大这一占比均达 11.0%左右，而经济落后的中低收入国家这一占比普遍低于 7.0%，印度尼西亚、巴基斯坦仅为 2.9%和 3.0%（表 8-2）。由于经济发达的高收入国家与经济落后的中低收入国家之间的经济发展水平（GDP）差距巨大，在卫生投入的绝对值（TEH）和相对值（TEH/GDP）方面相差甚远（表 8-2），但是，各国人民对自己的健康状况及改善均有着更高的要求，表现为社会卫生资源的投入与人民群众卫生保健需要之间的不平衡这一资源的稀缺性特征。

表 8-2　2011 年世界高中低收入国家卫生总费用相关指标统计

国家	GDP（亿美元）	人均 GDP（美元）	卫生总费用占GDP 比重（%）	卫生总费用（亿美元）	广义政府卫生支出占卫生总费用比重（%）	广义政府卫生支出占 GDP 比重（%）	人均卫生总费用（美元）
中国	74 924	5414	4.99	9740.12	55.9	7.3	271
美国	155 179	48 387	17.0	26 380.43	47.5	8.1	8482
日本	59 056	45 920	10.1	5964.66	82.6	8.3	3458
德国	37 519	43 742	11.2	4202.13	76.5	8.6	4610
法国	28 625	44 008	11.5	3291.88	77.3	8.9	4192
英国	25 920	38 592	9.2	2384.64	83.4	7.7	3212
意大利	22 781	36 267	9.2	2095.85	77.1	7.1	3202
加拿大	17 888	50 436	10.9	1949.79	70.6	7.7	4503
巴西	26 152	12 789	8.9	2327.53	45.7	4.1	1035
保加利亚	558	7202	7.3	40.73	55.3	4.0	1080
南非	4166	8066	8.7	362.44	47.7	4.1	930
印度尼西亚	8930	3509	2.9	258.97	37.9	1.1	132
巴基斯坦	2138	1201	3.0	64.14	31.0	0.9	83
尼日利亚	4117	1409	5.7	234.67	34.0	1.9	143
印度	18 358	1389	3.9	715.96	30.5	1.2	146
吉尔吉斯斯坦	62	1070	6.2	3.84	59.9	3.7	152
菲律宾	2241	2223	4.4	98.60	36.9	1.6	182
孟加拉国	1286	678	3.8	48.87	38.2	1.5	67

注：根据世界银行国民经济核算数据、OECD国民经济核算数据及《2014年中国卫生总费用研究报告》数据整理。

（三）卫生资源投入结构与卫生总费用

卫生资源对人类健康的影响程度取决于卫生资源投入总量，但人们健康水平的改善不仅仅取决于卫生资源总量的增加，也受卫生资源投入结构和卫生资源配置公平性的影响，以及与健康间接有关的其他因素如教育等作用的影响。

　　国际上,将卫生总费用构成分为广义政府卫生支出和私人卫生支出,图8-1是部分国家广义政府卫生支出和私人卫生支出构成。一个国家或地区政府卫生支出在卫生总费用中所占比重,一定程度上影响卫生资源投入总量和卫生总费用,因为政府对卫生资源投入量会带动和影响社会其他渠道卫生资源如私人卫生投入、社会保障卫生投入等的投入量。所以,政府卫生支出对健康水平的促进是很有效的,人均政府卫生支出对健康也有很好的弹性(图8-1)。

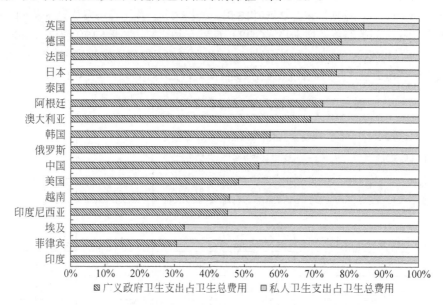

图8-1　2018年部分国家广义政府卫生支出和私人卫生支出构成

　　更重要的是,通常,人们的期望寿命会随着人均卫生总费用的增加而增长,但收益却呈递减趋势,即人均卫生总费用水平最高者期望寿命只是适度改善或无改善,现实中体现为微小的卫生投入资源的增加,在经济落后的中低收入国家带来的健康结果的改善作用更明显。因此,实现卫生资源配置的公平性尤其重要。在国际范围,应更多地关注中低收入国家和地区,动员更多的卫生资源并增加对其国际援助力度;在我国,基于城市化发展现状,基于空间规划实施和以城市群、都市圈等区域发展规划趋势,以空间规划和城市群、都市圈等发展为区域,去均衡卫生资源的配置,能够有效实现社会人群健康促进和卫生服务利用公平性改善。

五、卫生总费用研究历程

(一)国外研究历程

　　国际卫生总费用核算研究起源于20世纪50年代。随着卫生事业发展和卫生总费用快速增长,个别国家开始在本国内尝试核算卫生总费用。最早的国际综合比较研究是由国际劳工组织(International Labor Organization,ILO)发起的,1959年国际劳工组织出版了《医疗保健成本》一书,首次将14个实施社会保险的国家与美国自愿保险的支付状况进行比较。其后,国际社会保障协会(International Social Security Association,ISSA)也进行了类似的研究。此后,WHO委托英国卫生经济学家艾贝尔·史密斯(Abel Smith)进行了连续性的跨国卫生总费用研究。这些实践和探索为之后的国际卫生总费用核算研究奠定了基础。

　　OECD较早开展卫生总费用核算研究,为保证各个成员方研究结果的可比性,2000年OECD出版了《国际卫生核算账户的数据收集制度(第一版)》(SHA 1.0版),采用严格的国民经济核算体系和原则,从筹资来源、服务提供机构和服务功能三个维度提出核算卫生总费用的方法。WHO于 2003 年出版了专门针对中低收入国家的《卫生费用核算指导手册》,力图推动发展中国家的卫生总费用核算工作。

为了制定卫生总费用核算的国际标准,2006 年 OECD、欧盟统计局和 WHO 共同组织开展 SHA 指导手册修订工作。经过为期 4 年大量、广泛的咨询过程,收集来自世界各地的众多国家级专家和其他国际组织的意见,《国际卫生核算账户的数据收集制度 2011》(SHA 2011 版)于 2011 年出版。它从消费、服务提供和筹资三个维度为卫生总费用核算提供了标准分类,为编制卫生核算账户提供了指导和方法学支持。具体来说,SHA 2011 版实现了以下具体目标:为卫生总费用和卫生系统分析的国际比较提供总体框架;为各国获得卫生系统监测和分析的有用数据提供工具;为追踪基于消费的卫生支出界定国际通行的卫生服务口径;为收集、分类和测算卫生支出相关资金流动提供基础。从国际上看,SHA 2011 版提出了新的核算框架,从筹资、生产、消费三个维度核算卫生总费用,将卫生总费用核算进一步扩展延伸到卫生服务功能、疾病、人群等维度。

(二)国内研究历程

我国的卫生总费用核算研究始于 20 世纪 80 年代初。当时,我国政府与世界银行合作,运用筹资法估算卫生总费用。此后,我国开始对卫生总费用核算的理论和方法展开系统性研究,1993 年后国家级卫生总费用测算工作开始进入常态化研究阶段。多年来,在借鉴国际经验的基础上,结合我国卫生改革与实践,并通过大量的现场调查与实际测算,我国卫生总费用核算方法不断改进、日趋完善,形成了与我国医疗卫生体制相适应的卫生总费用核算体系和方法。1996 年年底,卫生总费用作为评价卫生事业发展的重要指标被写入《中共中央 国务院关于卫生改革与发展的决定》中,使卫生总费用核算从研究领域转化为卫生政策应用。2002 年起,国家级卫生总费用被正式纳入国家统计局官方信息发布系统。作为社会高质量发展的重要衡量指标,个人卫生支出占卫生总费用比重已经成为主要考核指标之一。

在国家级卫生总费用核算研究基础上,2008 年 4 月国家卫生总费用核算研究协作组建立,全国各省市地区的次国家级卫生总费用核算研究得到快速发展。目前,在国家卫生健康委卫生发展研究中心健康经济与费用研究部的技术指导下,全国 31 个省(自治区、直辖市)及部分地市都开展了本地区卫生总费用核算研究,其研究结果成为每年一度的《中国卫生总费用研究报告》发布研究结果数据的重要内容。尤其是自 2009 年开始,我国在全球第一个全面推进国家级和省级基于 SHA 2011 版的卫生总费用核算,到 2017 年已经覆盖所有省(自治区、直辖市),为基于全生命周期的、以健康为中心的卫生总费用政策分析提供了坚实的基础。

第二节 卫生总费用核算

一、卫生总费用核算及原则

(一)卫生总费用核算内涵

1. 卫生总费用核算定义

卫生总费用核算(national health accounts,NHA),也称国民卫生账户,是指采用国民经济核算方法,以整个卫生系统为核算对象,建立卫生总费用核算指标和核算框架,以研究卫生系统的资金运动过程。

卫生总费用核算是以卫生服务活动为核心,通过具有联系的指标体系和科学的核算方法,全面系统地反映卫生资金运动的过程,揭示卫生领域的经济活动规律,即把卫生领域作为一个整体,包括卫生部门和卫生部门以外的政府其他部门及非政府部门的卫生服务活动，以全社会作为一个费用核算账户，按照国民经济核算体系进行核算，通过卫生资金的筹集、分配和使用反映卫生领域经济活动规律。

卫生总费用核算的结果形成为卫生总费用。

2. 卫生总费用核算目的

进行卫生总费用核算，目的是要回答三个问题：卫生资金是从哪里来的？卫生资金流向哪里？卫生资金由谁利用和受益？

WHO 修订后的 SHA 2011 版给出了卫生服务体系分析的基本框架，指出卫生总费用核算是以卫生技术为基础的活动，主要包括机构或个人运用医学、辅助医学和护理学的技术知识实现下列目标的活动：①促进健康，预防疾病；②治疗疾病，减少过早死亡；③对因患慢性疾病而需要护理的人提供关怀服务；④对因损伤、失能和残障而需要护理的人提供关怀服务；⑤提供和管理公共卫生；⑥提供和管理卫生规划、健康保险和其他保健基金。

3. 卫生总费用核算内涵

卫生总费用核算以国民经济核算理论为基础，根据卫生服务经济活动特点，建立一套反映卫生资金运行的指标体系、分类标准和核算方法，形成一套逻辑一致、结构完整的核算框架，反映卫生资金的全部运动过程，揭示卫生资金运动规律。

卫生资金运动过程依次经历了卫生资金的筹集、分配和使用三个阶段。因此，卫生总费用核算包括卫生资金的筹集来源、机构流向和功能使用三个层次，由此形成三套指标体系及相应的测算方法，即筹资来源法、机构流向法和功能使用法，分别从不同层次、不同角度反映卫生资金的运动特点。

（二）卫生总费用核算原则

1. 政策相关性

卫生总费用核算具有较强的政策应用性，其主要目的是为国内卫生政策服务，为政府制定和调整卫生政策，制定卫生规划和管理决策提供经济信息和科学依据。因此，对卫生总费用核算范围的界定和指标分类，首先要从我国的具体国情出发，按照与政策相关的原则进行详细划分，使每一个项目符合国内习惯和政策需要，有其现实政策意义。

2. 数据可靠性

卫生总费用核算的一个重要原则是在设计核算指标和核算数据时尽量做到既不遗漏也不重复，这是保证核算结果可靠的首要前提。卫生总费用数据来源最大限度地保证其权威性，尽可能使用公开发布或常规统计报表提供的数据。对测算中所使用到的数据应进行仔细比对，核实统计口径，避免重复计算。从制定宏观卫生政策的角度看，所发生的数据误差程度应该是可以接受的，以保证数据的真实、可靠和可用。

3. 数据可比性

国家各地区之间卫生总费用核算要按照统一要求的指标体系和资料来源收集、整理数据。确保不同地区、不同时期核算口径和计算方法的一致性，以实现卫生总费用数据的可比性。同时，在确定卫生总费用核算范围和口径时，除了要考虑满足国内政策需求外，不能过分迁就"国情"，还需照顾到数据的国际可比性，尽可能遵循和反映现存的国际标准和惯例。进行时间序列分析时，应考虑价格因素对各年卫生总费用的影响，需要使用适宜的平减指数对各年数据进行修正。

4. 数据及时性

卫生政策分析具有时效性，政府决策部门进行政策分析和决策时，需要卫生决策的信息支持系统，提供大量数据和各种信息，因此，卫生总费用作为宏观经济信息应该做到及时、准确。目前中国正处于卫生改革的关键时期，医疗保障制度逐步建立和完善，各项医药卫生改革措施陆续出台，对卫生总费用核算提出更高要求。因此，在保证数据质量的前提下，应该尽量缩短卫生总费用核算和核算结果发布的时间，满足其时效性要求。

5. 操作的可行性

卫生总费用核算设计和操作过程中，各项指标和数据来源都应该具有可行性。因此，需要关注常规统计报表口径的变化，随着变化了的口径及时调整数据收集计划和指标体系，以免影响卫生总费用核算工作的正常进行。

6. 制度性与连续性

卫生总费用核算制度化建设包括核算常规化、数据收集规范化、信息发布制度化等。不论是国家级还是地区级的卫生总费用核算，原则上都应建立卫生总费用的年度报告制度，由官方定期发布卫生总费用数据信息，并且使卫生总费用核算范围和口径、数据来源、指标分类和测算方法保持相对稳定，必要时进行统一调整和修订，以保证核算结果的一致性。如果只能获得某一年份的卫生总费用信息，其政策分析作用将受到很大限制，卫生总费用核算的重要意义是可以提供统一口径的时间序列信息，并可运用这些数据进行趋势分析，监测各项卫生改革政策对卫生筹资、卫生资源配置和使用效果的影响。

二、卫生总费用核算体系框架

（一）卫生总费用核算口径

1. 核算一般口径

卫生总费用核算口径是指以促进、恢复或维持国民和个人健康为基本目标的活动所发生的费用。这一口径是 WHO 在 2000 年世界卫生报告中根据 OECD《国际卫生核算账户的数据收集制度》第一版卫生总费用核算系统对其的界定提出的。

现实生活中，对健康产生影响的诸多活动既可能来自卫生部门内，也可能来自卫生部门外。例如，健康饮水问题既涉及社会的供水项目，也涉及卫生部门开展的为预防疾病进行的改水项目。前者不能被界定为卫生总费用核算范围，而后者的基本目标是健康促进，应包括在核算范畴之内。很多国家实施的食品和营养活动项目也要进行这样的区分。如果活动项目本身的目标是促进健康，如为了治疗急性营养不良而采取的康复喂养项目，应该包含在核算范围内。如果项目目标仅是对基本食品的一般性公共补助，则不能纳入卫生总费用核算范围。当然，未纳入核算范围的某些项目可能也会产生一些健康效应，在政策分析时，可将这些费用看作是与卫生相关的费用进行单独核算，如带路安全。

在核算口径判定中，单纯依据服务提供机构性质确定某一类活动是否属于卫生总费用核算范围是不可靠的。例如，卫生部门所属机构可能提供的是不以健康促进作为根本目的的非医疗卫生性质的活动，这样的活动则不应该包括在卫生总费用核算范围内。同时，对于口径的判断和选择还要服从相关统计部门本身指标体系和口径的特点，不能脱离现有数据来源去派生不符合实际和无法操作的范围口径。

2. 核算时间口径

卫生总费用核算的时间口径包括以下两方面。

（1）明确各项特定活动所发生的时期，通常是一个财政年度或一个公历年度。实际操作中需要注意的是，政府机构可能按照财政年度报告费用情况，私立部门按照公立年度报告费用情况，这就要求我们调整不同来源的数据，尽可能统一数据报告时期。我国的财政年度和公历年度可认为基本一致。

（2）区分卫生服务活动和相应费用支付发生的时间。在操作过程中，需要进行权责发生制与收付实现制的选择。卫生总费用核算原则上应该使用权责发生制，费用记录在发生经济价值的时期内，而不是使用收付实现制，即现金收支发生后才记录费用。例如，如果住院日发生在上一个核算年度的最后一个月，但支付是在新核算年度的第二个月，那么这项业务应当记入上一个核算年度。在获得的各种数据中，可能会遇到不同的记录方法，要求尽可能将所有的数据统一转换为权责发生制。

3. 核算空间口径

卫生总费用核算覆盖一个国家的全部卫生资金活动过程，但是，核算范围不应该仅仅局限于在国家境内发生的活动。准确地说，它被定义为全国的公民或居民的卫生活动，即卫生总费用核算应该包括那些暂时居住在国外的公民或居民的卫生服务费用，但是不包括外国公民的卫生总费用（应该属于卫生服务的"输出"）。在实际操作过程中很难做到准确计算，如果其所占比重很小，一般情况下可以忽略，即使卫生总费用核算未包括本国公民在国外发生的卫生总费用，或者包括了卫生"输出"服务也不会降低卫生总费用核算的精确程度。

（二）卫生总费用核算体系

2000 年 OECD 出版的 SHA 1.0 版，确立了国际卫生总费用核算框架。依据卫生总费用核算的目的，要回答三个问题，即卫生资金从哪里来、卫生资金流向哪里、卫生资金由谁利用和受益；将卫生总费用核算体系分为卫生服务筹资来源、卫生服务提供者和卫生服务功能三个层次的立体平衡账户。这三大系统构成了卫生总费用核算体系的主要内容和基本框架。我国在引入这一制度的基础上，通过大胆探索和实践，建立了以服务功能为核心的实际使用法核算体系，包括个人治疗费用、公共卫生总费用、卫生发展费用、其他费用。同时，将机构法核算指标体系调整为医疗机构费用、公共卫生机构费用、药品零售机构费用、其他卫生机构费用四大类（图 8-2）。

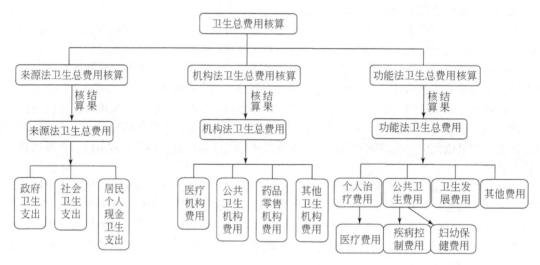

图 8-2　卫生总费用核算框架图

所有国家的医疗卫生系统都在不断发展，以应对不断变化的人口和疾病模式、快速的技术进步及越来越复杂的卫生筹资机制和服务提供模式等。为了追求卫生系统的公平、效率和效益目标，政策制定者关注的关键问题是："我们用于卫生的资金有多少？是否是通过可比的方法进行测算的？"

2011 年 WHO 出版的 SHA 2011 版与 SHA 1.0 版相比，在很多方面作了改变并进行了完善：首先，强化了作为卫生核算体系基础的三个维度之间的相互关系，对卫生服务和长期护理服务等服务功能的消费从服务提供和筹资等方面进行全面描述；其次，提供了更完整的功能分类，如预防服务和长期护理服务；再次，提供了更简洁的卫生服务提供机构分类，并尽可能接近标准行业分类；最后，采用新的筹资方案分类使对卫生资金筹集的追踪更为精确（图 8-3）。

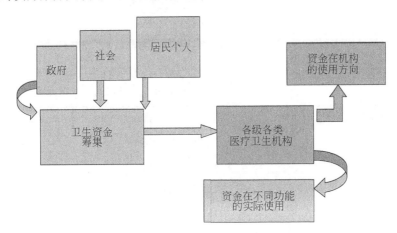

图 8-3　卫生总费用核算三种方法之间的关系

三、卫生总费用核算方法及指标

（一）筹资来源法核算

1. 筹资来源法卫生总费用

筹资来源法（sources）卫生总费用是指一个国家或地区在一定时期内（通常为 1 年），为开展卫生服务活动从全社会筹集的卫生资金总额。筹资来源法卫生总费用核算是卫生总费用核算体系的第一个层次。

来源法卫生总费用核算是按照卫生资金的筹集渠道与筹资形式收集、整理卫生总费用数据，测算卫生总费用的方法。主要核算全社会卫生资金投入总量及内部构成，分析与评价在一定经济发展水平条件下，该区域内政府、社会、居民个人对健康的重视程度和费用负担情况，以及卫生筹资模式的主要特征和卫生筹资的公平合理性。它是货币流入卫生领域转化为卫生资金的总源头和入口处。

2. 筹资来源法核算指标

国际上将各国卫生总费用筹资指标统一为"广义政府卫生支出"（general government expenditure on health）和"私人卫生支出"（private expenditure on health）两类。广义政府卫生支出也称为一般政府卫生支出，反映政府组织和机构作为筹资主体在卫生筹资中所发挥的作用，主要包括狭义政府卫生支出和社会保障卫生支出。狭义政府卫生支出是指中央政府、省级政府及其他地方政府对卫生的支出，也称"税收为基础的卫生支出"。具体到我国，广义政府卫生支出包括医疗服务、社区卫生服务、疾病预防控制、卫生监督、妇幼保健、农村卫生、中医药、食品和药品监督、卫生行政等费用支出，以及医疗保险管理费等。狭义政府卫生支出不包括对其他筹资部门的转移支付，如对各类医疗保险项目的补助等。

为满足国内政策分析的需要，从出资者的角度看，我国来源法卫生总费用核算采用三分法指标体系：政府卫生支出、社会卫生支出和居民个人现金卫生支出。经过技术对接手段，国内来源法研究结果可以转换为国际指标，便于进行国际比较研究。具体内容见表 8-3。

表 8-3　来源法核算指标内容

指标	内容
1. 政府卫生支出	（1）医疗卫生服务支出
	（2）医疗保障支出
	（3）行政事务管理支出
	（4）人口与计划生育事务支出
	（5）其他政府性基金卫生投入
2. 社会卫生支出	（1）社会医疗保障支出
	（2）商业健康保险费
	（3）社会办医支出
	（4）社会捐赠援助
	（5）行政事业性收费收入
3. 居民个人现金卫生支出	（1）城镇居民个人现金卫生支出
	（2）农村居民个人现金卫生支出

资料来源：国家卫生健康委员会卫生发展研究中心《2014 年中国卫生总费用核算研究报告》.

（二）机构流向法核算

1. 机构流向法卫生总费用

机构流向法（providers）卫生总费用是指一个国家或地区在一定时期内（通常为 1 年），从全社会筹集到的卫生资金在各级各类卫生机构分配的总额。机构流向法卫生总费用核算属于卫生总费用核算体系的第二个层次。

从机构流向角度测算卫生总费用，是以卫生服务过程中的资金运动为核算对象，从各级各类卫生机构入手，测算全社会卫生资源分配及其内部构成。其测算范围包括各级各类卫生保健服务的提供者。此外，还包括药品零售机构、卫生行政管理等机构。卫生总费用分配总额测算卫生服务的最终产品价值，因此，卫生保健服务的中间产品价值，如药品生产企业、医疗器械生产企业、医院的制剂部门的产品价值在最终产品价值中已经包括在内，在此不可重复计算。机构流向卫生总费用反映了卫生资金在不同部门、不同领域和不同层次的分配，可以分析与评价该地区卫生资源的整体配置效率及合理性。

2. 机构流向法核算指标

国际上基于 OECD 成员情况，将卫生总费用机构指标分为八大类。我国在参照国际分类的前提下，依照卫生服务系统的实际情况，从机构角度划分，将卫生总费用机构流向法核算指标体系分为六个部分。具体划分内容见表 8-4。

表 8-4　机构流向法核算指标内容

OECD 卫生总费用核算系统对卫生机构的分类	我国卫生总费用核算系统对卫生机构的分类
1. 医院	1. 医院费用
2. 护理保健和家庭保健机构	2. 门诊机构费用
3. 门急诊机构	3. 药品及其他医用品零售机构费用

续表

OECD 卫生总费用核算系统对卫生机构的分类	我国卫生总费用核算系统对卫生机构的分类
4. 医疗用品零售机构	4. 公共卫生机构费用
5. 公共卫生项目的提供和管理机构	5. 卫生行政和医疗保险管理机构费用
6. 卫生行政和医疗保险管理机构	6. 其他卫生总费用
7. 其他行业卫生机构	
8. 其他	

资料来源：国家卫生健康委员会卫生发展研究中心《2014 年中国卫生总费用核算研究报告》.

（三）功能使用法核算

1. 功能使用法卫生总费用

功能使用法（function）卫生总费用是根据卫生服务活动的功能进行划分，测算消费者接受各类卫生服务时所发生的费用。功能使用法核算是卫生总费用核算体系的第三个层次，反映消费者对不同类型卫生服务的利用程度和费用水平，可以用来分析与评价卫生资源利用的受益情况，完善资源使用的公平性和合理性。

2. 功能使用法核算指标

SHA 2011 版给出了卫生服务体系分析基本框架：从卫生服务功能和卫生服务产品使用角度看，卫生总费用表现为治疗与康复服务费用、长期护理服务费用、预防和公共卫生服务费用、卫生行政和医疗保险管理费用、其他卫生总费用（表 8-5）。其核算结果从资金的最终来源，不同年龄、不同性别的受益人群，不同疾病种类和资源（提供卫生服务和产品）角度，反映卫生总费用在不同功能服务中的分布。

表 8-5　功能使用法核算指标内容

ICHA 编码	说明	ICHA 编码	说明
HC.1	治疗服务	HC.5	门诊医疗用品
HC.2	康复服务	HC.6	预防和公共卫生服务
HC.3	长期护理服务	HC.7	卫生行政和医疗保险管理
HC.4	辅助性卫生服务	HC.8	卫生相关的功能

资料来源：OECD SHA 2011 版.

但是，如何结合我国卫生筹资体系特征和数据统计基础，实现 SHA 2011 版的主要核算维度与我国实际情况的对接，从功能法角度核算卫生总费用的筹资、分配、使用和人群受益等至关重要。

3. 我国功能法核算维度

（1）筹资方案维度，见表 8-6。

表 8-6　筹资方案维度

SHA 2011 版筹资方案维度分类	对应我国的具体筹资方案
HF.1 公共筹资方案	
HF.1.1 政府方案	政府对医疗卫生机构的项目支出补助和基本支出补助，城乡居民医疗救助被政府或国内非营利组织注入国内筹资方案的国际援助类资金

续表

SHA 2011 版筹资方案维度分类	对应我国的具体筹资方案
HF.1.2 社会医疗保险方案	城镇职工基本医疗保险、城镇居民基本医疗保险、新型农村合作医疗和其他社会医疗保险；工伤、失业、养老和生育保险对医疗卫生的筹资方案
HF.1.3 强制性医疗储蓄账户（CMSA）	目前我国尚无此类筹资方案
HF.2 自愿筹资方案	
HF.2.1 商业医疗保险	商业健康保险
HF.2.2 非营利性机构筹资	慈善组织、基金会和红十字会等非营利性机构对医疗卫生的筹资方案
HF.2.3 企业与机构自筹	
HF.2.3.1 企业（医疗机构除外）	我国企业直接为员工提供卫生服务或支付卫生服务费用，主要表现为"企业职工医疗卫生费"
HF.2.3.2 医疗机构筹资方案	医疗机构利用自身收入来为其提供的服务进行筹资
HF.3 家庭卫生支出	居民个人卫生支出，不含缴纳的社会医疗保险费
HF.4 国外筹资方案（非常住单位）	国外机构为本国居民医疗卫生服务筹资

资料来源：翟铁民，张毓辉，万泉，等，2015. 基于"卫生总费用核算体系 2011"的中国卫生总费用核算方法学研究. 中国卫生经济，34（3）：9-11.

（2）服务功能维度：HC.1～HC.3 将康复服务和长期护理服务合并在治疗服务中核算，治疗服务包括门诊治疗服务和住院治疗服务；HC.4 辅助性服务主要包括无法并入治疗服务的、由独立经营机构提供的检验、影像和患者转运服务；HC.5 门诊医疗用品主要是指患者在独立经营的零售药店和医疗器械零售店购买的医疗用品，不包括在医疗卫生机构所属药房或药店所消耗的医疗用品；HC.6 预防服务具体分为信息、教育和咨询项目，免疫项目，疾病早期诊断项目，健康状况监测项目，流行病学监测、危险因素和疾病控制项目，灾害和突发事件应急项目六类活动；HC.7 卫生行政和医疗保险管理在我国主要包括由卫生计生、食品药品监督、社会医疗保险和商业医疗保险等管理机构提供的为保证和维持卫生系统运行、提高卫生系统效率的服务活动。

（3）服务提供机构维度：HP.1 医院主要包括各类综合医院和专科医院、乡镇卫生院和社区卫生服务中心；HP.2 可居住性长期护理机构在我国可对应疗养院；HP.3 门诊机构主要包括我国的各类门诊部、诊所、卫生室、医务室、社区卫生站等；HP.4 辅助性服务提供机构主要包括独立经营的临床检验中心（非政府部门所属）和急救机构；HP.5 预防服务提供机构在我国主要包括公共卫生机构，如疾病预防控制机构、妇幼保健机构和健康教育机构；HP.6 卫生行政和筹资管理机构主要指提供治理、卫生行政和筹资管理服务的机构。

（4）人群受益维度：是服务功能这一核心维度的扩展维度，主要反映利用医疗卫生服务人群的年龄、性别、疾病和经济状况等信息，以分析疾病控制的优先领域等。年龄分组一般以 5 岁为一组，直至 95 岁以上组（0 岁单独为一组），这样的分组可以满足国际比较的需要，同时也可以根据政策需求自由汇总这些分类。疾病分类有两种可供选择的分类标准：一种是疾病种类聚合水平较高的全球疾病负担分类（GBD）；一种是国际疾病分类（ICD-10）的主要章节。基于 GBD 的疾病分类费用信息更适合国际比较。但两者是可以相互转化的，GBD 是对 ICD-10 分类的集合，且可以完全对应到 ICD-10 分类中。

四、矩阵平衡法卫生总费用核算的运用

（一）卫生总费用矩阵平衡法

1. 卫生总费用矩阵平衡核算

卫生总费用矩阵平衡核算是采用棋盘式表格，按照规定顺序，分别在行和列表现不同核算维度，不仅使每个维度的账户在总额上平衡，而且互相对应，各账户间体现严密的数量衔接，概括反映卫生资金的循环流程及内在联系。

卫生总费用平衡核算的基本形式为二维矩阵表格（表 8-7），通过交叉分析，清楚反映各种费用的来源和去向。

表 8-7　NHA 平衡核算表格结构

功能维度	来源维度				
	来源 1	来源 2	…	来源 n	来源合计
功能 1	费用 11	费用 12	…	费用 $1n$	费用 1
功能 2	费用 21	费用 22	…	费用 $2n$	费用 2
…	…	…	…	…	…
功能 m	费用 $m1$	费用 $m2$	…	费用 mn	费用 m
功能合计	费用 1	费用 2	…	费用 n	总费用

资料来源：国家卫生健康委员会卫生发展研究中心《2014 年中国卫生总费用核算研究报告》.

2. 我国卫生总费用核算平衡法

按照我国卫生总费用核算体系，可以建立三种平衡核算表格：来源与机构、来源与功能、机构与功能。

按照来源与机构分类的卫生总费用平衡核算表，反映资金从不同来源向不同卫生服务提供机构的流动过程，主要回答卫生系统内"谁资助了哪些机构"的问题，即哪类支付者和购买者出资给卫生系统中的哪类卫生服务提供者。

按照来源与功能分类的卫生总费用平衡核算表，反映谁为哪类卫生服务筹资，突出强调了一些卫生政策必须考虑的重要的资源使用问题。同时，可以反映不同筹资主体在卫生服务功能和活动上的相对重要性。

按照机构与功能分类的卫生总费用平衡核算表，反映不同卫生服务功能的费用是如何通过各类卫生服务提供机构分配的，主要告诉我们"哪些机构做了哪些服务"。

（二）矩阵平衡法卫生总费用核算的运用

《"健康中国 2030"规划纲要》强调以人民健康为中心，全方位、全周期维护和保障人民健康。运用矩阵平衡法，将人群和健康维度作为核心引入卫生总费用核算体系，既可以从单一维度，也可以从交叉维度和多维度，对卫生总费用核算进行框架构建，形成涵盖人的生命全周期、疾病全类别、全服务流程、全筹资方案和全服务要素的新核算体系，从而能够全方位展现卫生总费用的聚集特征，为疾病防控、费用控制等领域提供决策信息，为推进深化医改和健康中国建设提供重要决策支撑（图 8-4）。

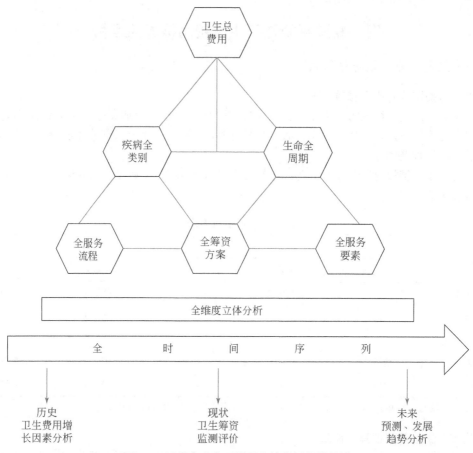

图 8-4　以健康为中心的卫生总费用核算体系

在新时代，将"以人民健康为中心"的理念融入卫生经济政策制定实施的全过程，需要以人的健康为出发点和落脚点，从全方位、全周期的角度对健康维护和保障资金进行监测，围绕重点人群（如老年人、妇女儿童）、重大疾病（慢性病、重大传染病等）、不同健康服务需求（治疗服务与预防服务、基本医疗卫生服务与非基本医疗卫生服务）开展卫生总费用核算及相关筹资、配置研究。

五、卫生总费用核算数据收集方法

（一）充分利用与开发现有资料

卫生总费用核算，首先以现有公开发表的各类社会经济统计资料如《中国统计年鉴》《中国劳动统计年鉴》《中国市场统计年鉴》《中国农业统计年鉴》等，以及卫生统计信息系统的卫生财务年报资料、卫生统计年报资料等作为主要数据来源，进行测算。这类数据资料具有权威性和连续性，而且数据来源质量可靠。

（二）现场典型调查

在常规信息数据不充分，难以获取现成数据的情况下，以小规模的现场调查作为补充，抽取有一定代表性的调查点，取得相应指标的数据，作为测算依据。必要的现场调查也是卫生总费用核算方法的重要内容之一。

（三）现场访问调查

卫生总费用核算的部分常规信息数据，还可以通过政府其他相关部门和单位直接获取，例如，统计、财政、民政、劳动和社会保障、残联等相关部门，以及保监局、慈善总会等其他部门，甚至军队、公安、司法和各类医疗保险管理等部门。

（四）间接估算法

由于受时间、人力和物力限制，一时无法做小型抽样调查，也可以利用手中掌握的相关统计资料、财务数据和各种参数，利用数学模型和计量经济模型等技术方法进行相关数据的推算。

（五）建立费用监测点

对卫生总费用核算中的一些"盲点"问题，即只知道费用的发生，但没有资料来源，可以建立稳定的费用监测点和经常性的报告制度，保证数据来源的可行性和连续性。

第三节　卫生总费用分析

一、卫生总费用筹资分析

（一）卫生总费用筹资水平分析

1. 卫生总费用筹资总额

卫生总费用筹资总额是反映一个国家或地区卫生资金筹集总量的重要指标，用于评价全社会卫生投入水平。通常用当年价格和可比价格两项指标来表示。当年价格即现行价格，是报告期内的实际市场价格。按当年价格计算的卫生总费用能够反映当年卫生筹资水平和比例关系，但是，因其变化受市场价格波动因素的影响，在不同时期缺乏可比性。可比价格是扣除价格波动影响因素，能够对卫生筹资总额进行不同时期比较的价格。例如，按照当年价格计算，中国卫生总费用较上年增长值，由1990年的747.39亿元增长为2013年的31 668.95亿元，增长了42.37倍。扣除价格因素影响，按可比价格计算，卫生总费用由1586.78亿元增长为31 668.95亿元，反映实际卫生投入量只增长了18.96倍。2019年中国卫生总费用为65 841.39亿元，扣除价格因素影响，按可比价格计算，卫生总费用由2013年的33 880.05亿元增长为2019年的65 841.39亿元，反映实际卫生投入量增长了1.94倍。

社会经济发展是卫生事业得以发展的前提和基础，是人民健康水平提高的根本保证。一个国家的经济发展水平在很大程度上影响着其卫生筹资水平，尽管这同各国的卫生体制和制度有关。此外，卫生总费用的绝对数量和增长速度还受卫生服务价格、数量及内容的影响。世界经济发展、人民需求能力提高及老龄化、疾病谱改变等因素，客观上造成了社会卫生服务需求量的上升，并由此带来了卫生总费用的不断上涨。美国等西方发达国家经济发展水平较高，其卫生总费用水平也较高（表8-1）。

2. 人均卫生总费用

人均卫生总费用是消除人口增长因素对卫生总费用绝对值的影响，按照每人平均享受的卫生费用水平计算的卫生总费用人均值，用来分析评价不同国家或地区人均卫生资源拥有量，是衡量公平性的重要指标。人均卫生总费用也用当年价格和可比价格两项指标来表示，如果进行国际比较，可以按官方汇率或购买力平价（PPP）折算为美元。

随着我国卫生总费用的不断增长，人均卫生总费用逐年增加，由1990年的65.37元增加到2013

年的 2327.37 元和 2019 年的 4702.79 元,按照当年官方汇率折算由 13.67 美元增长为 375.79 美元(图 8-5)。由于经济发达国家和落后国家经济发展水平差距巨大,表现在人均卫生总费用上的差距也十分显著,2011 年美国、英国、德国、法国、日本、意大利、加拿大等发达国家人均卫生总费用均在 3000.00 美元以上,而经济不发达的中低收入国家多数在 1000.00 美元以下,甚至不足 100.00 美元(表 8-1)。

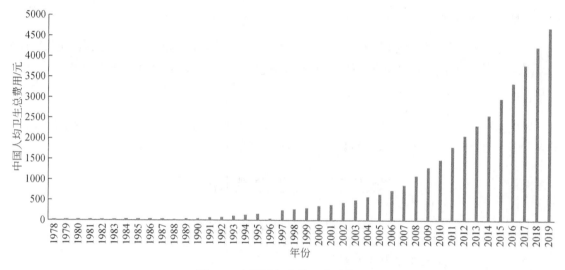

图 8-5　中国历年人均卫生总费用

3. 卫生总费用占 GDP 百分比

卫生总费用占 GDP 百分比,通常用来反映一定时期、一定经济水平下,社会对卫生事业的资金投入力度,是衡量世界各国卫生事业与国民经济是否协调发展的综合评价指标。它反映国家对卫生工作的重视程度和全社会对居民健康的重视程度。

改革开放以来,伴随着中国市场经济的建立、发展和完善过程,中国的经济实力大大增强,GDP(名义值)已经从 1978 年的 3678.7 亿元增加到 2013 年的 592 963.2 亿元和 2019 年的 986 515.2 亿元,2013 年比 1978 年增加了 161.19 倍(实际值增加 26.09 倍),2019 年比 2013 年增加了 1.67 倍。同时,社会对卫生事业的资金投入力度不断增强,卫生总费用占 GDP 比重,从 1978 年的 3.00%,增加到 1990 年的 3.96%、2013 年的 5.34%、2019 年的 6.67%(图 8-6)。但是与发达国家卫生总费用占 GDP 10.0%以上的比重相比还有差距。未来随着社会经济发展水平的增长,虽然应进一步提高卫生总费用占 GDP 的比重,但是,随着我国经济发展由外延式向内涵式转变,随着我国供给侧结构性改革的推进和高质量发展的实现,笔者认为卫生总费用占 GDP 比重应控制在适度范围内。

4. 卫生消费弹性系数

卫生消费弹性系数是指卫生总费用增长速度与 GDP 增长速度之间的比例关系,是世界各国用来衡量卫生发展与 GDP 增长是否协调的重要评价指标。

卫生消费弹性系数大于 1,说明卫生总费用增长速度快于 GDP 增长;弹性系数小于 1,说明卫生总费用增长速度慢于 GDP 增长;弹性系数等于 1,说明卫生总费用增长速度与 GDP 增长速度保持一致。一般情况下,卫生消费弹性系数略大于 1,才能保持卫生事业稳步发展。

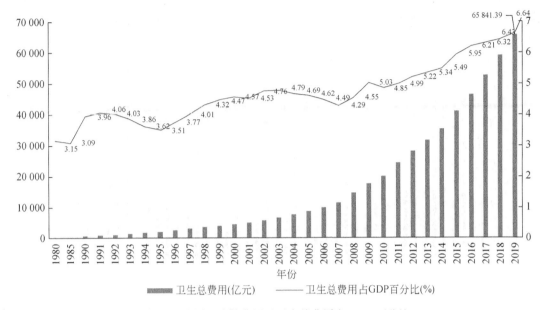

图 8-6　我国卫生总费用及卫生总费用占 GDP 百分比

1979～2019 年，中国卫生总费用年平均增长速度为 11.59%，GDP 年平均增长速度为 9.39%，卫生消费弹性系数年均为 1.38，即 GDP 每增长 1%，卫生总费用增加 1.38%。从总体趋势来看，卫生总费用增长略快于 GDP 增长。如果将 GDP 增长速度设定为零，可以更直观地观察卫生总费用相对于 GDP 的增长变化趋势（图 8-7）。

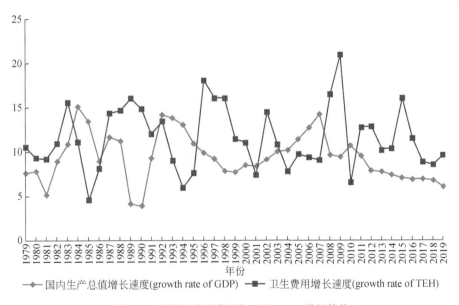

图 8-7　中国卫生总费用相对于 GDP 增长趋势

（二）卫生筹资结构分析

1. 卫生筹资构成

根据筹资来源将卫生总费用的构成指标体系分为政府卫生支出、社会卫生支出和居民个人现金卫生支出。政府卫生支出、社会卫生支出和居民个人现金卫生支出在卫生总费用中所占比重的变化趋势，是考察卫生事业是否健康、能否可持续发展的重要指标。20 世纪 80 年代以来我国卫生筹资总体变化情况见图 8-8。

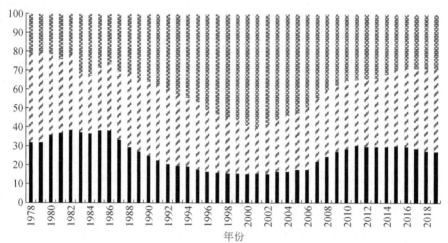

政府卫生支出占卫生总费用比重(%)　社会卫生支出占卫生总费用比重(%)　居民个人现金卫生支出占卫生总费用比重(%)

图 8-8　卫生筹资结构变化情况

《中共中央　国务院关于深化医药卫生体制改革的意见》中要求，逐步提高政府卫生支出占卫生总费用的比重，使居民个人基本医疗卫生总费用负担明显减轻，政府卫生投入增长幅度要高于经常性财政支出的增长幅度，使政府卫生投入占经常性财政支出的比重逐步提高。卫生事业"十二五"规划提出，到"十二五"末期，政府卫生支出占卫生总费用比重超过 30%，居民个人现金卫生支出占卫生总费用比重降到 30% 以下。2016 年在《"健康中国 2030"规划纲要》中，进一步提出居民个人现金卫生支出占卫生总费用的比重在 2020 年降至 28% 左右，2030 年降至 25% 左右。

2. 政府卫生支出

政府卫生支出是指各级政府通过财政预算安排投入医疗卫生机构和社会医疗保障的资金。政府卫生支出是卫生总费用的重要组成部分，它是保持和改善医疗卫生机构服务条件，提高社会医疗保障水平，促进居民健康改善，体现社会公益性的重要前提。

政府卫生支出占卫生总费用比重，是进行卫生总费用筹资结构分析的重要指标，反映各级政府对卫生领域的重视程度和支持力度，体现政府在卫生领域的重要作用。

我国政府卫生支出绝对值逐年增长，由 1978 年的 35.44 亿元，增加到 1990 年的 187.28 亿元、2000 年的 709.52 亿元、2010 年的 5732.49 亿元和 2019 年的 18016.95 亿元，极大地改善了医疗卫生服务条件和能力，提高了社会医疗保障水平；政府卫生支出占卫生总费用比重发展趋势不断向上，但是其间也有曲折。1978～2000 年政府卫生支出比重逐步下降，由 1978 年的 32.16% 下降到 2000 年的 15.47%，居民个人现金卫生支出比重明显上升。2000 年以后，政府卫生支出占卫生总费用比重开始上升，其占比分别为 2011 年的 30.66%，2013 年的 30.14%，2016 年的 30.01%，2019 年的 27.36%；政府卫生投入占经常性财政支出的比重总的趋势是向上的，但是，在我国经济进入常态化发展以后，政府卫生投入占卫生总费用比重，不再以快速增长的趋势上升，呈现出较平稳的发展局面（图 8-8）。

3. 社会卫生支出

社会卫生支出是指政府支出外的社会各界对卫生事业的资金投入，包括社会医疗保障支出、商业健康保险费、社会办医支出、社会捐赠援助和行政事业性收费收入。

自 20 世纪 80 年代中国经济体制改革以来，出现以政府卫生筹资减少影响作用下的公共卫生筹资下降、对个人卫生筹资过度依赖、卫生筹资公平性差等问题。原有的公费医疗、劳保医疗制度作用日渐削弱，传统合作医疗制度逐渐解体。直至 2000 年以后，在政府卫生投入不断加大带动的作用下，职工医疗保险、居民医疗保险和新型农村合作医疗三项社会基本医疗保险制度不断发展完善，目前基本实现了对社会居民的全覆盖。因此，社会卫生支出占卫生总费用比重由 1978 年的 47.41% 下降到 2000 年的 24.10%，之后又逐渐增加，到 2010 年增长至 36.02%，2015 年为 40.29%，2019 年达到 44.27%（图 8-8）。

4. 居民个人现金卫生支出

居民个人现金卫生支出是指城乡居民个人在接受各类医疗卫生服务时的直接现金支付，包括享受各类医疗保险制度的居民就医时的自付费用。

居民个人现金卫生支出占卫生总费用比重是衡量社会居民个人对卫生总费用负担程度的评价指标。我国这一指标 1978 年为 20.43%，2000 年和 2001 年分别达到了 58.98% 和 59.97%。之后，在医改的推进下，2010 年降为 35.29%，2015 年为 29.27%，2019 年为 28.33%（图 8-8）。可以看出，在 2000 年前后，我国居民个人卫生费用负担之沉重，已经处于灾难性卫生总费用个人筹资 60% 的边缘。进入 21 世纪后，随着医疗卫生体制改革的不断深化，这一指标值逐渐下降。"十三五"时期，居民个人现金卫生支出占卫生总费用比重已经降到 30.00% 以下，下降速度之快、幅度之大在国际上产生重大影响。但是距离 WHO 提出的将个人卫生支出降低到卫生总费用的 15%～20% 的倡议，还有一定差距。

二、卫生总费用流向分析

（一）卫生总费用机构流向

卫生总费用机构流向是指卫生资金从进入卫生系统到流出卫生系统过程中的资金分配及使用方向。它反映了从全社会筹集到的卫生资金在不同部门、不同地区、不同领域、不同层次的配置效果和使用效果，用来评价卫生资源配置的公平性和合理性，为调整和制定卫生资源配置规划提供政策建议。

按照我国卫生总费用核算系统对卫生机构的六大分类，从机构角度看，卫生总费用具体表现为医疗机构费用、公共卫生机构费用、药品零售机构费用等。总体来看，几乎 60% 以上的卫生总费用流向了各级医疗机构，公共卫生服务机构卫生总费用占比不到 9%（图 8-9）。2019 年医院费用为 40 287.55 亿元，占卫生总费用（机构法）的 63.55%；门诊机构费用 4380.22 亿元，占比 6.91%；公共卫生机构费用 3470.12 亿元，占比 5.47%；药品零售机构费用 7399.46 亿元，占比 11.67%。这反映出我国卫生资源配置不合理，以及对公共卫生服务的重视程度不够。

（二）医疗机构卫生总费用流向

我国医疗机构分为不同级别，包括城市医院、县医院、社区卫生服务中心、卫生院、门诊机构等。几乎 40% 的卫生总费用流向城市医院，10%～15% 的卫生总费用流向县医院，10% 左右的卫生总费用流向社区卫生服务中心和卫生院（图 8-10）。2019 年在医院卫生总费用中，城市医院、县医院、社区卫生服务中心、卫生院费用分别占 41.55%、13.82%、2.77%、5.37%，反映出卫生资源配置的倒三角状况，医疗卫生资源利用和患者就医流向城市大医院，基层医疗卫生服务机构的发展空间还很大。

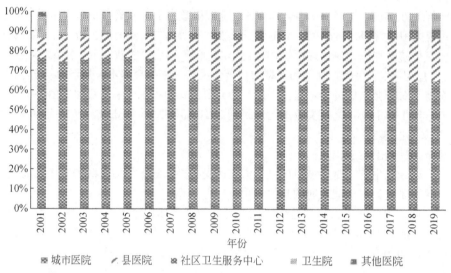

图 8-9 卫生总费用机构流向构成

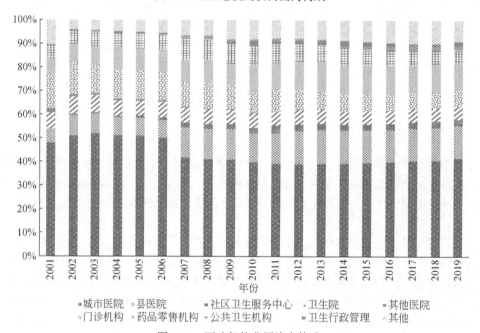

图 8-10 医疗机构费用流向构成

（三）医疗机构药品费用流向

2019 年药品费用 21 116.82 亿元，占卫生总费用比重为 33.31%，其中门诊、住院和药品零售机构分别占比为 34.22%、30.74% 和 35.04%。1990～2019 年药品费用总额由 418.32 亿元增加到 21 116.82 亿元，人均药品费用由 36.59 元增加到 1508.29 元，绝对值增加均较快。

随着卫生部门控制药品费用措施的陆续出台，药品费用占卫生总费用比重呈缓慢下降趋势，1990～2019 年，该比重由 48.61% 降至 33.31%。药品费用内部结构也发生变化，住院药品费用占药品费用比重从 1990 年的 25.74% 上升到 2019 年的 30.74%，门诊药品费用比重明显下降，从 69.67% 降至 34.22%，零售药品费用却从 4.59% 快速增加到 35.04%。药品零售机构费用的快速增长对医疗机构门诊药品费用产生了一定的影响（表 8-8）。

表 8-8　1990~2019 年全国药品费用

项目	1990 年	1995 年	2000 年	2005 年	2010 年	2013 年	2015 年	2019 年
药品费用（亿元）	418.32	1169.11	2211.17	4142.10	8835.85	13 307.70	16 166.34	21 116.82
其中：门诊药品比重（%）	69.67	59.95	54.77	46.11	37.01	30.83	31.34	34.22
住院药品比重（%）	25.74	30.77	31.21	32.54	34.56	37.90	35.10	30.74
零售药品比重（%）	4.59	9.28	14.02	21.35	28.43	31.27	33.57	35.04
药品费用/卫生总费用（%）	48.61	48.81	45.40	45.00	41.55	39.80	37.16	33.31
人均药品费用（元）	36.59	96.52	174.46	316.78	658.94	977.99	1176.06	1508.29

资料来源：国家卫生健康委员会卫生发展研究中心《2020 年中国卫生总费用核算研究报告》.

三、卫生总费用功能分析

（一）功能法核算原则

基于"卫生总费用核算体系 2011"的核算体系和维度，以人的健康为出发点和落脚点，我国卫生总费用核算团队，从全方位、全周期的角度对健康维护和保障资金进行监测，围绕重点人群（如老年人、妇女儿童）、重大疾病（慢性病、重大传染病等）、不同健康服务需求（治疗服务与预防服务、基本医疗卫生服务与非基本医疗卫生服务）开展卫生总费用核算及相关筹资、配置研究。

（二）功能法核算结果

1. 卫生总费用与经常性卫生总费用

卫生总费用（来源法），是反映当年为卫生事业发展筹集和动员的资金总量，包括资本形成费用，是采用各类医疗保险基金收入的总量。经常性卫生总费用，反映实际消耗的卫生服务价值，是采用各类医疗保险基金支出的总量，包含医疗卫生机构"免费"提供预防服务的支出等。

2. 2017 年中国经常性卫生总费用核算结果

（1）经常性卫生总费用：2017 年，我国经常性卫生总费用为 41 996 亿元（其中，固定资本 5243 亿元），占当年卫生总费用的 79.8%；占 GDP 的 5.1%；人均经常性卫生总费用 3021 元。与 2012 年相比，经常性卫生总费用增加 18 460 亿元，年均增长 12.3%，占 GDP 比重提高 0.6 个百分点，人均经常性卫生总费用增加 948 元（图 8-11）。

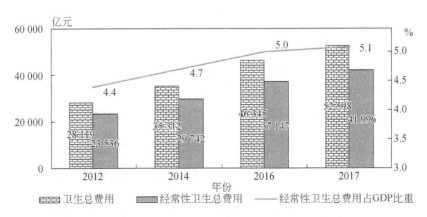

图 8-11　我国经常性卫生总费用构成

（2）从筹资结构看，2012～2017年，公共筹资变化不大，为55.7%～58.0%，自愿筹资从3.3%增加到7.4%，家庭卫生支出从41.0%下降至36.1%。经常性卫生总费用中个人负担的比重远高于THE中的个人负担比重（表8-9）。

（3）从机构配置看，2012～2017年，医院费用占比由60.3%增加到62.2%，基层医疗卫生机构费用占比则从11.7%降至9.4%，公共卫生机构占比由4.7%增至5.4%。可以看出，卫生资源配置呈现倒三角状况，对基层医疗机构和公共卫生机构的重视程度不够（表8-10）。

表 8-9　2012～2017 年我国经常性卫生总费用筹资构成变化（%）

筹资方案	2012 年	2014 年	2016 年	2017 年
公共筹资	55.7	57.2	58.0	56.6
其中：政府方案	22.2	21.3	19.4	18.1
社会医疗保险	33.5	35.9	38.7	38.5
自愿筹资	3.3	4.8	6.1	7.4
其中：商业健康保险	1.0	2.7	4.3	4.7
家庭卫生支出	41.0	38.0	35.9	36.1
合计	100	100	100	100

表 8-10　2012～2017 年我国经常性卫生总费用机构配置

机构类别	2012 年		2014 年		2016 年		2017 年	
	总量（亿元）	构成（%）	总量（亿元）	构成（%）	总量（亿元）	构成（%）	总量（亿元）	构成（%）
医院	14 193	60.3	18 264	61.4	22 605	60.9	26 107	62.2
基层医疗卫生机构	2762	11.7	2837	9.5	3270	8.8	3954	9.4
门诊机构	1099	4.7	1449	4.9	1589	4.3	1587	3.8
辅助性服务机构	20	0.1	25	0.1	32	0.1	31	0.1
药品和医疗用品零售机构	2705	11.5	3450	11.6	4518	12.2	4850	11.5
公共卫生机构	1104	4.7	1564	5.3	2042	5.5	2284	5.4
卫生行政、筹资和治理机构	1654	7.0	2154	7.2	3092	8.3	3182	7.6
合计	23 536	100	29 742	100	37 147	100	41 996	100

（4）从服务功能看，2012～2017年，治疗服务费用最高，占比为72.8%以上，其中住院治疗费用达43.9%以上；预防服务费用占比仅为5.8%～7.1%（表8-11）。

（5）从服务功能筹资结构看，2017年我国居民经常性卫生总费用中公共筹资占比为56.6%，其在治疗服务的占比为58.1%（其中住院服务占比为64.7%），在预防服务中的占比为50.9%；2017年我国居民经常性卫生总费用中家庭卫生支出占比为36.1%，其在治疗服务的占比为36.1%（其中门诊服务占比为51.3%），在零售药品和医疗用品的占比为64.7%（表8-12）。

表 8-11　2012～2017 年我国经常性卫生总费用服务功能

服务功能	2012 年		2014 年		2016 年		2017 年	
	金额（亿元）	占比（%）	金额（亿元）	占比（%）	金额（亿元）	占比（%）	金额（亿元）	占比（%）
治疗服务	17 798	75.6	23 758	76.0	27 054	72.8	30 945	73.7
其中：门诊	7254	30.8	10 036	32.1	10 420	28.1	11 774	28.0

服务功能	2012 年		2014 年		2016 年		2017 年	
	金额（亿元）	占比（%）	金额（亿元）	占比（%）	金额（亿元）	占比（%）	金额（亿元）	占比（%）
住院	10 544	44.8	13 722	43.9	16 634	44.8	19 171	45.7
零售药品和医疗用品	2705	11.5	3450	11.0	4518	12.2	4850	11.5
辅助性服务	20	0.1	25	0.1	32	0.1	31	0.1
预防服务	1364	5.8	1899	6.4	2455	6.6	2989	7.1
卫生行政和筹资管理	1649	7.0	2150	6.9	3089	8.3	3179	7.6
合计	23 536	100.0	31 281	100.0	37 147	100.0	41 996	100.0

表 8-12　2017 年我国经常性卫生总费用服务功能的筹资结构（%）

机构类别	公共筹资方案	政府方案	社会医疗保险	自愿筹资方案	商业健康保险	非营利机构筹资	企业筹资方案	家庭卫生支出	合计
治疗服务	58.1	11.4	46.7	5.8	4.2	0.4	1.2	36.1	100.0
其中：门诊	47.4	8.2	39.2	1.3	0.0	0.3	1.0	51.3	100.0
住院	64.7	13.4	51.3	8.5	6.8	0.4	1.3	26.7	100.0
零售药品和医疗用品	35.3	0.0	35.3	0.0	0.0	0.0	0.0	64.7	100.0
辅助性服务	81.0	81.0	0.0	0.0	0.0	0.0	0.0	19.0	100.0
预防服务	50.9	50.9	0.0	21.4	0.0	0.0	21.4	27.7	100.0
卫生行政和筹资管理	79.3	79.3	0.0	20.7	20.7	0.0	0.0	0.0	100.0
合计	56.6	18.1	38.5	7.4	4.7	0.3	2.4	36.1	100.0

3. 2017 年我国经常性卫生总费用受益人群分析

（1）疾病治疗费用构成：2017 年在我国疾病治疗费用构成中，慢性病治疗费用高达 71.6%，传染病、孕产妇、围产期及营养疾病占比为 14.1%（图 8-12）。

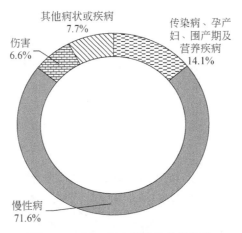

图 8-12　2017 年疾病治疗费用构成

（2）疾病治疗费用机构流向：2017 年疾病治疗费用的 60%～95% 来源于医院费用，基层医疗卫生机构、门诊机构和公共卫生机构，均占比很少（图 8-13）。

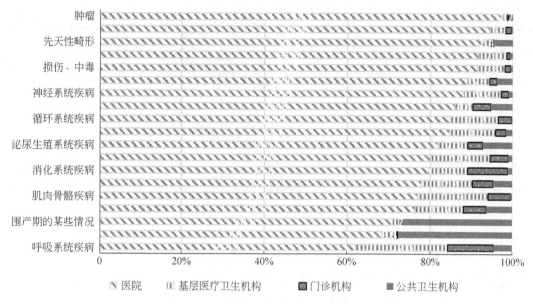

图 8-13　2017 年疾病治疗费用机构流向

（3）疾病治疗费用筹资来源：2017 年疾病治疗费用的 32.1%～54.7%来源于社会医疗保险，28.3%～50.8%来自于家庭卫生支出，18.8%以下来源于政府方案，商业健康保险均在 6.5%以下（表 8-13）。

表 8-13　2017 年我国疾病治疗费用的筹资结构（%）

疾病类别	政府方案	社会医疗保险	商业健康保险	家庭卫生支出	其他自愿筹资
先天性畸形	6.7	36.4	5.5	50.3	1.2
眼和附件疾病	7.0	43.9	3.7	44.1	1.3
肿瘤	7.0	51.4	6.1	32.6	2.0
内分泌、营养和代谢疾病	9.1	54.5	2.6	32.2	1.6
血液及免疫机制疾病	9.3	44.7	4.4	39.8	1.8
其他	10.1	41.1	2.6	44.6	1.7
泌尿生殖系统疾病	10.5	46.9	3.1	37.8	1.7
循环系统疾病	10.6	54.7	4.6	28.3	1.7
围产期的某些情况	10.8	32.1	5.8	50.8	0.4
消化系统疾病	11.0	47.4	3.7	36.3	1.6
损伤、中毒	11.0	34.5	6.5	45.7	2.2
神经系统疾病	11.9	51.2	4.8	30.5	1.7
皮肤疾病	12.1	38.3	1.9	46.2	1.5
妊娠、分娩和产褥期	12.4	43.6	5.3	37.1	1.6
传染病和寄生虫病	12.7	42.6	3.6	39.7	1.4
肌肉骨骼和结缔组织病	12.7	49.2	3.9	31.7	1.4
耳和乳突疾病	15.1	48.6	3.9	30.7	1.7
呼吸系统疾病	16.4	39.3	3.5	39.8	1.0
精神和行为障碍	18.8	46.3	3.6	30.5	0.8

（4）疾病治疗费用人群配置：2017 年疾病治疗费用中，门诊费用高达 60% 由 40 岁以下人群使用，年龄越小使用越多（5 岁以上人群）；住院费用的 50% 以上由 40 岁以上人群使用，年龄越大使用越多（图 8-14）。

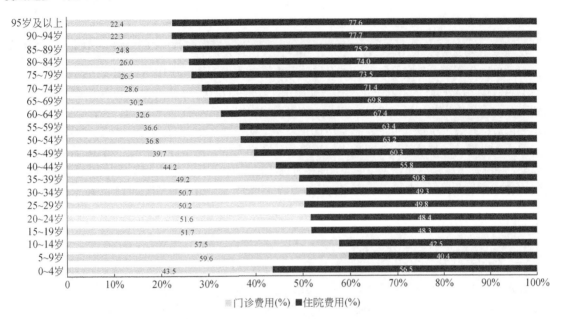

图 8-14　2017 年疾病治疗费用的人群配置

（三）功能法核算意义

基于 SHA 2011 版的卫生总费用分析，是从不同维度间的矩阵平衡分析展开的。它以人民健康为中心，以全方位、全周期维护和保障人民健康为目标，通过对以健康为中心的卫生总费用核算理念进行研究和框架构建，从各单一维度、交叉维度及多维度开展卫生总费用核算，形成涵盖人的全生命周期、全疾病谱系、全服务范围、全筹资流程和全提供过程的新核算体系，从而能够全方位展现卫生总费用的聚集特征，为疾病防控、费用控制等领域提供决策信息，为推进深化医改和健康中国建设提供重要决策支撑。

功能法卫生总费用核算，能够更准确地监测居民看病就医的经济负担，更深入地反映卫生筹资存在的问题，能够更全面地分析卫生总费用的配置效率，更有利于确定政策干预或保障的重点，能够更加全面地反映卫生资金的运动过程，即全面地反映我国卫生资金的筹集、分配、使用和人群受益状况，能够为卫生政策调整和制定提供充足、可靠的依据，可以推进未来医疗卫生改革措施的落实、实施路径的决策及着力点的确定。

第四节　卫生总费用特点及费用控制

一、卫生总费用变化特点

（一）卫生总费用增长速度较快

随着我国社会经济发展和 GDP 的不断提高，卫生领域的筹资水平持续增长，人均卫生总费用不断增加。1978～2019 年，我国卫生总费用年平均增长速度为 11.59%，快于 GDP 发展速度 2.2 个百分点。1990～2013 年的 23 年间，我国卫生总费用总额由 1586.78 亿元增长到 31 668.95 亿元（按可比价格），实际卫生投入量增长了 19.96 倍（图 8-6）。2019 年我国卫生总费用已经达到了 65 841.39 亿元。

（二）卫生总费用筹资结构向好

我国卫生总费用筹资结构变化，呈现出由"比较合理发展为严重不合理，再走向较合理"的显著特点。2000 年以前，政府卫生支出占卫生总费用比重逐步下降，由 1978 年的 32.16%下降到 2000 年的 15.47%。与此同时，个人卫生支出占比则由 1978 年的 20.43%快速上升到 2001 年的 59.97%，达到灾难性卫生支出的程度；2000 年以后，政府卫生支出占比不断上升，尤其在我国经济进入常态化发展以后，政府卫生投入占卫生总费用比重基本上保持在 30%左右，呈现出较平稳发展的局面；政府卫生支出增长，带动了社会卫生支出不断增长和个人卫生支出持续下降。2010 年尤其是 2018 年以来，在医疗保障制度和体系不断发展完善的基础上，社会卫生支出占比不断增长，2019 年占比达到 44.27%。与此同时，个人卫生支出占比在逐渐下降，"十三五"末期已经降到 30.0%以下，2019 年为 28.36%。但是距离 WHO 提出的将个人卫生支出降低到卫生总费用的 15%～20%的倡议，还有一定差距。

（三）卫生总费用功能使用特点

首先，可以监测居民就医负担。基于 2012～2017 年功能法卫生总费用核算结果，虽然家庭卫生支出从 41.0%下降至 36.1%，但是其反映的个人负担比重，远高于来源法核算结果中的个人负担比重。因此，通过功能法卫生总费用核算，能够更好地监测居民看病就医的经济负担。其次，可以发现相关卫生政策重点。功能法卫生总费用研究结果显示，门诊费用中个人负担比重远高于住院、预防费用中机构自筹占比。为此，在社会医疗保险改革中应进一步加强门诊费用的风险分担设计，应针对不同类型医疗机构"以医养防"负担规模，在相关政策的制定和调整时提供政策性支持。再次，揭示疾病重点干预目标。功能法卫生总费用研究结果显示，卫生资源消耗高的疾病类别（如慢性病和大病等），从降低社会经济负担的角度，应对这些高费用疾病进行重点干预。年龄费用则反映了不同年龄组人群的费用负担情况，也能够为分析未来人口结构变化对卫生总费用的影响提供基础。同时，对疾病、年龄费用的筹资分析能够反映疾病费用负担水平，以及特定疾病或人群是否存在服务利用的经济障碍等（表 8-9～表 8-13、图 8-12～图 8-14）。

二、卫生总费用存在的问题

（一）卫生总费用增长过快

卫生总费用快速增长是一个世界性问题。虽然我国经济社会进入常态化发展以来，卫生总费用由 2013 年的 33 880.05 亿元增长到 2019 年的 65 841.39 亿元（按可比价格计算），实际卫生投入量只增长了 1.94 倍，但其增长速度仍快于同期国民经济增长速度。目前我国人均 GDP 仍相对较低，刚进入高中收入国家行列，卫生总费用占 GDP 比重也不高，2019 年为 6.67%。在经济发展新常态背景下，卫生总费用的快速增长将会给政府、社会和个人带来较大的压力和负面影响。因此，解决人民日益增长的美好生活需要和不平衡不充分的发展之间的矛盾，更好地满足人民对美好生活要求的不断提高和健康需求的持续增长，必须实现卫生总费用由速度型发展向质量型发展的转变。

（二）卫生资源配置不合理

从我国机构法卫生总费用流向看，总体上看 60%以上的卫生总费用流向了各级医疗机构，公共卫生服务机构卫生总费用占比不到 9%，社区卫生机构和卫生院等基层机构占比仅 10.0%左右。它反映出我国卫生资源配置的不合理，以及对公共卫生服务的重视程度不够；从医疗机构资源配置状况看，几乎 40%的卫生总费用流向城市医院，10%～15%的卫生总费用流向县医院，10%左右的卫生总费用流向社区卫生服务中心和卫生院（图 8-9、图 8-10），反映出卫生资源配置的倒三角状况仍然存在，医疗卫生资源利用和患者就医主要流向城市大医院。医疗卫生资源倒三角配置与人民群众正三角需求之间的差距还很大。

三、卫生总费用总体控制

（一）控制卫生总费用

卫生总费用必须进行有效的利用，即对卫生总费用的投入与产出之间的关系进行分析和评价，使卫生总费用使用的效率和效果达到最优状态。近 40 年来，OECD 国家卫生总费用的持续高速增长并没有获得同比例的健康效果，反而增加了这些国家和政府的财政负担，也在很大程度上抵消了经济发展的成果和个人收入增长可能带来的收益。所以，卫生总费用占 GDP 的比重并非越高越好，它与一个国家的经济增长速度息息相关，而且受技术、人口、居民预期和价格等多方因素的影响。因此"控制卫生总费用"已成为 OECD 国家医疗卫生改革的主要目标之一。

从我国卫生总费用的增长情况看，近年来，随着疾病谱的改变、医疗技术的改进及人口老龄化的加剧，我国的卫生服务需求快速上升。同时，政府卫生投入不断增加，社会医疗保障覆盖面和保障水平不断提高，卫生服务需求得到进一步释放。如果不采取有效的费用控制措施，卫生筹资的可持续性将受到较大影响。如何将卫生总费用的增长控制在合理、可负担的范围之内，使之与国民经济发展水平相适应，是卫生总费用研究必须面对的问题之一。

（二）合理配置区域卫生资源

尽管较高的卫生资源投入往往伴随着较好的健康效果，但各国之间在健康效果方面却存在着明显的差异，对于卫生资金非常有限的国家来说，小到 1 美元的非最佳分配，都可能引起不均衡的差别。我国卫生总费用变化呈现出的普遍性的特点是，卫生总费用不断增长，卫生总费用机构流向不合理，卫生总费用功能分布及区域配置不均衡，存在着卫生资源总量不足与严重浪费并存的现象。

基于我国城市化快速发展现状，以及空间规划实施和以城市群、都市圈等区域规划发展趋势，建立以空间规划和城市群、都市圈等规划发展为区域，在加强基层卫生服务能力建设基础上，均衡区域卫生资源的配置，以期改变目前卫生资源配置倒三角状况，并有效实现卫生服务利用公平性改善和社会人群健康促进的目标。这需要通过改善医疗卫生供给服务和供给体系质量，实现高质量发展，来解决人民对美好生活的要求。其中，需要解决的主要问题是，坚持以基层为重点的财政投入政策，引导和推进优质健康资源持续下沉，在"硬件"建设的同时，重点支持解决基层人才短缺的问题，筑牢全民健康服务体系"网底"。

（三）建立以结果导向的健康投入机制

通过功能法矩阵平衡分析，以人民健康为中心，能够从全生命周期、全疾病谱系、全服务范围、全筹资流程和全提供过程等不同维度，围绕重点人群（如老年人、妇女儿童）、重大疾病（慢性病、重大传染病等）、不同健康服务需求（治疗服务与预防服务、基本医疗卫生服务与非基本医疗卫生服务）开展卫生总费用核算及相关筹资、配置研究，为疾病的治疗和防控、卫生总费用的控制等提供决策信息，并对健康维护和保障资金进行监测，为推进深化医改和健康中国建设提供重要决策支撑（图 8-11～图 8-14、表 8-9～表 8-13）。

它要求以全方位、全周期保障人民健康为中心和出发点，建立以结果为导向的健康投入机制，包括居民个人、政府补助、医疗保险补偿。应对政策需求，从传统的投入方、提供机构为中心转向以人的健康为中心的卫生总费用研究。基于健康需求的费用预测与规划，综合反映城镇化、老龄化和疾病谱转变等因素对居民健康需求的影响，基于疾病谱和人群开展费用预测研究，为科学设定发展规划目标提供依据。

（四）推进"三医联动"改革步伐

通过推进医疗、医保和医药"三医联动"改革的协同作用，可以实现医疗卫生服务供给体系和供给质量的改善。首先，建立"医防"融合公共卫生服务体系，强化慢性病防控工作，通过降低疾病发病率和预防控制慢性病，控制医疗总费用的上涨；其次，建立"上下"联动的基层医疗卫生机构与医院之间分工协作机制，按照各级医疗机构的不同功能定位，实现以健康为中心的医疗服务整合，推进分级诊疗和医联体、医共体等连续性服务模式的建立和完善；再次，以健康需求持续增长且品质要求不断提升为导向，实现价值医疗，扩大优质医疗服务资源供给，以医联体和医共体为载体实现不同功能和不同层级医疗服务的区域整合，使医疗服务供给与社会居民对医疗服务需求相匹配。

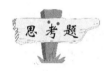

1. 试述卫生总费用的含义及特征。
2. 卫生总费用核算的方法和指标有哪些？
3. 我国卫生总费用变动有什么特点？
4. 控制卫生总费用的原因何在？方法有哪些？

（于彩霞）

第九章　医疗服务成本与价格

---内 容 提 要---

　　本章从成本和价格的基本理论入手，就医疗服务成本的内涵、构成、测算方法及如何分析作了介绍，阐述了医疗服务价格的形成、影响因素、定价原则和方法，并对如何改革进行了探讨。

第一节　医疗服务成本概述

一、医疗服务成本的概念

　　在经济学中，成本（cost）是指一个组织或个体为了生产或者提供一定的产品或服务所消耗的所有物化劳动和活劳动的货币总和。

　　医疗服务成本是卫生服务成本中的一部分，其构成与测算较为复杂。医疗机构在提供服务的过程中，不仅要消耗劳动资料即物化劳动，还要消耗人力即活劳动，而且这种劳动具有高度技术密集性的特点，这些物化劳动和活劳动的货币总和，就是医疗服务的成本。换言之，医疗服务成本就是医疗机构在提供医疗服务的过程中所消耗的所有物化劳动和活劳动的货币总和。

二、医疗服务成本的分类

　　按照医疗机构管理的不同需求，对成本进行以下分类。

　　（一）按成本的可追踪性分类

　　按成本的可追踪性，可将成本分为直接成本和间接成本两类。

1. 直接成本

　　直接成本（direct cost）是指能够明确追踪某一既定的成本对象的成本，或者说是直接用于生产某种产品或者提供某种服务的成本。如在给一个患者做手术时，为开展手术进行的各种检查和化验的费用，手术中的消毒、缝合、包扎等药品材料的消耗，医护人员的工资等都是直接成本。

2. 间接成本

　　间接成本（indirect cost）是指为了生产某种产品或者提供某种服务发生了消耗，但是又不能明确追踪某一既定的成本对象的成本。间接成本应当由医疗机构根据医疗服务业务特点，选择合理的分配标准或方法分配计入各个成本核算对象。

　　间接成本分配标准或方法一般遵循因果关系和受益原则，将资源耗费根据动因（工作量占比、耗用资源占比、收入占比等）分项目追溯或分配至相关的成本核算对象。

　　比如，医疗机构的行政管理人员和后勤工作人员是为了整个医疗机构的正常运转而工作的，他们的工资和办公费用等不能直接计入某一个科室的成本之中，而是要按照一定比例分摊到各个科室，分摊到医疗机构所提供的各项医疗服务上面，对于医疗机构所提供的每一项医疗服务而言，这些分摊到它们上面的费用就是间接成本。

　　同一成本核算对象的间接成本分配标准或方法一旦确定，在各核算期间应当保持一致，不得随意变动。

（二）按成本与业务量的关系分类

按照成本与业务量的关系，可以将医疗服务成本分为固定成本、变动成本和混合成本。

1. 固定成本

固定成本（fixed cost）是指在一定期间和一定业务范围内，成本总额相对固定，不受业务量变化影响的成本，如固定资产折旧、办公费、旅差费、邮电费及固定工资等。固定成本与业务量之间的关系如图 9-1 所示。

2. 变动成本

变动成本（variable cost）是指成本总额随着业务量的变动而成相应比例变化的成本。比如，服务于患者的药品材料、计量服务工资等都属于变动成本。变动成本与业务量之间的关系如图 9-2 所示。

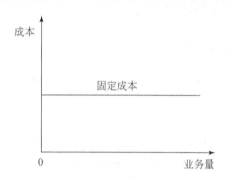

图 9-1　固定成本与业务量之间的关系

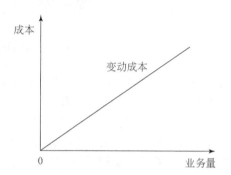

图 9-2　变动成本与业务量之间的关系

3. 混合成本

在医疗服务中，有些成本的总额属于部分固定、部分变动，这些成本称为混合成本（mixed cost）。混合成本的总额随业务量的变化而变化，但与业务量的增减变化不成比例。如 X 线摄影检查费就包括两部分，其中一部分是机器折旧与维修费，属于固定成本；另一部分是材料费，其耗费取决于摄片量的多少，属于变动成本。混合成本与业务量之间的关系如图 9-3 所示。

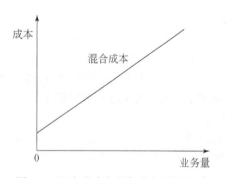

图 9-3　混合成本与业务量之间的关系

（三）与决策有关的成本

1. 机会成本

机会成本（opportunity cost）就是将同一卫生资源用于另一最佳替代方案的效益。因此，做某一件事的机会成本就是以同样的资源做另一件事所能获得的潜在的最大好处。机会成本可以看作是做出一种选择而放弃另一选择的实际代价。只要资源是有限的，决定做一件事就必然包含着机会成本。例如，有一定数量的卫生经费，这笔经费既可以用于建房、添置医疗机构仪器设备，又可以用于疾病控制或乡村医生的培训。但因为经费有限，如果选择做其中的某一件事，就意味着要放弃其他的事，那么所放弃的事情中能获得最大效益的那件事的效益就是所做的这件事的机会成本。机会成本并非实际支出，不计入账册，只是在卫生经济分析与评价时作为一个现实的因素给予认真考虑。

2. 边际成本

边际成本（marginal cost）就是指在原医疗服务量的基础上再增加（或减少）一个单位的服务

量所增加（或减少）的成本额。例如，一天做 3 个阑尾炎手术的成本共计 4500 元，做 4 个阑尾炎手术的成本共计 5600 元，则第 4 个阑尾炎手术的成本即边际成本是 1100 元。只要边际成本低于平均成本，所增加的服务量或多或少将使平均成本继续降低。当平均成本等于边际成本时，这时所能获得的经济效果最好，且每单位服务量的平均成本最低。

许多重要的经济理论都是通过边际成本和边际收益（即在原医疗服务成本的基础上增加一个单位的成本所增加的收益）的比较而进行阐述的。边际分析是预测或评价卫生规划方案经济决策后果的一种方法。有时我们对卫生规划方案的评价和决策不仅是在做与不做之间选择，而且常常是选择做多少、做到什么程度，这就要用到边际成本和边际收益。

3. 沉没成本

沉没成本（sunk cost）是指过去已发生的，但与当前决策无关的成本。国外会计界所普遍接受的沉没成本是"在某种情况下不能回收的过去的成本"。在做决策时，当前要考虑的是未来可能会发生的成本及未来可能会带来的收益，不用考虑过去已经发生的成本。

4. 非货币成本

非货币成本，又称无形成本（non-monetary cost），一般是指因疾病引起的疼痛，精神上的痛苦、紧张和不安，生活与行动上的某些不便，或因诊断治疗过程中带来的担忧、痛苦等。这些也是付出的代价，但很难定量计算，也无法用货币来表示。作为一种客观的实际存在，我们应该考虑到，对这方面的描述将会使我们对方案的评价和决策更为完善。

（四）按成本的可控性分类

成本测算的目的之一是帮助管理者进行成本控制。成本控制是在职责范围内进行的，有的是医疗机构控制，有的是科室控制，但在进行成本控制时又由于成本本身的特性，有些是可以控制的，有些是无法控制的。按成本的可控性，可将成本划分为可控成本与不可控成本两大类。

1. 可控成本

可控成本（controllable cost）是指在某个部门或个人的责任范围内，能够通过管理活动直接加以控制而改变其数额的那些成本，如水电费、燃料费、药品费、卫生材料费等。

2. 不可控成本

不可控成本（uncontrollable cost）是指在某个部门或个人的责任范围内，不能直接加以控制而改变其数额的那些成本，如固定资产的折旧及大修理费等。

一般情况下，直接成本和变动成本属于可控成本；间接成本和固定成本属于不可控成本。

第二节 医疗服务成本测算

医疗服务成本测算是指医疗机构把一定时期内发生的医疗服务费用进行归集、汇总、分配、计算、分析和评价，按照医疗服务的不同项目、不同阶段、不同范围计算出医疗服务总成本和单位成本，以确定一定时期内的医疗服务水平，考核成本计划的完成情况，并根据不同医疗服务项目的消耗，分配医疗服务费用的一种经济管理活动。

一、医疗服务成本测算的意义

1. 医疗服务成本测算反映医疗机构工作质量和工作效率

医疗机构总成本测算反映医疗机构整个经济运行状况；科室成本测算反映医疗机构内部各部门的经营情况，反映科室的成本效益；医疗服务项目成本测算多用于服务定价、投资论证、效益评估等。通过成本测算可了解全院及全院各科室的成本、收入、结余的情况，并用"本-量-利"等分析方法对所有科室进行分析和判断，指导科室经营决策，了解不同项目对成本的影响，找到成本控制点。

2.医疗服务成本测算为医疗机构获得合理补偿、制定医疗服务价格提供依据

医疗机构在提供服务后必须获得相应的补偿，来填补消耗的经济资源。究竟需要获得多少补偿，怎样获得补偿，都需要进行成本测算。成本测算为医疗机构获得合理补偿、制定医疗服务价格提供重要依据。随着我国医疗保险制度的逐步建立和完善，开展医疗服务项目成本测算和病种成本测算，加强医疗项目和病种的成本管理，具有越来越重要的意义。

3.医疗服务成本测算有利于卫生机构提高经营管理水平

随着市场经济的不断推进、医疗卫生体制改革的深入及市场竞争的加剧，卫生机构作为独立的市场主体，强化经营管理，进行医疗服务成本测算，降低医疗服务成本，建立健全内部控制运行机制，对增强医疗机构的竞争能力有积极的作用，有利于卫生机构提高经营管理水平。成本测算是医疗机构建立健全绩效考核与分配制度的前提和基础，为调动广大医务人员工作的主动性和积极性服务。

二、医疗服务成本测算框架

医疗服务成本测算系统与绝大多数生产部门是相似的，都是将各种资源投入各个部门，由这些部门分工协作，产出医疗服务。医疗服务成本测算主要包括三个层次：总成本测算、部门成本测算和单元成本测算。以医疗机构为例，医疗机构医疗服务成本测算就分为三个层次：医疗机构总成本测算、科室成本测算和服务项目成本测算。

其中，医疗机构总成本由医疗服务成本和药品经营成本构成，包括行政和后勤科室费用在内的管理费用，按医疗和药品部门的人员比例分摊计入医疗服务成本和药品经营成本中。为了便于分摊医疗服务成本，根据科室的服务功能，将医疗机构医疗科室分为医疗辅助科室、医疗技术科室、临床科室三类。根据医疗服务项目成本测算的需要，又将医疗机构医疗科室分为直接成本科室和间接成本科室，并把间接成本科室的成本按照一定的分摊系数分摊到直接成本科室中去。其中医疗技术科室和临床科室为直接成本科室，医疗辅助科室为间接成本科室。

医疗机构医疗服务项目成本测算的基本框架为：医疗机构总成本＝医疗服务成本＋药品经营成本，医疗服务成本＝各直接成本科室成本＋各间接成本科室成本＝各直接成本科室总成本＝服务项目总成本，如图9-4所示。

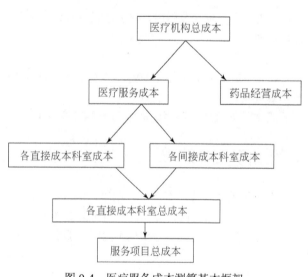

图9-4 医疗服务成本测算基本框架

三、医疗服务成本测算要素

医疗服务成本的测算主要包括几个要素，即成本构成、直接成本科室和间接成本科室的划分、成本测算单元的确定和成本分摊。

（一）成本构成

1. 按经济性质分类

按经济性质来分，医疗机构成本构成包括人员经费、卫生材料费、药品费、固定资产折旧、无形资产摊销、提取医疗风险基金、其他费用等。其中，人员经费包括基本工资、绩效工资（津贴补贴、奖金）、社会保障缴费、住房公积金等；其他费用包括办公费、印刷费、水费、电费、邮电费、取暖费、物业管理费、差旅费、会议费、培训费等。

2. 按功能分类

按功能来分，医疗机构成本构成包括医疗业务成本和管理费用。医疗业务成本又包括临床服务成本、医疗技术成本、医疗辅助成本。其中，临床服务成本指医疗机构临床服务类科室发生的直接成本合计数；医疗技术成本指医疗机构医疗技术类科室发生的直接成本合计数；医疗辅助成本指医疗机构医疗辅助类科室发生的直接成本合计数。

3. 不列入医疗服务成本的项目

为了正确反映医疗机构正常业务活动的成本和管理水平，在进行医疗服务成本测算时，凡属下列业务所发生的支出，一般不应列入成本：①不属于医疗机构成本测算范围的其他测算主体及其经济活动所发生的支出；②为购置和建造固定资产、购入无形资产和其他资产的资本性支出；③对外投资的支出；④各种罚款、赞助和捐赠支出；⑤有经费来源的科研、教学等项目支出；⑥在各类基金中列支的费用；⑦国家规定的不得列入成本的其他支出。

（二）直接成本科室和间接成本科室的划分

直接成本科室是指能够直接产生医疗服务的科室，或是直接为患者提供服务的科室，包括医疗技术科室和临床科室。但是在实际的测算过程中，由于测算的服务单元不同，直接成本科室的划分也会有所变化。

间接成本科室是指间接为患者提供服务而直接为直接成本科室提供服务的科室，又可细分为以下两类科室：全院性间接成本科室和局部性间接成本科室。全院性间接成本科室即为全院所有科室提供服务的间接成本科室，包括全院性行政科室和全院性后勤科室；局部性间接成本科室，即只为医疗机构中的部分科室提供服务的间接成本科室，如医务科、护理部、门诊办公室、病案室、挂号室、消毒供应室等。将间接成本科室分为全院性、局部性的原因是在成本分摊的过程中，不同科室的分摊范围不同。

（三）成本测算单元的确定

根据成本测算的目的确定成本测算单元，其确定原则是满足成本测算和分析的需要。以医疗机构医疗服务成本为例，就包括以下几种常用的成本测算单元。

（1）医疗机构：以医疗机构作为整体进行成本测算时，可以测算医疗机构的总成本和各成本要素的成本。

（2）行政后勤科室：对行政后勤科室的成本测算并计算该项成本所占比例时，应以行政后勤科室为测算对象。

（3）医疗辅助科室：以医疗辅助科室为测算对象，对其成本进行测算。

（4）诊次和床日：将诊次作为测算单元，可以测算每个诊次的平均成本，用于比较诊次成本和制定收费项目的标准。将床日作为测算单元，用于比较床日费用和成本及制定床日收费标准。

（5）临床科室：将所有临床科室或某个临床科室作为成本测算单元，可测算科室的总成本、各要素成本及其占医疗机构总成本的比例。

（6）病种：将每个病种或一组病种作为成本测算单元，用于制定按病种收费的价格，或用于评价病种收费的合理性。

（四）成本分摊

成本分摊是指依照"谁受益、谁负担"的原则将间接成本科室的成本分摊到直接成本科室。成本分摊的常用方法包括直接分摊法、阶梯分摊法、双分摊法及联立方程法等，其中使用最广的是阶梯分摊法。

1. 分摊参数和分摊系数值

确定分摊系数值是成本分摊的基础。分摊系数值有两层含义：一是用什么参数分摊成本，称为分摊参数（allocation parameter）；二是分摊的系数值是多少，称为分摊系数值（allocation value）。确定分摊参数需要根据成本要素的性质。比如要把医疗机构行政后勤人员的成本分摊到其他科室，因为人员数决定了成本的大小，因此，可以把其他科室人员作为分摊参数。分摊参数确定后，就可以计算分摊系数值。比如，在各个科室中，临床科室的人员数占总人员数的比例就可以作为分摊行政后勤人员成本的系数值。

表9-1列出了常用的几种分摊参数及其系数值的计算方法。需要注意的是，只有需要分摊的成本，才有必要确定分摊参数和分摊系数值，能够在成本科室直接测算的成本不应采用分摊的办法。比如，若某医疗机构所有科室的人力成本都可以直接测算，则不需要采用分摊办法测算该项成本。表9-1列出的方法是医疗机构总成本向成本科室分摊，如果是间接成本科室向直接成本科室分摊，或者由直接成本科室向诊次、床日和服务项目分摊，参数的选择和系数的计算方法会有不同。

表 9-1　医疗服务成本分摊参数及其分摊系数值计算

待分摊的成本类型	分摊参数	分摊系数值计算
人力成本	人员数	成本科室的人员数/医疗机构总人员数
房屋折旧成本	房屋面积	成本科室的房屋面积/待摊房屋总面积
设备折旧成本	设备价值	成本科室的设备值/待摊设备总值
卫生材料成本	材料消耗值或人员数	成本科室的材料消耗值（人员数）/待摊材料成本（总人员数）
公务费	房屋面积或人员数	成本科室的房屋面积（人员数）/医疗机构房屋总面积（总人员数）
业务费	人员数	成本科室人员数/医疗机构总人员数
其他	人员数	成本科室人员数/医疗机构总人员数

2. 阶梯分摊法

在阶梯分摊法中，分摊系数包括使用房屋面积百分比、人员数百分比、工作量百分比等。阶梯分摊的层次依次为行政类科室成本、后勤类科室成本、医疗辅助类科室成本和医疗技术类科室成本。

各类科室成本应本着相关性、成本效益关系及重要性等原则，按照分项逐级分步结转的方法进行分摊，最终将所有成本转移到临床服务类科室。先将行政类科室、后勤类科室成本向临床服务类、医疗技术类和医疗辅助类科室分摊，分摊参数可采用人员比例、内部服务量、工作量等；再将医疗辅助类科室成本向临床服务类科室和医疗技术类科室分摊，分摊参数可采用人员比例、内部服务量、工作量等；最后将医疗技术类科室成本向临床服务类科室分摊，分摊参数可采用工作量、业务收入、占用资产面积等，分摊后形成门诊、住院临床服务类科室的成本。

阶梯分摊法的分摊层次如图9-5所示，行政类科室成本首先分摊到其他科室（A1）；其次分摊后勤类科室成本（A2）；再次分摊医疗辅助类科室成本（A3）；最后分摊医疗技术类科室成本（A4）。

A1、A2、A3、A4 表明分摊由高向低分摊的层次。

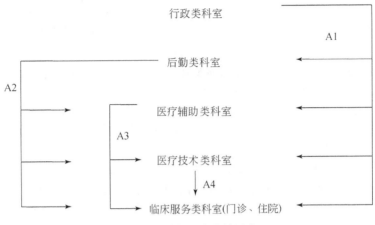

图 9-5　科室成本分摊层次

具体的分摊方法如下。行政管理成本分摊有两种方法：①按人员数分摊的方法，月分摊额＝（行政管理成本总额（包括行政类科室成本、后勤类科室成本）/医疗辅助类科室、医疗技术类科室和临床服务类科室总人员数）×医疗辅助类科室、医疗技术类科室和临床服务类科室成本测算单位人员数；②按项目分别分摊，即将行政、后勤部门的成本总额按项目划分，按项目分摊。行政管理成本总额直接从医疗机构总收入中扣除，由医疗机构负责控制和管理，不再在医疗辅助类科室、医疗技术类科室和临床服务类科室之间分摊。行政管理成本发生时直接细化到相关医疗辅助类科室、医疗技术类科室和临床服务类科室。

对于医疗辅助类科室成本的分摊，有学者提出用相对值和比例常数的方法进行分摊；对于医疗技术类科室成本向临床服务类科室的分摊，有学者以各临床服务类科室的门诊人次数、实际占用床日数两个指标来调整各医疗机构由于直接成本科室不同造成的科室服务量的不同对成本分摊的影响，在调查一定量样本医疗机构的基础上求得一组相对稳定的成本分摊系数，用于未进行系数测算的医疗机构分摊医疗技术类科室的成本。

四、医疗服务成本测算方法

科学合理的成本测算能够提供真实的成本资料，为财政、物价、卫生、医疗保险等部门制定合理的预算补助标准、医疗服务收费标准、支付方式及支付数额提供依据。下面介绍几种成本测算方法。

1. 按层次划分

（1）科室成本测算：首先确定成本测算对象，将直接成本科室和间接成本科室根据科室之间各自不同的运营类型及不同的成本承担形式划分为 5 种成本责任中心，分别是临床成本责任中心、医疗技术成本责任中心、辅助成本责任中心、后勤成本责任中心、行政成本责任中心。其次要确定成本分摊系数。对于直接成本科室按科室实际支出进行测算，也可以采用一定的分摊方法或分摊系数进行全院分配。对于间接成本分摊到直接成本科室，一般采用服务量百分比的方法。行政科室和后勤科室的测算可以根据服务对象的不同，采用不同的分摊系数进行分配。科室成本测算反映医疗机构内部各部门的经营情况，反映科室的成本效益，它主要用于医疗服务定价、内部成本价格制定、劳务成本测算和完善人员激励等方面。但大部分医疗机构科室成本测算中所列出的成本并不完整，对行政、后勤等部门的成本分摊十分有限，特别是医疗机构投入的一些大型、贵重医疗仪器设备和房屋等的折旧还没有计入成本，所以，其测算结果不真实、不科学，减支增收的初衷难以实现。此外，各医疗机构在开展科室成本测算时，对管理成本、成本中心的成本按各自的分摊比例分摊到科室成本，缺乏统一标准，使医疗机构的横向比较失去可比性。

（2）项目成本测算：是以医疗服务项目为测算对象，归集成本与分摊成本的测算方法。我国医疗机构实行按医疗项目收费，随着医疗保险制度的实施，开展医疗项目成本测算和病种成本测算，加强医疗服务项目和病种的成本管理，具有越来越重要的意义。医疗项目成本测算一般可分为三类：以医疗项目为成本测算对象，以门诊、住院部为成本测算对象和以病种为成本测算对象。通过计算某服务项目点数占科室所有服务项目点数合计的比值，将直接成本科室总成本分摊到该服务项目上。成本当量指各服务项目的成本点数，即同科室各医疗服务项目之间的比价关系。

某服务项目单位成本＝［该项目所在科室成本×某服务项目成本当量（点数）］/Σ［该科室各服务项目成本当量（点数）×服务例数］。

医疗项目成本测算多用于服务定价、投资论证、付费偿还、效益评估等。计算医疗服务项目成本可以为制定、调整医疗服务收费标准和国家调整对医疗机构的补贴提供可靠的依据。但由于不能反映每一疾病的成本，不能为医疗机构经济效益提供分析资料，而且医疗服务项目构成庞杂、种类繁多、计算烦琐，间接成本分摊困难，需要计算机网络支持，这种测算方法更需要在实际工作中反复论证测试，总结经验，逐步推广。在市场经济条件下，这种单项分解收费方式在客观条件上给医疗机构乱收费开了"绿灯"，与控制医药费用增长过快目标不相适应，与规范医疗机构和医生的医疗服务行为不相协调。要完善医疗服务成本测算的项目、名称、科目分类规范及其对应标准，确定成本测算内容和方法，包括间接成本分摊和固定资产折旧方法等，使医疗服务成本项目各子系统能够实现数据的自动分类和归集，最大限度地实现医疗机构成本测算和费用分析的及时、准确。

（3）病种成本测算：是以病种为测算对象进行归集与分摊成本，计算出每一病种成本的方法。目前，单病种成本测算方法主要有历史成本法和标准成本法，用于制定按病种收费的价格及评价病种收费的合理程度。病种成本包括病房床日成本、检查治疗成本、药品成本、手术成本、输血成本、吸氧成本。检查治疗成本包括化验、特殊检查、理疗等各项检查治疗成本。

平均病种成本＝（病种病房床日总成本＋病种各项检查治疗成本＋病种药品成本＋病种手术成本＋病种输血成本＋病种吸氧成本）/病种总例数。

平均病种成本是以病种为成本测算对象归集与分摊成本，建立单病种诊疗的标准成本。医疗服务标准成本是指医疗机构在充分调查、分析和技术测定的基础上，根据现已达到的技术水平所确定的在有效经营条件下提供某种服务应当发生的成本。不同时期医疗机构的病种成本对比分析，能反映各医疗机构技术管理水平、医疗服务质量水平和经济效益的高低。将其与实际病种成本对比分析，找出差异原因，能有利于进行医疗机构成本控制监督，为单病种费用付费方式提供成本数据。目前，病种的平均费用指标主要被用于尝试病种付费办法、成本测算。病种成本法虽是成本测算的发展趋势，但由于病种多，病情各异，测算工作量大，需要专业医护人员参与，实施起来仍需不断探索，积累经验。

2. 按范围划分

（1）完全成本测算：首先将医疗服务成本向各个成本中心归集，然后将间接成本中心的总成本分配到各直接成本中心，与直接成本中心的待摊成本相加得到直接成本中心的待摊总成本，最后将直接成本中心的待分摊总成本分配到各服务项目中去，再加上例均服务项目直接消耗的医用材料成本、设备折旧成本即得到某服务项目的成本。直接成本中心的待摊总成本向项目分摊的主要方法包括比例法或成本相对值法。某项目应分摊到的成本＝某项目标准数×（待分摊总成本/分摊总标准数）；某项目的单位成本＝标准项目的单位成本×成本相对比值，标准项目通常是工作量和开展较稳定的项目。完全成本测算由于要考虑固定制造成本，它提供的信息很难反映成本、利润、生产量、销售量之间的关系，不利于分清部门责任和实行成本控制，也使同类医疗机构之间的医疗服务成本失去可比性，掩盖了医疗机构管理中的矛盾和缺陷。

（2）变动成本测算：可以为医疗机构的决策和计划提供依据，为医疗机构内部成本控制和绩效评价提供可靠的信息，为加强市场研究提供参考依据。通常是为了满足内部管理和经营决策的需要，对外的财务报告会计准则仍要求建立在完全成本测算的基础之上。变动成本测算与完全成本测算的不同，不在于成本测算的程序或技术方法上，而在于其成本所包含的内容，即成本的构成上。它适用于医疗机构内部各部门绩效的考核，有利于医疗机构内部成本的分析、管理和控制。

3. 其他成本测算划分方法

（1）成本相对值测算方法：采用"量度评估"法，通过调查咨询医护人员制定出医疗服务项目成本相对值表，再由已测算的参照项目的实际成本乘以其与未测算项目的成本相对比值，得到未测算项目的实际成本。因量度评估法所得结果呈对数正态分布，故首先要将相对成本进行对数变换，在删除两端极值后，求出相对成本的几何平均数，最后计算成本相对值和推算成本。实际测算法和成本相对值法的成本分摊基础不同。成本相对值居中的项目的测算成本比较准确，较小的项目的测算成本偏高，而较大的项目的测算成本偏低。

（2）作业成本测算：是以作业为成本分摊的基本对象、以作业量为成本分摊的基础，旨在为作业管理提供更为相关、准确的成本信息的成本计算方法。该方法根据成本动因和资源动因，按照多种分摊标准分配资源，成本可归属性大大提高，避免由于采取单一分摊标准进行分摊而导致成本的严重扭曲。作为一种面向过程的会计方法，作业成本法对医疗过程、医疗机构经营过程进行全面的过程分析和研究，将作业分为增值作业和不增值作业两部分，为医疗机构避免无效作业，压缩成本提供依据。多数研究表明，作业成本法在医疗机构的成本测算、控制成本上能取得较好效果，还可与其他医疗管理方法相结合，从整体上提高医疗服务的质量。

五、成 本 报 表

医疗机构应当按月度和年度编制成本报表，具体包括医疗机构各科室直接成本表（表 9-2）、医疗机构临床服务类科室全成本表（表 9-3）和医疗机构临床服务类科室全成本构成分析表（表 9-4）。成本报表主要以科室、诊次和床日为成本核算对象，所反映的成本均不包括财政项目拨款经费、科教经费形成的各项费用。

（一）医疗机构各科室直接成本表

1. 医疗机构各科室直接成本表简介

医疗机构各科室直接成本表反映在将医疗机构的单位管理费用（行政后勤类科室成本）和医疗技术类、医疗辅助类科室成本分摊至临床服务类科室成本前各科室直接成本情况。直接成本是指科室开展医疗服务活动发生的能够直接计入或采用一定方法计算后直接计入科室成本的各种费用。

各科室直接成本需要按成本项目，即人员经费、卫生材料费、药品费、固定资产折旧费、无形资产摊销费、提取医疗风险基金和其他运行费用分别列示。

2. 编制说明

（1）医疗机构各科室直接成本表的各栏目应根据"业务活动费用""单位管理费用"科目所属明细科目的记录直接或分析填列。

"人员经费"项目应当根据"工资福利费用""对个人和家庭的补助费用"明细科目的本期发生额分析填列，"卫生材料费"项目应当根据"商品和服务费用——专用材料费——卫生材料费"明细科目的本期发生额分析填列，"药品费"项目应当根据"商品和服务费用——专用材料费——药品费"明细科目的本期发生额分析填列，"固定资产折旧费"项目应当根据"固定资产折旧费"明细科目的本期发生额分析填列，"无形资产摊销费"项目应当根据"无形资产摊销费"明细科目的本期发生额分析填列，"提取医疗风险基金"项目应当根据"计提专用基金——医疗风险基金"明细科目的本期发生额分析填列，"其他运行费用"应当根据"业务活动费用""单位管理费用"科目除以上明细科目外其他明细科目的本期发生额分析填列。

（2）医疗业务成本合计＝临床服务类科室成本小计＋医疗技术类科室成本小计＋医疗辅助类科室成本小计。

（3）本月总计＝医疗业务成本合计＋管理费用。

表 9-2　医疗机构各科室直接成本表

成本医 01 表

编制单位：　　年　　月　　单位：元

科室名称	成本项目							
	人员经费（1）	卫生材料费（2）	药品费（3）	固定资产折旧费（4）	无形资产摊销费（5）	提取医疗风险基金（6）	其他运行费用（7）	合计 (8)=(1)+(2)+(3)+(4)+(5)+(6)+(7)
临床服务类科室 1								
临床服务类科室 2								
……								
小计								
医疗技术类科室 1								
医疗技术类科室 2								
……								
小计								
医疗辅助类科室 1								
医疗辅助类科室 2								
……								
小计								
医疗业务成本合计								
管理费用								
本月总计								

表 9-3　医疗机构临床服务类科室全成本表

成本医 02 表

编制单位：　　年　　月　　单位：元

科室名称	成本项目																							
	人员经费(1)			卫生材料费(2)			药品费(3)			固定资产折旧费(4)			无形资产摊销费(5)			提取医疗风险基金(6)			其他运行费用(7)			合计 (8)=(1)+(2)+(3)+(4)+(5)+(6)+(7)		
	直接成本	间接成本	全成本	直接成本	间接成本	全成本	直接成本	间接成本	全成本	直接成本	间接成本	全成本	直接成本	间接成本	全成本	直接成本	间接成本	全成本	直接成本	间接成本	全成本	直接成本	间接成本	全成本
临床服务类科室 1																								
临床服务类科室 2																								
……																								
科室全成本合计																								

表 9-4 医疗机构临床服务类科室全成本构成分析表

成本医 03 表

编制单位: 年 月 单位: 元

成本项目	内科		...		各临床服务类科室合计	
	金额	%	...		金额	%
人员经费						
卫生材料费						
药品费						
固定资产折旧费	(##)				(**)	
无形资产摊销费						
提取医疗风险基金						
其他运行费用						
科室全成本合计	(100%)				(100%)	
科室收入						
收入-成本						
床日成本						
诊次成本						

（二）医疗机构临床服务类科室全成本表

1. 医疗机构临床服务类科室全成本表简介

医疗机构临床服务类科室全成本表反映医疗机构根据《医院财务制度》规定的原则和程序，将单位管理费用、医疗辅助类科室直接成本、医疗技术类科室直接成本逐步分摊转移到临床服务类科室后，各临床服务类科室的全成本情况。临床服务类科室全成本包括科室直接成本和分摊转移的间接成本。

各临床服务类科室的直接成本、间接成本和全成本应当按照人员经费、卫生材料费、药品费、固定资产折旧费、无形资产摊销费、提取医疗风险基金和其他运行费用等成本项目分别列示。

2. 编制说明

医疗机构临床服务类科室全成本表中的"直接成本"栏应当根据"业务活动费用""单位管理费用"科目及其所属明细科目记录直接或分析填列。该栏目金额应当与医疗机构各科室直接成本表中对应栏目金额保持一致。

医疗机构临床服务类科室全成本表中"间接成本"栏应当根据《医院财务制度》规定的方法计算填列。

医疗机构临床服务类科室全成本表中"全成本"栏应当根据本表中"直接成本"栏金额和"间接成本"栏金额合计数填列。

（三）医疗机构临床服务类科室全成本构成分析表

1. 医疗机构临床服务类科室全成本构成分析表简介

医疗机构临床服务类科室全成本构成分析表反映各临床服务类科室的全成本中各项成本所占的比例情况，以及各临床服务类科室的床日成本、诊次成本情况。

诊次和床日成本核算是以诊次、床日为核算对象，将科室成本进一步分摊到门急诊人次、住院床日中，计算出诊次成本、床日成本。

2. 编制说明

（1）医疗机构临床服务类科室全成本构成分析表各项目应当依据医疗机构临床服务类科室全成本表的数据计算填列，其中，床日成本、诊次成本应当根据《医院财务制度》计算填列。

（2）医疗机构临床服务类科室全成本构成分析表用于对医疗机构临床服务类科室全成本要素及

其结构进行分析与监测。"##"为某一临床服务类科室不同成本项目的构成比,用于分析各临床服务类科室的成本结构,确定各科室内部成本管理的重点成本项目。

例如,人员经费%（##）＝（某一临床服务类科室人员经费金额/该科室全成本合计）×100%。

人员经费金额合计（**）＝各临床服务类科室人员经费之和。

人员经费合计%＝（各临床服务类科室人员经费之和/各临床服务类科室全成本合计）×100%。

第三节　医疗服务成本分析

医疗服务成本分析,就是根据国家的方针政策,利用成本测算和其他资料,研究成本形成与变动情况,寻找降低成本途径的一种成本管理活动。医疗服务成本分析的方法很多,这里介绍两种常用的分析方法:标准成本分析法和收支平衡分析法。

一、标准成本分析法

标准成本分析法,是指以预先制定的产品或服务项目标准成本为基础,将实际成本与其相比较,揭示各种成本的差异,以便从成本差异中找出不同因素造成的差异的影响程度,为成本控制和成本考核提供详细的信息资料的一种成本分析方法。成本差异包括直接材料成本差异、直接人工成本差异和间接费用成本差异三部分。

（一）直接材料成本差异分析

直接材料成本差异,是指医疗单位在为患者提供医疗服务过程中,直接材料消耗的数额与标准成本中直接材料数额之间的差异。它包括直接材料用量差异和直接材料价格差异两部分。其计算公式为:

直接材料用量差异＝（实际消耗量－标准消耗量）×标准单价

直接材料价格差异＝（实际单价－标准单价）×实际消耗量

直接材料成本差异＝直接材料用量差异＋直接材料价格差异

例如,某医疗机构CT室,拍片每一人次平均实际耗用CT胶片1.3张,实际价格15元。按照标准成本规定,每人次平均标准耗用量为1.2张,标准价格为18元,计算直接材料成本差异。

直接材料用量差异＝（1.3－1.2）×18＝1.8元（不利差异）

直接材料价格差异＝（15－18）×1.3＝－3.9元（有利差异）

通过以上计算得知,由于直接材料用量高于标准用量,直接材料的用量差异为不利差异。分析认为,这是由CT操作人员技术不高造成的,还有待进一步提高医疗技术人员的操作水平和诊断水平。直接材料实际价格低于标准价格为有利差异,分析认为,是CT胶片价格下调的结果。

（二）直接人工成本差异分析

直接人工成本差异,是指直接为患者提供医疗服务的人员劳务费,在实际成本和标准成本之间的差异。它包括直接人工效率差异和直接人工工资率差异两部分。其计算公式为:

直接人工效率差异＝（实际工时－标准工时）×标准工资率

直接人工工资率差异＝（实际工资率－标准工资率）×实际工时

直接人工成本差异＝直接人工效率差异＋直接人工工资率差异

（三）间接费用成本差异分析

间接费用成本差异,是指实际间接费用与标准间接费用之间的差额。它包括间接费用预算差异、间接费用效率差异和间接费用的生产能力差异三部分。

1. 间接费用预算差异

间接费用预算差异是指间接费用实际发生数与预算数不一致而发生的差异。间接费用的预算数通常按弹性预算方法编制，其计算公式如下：

弹性预算＝原预算固定费用＋（标准变动费用分配率×实际业务量）

间接费用预算差异＝按实际业务量调整的弹性预算数－间接费用实际发生数

例如，某医疗机构成本中心制剂间接费用预算，每月固定费用为 9000 元，变动费用为直接人工工时为 0.80 元。月标准产量的直接人工工时为 5000 小时。因此，标准间接费用为直接人工工时每小时 2.60 元（固定费用为 9000/5000＋变动费用 0.80 元）。该月实际间接费用为 12 700 元（固定费用 9200 元，变动费用 3500 元），实际直接人工工时为 4500 小时，完成的产量按实际标准直接人工工时计算为 4000 小时，请计算间接费用预算差异。

弹性预算数＝9000＋（0.80×4500）＝12 600 元

间接费用预算差异＝12 600－12700＝-100 元

2. 间接费用效率差异

以上间接费用预算差异为逆差（超支）100 元，是由固定费用逆差 200 元（9000－9200）和变动费用顺差 100 元（3600－3500）构成间接费用效率差异。它是由于实际工作效率与标准不一致而产生的间接费用差异。其计算公式如下：

间接费用效率差异＝（实际标准直接人工工时－实际直接人工工时）×标准变动费用分配率

仍用上例计算：间接费用效率差异＝（4000－4500）×0.80＝-400 元。

说明由于工作效率低于标准，损失 500 工时使成本逆差 400 元。

3. 间接费用的生产能力差异

间接费用的生产能力差异是由于实际生产能力利用程度与标准不一致而产生的间接费用差异。其计算公式如下（假定生产能力的利用仍以直接人工工时计算）：

间接费用的生产能力差异＝（实际产量－标准产量）×标准固定间接费用分配率

仍按上例，以直接人工工时计算的标准产量为 5000 工时，而实际产量只达到 4000 工时，即损失 1000 工时，每小时应分摊固定成本 1.80 元，则：

间接费用的生产能力差异＝（4000－5000）×1.80＝-1800 元

以上三项差均为逆差，合计 2300 元，与间接费用的差异总额相等，即（4000×2.60）-12 700＝-2300 元。

通过以上各因素的计算，及时发现问题，随时考核各级管理部门工作效率，发挥控制成本的作用，查明实际成本脱离标准成本的原因，以便采取措施，加以纠正。

二、收支平衡分析法

收支平衡分析法是用于研究医疗服务成本、医疗服务量和收益关系的分析方法（cost-volume-profit analysis），简称"本-量-利（CVP）分析"。盈亏临界点即收支平衡点，是指总成本与总收入相等，达到不盈不亏时的服务量或保本业务收入。卫生事业单位的收入通常分为两个部分：一是国家预算补贴，二是自己的业务收入。在将成本划分为固定成本和变动成本以后，有了这些数据，就可以进行收支平衡分析。

（一）方程式法

根据决算表所列的内容，可以将成本、业务量和盈余（包干经费结余）三者之间的关系，列成下列计算式：

$$收入-成本=盈余$$
$$（经费补贴＋业务收入）-（变动成本＋固定成本）=盈余$$
$$业务收入=变动成本＋固定成本-经费补贴＋盈余$$

也可以表达为：

单位业务收入×业务量＝（单位业务变动成本×业务量）＋（固定成本-经费补贴）＋盈余

若设单位业务收入为 P，业务量为 X，经费补贴为 I，单位业务变动成本为 b，固定成本总额为 a，盈余（经费结余）为 S。

把这些因素代入上式，可得：

$$PX=bX+a-I+S$$

现在，为了实现保本，即收支平衡，可设盈余 $S=0$，则有：

$$X = \frac{a-I}{P-b}$$

X 此时为保本业务量，而 PX 则为保本时的业务收入。

例如，某门诊医疗单位某年国家预算补贴为 125 000 元，每门诊人次的变动成本为 3.00 元，当年固定费用为 200 000 元，每门诊人次的平均收入为 3.60。求该门诊医疗单位全年完成多少门诊人次，才能达到收支平衡？收支平衡时门诊的业务收入是多少？

解：已知 $P=3.60$ 元，$b=3.00$ 元，$I=125\,000$ 元，$a=200\,000$ 元，代入上式，可求得：

$$X=(a-I)/(P-b)=(200\,000-125\,000)/(3.60-3.00)=125\,000 人次$$
$$PX=3.60×125\,000=450\,000 元$$

也就是说，当该门诊医疗单位全年完成 12.5 万人次的门诊业务量，业务收入达 45 万元时，可达到收支平衡；如果门诊业务量超过 12.5 万门诊人次，即可获得盈余。

（二）边际贡献法

边际贡献（又称毛利或边际收益）是单位业务收入（如上级主管部门按业务量进行补贴，则应包括单位经费补贴数）减去单位业务变动成本后的余额。若设边际贡献为 C，则有：

$$C=P-b$$

边际贡献和单位业务收入相比，为边际贡献率（R），即

$$R = \frac{C}{P}×100\%$$

边际贡献，首先用于补偿固定成本和经费补贴不按业务量进行补助的经费补贴的差额。边际贡献总额恰好弥补这一差额时达到收支平衡。这部分的业务量就是收支平衡业务量；超过这部分业务量的边际贡献额，就是结余。保本业务量和保本业务收入可按边际贡献数据计算。设保本业务量为 X，保本业务收入为 PX，则有：

$$X = \frac{a-I}{C}, \quad PX = \frac{a-I}{R}$$

其盈余（S）为边际贡献乘以增量业务数（ΔX），即 $S=C×\Delta X$。

"边际贡献"是一个很重要的概念，是衡量经济效果的依据。卫生事业单位在制订收费标准时，应考虑边际贡献，作为保本或微利经营的依据。

应该指出，上述分析以收费标准、单位变动成本和固定成本总额在计划期内不变为基础。这个假定，在预算与制订目标经费结余额时是必要的。但实际上，这个假定有一个有效的适用范围。比如在业务量方面就有个合理的限度，不可能无限增长。在一定的数量范围内，单位成本不会发生变

化，但若超过一定的数量范围，其变动或固定成本必然会发生变动。又如，由于技术进步、设备更新、工资福利增加等原因，固定成本的总额经常会受到影响。此外，在时间上，一般也是适用于1年以内。因此，如果实际情况与这些假定有出入，分析的结果则必须作相应的修正。

三、成本控制

医疗服务成本控制，是指使用一定的方法，对医疗服务活动过程中形成医疗服务产品所耗费的一切成本，进行科学严格的计算、限制和监督，将各项实际耗费预先确定在预算、计划或标准范围内，并通过分析造成实际脱离计划或标准的原因，积极采取措施，以实现全面降低成本目标的一种管理行为。

医疗服务成本控制的程序如下：首先，确定医疗服务成本控制的目标或标准；其次，分解落实医疗服务成本控制的目标；再次，计算医疗服务成本差异，并分析成本差异的原因；最后，针对影响医疗服务成本的各种因素，采取积极措施，对有关责任人员进行奖惩。

医疗服务成本控制的方法，主要是标准成本控制法。标准成本控制法是指围绕医疗服务标准成本的相关指标设计，将成本的前馈控制、反馈控制及测算功能有机结合形成的一种成本控制系统。它具有事前估算成本、事中及事后计算与分析成本并揭露矛盾的功能，主要包括标准成本的制定和成本差异的计算分析，此方法已成为医疗机构应用最为普遍和最为有效的一种控制手段。

从整个医疗机构经营过程来看，医疗服务成本控制程序包括事前控制、事中控制和事后控制3个阶段。

1. 事前控制

事前控制是指从病房新建、扩建及新购设备直到医疗机构经营前所进行的一系列降低医疗服务成本的活动，如费用限额、实物消耗定额等，是一种预防性成本控制。这种控制，使得人人都明确成本目标及相关要求，使得成本在发生之前就已置于监督与控制之下。

2. 事中控制

事中控制是指对医疗服务实际耗费的控制，包括对原材料、人工、医疗器械等耗费发生过程进行的控制，对成本各项管理情况进行经常性的检查监督，发现问题，及时解决。这种控制，一方面由各责任部门、各科室统计测算人员自觉地进行自我检查，实行自我控制；另一方面是由院领导和成本管理部门对全院各个环节的成本情况进行检查。因此，成本的事中控制是在发挥全体人员积极性的基础上进行的，是全员性的成本控制。

3. 事后控制

事后控制是指对住院患者和门诊患者就诊完毕这一环节的成本控制，具有全面性、总结性和补救性等特点。对当期全部成本进行分析，进一步查明影响医疗服务成本变动的各种因素、成本产生的原因及应对此负责的部门或个人，总结管理经验，针对存在的问题提出管理措施，以指导和改进下期成本测算和成本管理，最终达到降低医疗服务成本的目的。

第四节 医疗服务价格

一、价格与医疗服务价格的概念

从经济学的角度来看，价格（price）是指商品或劳务与货币进行交换的比例，或者说，价格是商品或服务价值的货币表现。就医疗服务的需求与供给的关系而言，价格是指消费者为了获得需要的医疗服务所需要付出的货币。

价格源于商品和服务的价值。商品或服务产品都是可以用来交换的劳动产品。马克思认为，商品具有使用价值和价值。商品能够满足人们某种需要的属性，称为商品的使用价值。凝结在商品中的一般人类劳动，称为商品的价值。

医疗服务也具有这两重属性，既具有能够满足人民群众防病治病、解除病痛、延年益寿等健康需要的使用价值；也具有一般意义上的价值，因为在提供医疗服务的过程中，医务人员需要耗费大量的脑力和体力。正如物质商品的价值是取决于它所耗费的社会必要劳动时间那样，医疗服务价值同样取决于生产它所耗费的社会必要劳动时间。这个社会必要劳动时间的耗费既包括劳动力的耗费，又包括房屋设备、医疗器械、药品材料、水煤电等物化劳动的消耗。

综上所述，医疗服务是具有价值的。用货币来表现医疗服务的价值，就是医疗服务作为商品出卖时所获得的价格，即医疗服务价格，又称医疗服务收费，包括门诊、住院、各项检查、治疗、检验、手术项目等的收费。

二、医疗服务价格的影响因素

（一）医疗服务的价值

医疗服务机构在提供医疗服务过程中所消耗的物质资料价值和必要劳动价值的货币表现总和构成医疗服务成本，这是医疗服务价格制定的基础和医疗机构制定医疗服务价格的经济底线。现代医疗机构管理要进行成本测算，客观、准确、全面地反映卫生活动中人力、物力、财力的消耗，为合理制定医疗服务收费标准和经费补助提供依据。

（二）医疗服务需求

是否选择医疗服务及选择何种医疗服务关系到人们的健康和生命，所以就个人而言，医疗服务价格可能不是进行医疗服务决策时的决定性因素。比如，生命垂危的消费者一般不可能因为高昂的抢救费用而放弃医学治疗。但从整个医疗服务市场来看，医疗服务需求与价格的关系还是比较密切的。消费者生病必须治疗，但他可以对几家医疗机构的医疗服务价格进行比较，最终选择质优价廉的医疗机构就医。对于一些保健性的医疗服务项目或特需医疗服务项目，如果价格过于高昂，需求会降低。这就说明，医疗服务价格的变动会引起医疗服务需求的变动。因此，医疗服务价格的制定，不仅仅要考虑成本因素，还需要考虑消费者对医疗服务需求的因素。

影响医疗服务需求的因素有经济因素（如收入、货币储蓄、医疗服务价格）、人口因素（如性别、年龄、学历、婚姻状况、病情）、技术因素（如医疗水平、医院器械、医院等级、专家诊疗）及心理因素（如服务及时性、服务态度）等各项复杂的因素。一般情况下，随着居民收入水平的提高，其对健康和医疗服务的需求水平也随之提高。医疗服务需求水平与医疗服务价格的形成有着密切的关系。如果一个地区经济发展水平较高、人们收入水平较高，或购买意愿较高，在一定程度上提高医疗服务价格则不会对医疗服务需求产生很大的影响；相反，如果人们收入水平较低，或健康状况较好，医疗服务需求不高，若提高价格，医疗服务的利用量将会受到抑制。

我们还可以通过需求价格弹性来分析医疗服务需求对医疗服务价格的影响。价格弹性系数反映商品需求与价格之间的应变关系。在经济学中，根据需求的价格弹性将商品或服务区分为富有弹性和缺乏弹性。医疗服务产品多数属于缺乏弹性的商品，即需求量的变动率小于价格的变动率，价格变化对需求量影响不大，即使价格发生较大变化，其需求量仍然变动不大。尽管大多数医疗服务产品属于缺乏弹性的商品，但不同的医疗服务产品之间存在着相对差异。例如，急诊相对慢性疾病治疗而言，弹性较小；整形美容、临终关怀、器官移植等特需医疗服务相对基本医疗服务而言弹性较大。因此，在制定、调整医疗服务价格时，要充分考虑弹性的因素。需求价格弹性较小，提高价格对需求量影响不大，因此靠降价去大幅度提高销售量或服务量不能奏效，对总收入也无多大影响，而提高价格也不会大幅度减少需求量。例如，急诊的价格弹性很小，因此在我国医疗服务价格改革中，若适当提高急诊挂号费，既能体现医务人员的劳动价值，又不会对就诊率造成很大的影响。

（三）医疗服务供给

按照经济学中的供需价格理论，医疗服务供给能够影响医疗服务价格的制定。如果医疗服务的供给总量不能满足医疗服务的需求总量，必然导致医疗服务市场的供需失衡和价格失衡。另外，医疗服务价格是医疗服务供方获得收益的来源，同时也是开展竞争的一种手段，应制定合理的医疗服务价格，以便在市场竞争中保持有利地位，保证医疗服务供方的正常经营。

1. 医疗服务供给的目标影响医疗服务价格的定位及价格水平

根据资产归属和投资受益人划分，目前我国的医疗服务供方可以划分为非营利性的医疗服务供方和营利性的医疗服务供方，其供给目标分别为非营利性目标和营利性目标。

（1）非营利性目标的医疗服务供给：如果以非营利性为目标，即为了维护人民的健康，实现社会福利目标，以社会效益为最高准则，那么，在定价方面就可以降低价格、降低利润，甚至有的不考虑成本，实行成本补贴，以增进社会福利。

（2）营利性目标的医疗服务供给：如果以营利为目标，即医疗服务供方经营的目标更多是为了经济效益，那么，其医疗服务定价将更多以市场为导向，而医疗服务价格的制定可根据不同的营利目标制定不同的价格水平。

2. 医疗服务的供给能力影响医疗服务价格的浮动

医疗服务的供给能力形成医疗服务供方的竞争能力，这些能力包括显在竞争力和潜在竞争力。显在竞争力包括经营管理水平、质量效率水平和收费水平。经营管理水平是指医疗服务供方以医疗服务来满足社会需求并实现其自身价值的能力大小。质量效率水平是指医疗服务供方提供医疗服务的效果和工作效率。收费水平反映消费者直接的医疗费用负担水平及收费中药品费用所占的比例。潜在竞争力包括科技水平、资金运作水平和资源水平。科技水平指医疗服务供方通过科研费和培训费的投入所获得的科技产出，包括获奖成果数、公开发表论文数、开展新项目数、新技术数。资金运作水平反映医疗服务供方资金结构的合理性和高效运用资金的情况。资源水平反映医疗服务供方资源投入和利用的情况。

（四）政策环境

我国的卫生事业是实行一定福利政策的公益性事业，医疗服务价格实行统一领导、分级管理。医疗服务的价值不完全由市场实现，国家的价格政策影响医疗服务价格的形成，甚至通过财政补贴来体现卫生事业的福利性。

1. 政府价格管制

（1）政府价格管制的类型：①最高限价，即政府规定某些产品或服务价格的上限，以便把价格压到市场均衡价格以下，抑制涨风，如在需求膨胀，供给不足，发生通货膨胀时，政府往往限定最高价格，不允许厂家随意涨价，其重要目的之一是保护消费者利益。②最低限价，即政府规定某些产品或服务价格的下限，以便把价格保持在市场均衡价格之上，挽救跌势。其目的是保护生产者利益，鼓励某种商品生产，特别是保护国民经济中某些价格太低的生产部门。③双面管制，即政府对某些产品，既规定上限，又规定下限，只准在这个范围内上下波动，目的是防止物价暴涨、暴跌。④绝对控制，即政府对某些产品或服务直接规定一种价格，买卖双方都必须按照这种价格交易，没有任何伸缩余地。例如，政府希望增加某种产品的供应，就可以直接规定较高的价格；为了保障人民的一般消费品的消费，就可以直接规定较低的价格。

（2）政府价格管制的政策效应：政府价格管制既有有利的一面，也有不利的一面。①政府价格管制的有利方面，用管制价格影响市场，调节市场供求关系，克服市场机制在调节产品或服务供求关系时的局限性；限制和打击垄断现象，制止垄断组织人为地抬高物价或经济动荡时期的抛售行为；调节经济中的重要比例，避免经济发展的失衡和经济振荡的发生与破坏；保证和满足国家、社会的公共需要；引导和调节经济，使之发展以达到国家和社会所预定的目标。②政府价格管制的弊端，一是资源使用不当。例如，当需求增加，供给不变，需要涨价而政府不允许涨价时，消费者会由于价格便宜而多消费，而生产者会由于价格低下而缺乏积极性从而减少生产，由此造成产品数量短缺；反之，若供给增加，需求不变，需要降价而政府不允许降价时，生产者由于价高能获得超额利润而多生产，消费者由于价高而少消费，由此造成产品数量过剩。这两种情况都意味着资源使用不当。二是导致商品短缺。政府实行最高限价或严格的管制价格会导致超额需求。超额需求的存在说明市场供给短缺，会出现排队抢购的现象，甚至会引发严重的通货膨胀或导致黑市交易的出现。三是管理成本增加。政府管制价格的目的之一是为了降低交易成本，但要制定出适合各地区情况的各类产品或服务的合理价格并随市场供求关系的变化而相应调整，需要大量的调查和分析成本，如寻找交易对象、运输费用、存储费用、监督费用、可能发生的法律诉讼费等。四是导致寻租行为的产生。寻租是一种通过非经营性活动而获利的行为，其实质是一种"钱权交易"。在一个非完全管制的社会，如果用行政力量干预市场活动，就可以在很多地方制造出商品的差价，这些差价被称为"租金"，提供者往往将差价中的一部分拿出来进行寻租活动。

2. 国家价格政策和财政补贴

国家价格政策会影响医疗服务价格的体系和格局。我国政府在 20 世纪 50～60 年代对医疗服务实行低价政策，医疗价格远远低于实际成本，政府则对医疗机构的低价亏损进行补贴，从而使医疗机构保持收支平衡。但是，这样做导致了不能正常发挥价值规律的作用，带来政府经济负担重、医疗服务提供效率低等问题。进行市场经济体制改革后，对于非营利性医疗机构，政府给予了允许"资金自筹"政策，这是由于受到财政拨款的限制，非营利性医疗机构的发展处于拮据困境中而采取的解决措施。因此，医疗机构通过多提供服务及药品来增加其收入，导致部分医疗机构出现收费不合理的现象。

如果各级政府财政能够对医疗机构提供较多的差额预算补助，医疗服务价格水平就可以适当定得低些。如果财政补助水平降低，医疗服务价格就应该定得高些。

（五）医疗保障制度

医疗保障制度对医疗服务价格的影响可以从两个方面来分析：①对于参加医疗保险的消费者来说，因为保险为其支付了全部或部分的医疗费用，等于降低了他们在利用医疗服务时应直接支付的价格，因而个人医疗服务需求将会增加，利用医疗服务消费者的数量也会增加；消费者使用医疗服务时自付比例越低，那么相对来说这种服务越便宜，对消费者医疗服务需求的影响越大。②从提供者的角度来分析，由于有了医疗保险，相当于在利用医疗服务时价格降低，因而消费者对价格反应变得不太敏感，需求弹性较没有参加保险时有所降低，即使价格有较大幅度的提高，只要自己支付的部分占收入的比例较小，就不会对需求产生很大的影响。

三、医疗服务定价的原则与方法

（一）医疗服务定价的原则

传统的观点认为，价格决定主要依据是价值、供求、政策三因素。"三因素"理论适合于各种形成的定价，医疗服务定价也概莫能外。医疗服务商品除了具有一般商品的共性特征外，还有其特殊性。其定价也应遵循以下基本原则。

1. 保本性原则

对医疗服务过程中发生的服务与商品之间的交换，要使医疗服务的价格既能反映其价值，又能反映其供求关系，逐步做到保本经营，等价交换。

2. 灵活性原则

在保证人民群众基本医疗服务需求的前提下，可以适当运用市场经济的价格机制，以满足不同层次的社会需求。对开展的加班手术、上门服务、专家门诊、特约会诊、点名手术、特殊护理和院外护理等，实行浮动定价，同行定价，拉开收费档次，发挥价格杠杆作用。

3. 自主性原则

按照市场主体自主性的要求，医疗服务供方在提供医疗服务的过程中，都具有自主经营的权力。对于非基本医疗服务实行市场调节下的自主定价，同时坚持自主经营，自负盈亏。

4. 竞争性原则

竞争性是市场经济的突出特点。医疗服务的定价，首先涉及的是成本管理，就是要严格进行成本测算，千方百计地减少不必要的消耗，降低成本。若是成本居高不下，医疗服务供方在市场中就容易失去竞争力，失去市场占有率；另外，医疗服务供方打破按行政隶属关系划分等级，实行分级定价，更加大了竞争，促使服务供应商必须为社会提供更多、优质、高效、低耗的医疗服务。

（二）医疗服务定价的方法

医疗服务定价的方法有很多，这里介绍常用的几种。

1. 成本加成定价法

成本加成定价法就是以医疗服务项目的成本为基础，加上一定百分比的加成率来确定价格。这是一种最古老、应用最广泛、最普遍的定价方法。其计算公式为：

单位医疗服务项目价格＝单位医疗服务项目社会平均成本×（1＋加成率）

加成率是预期可得毛利占成本的百分比。不同时间、不同地区、不同医疗服务项目、不同市场环境的加成率可以是不同的。

成本加成定价法的优点是计算简便，其基本原则是"保本求利"，人们在观念上认为这一方法是合理的。但这种方法是以医疗服务供方为中心的，从保护医疗服务供方的利益出发，忽视了消费者的利益。由于不考虑业务量，医疗服务的成本如何测算，加成率如何计算，医疗服务的价值如何确定，等等，都不是一件容易的事情。

2. 变动成本定价法

变动成本定价法，也称边际贡献定价法，是以变动成本为基础，剔除固定成本因素，按变动成本加边际贡献来确定价格的方法。其计算公式是：

单位医疗服务项目价格＝单位变动成本＋边际贡献

变动成本随业务量的变化而变化。就某一医疗服务项目而言，管理费用、固定资产折旧和固定职工的基本工资等就是固定成本，它在一定业务量范围内不因业务量的增减而变动。

边际贡献是指单位业务收入给医疗机构所带来的毛收入，数值上等于总收入减去变动成本。用变动成本法定价，只要求医疗服务的价格高于单位变动成本即可，而无须高于单位全部成本。

例如，某医疗机构手术科室某手术项目 1000 人次，消耗的药品材料等变动成本 10000 元，设备折旧、基本工资等固定成本 9000 元，总成本为 19000 元，边际贡献 8000 元，其价格应定为：

单位手术项目价格＝（10000＋8000）/1000＝18（元/人次）

总收入＝18×1000＝18000（元）

毛利＝18000－19000＝－1000（元）

以上计算表明，按全部成本计算，单位亏损 1000 元，但若是不开展业务，固定成本 9000 元还是要消耗的，医疗机构要净亏 9000 元。当然，业务量达到收支平衡点时，随着业务量的增加，毛利也会增加。所以，业务量是变动成本定价法的重要参考依据。

3. 随行就市定价法

随行就市定价法，是指医疗服务供方根据当时市场一般价格来制订和调整价格的方法。比如新添置的仪器设备，若对检查进行收费，如果同类医疗服务供方已经确定出了被人们所接受的价格，则应以此为基础来确定其收费价格。

例如，某医疗机构新购置一台设备，成本测算每人次是 25 元，别家医疗机构的收费标准已经定价为 30 元，如果需要定价诊断技术同别家医疗机构相当，定价时就应控制在 30 元以下。某一新开展的医疗服务项目成本测算为每人次 10 元，而同类医疗机构的收费标准定为 8 元，就应根据这一情况考虑是否亏损经营，或是改变该项目的内涵和质量，以提高项目的价格水平。当然，也可以直接沿用同类医疗机构的收费标准，因为它们已经衡量过了，且市场价格已经确定，采用随行就市定价容易执行。随行就市定价是一种比较稳妥的办法，可以随市场行情的变化而方便地操作，比较适合于那些成本测算难以确定、消费者对价格了解有困难的情形。

四、我国医疗服务价格政策改革

为适应社会主义市场经济体制的要求，建立健全医疗服务价格管理体制，理顺价格体系，全面推进我国医疗保险制度和医药卫生体制改革进程，满足人民群众的基本医疗服务需求，促进医疗机构之间的有序竞争和医疗技术进步，降低医疗服务成本，减轻社会医药费用负担，必须重视医疗服务价格的改革。

（一）我国医疗服务价格体制的演变

我国医疗服务价格体制的演变，大致可以分为 3 个阶段。

1. 计划经济背景下的低廉价格阶段

从中华人民共和国成立到 1978 年，我国建立集体和国有卫生服务机构，为绝大部分城市居民与农民提供基本卫生服务，这一阶段，我国居民人均期望寿命从 35 岁上升到 68 岁。

这一阶段又可以细分为两个时期。第一个时期为中华人民共和国成立后至 1966 年"文化大革命"以前的 17 年。在这一时期，我国政府规定，卫生事业是福利事业，预防保健服务实行免费政策，城市居民实行公费医疗和劳保医疗制度，农村居民实行合作医疗制度。国家和集体举办的医疗机构为非营利性质，政府由逐渐增加补助到实行差额预算管理，对亏损进行补偿。医疗机构的收费标准虽然低于当时医务人员劳务费和医疗物资消耗费用，但加上国家的补助，基本能实现收支平衡，不存在赔本问题。在当时的历史条件下，对医疗机构实行补贴，使医疗服务价格实际低于成本，全国人民不同程度地逐步享受到基本医疗服务的福利。

第二个时期是从 1966 年到 1976 年的"文化大革命" 10 年。在这一时期，低水平的供给福利性卫生政策基本没变，并分别在 1958 年、1960 年和 1972 年三次进一步大幅度地降低医疗服务价格。几次大幅度降低医疗服务价格导致医疗机构的业务收入远低于实际成本。

2. 向市场经济体制转轨阶段

这一阶段从 1978 年改革开放之后到 2009 年新医改拉开序幕之前。按照中共十一届三中全会提出的"按经济规律办事，重视价值规律的作用"有关精神，我国开始从社会主义计划经济向市场经济体制转轨，各种商品和服务价格体系的开放与改革逐步深化，同时，药品和医疗服务价格也开始进行调整。1979 年卫生部、财政部、国家劳动总局联合发布《关于加强医院经济管理试点工作的通知》，1981 年在总结试点经验的基础上再发布《医院经济管理暂行办法》，1985～1992 年，卫生部先后发布一系列关于扩大医疗机构的劳动人事安排权、业务建设权、经营开发权和工资奖金分配权等深化卫生改革的若干政策性文件，指导和推动我国城乡卫生服务体系的全面改革与发展。

20世纪80年代初，国家开始对医疗机构的经费补助实行"全额管理、定额补助、结余留用"的办法，即国家根据编制床位进行定额补助，增加医疗机构可支配结余，用于改善医疗条件，也可用于集体福利和个人奖励。同时，国家对医疗机构的预算拨款呈下降趋势。财政投入比例从20世纪80年代初的30%以上，下降到20世纪90年代的10%左右，2000年财政投入所占比例降至7.7%。政府投入不足和物价上涨带来医用耗材成本的普遍上涨，以及医疗服务价格长期执行政府定价，其价格偏低，严重背离实际成本，在医疗服务机构政府补偿不足的现实情况下，医疗机构的发展很大程度上只能依赖于药品收入。1984~1994年，全国医疗机构的药品收入平均上升了5.6倍，1994年药品收入占医疗机构业务收入的比例达到55.3%；在之后的10年里，药品收入占医疗机构业务收入的比例在50%上下浮动。

1983年，卫生部和财政部规定，自费医疗收费价格不变，而对公费医疗和劳保医疗的部分收费项目可以按不含工资的成本收费，简称"实行两种收费标准"。其目的是在不增加自费群众个人负担的情况下，使一部分医疗卫生服务价格更接近成本。1985年，国务院发布《关于卫生工作改革若干政策问题的报告》，同意每年可调整医疗服务收费标准，对新项目和高新技术服务可按不含工资的成本进行定价。

1992年，国务院下发《关于深化卫生医疗体制改革的几点意见》，自费医疗收费标准向公费和劳保医疗收费标准并轨，药品加成、自主经营、自负盈亏等概念走入公立医院，医疗服务逐渐与盈利挂钩。为了加强医疗服务价格管理，结合医疗机构等级评审，一些省市对不同等级的医疗机构制定有差别的收费标准。在对挂号、住院床位、手术、检查治疗等医疗服务项目的收费标准进行调整的同时，降低一些高新技术和项目的收费标准。在防疫站、妇幼保健所（站）、计划生育机构等卫生服务领域，由于政府财政拨款不足，这些机构也通过部分有偿服务项目而加以补偿。1997年年初，《中共中央、国务院关于卫生改革与发展的决定》提出，要完善政府对卫生服务价格的管理，区别卫生服务性质实行不同的作价原则。1998年，国务院发布的《关于建立城镇职工基本医疗保险制度的决定》，开始建构适应市场经济的医疗保障体系。

2000年，国务院体改办等部门出台的《关于城镇医药卫生体制改革的指导意见》在建立新的医疗机构分类管理制度和调整医疗服务价格方面提出改革方向。国家在同一年出台相应的配套措施，对我国医疗服务价格管理制度做出重大调整，主要包括调整医疗服务价格管理形式、下放医疗服务价格管理权限和调整不合理的医疗服务价格三方面内容；取消政府定价，对非营利性公立医疗机构实施政府指导价，对营利性医疗机构则实施市场调节价。国家于2001年统一医疗服务项目、名称、内容及服务成本测算方法，为规范医疗服务价格行为创造条件。我国现行的医疗服务价格实行的是统一政策、分级管理的体制。国家相关部门制定医疗服务价格管理的相关政策和规定，但不具体定价；省市两级物价和卫生行政管理部门负责制定详细的医疗服务价格及方案。具体实施上主要由省级集中管理、省市分级管理和各部门分工管理三种模式。2001年，国家计划委员会、卫生部、国家中医药管理局联合印发《全国医疗服务价格项目规范（试行2001年版）》，后又分别颁布《〈全国医疗服务价格项目规范〉新增和修订项目（2007年）》《全国医疗服务价格项目规范（2012年版）》。新版价格项目规范的特点是体现打包原则、突出技术劳务的成本因素、实现医用耗材分类管理、体现规范行为的理念、引导检验走集约化发展道路、统一医药费用信息分类标准。

在这一阶段，我国卫生科技水平提高、覆盖城乡的医药卫生服务体系基本形成，但公平与效率的矛盾也被提及。在2005年国务院发展研究中心课题组《对中国医疗卫生体制改革的评价与建议》中，评价我国医疗供给基本形成了商业化、市场化的服务提供模式，成为私人消费品，医保覆盖的城镇从业者不足半数，农村人口只有10%。据此，2005年国务院发展研究中心课题组《对中国医疗卫生体制改革的评价与建议》认为"医疗服务的公平性下降，卫生投入的宏观效率低下……改革开放以来，中国医改总体是不成功的。"

3. 价格回归价值的阶段

2009 年，历经多年酝酿，《中共中央 国务院关于深化医药卫生体制改革的意见》出台，拉开新医改序幕。新医改明确"从改革方案设计、卫生制度建立到服务体系建设都要遵循公益性的原则"，总体目标是建立健全覆盖城乡居民的基本医疗卫生制度，为群众提供安全、有效、方便、价廉的医疗卫生服务，方案给出的改革内容，包括完善医药卫生四大体系、建立覆盖城乡居民的基本医疗卫生制度等，被总结为"一个目标，四梁八柱"。

2010 年 2 月，公立医院改革试点启动。《关于公立医院改革试点的指导意见》发布，确定 16个国家联系试点城市，各地选择 37 个省级试点地区开展试点工作，在"管办分开""政事分开""医药分开""营利性和非营利性分开"4 个方面探索改革。

2011 年，基层医疗卫生机构综合改革基本完成。基层医疗卫生机构结束"以药补医"历史。基本药物零差率销售在政府办的基层医疗卫生机构全面实施，国家基本药物制度初步建立。城乡居民参加三项基本医保人数超过 13 亿，比改革前增加 1.72 亿，覆盖率达到 95%以上。

2015 年 10 月颁布的《中共中央 国务院关于推进价格机制改革的若干意见》指出，将医疗服务价格列为六大重点改革领域之一，"建立以成本和收入结构变化为基础的价格动态调整机制，到 2020年基本理顺医疗服务比价关系"，进一步提出，按照"总量控制、结构调整、有升有降、逐步到位"原则，"积极稳妥推进医疗服务价格改革，合理调整医疗服务价格"。其中，"公立医疗机构医疗服务项目价格实行分类管理，对市场竞争比较充分、个性化需求比较强的医疗服务项目价格实行市场调节价，其中医保基金支付的服务项目由医保经办机构与医疗机构谈判合理确定支付标准"。

2016 年 1 月，城乡居民基本医保开始整合。国务院下发《关于整合城乡居民基本医疗保险制度的意见》，提出整合城乡居民医保制度政策"六统一"的要求。参保居民不分城乡，参加统一的城乡居民医保制度，按照统一的政策参保缴费和享受待遇，更加公平地享有基本医疗保障权益。

2017 年，城市公立医院综合改革试点全面推开。全部取消药品加成，医疗服务价格调整政策全面跟进，实现新旧机制的系统转换。截至 2017 年年底，93.9%的城市公立医院取消药品加成，患者药费的下降带动医疗费用整体涨幅的下降，公立医院医疗费用的不合理增长得到有效控制。

2018 年 5 月，国家医疗保障局挂牌。国家医疗保障局作为国务院直属机构，整合了人力资源和社会保障部的城镇职工和城镇居民基本医疗保险、生育保险职责，国家卫生健康委员会的新型农村合作医疗职责，国家发展和改革委员会的药品和医疗服务价格管理职责，民政部的医疗救助职责。

2019 年 9 月，药品带量采购向全国范围推广。国家医疗保障局发布《国家医疗保障局等九部门关于国家组织药品集中采购和使用试点扩大区域范围实施意见》，提出在全国范围内推广国家组织药品集中采购和使用试点集中带量采购模式。

2021 年 8 月，国家医疗保障局等八部门联合印发《深化医疗服务价格改革试点方案》，规范管理医疗服务价格项目，建立符合价格规律的计价单元体系。统筹兼顾医疗事业发展需要和各方承受能力，调控医疗服务价格总体水平。探索政府指导和公立医疗机构参与相结合的价格形成机制，充分发挥公立医疗机构专业优势，合理确定医疗服务价格。建立灵敏有度的价格动态调整机制，明确调价的启动条件和约束条件，发挥价格合理补偿功能，稳定调价预期、理顺比价关系，确保群众负担总体稳定、医保基金可承受、公立医疗机构健康发展可持续。强化大数据和信息化支撑作用，加强公立医疗机构价格监测评估考核，确保价格机制稳定运行。坚持系统观念，统筹推进公立医院补偿机制、分级诊疗、医疗控费、医保支付等相关改革，完善激励约束机制，增强改革的系统性、整体性、协同性，形成综合效应。

（二）我国医疗服务价格政策内容

1. 调整医疗服务价格管理形式

按照国家宏观调控与市场调节相结合的原则，充分发挥市场竞争机制的作用，对医疗服务价格实行政府指导价和市场调节价，取消政府定价。

2. 下放医疗服务价格管理权限

国家发展和改革委员会与国家卫生健康委员会制定国家医疗服务价格的方针政策、作价原则；规范医疗服务价格项目名称和服务内容；制定医疗服务成本测算办法。省级价格主管部门会同同级卫生行政部门按照国家医疗服务价格的方针政策、作价原则，制定和调整本辖区非营利性医疗机构的医疗服务指导价；省级价格主管部门会同同级卫生行政部门也可只制定和调整主要医疗服务的指导价，其他医疗服务的指导价，由地、市级价格主管部门会同卫生行政部门制定和调整。

3. 规范医疗服务价格项目

全国实行统一的医疗服务价格项目名称和服务内容。在全国统一的医疗服务价格项目外新增的项目，由省级价格主管部门会同同级卫生行政部门审定后试行，并报国家发展和改革委员会和国家卫生健康委员会备案。

4. 改进医疗服务价格管理方法

医疗服务指导价格的基准价和上下浮动幅度，要依据医疗服务的社会平均成本，并结合市场供求状况及政府考虑的其他因素制定和调整。在改革的过渡时期，可继续实行"总量控制，结构调整"的办法，调整不合理的医疗服务价格，体现医务人员的技术劳务价值。

政府指导价要引入市场竞争机制，对不同级别的医疗机构和医生提供的医疗服务分级制定指导价格，适当拉开差价；放宽非营利性医疗机构提供的供自愿选择的特需医疗服务的指导价，以满足不同层次消费者的需求；对主要医疗服务价格的制定和调整，以及在较大范围调整医疗服务价格时，价格主管部门应举行价格听证会，广泛征求社会各方面的意见。

5. 建立医疗成本与价格监测体系

价格主管部门会同卫生行政部门建立医疗成本与价格监测体系。加强对医疗服务价格及成本要素的市场监测，为适时调整医疗服务价格提供依据。

6. 加强医疗服务价格监督

医疗机构要建立健全自我约束机制，增加价格透明度。应在提供服务的场所的显著位置公布主要服务项目名称和价格，自觉地接受社会监督。

7. 强化医疗服务价格综合改革

理顺医疗服务价格是新医改的一个重要目标。根据我国国情，医疗服务价格改革要强化价格、医保、医疗等相关政策衔接，不能单一改革，要着力做好"三个结合"，一是与充分发挥医保控费作用相结合；二是与建立科学补偿机制相结合；三是与减轻消费者负担相结合。确保医疗机构良性运行、医保基金可承受、消费者负担不增加。从国外对医疗服务价格体系的实践和研究看，主要集中在医疗保险（需方分担成本）和医疗服务供应方支付方式方面，医疗服务价格由医疗服务的供需双方谈判协商决定，而不是微观的价格管制，主要有供需方支付方式和预付费系统等。

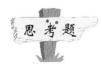

1. 什么是医疗服务成本？什么是医疗服务价格？

2. 怎样进行医疗服务项目的成本测算？

3. 医疗服务定价的常用方法有哪些？

4. 如何改革和完善我国的医疗服务价格政策？

（周尚成　张文龙）

第十章 疾病经济负担

━━━ 内 容 提 要 ━━━

　　本章从疾病负担的概念入手，介绍了疾病负担的主要类别、疾病经济负担的概念及其分类、疾病经济负担研究的意义、疾病经济负担的测算方法、疾病经济负担的国内外现状，阐述了减少疾病经济负担的主要措施及健康投资所带来的社会经济效益。

第一节 概 述

　　疾病不仅会损害个人的健康和生命，给患者带来生理上、精神上的痛苦，而且更会造成极大的社会疾病负担与社会经济负担，甚至会影响整个国家社会和经济的发展。研究和测算疾病负担及疾病经济负担已经成为卫生经济学的重要领域之一，对各种疾病经济负担进行分析，并制订出科学的治疗方案、疾病控制方案、健身方案和卫生政策，在很大程度上可以帮助各级政府机构明确健康投资的意义，对合理配置卫生资源是非常有帮助的。

一、疾 病 负 担

　　疾病负担（burden of disease）是指疾病、失能（伤残）和过早死亡对健康和社会造成的总损失。疾病、伤残会导致人们的身心（心理负担）与躯体负担（损伤），也会产生经济压力，造成因病致贫和因病返贫。疾病负担通过经济成本、死亡率、疾病发生率及其他指标来反映健康问题给人们带来的影响。疾病负担包括疾病流行病学负担和疾病经济负担。在疾病的流行病学方面，死亡人数、伤残人数和患病人数等绝对数指标是描述和反映健康状况与水平的常规指标；发病率、伤残率、患病率、死亡率等相对数指标可以用来比较不同特征人群疾病分布的差异；健康调整寿命年、伤残调整寿命年、与健康有关的生存质量和减寿年限等综合指标作为各种不同疾病造成的负担之间架起相互比较的测量指标。

　　世界银行在 1990 年开始对全球疾病负担（global burden of disease，GDB）进行研究，通过对全球多个地区疾病导致的死亡、失能及伤害带来的总损失进行测量和评估，分析全球范围内不同国家或地区、不同人群及不同病种的疾病负担，尤其是其中的流行病学负担，确定不同国家或地区的主要病种、高危人群和高发地区并确定其主要健康危险因素，从而为卫生决策者全面了解全球健康状况、控制疾病的优先重点、各国政府制定卫生政策和分配卫生资源提供决策依据。

二、疾病经济负担及其分类

　　疾病经济负担（economic burden of disease），又称疾病经济损失、疾病费用、疾病成本（cost of illness，COI），是指由于发病、伤残（失能）及过早死亡带来的经济损失和资源消耗的总和。完整的疾病经济负担按疾病对社会与人群的影响分为直接经济负担、间接经济负担和无形经济负担。

　　（一）直接经济负担

　　疾病的直接经济负担（direct economic burden）是指家庭和社会在防治疾病过程中直接消耗的

各种经济资源，包括直接医疗经济负担和直接非医疗经济负担两个方面。

1. 直接医疗经济负担

直接医疗经济负担（direct medical costs）即购买卫生服务的费用，如挂号费、检查费、诊断费、治疗费、处置费、手术费、药品费、康复费等治疗疾病的费用。直接医疗经济负担可以发生在医院内，如各级各类医院、诊所、基层医疗卫生机构，也可以发生在医院外，如零售药店等。直接医疗经济负担的分类与各国医疗卫生服务体制和支付制度有关，如美国直接医疗经济负担分为四个部分：门诊费、住院费、药品费和急救费。在我国一般分为三个部分：门诊费、住院费和药品费。

2. 直接非医疗经济负担

为了获得利用医疗卫生服务的机会，治疗疾病过程中支持性活动的费用，以及疾病发生过程中产生的财产损失，如交通费、膳食费、营养费、住宿费、陪护人员费用和财产损失费等，统称为直接非医疗经济负担（nonmedical direct costs）。交通费不仅包含患者及陪护家属往返于住所与医疗机构，以及医疗机构之间的费用，还包括跨省甚至跨国寻求救治而产生的交通费用。疾病治疗和康复的过程可能会产生一些特定的费用，如患者所需的特殊膳食、特殊衣服、方便患者移动的工具（轮椅等）、清洁、陪护等。财产损失是指如酗酒或醉酒引发车祸带来的财产损失，还有吸毒引发犯罪行为带来的财产损失。

（二）间接经济负担

疾病的间接经济负担（indirect economic burden）是指因病、伤残、死亡给社会间接带来的经济损失。疾病间接经济负担来源于发病，由失能和过早死亡所带来的时间的损失从而导致有效劳动生产力损失，包括早亡成本（mortality costs），因病休工、休学的成本（morbidity costs），以及家人陪护的成本（informal care costs）等。由于健康状况不佳影响工作效率；因病就医的劳动力会损失社会劳动时间甚至失去工作；另外，在就医过程中如果有成人劳动力陪护，那么陪护的劳动力则会损失社会劳动时间等这些都是疾病引起的间接经济负担。但是由于精神损失和健康状况不佳而引起的工作效率下降在实际工作中难以测算，因此其所带来的经济损失也很难定量估算。

（三）无形经济负担

无形经济负担（intangible economic burden），也称无形成本，是指患者及其亲友因疾病或失能给家庭和本人造成的痛苦、焦虑与不便所带来的生活质量的下降，或因该疾病引起其他疾病带来的其他成本花费。如果是重大疾病或者是疑难杂症，还可能会使患者及家属背上沉重的思想包袱，这种负担是无形的。例如，恶性肿瘤患者因为疼痛、害怕死亡变得焦虑、烦躁和不安；传染病患者害怕被歧视和不被社会接受变得孤独。一些研究使用生命质量来测算无形成本，但这部分成本很难量化和货币化。

三、研究疾病经济负担的意义

（一）有利于了解疾病给社会经济带来的影响

发病率、患病率、死亡率及死因顺位等指标可反映疾病的严重程度和危害性。但是这些指标只能反映出疾病发生的频率，不能说明疾病所产生的卫生资源的消耗和对国家、社会带来的经济负担。疾病经济负担分析将这种影响定量化，以便人们从社会经济的角度进一步理解疾病问题，分析疾病经济负担的构成、发展趋势及影响因素，挖掘减轻经济负担的潜力，控制疾病费用的上涨幅度。

（二）有利于帮助决策者确定重点卫生问题

为了将有限的卫生资源投入到最亟待解决的疾病防控领域，减少卫生资源投入的随意性，在资源配置之前往往需要弄清楚卫生问题的优先重点。通过分析卫生现状、人口变化，将不同疾病的经济负担排序，既能弄清楚哪些疾病危害了人群健康，又能弄清哪些疾病影响了或者是严重影响了社会经济发展，哪些问题是亟待解决的卫生问题，从而为确定重点卫生问题、合理配置卫生资源提供信息，为卫生政策的制定提供参考。

（三）有利于了解疾病给患者家庭带来的影响

为了反映疾病给患者家庭带来的负担，可测算家庭疾病经济负担，获得患者治疗疾病自付的医疗费用占家庭可支配收入的比例，确定灾难性卫生支出的界定标准。对我国不同地区、不同人群家庭支付医疗费用比例超过界定标准的分析，可以了解家庭遭遇灾难性卫生支出打击的严重程度，为研究影响灾难性卫生支出发生的因素、制定有针对性的政策和措施、降低家庭疾病经济负担、减少灾难性卫生支出的发生频率、提高卫生公平性提供信息。

（四）有利于对卫生项目和干预措施进行卫生经济学评价

疾病经济负担的测算既反映了疾病给人群和社会带来的总的经济损失，也可看成是卫生部门采取各种措施通过不懈的努力，在防病治病、恢复劳动力、提高劳动力生命质量所取得的成绩，即实施卫生项目和措施获得的效益。疾病经济负担也就为成本效益评价提供了一个衡量尺度。另外在疾病负担测算过程中所使用的一些反映生命质量的指标，比如质量调整生命年和伤残（失能）调整生命年是成本效用评价中用于测算效用值最常用的指标。

（五）有利于为医疗保险方提供信息

医疗保险制度通过风险转移和补偿转移，将个体的由疾病风险所导致的经济损失分摊给所有受同样风险威胁的成员，用集中起来的医疗保险基金补偿由疾病带来的损失。疾病经济负担的测算为医疗保险费用的偿付标准和偿付方式提供了信息，包括医疗费用消耗的数量和生产能力减少的情况等。同时大量的研究证明医疗保险能有效低患者的疾病经济负担，增加参保人员抵御风险的能力，这也为推行全民医疗保障制度起到积极的宣传和推动作用。

第二节　疾病经济负担测算

对于疾病经济负担的测算来说，研究视角非常重要，不同研究视角下测算疾病经济负担决定了测算的内容和范围。疾病经济负担的测算视角有社会视角、保险方视角、医疗机构视角、患者视角等。从社会视角出发，需要关注疾病所引起的社会经济损失和给人群带来的经济消耗，即社会整体疾病经济负担（social economic burden of disease），研究内容应该包括所有的直接、间接、无形经济负担等。如果是从保险方视角，则主要测算报销保险范围以内的疾病经济负担。医疗机构视角则主要关注诊治患者时医疗机构花费的成本，而较少关注患者劳动力损失和出院后康复产生的经济负担。患者视角下，疾病经济负担则主要是患者及其家庭所需要支付的现金卫生支出。

以往的研究往往更多地关注疾病对整个社会和人群造成的经济损失。20世纪80年代以来，国际社会越来越关注卫生公平性，不仅关注人们健康状态的改善，更关心健康的公平性、因疾病支付的医疗费用对家庭生活方式和生活质量的影响，因此，家庭疾病经济负担的测算越来越受到关注。国际上对家庭疾病经济负担的研究，已将家庭现金支付的医药费用和家庭消费性支出结合起来进行分析，并用灾难性卫生支出这个指标来反映家庭疾病经济负担大小。

一、社会整体疾病经济负担测算

（一）疾病经济负担测算思路

1. 疾病别法

该类方法主要是使用国际疾病分类编码（ICD），从卫生服务利用、失能、早亡等方面的资料中测算由于某种疾病所造成的成本或经济损失。这种方法在早期疾病经济负担研究中应用非常广泛，方法较为直观和简单。但一般只有测算的疾病为第一诊断或者是卫生服务利用、失能、早亡的第一原因时，才把相应经济负担归入测算的疾病，这可能会低估疾病的真实经济负担。

2. 完全结果法

在测算归因于某个具体的危险因素或行为的疾病经济负担时，除了使用疾病别法分别将与该危险行为有关的疾病经济负担相加求和，还可以采用完全结果法。这种测算思路不需要限定危险因素的特定疾病类别，而直接收集危险因素暴露人群的直接经济负担和间接经济负担数据，然后将其与非暴露人群的疾病经济负担进行比较，计算暴露人群的超额经济负担，即为该危险因素或行为的疾病经济负担。这种方法避免了疾病别法可能纳入疾病种类不全而低估了危险因素暴露带来的疾病经济负担的缺陷。

（二）疾病经济负担测算相关指标

疾病经济负担的测算往往以疾病负担的测算为基础。疾病负担测算有关的指标主要包括以下六类。

1. 疾病指标

发病率（incidence rate）（以及按年龄、性别、职业等不同特征计算的发病专率）和患病率（prevalence rate）是最常用的表示疾病发生频率的指标。急性病由于起病急而持续时间较短，故多用发病率作为测算指标；慢性病由于病程迁延，疗程相对较长而多用患病率来表达。

$$发病率 = \frac{一定时期内某人群中某疾病新病例数}{同时期暴露人口数} \times K$$

$$患病率 = \frac{某观察期间人群中某疾病的新旧病例数}{同期的平均人口数(被观察人数)} \times K$$

$$K=100\%,\ 1000‰,\ 10000/万\cdots\cdots$$

2. 伤残/失能指标

病残率（disability rate）用来表示病残在人群中发生的频率，可以对人群中严重危害健康的具体病残进行单项统计。

$$病残率 = \frac{某时期病残人数}{同期调查人口数} \times K$$

$$K=100\%,\ 1000‰,\ 10000/万\cdots\cdots$$

国际上常用失能权重值来表示不同疾病对人群健康损害的严重程度，见表 10-1。权重取值范围在 0~1，当权重值为 0 时表示完全健康，值越接近 1 则疾病所致失能严重程度越高，当权重为 1 时表示死亡。

表 10-1 部分疾病失能权重值

疾病名称	平均权重值	权重值范围
肺结核	0.271	0.264～0.294
艾滋病病毒携带/艾滋病		
艾滋病病毒携带	0.135	0.123～0.136
非抗逆转录病毒治疗的艾滋病患者	0.505	
抗逆转录病毒治疗的艾滋病患者	0.167	0.145～0.469
乙型肝炎	0.075	
糖尿病		
单纯糖尿病	0.015	0.012～0.018
糖尿病合并足部症状	0.133	0.130～0.136
糖尿病合并视网膜病变	0.552	0.511～0.595
高血压性心脏病	0.246	0.201～0.300
缺血性心脏病		
急性心肌梗死	0.439	0.405～0.477
心绞痛	0.124	0.105～0.141
脑血管疾病		
首次中风	0.920	
中风幸存者	0.266	

资料来源：World Health Organization，2008. The global burden of disease 2004 update.

3. 死亡指标

表达疾病死亡的指标很多，常使用死亡率、粗死亡率、死亡专率、病死率等指标。

（1）死亡率（mortality rate）：表示在一定时期内，在一定人群中死于某病（或死于所有原因）的频率，是测算人群死亡危险最常用的指标。死于所有原因的死亡率是未经过调整的率，也称粗死亡率。也可按不同特征分别计算死亡专率。

$$死亡率 = \frac{某时期内(因某病)死亡总数}{同期平均人口数} \times K$$

$$K=100\%，1000‰……$$

（2）病死率（case fatality rate）：表示一定时期内（通常是 1 年），患某病的全部患者中因该病死亡的比例。表示确诊疾病的死亡概率，也可以表明疾病的严重程度，还可以反映医疗技术水平。

$$病死率 = \frac{某时期内因某病死亡人数}{同期患某病的患者数} \times 100\%$$

$$K=100\%，1000‰……$$

4. 时间损失指标

患者患病后因病休工、休学或者是因病早亡，都会带来工作学习时间的损失，造成间接经济损失。在测算经济损失时，必然会使用到时间有关的指标。

潜在减寿年数（potential years of life lost，PYLL）：是指某年龄组人群因某病死亡的期望寿命与实际死亡年龄之差的总和，即死亡所造成的寿命损失。PYLL 是人群中疾病负担测量的一个直接指标，用于衡量某种死因对一定年龄组人群的危害程度，可用来筛选确定重点卫生问题或重点疾病，也适用于防治措施效果的评价和卫生政策的分析。

$$PYLL = \sum_{i=1}^{e} a_i d_i$$

其中，e 为期望寿命（岁）；i 为年龄组（通常计算其年龄组中值）；a_i 为第 i 年龄组剩余年龄；d_i 为第 i 年龄组的死亡人数。

PYLL 在使用时也有局限性。它的计算是以期望寿命为基础的，因此难以评价超出期望寿命的死亡；同时使用不同地区或全国人口平均期望寿命作为计算基础时，还会因此造成较大的误差。

另外测算时间损失的指标还有两周患病持续天数，两周患病休工、休学天数，病休、误工时间（卧床天数、缺勤天数、病休天数等），医院病床占用日，等等。

$$两周患病持续天数 = \frac{调查人群中调查前两周患病持续总天数}{调查人数}$$

$$两周患病休工（学）天数 = \frac{调查人群中调查前两周患病休工（学）总天数}{调查人数}$$

5. 生命质量指标

疾病除了会影响人生存时间的长短，还会影响生命的质量。目前在卫生领域对疾病结局综合评价的指标常见的主要有两个，即质量调整生命年和伤残（失能）调整生命年，用来反映一个问题的两个方面，前者是尚还保留的，后者是损失掉的。

（1）质量调整生命年（quality-adjusted life year，QALY）：是综合反映生命时间长短和生命质量好坏的一个正向测量指标，全面考虑了健康的生理、心理和社会适应三个维度。假定在死亡和完全健康之间对健康状况赋予 0～1 的权重，0 代表个体健康状况接近于死亡状态或已死亡，1 则表示处于完全健康状态，权重越大个体越健康。相比较于完全健康的状态，因疾病或失能造成的生活痛苦会让人感觉到活过 1 年的时间小于完全健康地生活 1 年，对于经过生命质量权重调整后的生命年就称为质量调整生命年。计算公式如下。表 10-2 展示了 QALY 的计算示例。

$$QALY = \sum_{i=1}^{n} w_i y_i$$

其中，w_i 为健康效用值作为权重；n 为健康状态数；y_i 为各健康状态下的生存年数。

表 10-2 质量调整生命年计算示例

健康状态	对应健康状态的健康效用（w_i）	生存年数（y_i）	$\sum_{i=1}^{n} w_i y_i$
完全健康	1.00	60	60.00
住院	0.33	0.5	0.17
暂时活动受限	0.88	5	4.40
长期活动受限	0.57	10	5.70
合计	—	75.5	70.27

（2）伤残（失能）调整生命年（disability-adjusted life years，DALY）：是指由于发病、失能和早亡所损失的全部健康生命年，包括早亡所致生命年损失（years of life lost，YLL）和伤残所致生命年损失（years lived with disability，YLD）。它是一个综合指标，能评价非死亡状态（疾病和失能）带来的损失；另外它是对特定状况和疾病的客观、独立而且统计学上合理的负担评价；根据疾

病负担单位成本的变化，还可以对干预措施进行成本效用分析。

DALY 的计算主要依赖于疾病的年龄别发病率和死亡率、平均发病年龄及持续时间，因此在收集疾病资料时应尽量保证数据的准确性，以保证计算出的 DALY 能较准确地反映疾病负担。

（3）健康期望寿命（health-adjusted life expectancy，HALE）：是指去除残疾和残障后得到的人类生存曲线，即个人在良好状态下的平均生存年数。健康期望寿命是由期望寿命衍生而来的，是人群保持完全健康状态尚能存活的期望年数。普通期望寿命是以死亡为终点，而健康期望寿命是以丧失日常生活能力为终点。因此，健康期望寿命既能反映生命数量（长寿水平），又能反映生命质量（健康程度）。

通过对各种伤残水平给予相应权重，确定了某一失能状态的持续时间，将各种状态下的生存年数转化成相当于完全健康状态下的生存年数，累加形成伤残调整期望寿命（disability-adjusted life expectancy，DALE）。DALE 综合考虑了伤残和死亡对健康的影响，能更加准确地衡量人群健康水平。WHO 在 2000 年世界卫生报告中将 DALE 作为卫生系统绩效评价指标之一；2001 年又改进了 DALE 的计算方法，应用更细的权重分类，并将其更名为 HALE，即健康期望寿命。

6. 卫生服务利用指标

严格来讲，患病后只有利用了卫生服务才会产生直接医疗经济负担。卫生服务利用是指实际发生的卫生服务的数量，指标分为门诊服务利用、住院服务利用和预防保健服务利用等。门诊服务利用包括两周就诊率、两周就诊人次数等；住院服务利用指标包括住院率、住院天数等；预防保健服务利用指标包括计划免疫、妇幼保健、康复、健康体检、慢性病防治等利用。

$$两周就诊率 = \frac{调查人群中调查前两周就诊人次数}{调查人数} \times 100\%$$

$$住院率 = \frac{调查人群中调查前一年内住院人次数}{调查人数} \times 100\%$$

（三）疾病直接经济负担测算方法

1. 数据收集

获取疾病直接经济负担数据最主要的途径是问卷调查。调查对象分为医疗卫生机构和患者。医疗卫生机构可以获取住院有关费用情况，通过住院患者的病案首页筛选出研究的疾病种类，收集住院患者在住院期间发生的住院有关的直接医疗费用及其相关信息。随着医院信息系统的不断建设和完善，未来患者的门诊就诊费用也将有望从医疗机构直接获取。从医疗卫生机构获取的数据可靠、准确、快捷，但无法获取因同一个疾病在不同医疗机构多次就诊的全部费用，难以获取院外自购药品、自我医疗、交通费、伙食营养费、住宿费、陪护费等花费，以及休工、休闲时间等信息，因此会造成疾病直接经济负担的低估。

对患者及其家属的调查可以弥补通过医疗机构收集数据不全的缺陷，获得直接经济负担、间接经济负担等有关的所有数据。收集疾病直接经济负担常见的有回顾性调查和前瞻性调查两种方式。前者调查耗时较少，但会存在回忆偏倚，影响数据准确性；后者是追踪调查患者，并将患者在未来一定时期内发生的每一笔费用和时间损失都记录下来，数据误差较小，准确性较高，但也会因此耗费大量人力、物力和财力。

除了上面介绍的专项疾病经济负担调查外，我国每 5 年开展一次的国家卫生服务调查也是测算疾病经济负担的重要数据来源。

2. 疾病直接经济负担的测算

（1）自下而上法（bottom-up approach）：是利用疾病的平均治疗成本乘以疾病的发病率/患病率来估算疾病经济负担。通常利用不同卫生服务种类的平均费用乘以相应卫生服务利用次数来获得平均治疗成本。在我国卫生服务利用的最主要的三种形式是门诊、住院和自我医疗，直接医疗经济负担就转化成了两周就诊、住院和自我医疗所购买的所有医疗服务的费用，计算公式如下：

$$DMC_i= [PH_i×QH_i+PV_i×QV_i×26+PM_i×QM_i×26] ×POP$$

其中，DMC 为直接医疗经济负担；i 为某种疾病；PH 为每次住院治疗的平均费用；QH 为 12 个月内人均住院治疗的次数；PV 为每次门诊的平均费用；QV 为两周内人均门诊次数；PM 为每次自我医疗的平均费用；QM 为两周人均自我医疗的次数；POP 为某年人口数。

直接非医疗经济负担的计算公式为：

$$NDMC_i= [PHI_i×QH_i+PVI_i×QV_i×26+PMI_i×QM_i×26] ×POP$$

其中，NDMC 为直接非医疗经济负担；PHI 为平均每次住院治疗用于交通、营养伙食和陪护人的费用；PVI 为平均每次门诊花费的交通和其他非医疗费用；PMI 为平均每次自我医疗时的交通费用和其他非医疗费用。i、QH、QV、QM、POP 的含义和上面的直接医疗经济负担公式一致。

（2）自上而下法（top-down approach），又称流行病学归因法，主要用于测算归因于某个危险因素暴露的疾病经济负担。这种方法需要计算人群归因分值（population-attributable fraction，PAF）。计算公式如下：

$$PAF=p(RR-1)/ [p(RR-1)+1]$$

其中，p 为疾病患病率；RR 为相对危险度。

获得人群归因分值后，将归因分值与某种或某几种疾病的直接经济负担相乘，即可获得某种或某几种疾病归因于某个危险因素的疾病经济负担。表 10-3 为利用自上而下法测算出的中国 2002 年和 2005 年吸烟所致部分疾病的 PAF 和人均治疗费用。

表 10-3　吸烟所致部分疾病的 PAF 和该疾病的人均治疗费用

疾病名称	发病率（‰）	2002 年		2005 年	
		PAF（%）	人均治疗费用（元/人）	PAF（%）	人均治疗费用（元/人）
慢性阻塞性肺疾病	7.5000	71.600	2431.11	71.600	3675.00
高血压	26.2000	14.440	234.69	13.182	354.77
冠心病	64.9000	3.081	2672.06	2.780	4039.24
脑血管病	6.6000	32.156	6615.25	30.021	10 000.00
糖尿病	5.6000	22.594	2441.17	20.798	3690.21
肺癌	0.8340（男）0.3950（女）	37.090	11 105.89	34.658	16 788.31
食管癌	0.0336	23.787	11 331.62	21.924	17 129.53
胃癌	0.5059（男）0.319 80（女）	16.826	11 171.90	15.398	16 888.09
结肠癌	0.023 70（男）0.026 80（女）	12.404	10 039.20	11.300	15 175.84
鼻咽癌	0.011 90	21.184	25 224.26	19.472	38 130.46
乳腺癌	0.5200（女）	21.363	4541.22	19.640	6864.77
男性不育症	52.1000	13.283	1033.76	12.111	1562.69
早产	39.5000	20.459	3928.25	18.792	5938.17
流产	22.0000	32.000	992.29	32.000	1500.00

资料来源：李玲，陈秋霖，贾瑞雪，等，2008. 我国的吸烟模式和烟草使用的疾病负担研究. 中国卫生经济，27（1）：26-30.

（四）疾病间接经济负担测算方法

1. 人力资本法

人力资本法（human capital approach，HCA）是根据患者损失的工作时间从而带来收入的降低来测算间接经济负担，可以用人均国民生产总值或人均国民收入来计算。具体计算方法：损失时间×市场工资率（或人均国民生产总值）。如果计算早亡带来的间接经济负担，损失时间可以用 PYLL 表示，也可以将人力资本法和 DALY 结合起来核算疾病间接经济负担。具体计算方法：人均国民生产总值×DALY×生产力权重。但需要注意的是，早亡所带来的未来收入的减少要贴现，还要考虑未来每年的收入会按照一定的增长率增加。

因为各年龄组人群的生产力并不相同，因此在对不同年龄段因疾病或伤残导致的时间损失进行货币化转化时，需要考虑不同年龄段的生产力权重。如巴纳（Barnum）建议将全年龄人群分为四个年龄组，各年龄组的生产力赋予一定权重，具体见表 10-4。可以在对我国人群生产力充分调查的基础上，通过一定的方法获得和提出适合中国国情的年龄组生产力权重赋值。

人力资本法是被较为广泛使用的测算间接经济负担的方法，但其也有一定的缺陷。比如不合适用人均国民生产总值或人均国民收入代替人的劳动价值，因为个人的劳动价值受年龄、性别、教育程度等多种因素的影响。另外也存在一定的伦理道德问题，如将人的生命价值货币化。

表 10-4　各年龄组生产力

年龄组	权重
0～14 岁	0
15～44 岁	0.75
45～59 岁	0.80
≥60 岁	0.10

2. 支付意愿法

支付意愿法（willingness-to-pay method）是通过询问患者为了避免某种疾病或者死亡的发生所愿意支付的最高费用。需要说明的是，支付意愿法是在假定的情境下收集的数据，例如，有的肺癌患者说宁愿出多少钱也不愿意患肺癌，这时需要假定存在一个"市场"，可以购买到使肺癌痊愈的卫生服务商品；另外，患者愿意支付的最大价值包含了消费者剩余。这种方法最大的优点是体现了更广意义上的健康价值，包括生命时间的长短、生命质量、劳动力价值、心理压力、精神状态等；缺点是主观性比较强，受患者的偏好影响，不同的人口社会学特征会获得不同的支付意愿。

3. 磨合成本法

磨合成本法（friction cost method）只估计由于患者生病离开岗位到其他人完全能胜任该项工作这一过程中所产生的社会损失。其基本思想是疾病和伤害导致生产损失的数量取决于组织为恢复生产所花费的时间，再将这个时间损失转化为货币。其前提假设是短期工作的损失可以被新员工弥补，而雇佣新员工所带来的成本只是聘用、培训新员工使其从不熟练到熟练这个过程中产生的成本，这个过程称作磨合期。有研究者认为磨合成本只计算付费生产力的损失，没有计算未付费生产力的损失、家人陪护的时间等，属于不完全的间接成本的测算。

4. 其他方法

在西方国家，测量疾病间接经济负担的方法较多，除上述方法外，还常见到一些其他方法。如隐含法，即根据相关领域中现有的某些规定作为测算依据，比如用人寿保险等赔偿规定估算因病死亡给社会带来的经济损失。再如培养法，即计算将一个人培养成劳动力或培养到一定年龄所需要的费用，并把它作为疾病死亡造成的经济损失，这种方法多在估计未成年人或刚参加工作的年轻人死亡给社会造成的经济损失时使用。

（五）疾病无形经济负担测算方法

疾病的无形经济负担是患者和家属因疾病所遭受的心理上、精神上和生活上的痛苦与不便，将这种生活质量问题进行货币化就可以测算无形经济负担。目前，可以用来评价无形经济负担的方法有 2 种：支付意愿法和 QALY 测量法。QALY 测量法比较好理解，但是其效用值的测量难度比较大，计算也比较复杂，在常规的评价中不合适。所以在实际的研究中选用较多的是支付意愿法，此法是测量生命和健康价值的一种可替代方法。

（六）数据测算注意事项

1. 时间价值

在测算间接经济负担时，往往涉及伤残和早亡损失的健康寿命年，这些寿命年是未来的时间，所带来的经济损失是未来的损失，资金在生产和流通过程中随着时间推移而产生增值，故而需要对未来的经济损失进行贴现。也就是说，现在发生的疾病引起的死亡或伤残在未来某年损失的工资（或国民生产值）不能直接使用，而应该把它变成现值，才可以与现在的治疗费等加在一起表达疾病的负担，这就是贴现的过程。疾病负担研究中的贴现率可以采用现行银行利率，也可以参考其他类似研究采用一个固定的贴现率（例如，选用 3% 或 5%）。

2. 可比性问题

同一个疾病在测算经济负担时选择不同的调查方法，使用不同的测算思路，采用不同的折算方法，都会带来测算结果的差异，所以在进行比较时一定要注意可比性问题。比如，一项美国的吸烟有关经济负担的测算采用计量经济模型，另一项研究采用疾病别法，两者结果不能直接用于比较；又比如在一个研究测算非典（严重急性呼吸综合征）带来的间接经济负担时使用的是人力资本法，而另一研究使用的是支付意愿法，两者也不能直接比较。

3. 数据的夸大和缩小问题

直接经济负担一定是实际发生的损失，也就是实际就诊和治疗的情况，如果在测算时使用某病的患病率或者发病率代替就诊率则可能会夸大直接经济负担，由于各种原因，特别是经济支付能力，实际就诊的人数往往比实际患病或发病的人数低；另外，如果发病率和患病率中有较高漏报率，则又会大大缩小真正的疾病经济负担，不足以反映真实负担情况。

二、家庭疾病经济负担测算

（一）家庭疾病经济负担

家庭疾病经济负担（family economic burden of diseases）是指从个人和单个家庭的角度来衡量患者的疾病和伤残所带来的经济负担，即个人和家庭所支付的医疗费用。在一些医疗保险制度不健全的国家或地区，人们不得不自付医疗卫生总费用，一旦家庭成员生病，整个家庭将面临着巨大的医疗卫生支出，给家庭带来沉重的疾病经济负担。若这种医疗费用的支出超过了一定程度，影响了家庭的其他支出甚至是正常生活时，可称为家庭灾难性卫生支出。

所谓灾难性卫生支出（catastrophic health expenditure）是指一定时期内，家庭的自付医药费用超出家庭承受能力，导致严重的经济风险和生活水平的下降，进而陷入破产、贫困。灾难性卫生支出是卫生筹资公平性研究中的一个关键指标，也可用于家庭疾病直接经济负担的研究中。

灾难性卫生支出的计算需要两个重要的指标，一个是家庭医疗卫生自付费用（OOP），又称家庭现金卫生支出，作为分子；另一个是家庭经济情况，作为分母。家庭经济情况可用家庭收入、家庭总支出或家庭消费等指标来衡量。家庭收入与医疗费用支出比例不能全面反映出不同家庭的卫生筹资水平，这里还与家庭的储蓄有关，没有储蓄的家庭更容易发生灾难性卫生支出。家庭总支出用作分母的话，灾难性卫生支出的发生与医疗支出在总支出中所占的预算有密切关系。低收入国家的家庭在医疗支出方面的预算会较低，因此也更容易发生灾难性卫生支出。有些学者提出的较为合适的方法是将总支出中的食品支出去除，用剩下的"可支配支出"或者"支付能力"作为分母来计算。

世界银行推荐使用 OOP 占家庭非食品支出的 40%作为是否发生灾难性卫生支出的标准，或者以 OOP 占家庭总支出的 15%作为标准。不同国家和地区需要根据自身的经济发展水平和卫生改革目标来确定当地的标准。

（二）灾难性卫生支出的发生频率和强度测算

1. 灾难性卫生支出发生频率

灾难性卫生支出发生频率（incidence rate of catastrophic health expenditure）为发生灾难性卫生支出的家庭数量与接受调查的家庭总数之比，可以用来描述灾难性卫生支出发生的广度

$$H = \frac{1}{N}\sum_{i=1}^{N} E_i$$

其中，H 为灾难性卫生支出发生频率；N 为调查家庭数量；E_i 为第 i 户家庭是否发生了灾难性卫生支出，若发生了其值取 1，若未发生其值取 0。

有研究对 2011 年和 2012 年安徽省农村居民家庭灾难性卫生支出进行调查,采用不同的标准(z)进行判断。随着标准 z 从 15%增加到 25%，灾难性卫生支出发生频率（H）分别从 17.35%、32.70%下降到 8.14%、21.26%；当标准 z 从 25%增加到 40%时,灾难性卫生支出发生频率（H）分别从 8.14%、21.26%下降到 1.58%、11.89%，如表 10-5 所示。

表 10-5   不同判断标准下安徽省农村居民家庭灾难性卫生支出发生状况

指标	界定标准 15%		界定标准 25%		界定标准 40%	
	户数	%	户数	%	户数	%
2011 年	537	17.35	252	8.14	49	1.58
2012 年	1012	32.70	658	21.26	368	11.89
年度差距	475	15.35	406	13.12	319	10.31

资料来源：《2001～2011 年安徽省卫生费用核算研究报告》.

2. 灾难性卫生支出发生强度

灾难性卫生支出发生频率不能说明医疗卫生支出在家庭支出中所占比例超过灾难性卫生支出标准的程度，这个程度称为灾难性卫生支出发生的强度。一般用发生灾难性卫生支出的家庭的 T/x，或 $T/[x-f(x)]$ 与标准 z 的差值合计除以调查家庭数量，来反映灾难性卫生支出发生的严重程度。

$$O = \frac{1}{N}\sum_{i=1}^{N} E_i\left(\frac{T_i}{X_i}\right) - z$$

其中，O 为灾难性卫生支出发生的强度；N 为调查家庭数量；T_i 为第 i 个家庭的 OOP；X_i 为总的家庭支出或者"可支配支出"；z 为灾难性卫生支出发生的判定标准；E_i 为第 i 个家庭是否发生了灾难性卫生支出，若发生了其值取 1，若未发生其值取 0。

3. 灾难性卫生支出的相对差距

若想要了解 OOP 对发生灾难性卫生支出家庭生活水平的平均打击程度，一般用灾难性卫生支

出的相对差距（relative gap of catastrophic health expenditure）这个指标。灾难性卫生支出的相对差距是指发生灾难性卫生支出家庭 OOP 占家庭总支出或家庭可支配支出的比例与界定标准间的差距之和，除以发生灾难性卫生支出家庭数。灾难性卫生支出的相对差距又称为平均超支水平（mean positive overshoot，MPO），即为灾难性卫生支出发生强度与发生频率之比。

$$MPO = \frac{O}{H} = \frac{\sum_{i=1}^{N} O_i}{\sum_{i=1}^{N} E_i}$$

其中，O_i 为第 i 个家庭的灾难性卫生支出发生强度。

灾难性卫生支出分析也有一定的缺陷。首先，它只能对支付了医疗费用而出现灾难性经济负担的家庭进行分析，忽略了那些根本没有支付能力而放弃治疗的家庭。随着健康状况的逐步恶化，这些家庭比那些出现灾难性卫生支出的家庭可能经历更为严重的损失。其次，灾难性卫生支出只分析了家庭疾病直接经济负担，未考虑间接经济负担和无形经济负担。

第三节　疾病经济负担分析

一、疾病经济负担现状

（一）全球疾病经济负担现状

1. 死亡率和期望寿命

全球期望寿命从 1950 年的 51.1 岁上升到 1990 年的 65.4 岁，2000 年为 67.2 岁，2019 年达到 73.5 岁。男女期望寿命存在差异，1950 年差异为 4.5 年，2019 年为 5.1 年。有研究预计，2040 年全球人均寿命预计将增加 4.4 岁。从健康期望寿命来说，1990 年为 56.9 岁，2000 年为 58.6 岁，2010 年为 61.3 岁，2019 年增长到 63.5 岁。2019 年期望寿命与健康期望寿命之间约有 10 年的差距，意味着平均有 10 年的健康状况不佳。

全球死亡人数从 1950 年的 4360 万人一路攀升到 2019 年的 5650 万人。全球 5 岁以下儿童的死亡人数呈下降趋势，从 1950 年的 1990 万人，下降到 2019 年的 500 万人。某些常见病的死亡率下降趋势出现停滞或者逆转，如心血管疾病和癌症等非传染性疾病（表 10-6）。全球医疗可及性上升的一个意外结果是，与抗生素耐药有关的疾病死亡率上升。

表 10-6　2016、2040 年全球人口早死原因顺位

死因顺位	2016	2040
1	缺铁性心脏病	缺铁性心脏病
2	中风	中风
3	下呼吸道感染	下呼吸道感染
4	腹泻	慢性阻塞性肺炎
5	道路交通伤害	慢性肾病
6	疟疾	阿尔茨海默病
7	早产并发症	糖尿病
8	艾滋病	道路交通伤害
9	慢性阻塞性肺炎	肺癌
10	新生儿脑病	腹泻

资料来源：Vos T，Lim S S，Bisignano C，et al，2020. Global burden of 369 diseases and injuries in 204 countries and territories，1990—2019：a systematic analysis for the Global Burden of Disease Study 2019. The Lancet，396（10258）：1204-1222.

2. 疾病和伤害

全球疾病经济负担主要来源于慢性病。过去 20 年间，导致全球疾病负担增加的 10 个主要疾病包括缺血性心脏病、糖尿病、卒中、慢性肾脏病、肺癌、年龄相关性听力损失、人类免疫缺陷病毒（HIV）/获得性免疫缺陷综合征（AIDS）、其他肌肉骨骼疾病、腰背痛、抑郁症。根据 *Lancet* 一项研究结果显示，2016 年全球三大癌症是肺癌、结直肠癌和乳腺癌（表 10-7）。

表 10-7　2016 年全球十大癌症负担

疾病类别	2016 年
肺癌	1
结直肠癌	2
乳腺癌	3
皮肤黑色素瘤	4
前列腺癌	5
胃癌	6
肝癌	7
宫颈癌	8
白血病	9
非霍奇金淋巴瘤	10

资料来源：Rudd K，Johnson S，Agesa K，et al，2020. Global, regional, and national sepsis incidence and mortality, 1990-2017: analysis for the Global Burden of Disease Study. The Lancet, 395（10219）：200-211.

就单类疾病而言，2010 年心血管疾病在全球范围内致 1700 万人死亡，给全球经济造成的直接和间接损失约 8630 亿美元。2015 年，全球糖尿病总花费约 1.31 万亿美元，占全球 GDP 的 1.8%，其中间接花费约占总花费的 34.7%。中等收入国家的糖尿病花费占 GDP 的比例要高于高收入国家。

由非传染性疾病和伤害所致疾病负担比例从 1990 年占全部负担的 21%，提高到 2019 年占全部负担的 34%。2019 年全球 10～24 岁的青少年中，影响 DALY 的主要原因包括三种伤害：道路伤害（第一位）、自残（第三位）和人际暴力（第五位）。2015 年，伤害夺走了全球近 500 万人的生命，其中 27% 的死亡人口数由道路交通伤害导致。代谢障碍，如 2 型糖尿病和脂肪肝导致的伤残，在世界各地都在增加。

传染病所造成的社会经济影响极大，每年造成约 1000 万人死亡，其中低收入国家的死亡人数占 32%，而非洲的死亡人数所占比例超过了 60%。2015 年，全球 1040 万人患有结核病，180 万人因该病死亡（包括 40 万艾滋病病毒感染者），超过 95% 的结核病死亡发生在低收入和中等收入国家。对于结核病的治疗和预防而言，2016 年低收入和中等收入国家对其的投资比所需的 83 亿美元少 20 亿美元。除此之外，新发传染病造成的全球疾病负担也不容忽视。根据 Worldometer 实时统计数据显示，到 2021 年 8 月 18 日新冠感染在全球范围内的确诊病例累计逾 2.09 亿例，累计死亡人数约为 438 万例，造成了巨大的经济负担。

3. 健康危险因素

总体上，与早死和伤残相关的危险因素有所减少，健康主要危险因素发生了显著变化。1990 年，主要危险因素是儿童营养不良、早产和新生儿体重低下。2019 年，全球死亡的最高危险因素是高收缩压，占总死亡人数的 19.2%（1080 万）；其次是烟草，占总死亡人数的 15.4%（871 万）。2019 年，全球归因 DALY 的主要危险因素是儿童和孕产妇营养不良，占当年全球所有 DALY 的 11.6%。2010～2019 年，全球范围内风险暴露增加最多的是环境颗粒物污染、药物滥用、高空腹血糖和高体重指数（body mass index，BMI）。使用固体燃料炊事和取暖导致的疾病占死亡人数的 1/10，是疟疾导致死亡人数的 6 倍多，而低收入国家和中等收入国家约 90% 的人口暴露在达到危险水平的室外空气污染之下。

健康危险因素与医疗费用之间存在密切关系。美国一项研究表明，医疗费用的 21%～31% 是由过量的危险因素导致的。肥胖是一个至关重要的全球问题，如果肥胖比例在 2034 年以前降至 1993 年的水平，英国 NHS 每年将节约 12 亿英镑的开支。有数据显示，2013 年全球因空气污染造成过早死亡的总成本超过 5 万亿美元，在东亚和南亚这一损失相当于 GDP 的 7.5% 左右。

（二）中国疾病经济负担现状

1. 死亡率和期望寿命

2018 年，我国的人均期望寿命为 77 岁，但健康期望寿命仅为 68.7 岁，即老人们平均面临着 8.6 年的带病生存期。2017 年，导致国人死亡和因早死造成的生命年损失（YLL）的 5 个主要原因分别是中风、缺血性心脏病、肺癌、慢性阻塞性肺疾病和肝癌。1990 年，中风排在死因顺位的第二位，2017 年，中风导致的年龄标化死亡率下降了 33.5% 以上。30 年间，肺癌死亡率上升 28.2%，排名由 1990 年的第 13 位上升至 2017 年的第 3 位。死亡率显著上升的疾病包括缺血性心脏病、肺癌和胰腺癌，三者的发病率均增加 20% 以上，其发病率的增加是造成死亡率增加的重要原因。

调查显示，2012 年我国疾病经济负担占同年 GDP 的 13.1%。2005 年 GDP 为 183 218 亿元，直接经济负担相当于 GDP 的 5.3%，间接经济负担相当于 GDP 的 7.8%。按当年价格计算，与 1993 年相比，2005 年我国疾病经济负担增加了 6.5 倍，其中直接经济负担增加了 5.5 倍，间接经济负担增加了 7.3 倍，各类经济负担的增幅都大于 GDP 增幅（4.2 倍）。2005 年，全国门诊、住院医疗费用总额为 7589 亿元，患者在诊疗过程中用于交通、陪护、营养等辅助费用为 877 亿元，相当于诊治费用的 16%。14 215 亿元间接经济损失中，由于短期、长期失能造成丧失劳动能力带来的经济损失为 4407 亿元（31%）；由于疾病和损伤造成劳动力人口早亡（及劳动力人口减寿人年数）带来的经济损失为 8955 亿元（63%）；社会、家人照顾患者的交通、误工等费用为 853 亿元（6%）。

2. 疾病和伤害

我国国民健康面临着双重疾病负担，一是传染性疾病，包括病毒性肝炎、艾滋病、结核病及一些新发现的传染病等；二是慢性非传染性疾病，包括循环系统疾病、恶性肿瘤、糖尿病等。

20 世纪 80 年代以来，慢性病已成为影响我国民众健康最为突出的威胁。2019 年，我国因慢性病导致的死亡占总死亡的 88.5%，其中心脑血管病、癌症、慢性呼吸系统疾病死亡比例为 80.7%；中风、缺血性心脏病和慢性阻塞性肺疾病是导致国人死亡的前三位原因，其次是肺癌、道路交通意外伤害、新生儿死亡、肝癌、糖尿病、颈部疼痛和抑郁障碍。目前我国已成为全球新增癌症病例最高的国家。2015 年，我国癌症患者人数约为 429.16 万人，平均每天 7500 人死于癌症。

同时，慢性病导致的疾病经济负担是群众因病致贫、返贫的重要原因。有研究显示，我国 2013 年癌症、糖尿病、心脑血管病、慢性呼吸道疾病的自付住院直接医疗费用为 1192.98 亿元，其中城市和农村的费用分别是 968.99 亿元（81.22%）和 223.99 亿元（18.78%），癌症、糖尿病、心脑血管病和慢性呼吸道疾病分别占 38.99%、7.09%、38.83% 和 15.09%；慢性病住院患者直接非医疗费用为 196.99 亿元，其中城乡分别是 143.44 亿元（占 72.82%）和 53.55 亿元（27.18%），癌症、糖尿病、心脑血管病和慢性呼吸道疾病分别占 38.20%、7.40%、39.96% 和 14.44%。2011 年，全国 8 个典型城市开展了 10 种疾病的经济负担调查，结果显示该 10 种疾病的年平均经济负担从 2677 元到 60 401 元不等。这些疾病均以直接医疗费用经济负担为主，直接非医疗费用经济负担和间接经济负担所占比例较低。详见表 10-8。

表 10-8　8 个典型城市慢性病患者年平均经济负担情况

疾病名称	直接医疗费用经济负担		直接非医疗费用经济负担		间接经济负担	
	费用（元）	构成比（%）	费用（元）	构成比（%）	费用（元）	构成比（%）
高血压	2410	90.0	57	2.1	210	7.9
糖尿病	4402	93.1	156	3.3	168	3.6
冠心病	7127	91.1	162	2.1	536	6.8

续表

疾病名称	直接医疗费用经济负担		直接非医疗费用经济负担		间接经济负担	
	费用（元）	构成比（%）	费用（元）	构成比（%）	费用（元）	构成比（%）
脑血管病	18 475	85.2	1345	6.2	1868	8.6
慢性胃肠炎	5630	88.8	347	5.5	364	5.7
慢性阻塞性肺疾病	7303	82.6	462	5.2	1078	12.2
类风湿关节炎	8341	94.0	119	1.4	411	4.6
椎间盘疾病	13 220	85.6	325	2.1	1903	12.3
恶性肿瘤	53 636	88.8	2567	4.2	4198	7.0
胆结石、胆囊炎	6076	81.6	623	8.4	744	10.0

资料来源：秦江梅，张艳春，张丽芳，等，2014. 典型城市居民慢性病患病率及患者疾病负担分析. 中国公共卫生，30（1）：5-7.

1990～2019 年，有 18 项疾病的 DALY 有所增加，说明对应疾病带来的负担加重。全年龄段 DALY 疾病负担的前两大主要病因是中风和缺血性心脏病；以呼吸系统疾病、心脑血管病和恶性肿瘤为代表的慢性病是当下我国疾病负担的大问题。同时也有一些疾病的疾病负担在降低，下呼吸道感染和新生儿疾病在 2017 年跌出前 5 位，中风和缺血性心脏病则成为全年龄段 DALY 的前两位病因，其中中风全年龄段 DALY 增加 46.8%，缺血性心脏病更是引发了高达 125.3% 的惊人增幅。30 年间，每 10 万慢性阻塞性肺疾病患者的年龄标化 DALY 下降了 66.4%，肺癌患者的 DALY 则上升了 13.1%。受伤因素中，溺水和自残下降幅度最大，2017 年已是 25 名开外。相比之下，跌倒从 1990 年的第 27 位跃至 2017 年的第 17 位。详见表 10-9。

表 10-9 我国因死亡和早死生命年损失的主要疾病变化

排序	1990 年	2017 年
1	下呼吸道感染	中风
2	新生儿疾病	缺血性心脏病
3	中风	气管、支气管和肺癌
4	慢性阻塞性肺疾病	慢性阻塞性肺疾病
5	道路交通伤害	肝癌

资料来源：Zhou M G，Wang H D，Zeng X Y，et al，2019. Mortality, morbidity, and risk factors in China and its provinces, 1990-2017: a systematic analysis for the Global Burden of Disease Study 2017. The Lancet（British edition），394（10204）：1145-1158.

3. 健康危险因素

老龄化、不良饮食习惯、身体活动减少等不健康行为增加、城市化所带来的污染加剧造成了慢性病危险因素的快速增长。影响 2017 年死亡人数和 DALY 百分比的前 10 位危险因素分别为高收缩压、吸烟、高钠饮食、颗粒物空气污染、高空腹血糖、高低密度脂蛋白胆固醇、高体重指数、全谷物摄入不足、水果摄入不足和饮酒。其中，高收缩压导致 254 百万人死亡，心血管疾病死亡在其中占比高达 95.7%。特定危险因素暴露正在增加，尤其是高空腹血糖、高收缩压、高体重指数。在许多省份，环境颗粒物空气污染不容小觑；非传染性疾病、胃癌、食管癌和慢性阻塞性肺疾病的负担迅速下降；中风、慢性阻塞性肺疾病、肺癌、肝癌、颈部疼痛和胃癌的发病率显著增高。相应地，吸烟、高收缩压、高钠饮食、颗粒物空气污染、高体重指数、高空腹血糖、饮酒、低全麦饮食 8 项风险均占 DALY 的 5% 以上。

排名靠前的各种疾病在不同地区的分布存在较大差异。在北京和澳门这两个城市，所有前 20 位疾病造成的寿命损失都低于全国平均水平。作为经济欠发达地区，宁夏回族自治区让人意外，多项疾病负担都低于全国水平。

二、疾病经济负担的影响因素

为了控制不合理的疾病经济负担的增长，寻找增长可控制的因素，很多研究会分析影响疾病经济负担的因素。一般来讲，影响疾病经济负担的因素有以下几类：①患者本身的情况，如年龄、性别、婚姻状况、文化程度、收入情况等；②疾病本身的情况，如疾病的严重程度、分期、分型，有无合并症、并发症，疾病的治疗手段等；③患者患病后是否利用卫生服务，如果患者患病后未利用门诊服务、住院服务或者甚至没有自购药品自我医疗，严格意义来讲，就未产生疾病直接经济负担；④患者利用卫生服务的地点，即患者利用卫生服务的地点距离住所越近，越不容易发生很高的交通费和住宿费等，如果患者四处求医，则需要支付较多的交通费、住宿费、膳食费和陪护费等，增加疾病直接经济负担；⑤患者利用卫生服务机构的级别，即级别越高，医疗服务项目收费标准越高，产生的疾病经济负担越大；⑥患病后利用卫生服务的次数，如果患者是第一次利用医疗服务，因需要确诊疾病，不可避免地需要借助各种检查和诊断的手段，增大经济负担，诊断清楚后再次利用医疗服务，费用会有所下降；⑦医疗费用偿付方式，服务项目付费是一种"后付制"，对于医院和医生来讲几乎没有财务风险，制度上对供给者诱导需求没有约束，可能会增加疾病经济负担。

三、减少疾病经济负担的主要措施

（一）持续加强健康投资力度，从根本上减少疾病经济负担

居民的健康状况是反映一个国家和地区经济发展水平、居民整体素质及社会卫生保健水平的重要指标。我国政府已将推进"健康中国"建设提升为国家战略，凸显了我国政府保障全民健康的坚定决心。相比较于医疗服务投入，健康投资对于提高居民健康状况是一个成本小、收益大的较优选择。广义来讲，健康投资是社会为恢复和提高人民的健康、发展各种有利于人民健康的事业而投入的全部经济资源，包括人民的基本生活资料、教育、卫生保健和环境保护等方面的经济投入。一方面，健康投资通过不断地提高医疗保健服务质量，逐步满足社会对医疗卫生保健日益提高的需要，有效地保护劳动力资源和保障人民健康，保证社会效益。另一方面，健康投资使得劳动力的发病率或患病率降低，减少了疾病经济负担，提高了经济效益。政府应加大对卫生事业的支持和对健康项目的扶持来减少疾病负担，增强人民的体质。但是，健康投资要以一个国家和地区的经济水平、经济发展的需要、人口健康素质及健康投资的目的为出发点，合理配置健康投资，保障健康投资的社会效益和经济效益的最大化。

（二）做好慢性病防控工作，有效降低疾病经济负担

近些年我国重大慢性病过早死亡率逐年下降，因慢性病导致的劳动力损失明显减少。2019 年，我国居民因心脑血管病、癌症、慢性呼吸系统疾病和糖尿病四类重大慢性病导致的过早死亡率为 16.5%，与 2015 年的 18.5% 相比下降了 2 个百分点。减少疾病经济负担，做好慢性病防控工作是关键。慢性病防治要以控制危险因素、建设健康支持性环境为重点，以健康促进和健康管理为手段，减少可预防的慢性病发病、死亡和残疾，降低疾病负担。开展国际合作，计划并实施大规模（以省为单位）的慢性病防控试点项目；多手段、多部门合作综合干预慢性病高危因素；利用本轮医改契机，促进居民养成健康的行为和生活方式，是预防慢性病的首要对策，构建共建共享的健康管理模

式，将健康教育和健康促进贯穿于全生命周期，坚持"三减三建"（即减盐、减油、减糖，健康口腔、健康体重、健康骨骼）的健康生活方式，降低慢性病的发生。

（三）健全全民医疗保险制度，减少居民疾病经济风险

我国现行医疗保障政策的基本原则是"保基本、广覆盖、可持续"，基本医疗保险制度运行10多年来，基本实现了三大医疗保险制度的全覆盖。整合城乡居民基本医疗保险制度，全面实施城乡居民大病保险，组建国家医疗保障局，推进全民参保计划，降低社会保险费率，建成了低水平、广覆盖的基本医疗保险体系。医保功能得到充分发挥，一定程度上缓解了居民的疾病经济负担、增强了群众获得感，为全面建成小康社会做出了重要贡献。但我国社会主要矛盾发生变化，以及城镇化、人口老龄化、就业方式多样化加快发展，也对医疗保障工作提出了更高要求。①提高医保基金统筹层级，缩小地区差异。特别是经济欠发达地区医保基金盘子小、抗风险能力低，不足以应对老百姓越来越高的医疗健康需求。②拓展医疗保险险种、提高覆盖深度。建立以基本医疗保险为主题，商业健康保险、医疗救助、职工互助医疗和医疗慈善服务等为补充的、多层次的医疗保障体系，鼓励创新健康保险产品、鼓励发展长期护理保险。③加快医疗保障体系信息化建设、解决异地就医联网结算问题。加快开发上线国家统一的跨省异地就医备案小程序，不断完善异地就医住院费用直接结算政策，简化流程，优化服务。

（四）统筹卫生资源，减少直接非医疗经济负担

由于医疗技术水平差异、就医可及性等原因，居民就医产生的直接非医疗经济负担是疾病经济负担中极易被低估的构成。如交通费、膳食费、住宿费等，这部分费用几乎都要由患者及其家庭自付。政府减轻这些负担的主要措施就是合理配置医疗资源，以家庭医生签约服务和医疗联合体为重要抓手，加快分级诊疗制度、双向转诊制度建设。一是继续推进家庭医生签约服务，向居民提供长期连续的基本医疗、公共卫生和健康管理服务；二是组建医疗联合体，按照政府主导、自愿组合、区域协同、方便群众的原则，促进资源共享和人才下沉；三是健全分级诊疗配套政策，合理划分和落实各级医疗机构诊疗职责，实行首诊负责制和转诊审批责任制；四是探索对纵向合作的医疗联合体等分工协作模式实行医保总额付费，引导双向转诊，促进基层首诊。

（五）控制医疗费用过快增长，减低居民医药费用负担

医药费用增长是全球的大趋势，有其合理性，但其中有属于不合理增长的成分。控制医药费用不合理增长可有效减低疾病经济负担。有数据显示，全球医疗卫生总费用中约有1/3是被浪费的。美国每年花费在不需要的医疗服务上的资金，一度达到7500亿美元。我国2019年卫生总费用高达6.6万亿，2009～2019年复合增速14.1%，人均卫生总费用绝对值10年间翻了3.6倍。

控制医疗费用不合理增长，减低疾病经济负担，可采用下列措施。一是促进医疗机构规范行为：严格执行合理检查、合理用药、合理用材规范要求，坚持因病施治，在保证医疗质量和安全的前提下，首选安全、有效、方便、价廉的适宜技术，提高服务效率；二是转变医院补偿机制：理顺医疗服务价格，降低大型医用设备检查、药品和高值医用耗材虚高价格，合理调整提升体现医务人员技术劳务价值的医疗服务价格；三是持续推进分级诊疗制度，合理布局区域医疗资源，加强基层医疗机构服务能力建设，多种途径引导患者理性有序就医，降低总体医疗费用；四是持续推进医疗保险支付方式改革：大力推进大数据应用，推行以按疾病诊断相关分组（diagnosis related groups, DRG）付费为主，按人头、按床日、总额预付等多元复式式医疗支付方式。改变目前以按服务项目付费为主的支付方式，变"后付制"为"预付制"。

第四节 健康投资效益

一、健康投资的内涵和功能

（一）健康投资的内涵

健康投资（health investment）是指一个国家或地区为保护和增进全体成员的健康，在一定时期内投入的或消耗的经济资源。健康投资可以从广义和狭义两个视角来看。广义的健康投资指的是医疗卫生、饮食营养、体育运动、生态环境、生活方式等方面的资源投入或资源消耗。狭义的健康投资仅指卫生事业消耗的经济资源，即卫生总费用。

《1993 年世界发展报告——投资于健康》中提出了向健康投资的倡导，并提供了一种三管齐下的方法，即促成一种使居民能改善卫生的环境、改善政府对医疗卫生的支出和促进公共卫生领域多样化的竞争。全球每年在医疗保健方面的支出约为 7.5 万亿美元，几乎占全球 GDP 的 10%。

（二）健康投资的功能

健康投资是人类生存和社会发展的必要条件，具有重要的社会经济意义。健康投资的主要功能表现为以下四个方面。

第一，健康投资具有人力资源开发功能。健康投资不仅能提高全社会劳动力的数量，也能提高人力资源的质量。良好的健康可以增加个人的劳动时间、劳动能力与劳动效率，从而具有获得更高经济收入的能力。

第二，健康投资具有经济学价值。劳动者健康状况的改善可以使劳动者的生命时间延长，生病时间减少，从而提供更多的劳动时间，提高劳动生产率，使得工作质量提高，为社会创造更多的经济价值。

第三，健康投资具有社会保障价值。人民群众的身体保持健康，无论是在劳动期还是在退休期均会大大减轻我国社会保险的压力，尤其减轻医疗保险中的医疗费用的支出。

第四，健康投资有利于维护社会和谐稳定。当一个国家或地区的人民健康出现较大问题时，就会给社会带来不稳定因素，影响国家和社会的正常发展。

二、健康投资效益分析

健康投资的效益是指健康投资活动所取得的健康结果与所占用或消耗的卫生资源之间的对比关系。其效益可以分为经济效益和社会效益两个方面。健康投资经济效益是卫生服务过程中劳动耗费同劳动成果的比较。健康投资的社会效益指从社会角度考察反映卫生服务的宗旨和历史使命的实现程度。健康投资以社会效益为最高准则，经济效益是检验科学管理的标尺。

健康投资效益评价的指标包括卫生服务指标、健康水平指标、社会经济发展指标等。

（一）卫生服务指标

反映卫生服务的指标主要有诊疗人次数、入院人次数、病床使用率及平均住院日等。

诊疗人次数指患者找医生看病的次数，也包括初级保健门诊。入院人次数指患者因病重而入院的次数。这两个指标的变化可反映出健康投资的经济效益。根据 2020 年卫生健康事业发展统计公报，全国医疗卫生机构总诊疗人次达 77.4 亿人次，其中医院 33.2 亿人次（占 42.9%），基层医疗卫生机构 41.2 亿人次（占 53.2%）；全国医疗卫生机构入院人数 23 013 万人，年住院率为 16.3%，其中医院 18 352 万人（占 79.7%），基层医疗卫生机构 3707 万人（占 16.1%）；医院医师日均担负诊疗 5.9 人次和住院 2.1 床日；全国医院病床使用率 72.5%；医院出院者平均住院日为 8.5 日。

（二）健康水平指标

健康水平不仅仅是一个医学概念，也是一个社会学概念，是反映人民生活水平的一个综合指标。在卫生部门，通常用死亡率、伤残率、患病率、发病率、平均期望寿命、健康期望寿命来评价健康水平。2019 年我国人均期望寿命达到 77.3 岁，比 1949 年的 35 岁提高了 1 倍多，2018 年我国居民的健康期望寿命为 68.7 岁，主要健康指标总体上居于中高收入国家前列，健康投资效益也处于世界前列。世界上期望寿命超过 70 岁的国家人均国民收入要比我国高很多。我国卫生事业健康投资，平均每人每年 10 美元多一点，占人均国民收入的 5%，美国人均保健费用，约占人均国民收入的 9%，我国人均国民收入是美国的 1/20，保健费用占国民收入的比重只有美国的 1/2。

（三）社会经济发展指标

健康投资可以节约劳动力生产费用。目前我国婴儿存活率有了很大的提高，这就意味着婴儿人均实际抚养费用相对降低。

健康投资可以提高人口素质。我国遗传病发病率比较高，积极开展优生学的教育和遗传咨询服务，提高人口素质，是一项具有重大经济价值的健康投资。

健康投资还可以提高劳动力的质量，从而增加每一个劳动力的劳动时间。我国平均期望寿命由新中国成立之初的 35 岁提高到 2020 年的 77.93 岁，即相当于劳动资源增加了 1 倍，对社会经济的发展起到了积极的促进作用。

健康在保障和促进经济增长过程中发挥着积极的作用。健康既是社会经济增长可能的结果，也是实现经济"起飞"的基本保障。

三、健康投资的经济效应

健康投资引起的健康水平的改善与提高，会带来死亡率的下降、生育率的变化、人均寿命的延长、教育人力资本投资的增加及人口结构的转型等，这些都是现代经济增长中非常重要的特征。健康投资对经济增长存在着两种截然不同的效应。

一方面，健康投资带来健康水平的提高可以通过提高劳动生产率、增加劳动力供给、增加教育力资本、改变人口结构及促进健康产业发展等多方面促进经济增长；另一方面，健康投资也会因为健康服务需求增加、人口老龄化等因素引起过度增加，挤占物质资本投资，从而抑制经济增长。一般来说，如果一个国家或地区当前的经济水平较低，第一种效应会占主导地位，健康水平的提高会促进经济增长；对于健康水平很高的高收入国家或地区，第二种效应可能会占主导地位，健康水平的提高可能会抑制经济增长。因此，健康投资过高或过低，都不利于经济增长。健康投资应当与当地的发展水平相适应，这样才能促进经济增长的同时，又不会对物质资本投资产生挤出效应（crowding-out effect）。

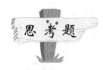

1. 什么是疾病的直接经济负担、疾病的间接经济负担？
2. 测算疾病经济负担的相关指标有哪些？
3. 简述疾病经济负担的影响因素有哪些？
4. 试述健康投资的意义。

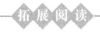

JAMA Oncology 报告结果显示，2016 年全球有 1720 万例恶性肿瘤病例，890 万例死亡病例。2006～2016 年恶性肿瘤病例增加了 28%，其中 17% 是由人口老龄化导致的，12% 是由人口增长导致的，−1% 是由年龄特定比率变化导致的。

恶性肿瘤在我国是严重威胁居民健康的一大类疾病。2019 年 1 月，国家癌症中心发布的最新全国癌症统计数据显示：2015 年恶性肿瘤死亡占居民全部死因的 23.91%，每年恶性肿瘤所致的医疗花费超过 2200 亿元；恶性肿瘤发病约 392.9 万人，死亡约 233.8 万人，平均每天超过 1 万人被确诊为恶性肿瘤，每分钟有 7.5 人被确诊为恶性肿瘤。与历史数据相比，恶性肿瘤的疾病负担持续上升，近 10 年恶性肿瘤的发病率每年保持约 3.9% 的增幅，死亡率每年保持 2.5% 的增幅。

2012～2014 年开展的中国城市癌症早诊早治项目（CanSPUC），在全国 13 个省、37 家三级医院进行现场调查，旨在研究城市地区常见恶性肿瘤（肺癌、乳腺癌、大肠癌、食管癌、肝癌、胃癌）患者的医疗费用及其经济负担。研究结果显示：中国恶性肿瘤患者医疗费用超过家庭收入，自付部分占家庭总收入的 58%。14594 名恶性肿瘤患者纳入了本次调查研究，根据采集的信息分析得出，患者家庭平均年收入为 8607 美元，但恶性肿瘤患者的人均就诊支出共计 9739 美元，其中非直接医疗费用占 9.3%。《中国统计年鉴 2018》统计出我国人均卫生总费用为 3783.83 元。以上数据足以说明恶性肿瘤的医疗费用支出大大高于人均卫生总费用，对于患者家庭及社会都造成了很大的负担。

肝癌是全球第六大常见的恶性肿瘤，而我国是肝癌大国，全球每年近一半新发病例来自我国，造成沉重的疾病经济负担。但是我国尚缺乏系统评价证据，国家癌症中心研究对我国 1996～2015 肝癌经济负担做了系统评价研究。基于二手数据研究得出：1996～2013 年例均费用总体呈逐步上升趋势，年度中位数为 11663 元（3500～70567 元）；间接经济负担采用的是人力资本法结合肝癌患者的误工和早死时间及陪护者误工时间，得出例均间接经济负担中位数为 73440 元，分布在 35815～166967 元。通过二手资料的统计分析，可以得出罹患肝癌不仅花费家庭大量的收入，且造成的间接成本不容小觑。

全球疾病负担研究（GBD2015）最新成果表明：近 30 年中国大陆人口中恶性肿瘤疾病负担日益加重，但我国当前仅从疾病流行病学角度研究恶性肿瘤，尚缺乏从疾病经济负担层面对这一问题进行大规模实证研究的相关报道。

恶性肿瘤是发达国家人群死亡的主要原因，在发展中国家也是导致死亡的第二大原因。由于世界人口的增长和老龄化，预计全球的恶性肿瘤疾病负担将继续增加，特别是在发展中国家，因为全世界约有 82% 的人口居住在发展中国家。但鉴于发展中国家的国情，政府在医疗上的投入比例低于发达国家，由此昂贵的医疗费用负担最终都会转移给个人、社会和医疗机构。因此，在发展中国家恶性肿瘤问题需要得到更多的关注和探索。

（王丽丹）

第十一章　卫生资源优化配置

▷ 内 容 提 要 ◁

　　本章主要介绍卫生资源配置的基本概念、配置的内容与指标、配置的原则与方式，阐述卫生资源配置的相关理论，介绍卫生资源配置标准如何测算，以及卫生资源优化配置的评价指标和评价方法等内容。

第一节　概　　述

　　1977 年 WHO 发出倡议："各国政府应努力使公民享受健康。"1991 年的《阿拉木图宣言》中提出："通过科学的技术和合理的方法，在国家和社会可负担的成本范围内，通过社会成员和家庭的广泛参与，实现人人健康的目标。""人人健康"成为国家卫生政策的激励框架。要实现"人人健康"的目标，卫生资源配置的公平与效率是前提和基础。2000 年，WHO 在世界卫生报告中指出：从全球来看，医疗卫生资源配置的不公平、不合理是一个普遍存在的问题。基于维护人的基本权利——健康公平权的需要，国内外在医疗卫生资源配置的研究上都取得了卓有成效的研究成果。

一、卫生资源配置的概念

（一）卫生资源

　　卫生资源（health resource）是开展卫生工作的要素，其内涵可以从广义和狭义理解，广义的卫生资源包括人类开展卫生保健活动所使用的社会资源，狭义的卫生资源是指社会在提供卫生服务的过程中占用或消耗的各种生产要素的总称，本章研究的卫生资源指狭义的内涵。卫生资源常见的分类方法是按自然形态分为机构、床位、人力、设备与经费五大类，但随着卫生信息化建设的不断提升，技术和信息资源也越来越被重视。其中，卫生人力资源是最重要的资源，被经济学称为第一资源。

　　卫生资源具有有限性、多用途性和多样性三个特点。有限性，即卫生资源是一种稀缺资源，社会可提供的卫生资源与人们对卫生保健实际需要之间存在着一定的差距。多用途性，指卫生资源有各种不同的用途，人们在使用卫生资源时都应该考虑机会成本问题。多样性，即卫生资源可用于医疗、预防、保健、康复、医学教育与科研等多方面。卫生资源分为存量和增量两部分。存量指原来所拥有的卫生资源总量，增量指将要增加的卫生资源补充量。

（二）卫生资源配置

　　卫生资源配置（health resource allocation）是指一个国家或区域为卫生活动筹集资源，并将筹集到的卫生资源在不同卫生领域、地区、部门、项目、人群中的分配和转移，以实现资源的最佳利用。由于卫生资源的稀缺性、多用途和患者需要的多样性，卫生资源配置是卫生领域的一个基本问题。卫生资源配置要回答应该生产什么类别和组合的卫生服务产品，生产卫生服务产品需要哪些卫生资源，谁应该得到这些卫生服务产品。卫生资源配置要与经济和社会发展相适应，同时卫生资源生产的最终产品是健康，健康权是一项基本人权，所以卫生资源配置还必须考虑卫生服务需要与需求。公平和效率是卫生资源配置的出发点和归宿。

卫生资源配置包括卫生资源的总量配置和结构调整，是国民生产总值在卫生领域的比例划分，是卫生资源在行业内、区域间的分配、转移和流动，是卫生资源在不同用途之间的分配。卫生资源配置包括两层含义，一是卫生资源的分配，称为初分配，主要指卫生资源的增量配置；二是卫生资源的转移，称为再分配，主要指卫生资源的存量转移，即对原有卫生资源的重新分配，改变不合理的分配现状，优化资源配置。

卫生资源配置的依据一般有三种。第一种，依据服务供给水平配置卫生资源，是计划经济体制下典型的卫生资源配置方式，该方式以供给能力和规模为配置依据；第二种，以健康需要为依据，强调"具有相同健康需要的人群应具有相同的卫生服务"；第三种，以医疗卫生需求为依据，以人群实际利用的医疗服务量反映需求，强调资源利用效率。从效率、公平与稳定性来看，按供给配置，稳定性好，但效率与公平性低；按需要配置，公平性与稳定性好，但效率不高；按利用配置，效率高，但稳定性和公平性差。三种配置依据都存在不足。总体配置原则是：控制总体规模，盘活资源存量。总体配置依据卫生资源"真实需求""合理利用""标准供给"的动态均衡：①外生性要素资源，按需要配置总量，按配置效率配置宏观结构，按技术效率配置微观比例；②内生性组合资源，按效率配置总量，按集约程度配置结构。

（三）卫生资源优化配置

卫生资源优化配置（health resource optimizing allocation）是指在一定时空范围内，区域内全部卫生资源在总量、结构与分布上，与居民的健康需要和卫生服务需求相适应的组合状态。

卫生资源配置的最优化包括供需平衡、效率和效益的最大化。卫生资源优化配置包括两层含义：一是实现卫生服务的供需平衡。这是卫生资源配置的一级优化（初步优化），称为合理配置。卫生资源的合理配置是优化配置的基础。二是实现效率或效益的最大化，即在卫生服务供需平衡的基础上，实现有限卫生资源的充分利用，发挥卫生资源最佳利用效率，获得最大的卫生服务效益（即产出投入比最大化）。这是卫生资源配置的二级优化（最终优化），称为优化配置。

二、卫生资源配置的内容与指标

（一）卫生资源配置的内容

从卫生资源配置角度来看，卫生资源配置主要包括以下内容。

1. 卫生资源配置总量

卫生资源配置总量主要包括卫生人员、床位、机构、设备等的数量和质量。

2. 卫生资源配置结构

卫生资源配置结构是指各类卫生资源在不同区域、不同领域、不同阶层的分布状况及比例关系。

（1）卫生资源配置的纵向结构：主要指卫生资源在不同层级之间的配置。如各级医疗机构之间资源的配置。

（2）卫生资源配置的横向结构：主要指卫生资源在层级内的配置。包括：①不同类别的卫生资源配置，如医院人员与床位的比例；②卫生资源的地区结构，如资源在城乡之间的配置；③卫生资源的专业结构，如医疗与预防之间的资源配置；④卫生人力资源，包括专业结构、学历结构、职称结构和其他结构等。

（二）卫生资源配置的指标

1. 卫生财力配置指标

卫生财力资源是指国家、社会和个人在一定时期内对卫生领域投入的、以流动货币形式表现的卫生资金。卫生财力配置指标包括卫生总费用、政府卫生支出、卫生机构之间的费用比例、门诊和住院费用比例、农村卫生总费用、公共卫生总费用及人均卫生总费用等。

2. 卫生物力配置指标

卫生物力配置指标主要体现为卫生部门的房屋建筑、仪器设备及床位、药品、卫生材料等方面的总量、构成、分布状况等。

3. 卫生人力资源配置指标

卫生人力资源配置指标包括卫生人员数量与分布、卫生人员的专业结构、学历结构、职称结构等。

4. 卫生资源利用效率指标

卫生资源利用效率指标包括医生日门诊量、床位使用率、每医生日门诊量、每医生日负担床日、平均住院日、床位使用率、门诊次均费用、次均住院费用和平均处方费用等。

三、卫生资源配置的原则和方式

（一）卫生资源配置的原则

1. 卫生资源配置与经济和社会发展相适应的原则

社会经济发展在很大程度上会影响到卫生事业的发展，卫生事业的发展如何与社会经济发展相适应，是卫生资源配置中必须考虑的问题。随着改革开放的不断深入和发展，社会经济环境的变化对卫生服务的结构、数量和质量均产生了深远的影响。首先，我国的疾病谱发生了很大的变化，从以急性传染病为主转化为以慢性非传染性疾病为主，这就要求卫生服务的提供要发生相应的变化；其次，居民对卫生服务的需求有了较大的提高，卫生资源配置的总量应随之增加；再次，随着经济的发展和人民生活水平的提高，居民对卫生服务的购买力增强，要求卫生服务提供者能提供更多、更好的服务，因而对卫生服务的质量要求也更高。

2. 公平与效率的原则

公平的概念涉及伦理道德、正义和公正。世界银行在《2006年世界发展报告：公平与发展》中把公平定义为两项原则：一是机会公平；二是避免剥夺享受成果的权利，尤其是享受健康、教育、消费水平的权利。卫生服务领域的公平一般有两种：卫生资源配置的公平性和卫生服务利用的公平性。卫生资源配置的公平性是起点意义上的公平，是按照需要或需求原则来分配各种可利用的卫生资源，在满足基本卫生服务需要的基础上，使得社会中的每个人都能以相同的机会受益；卫生资源配置上的公平性主要体现在卫生服务产品的提供在不同区域、不同群体和不同阶层的合理化。

效率包括三层含义：一是不浪费资源，即技术效率、经济效率和规模效率；二是具有成本-效果（效益）；三是配置效率。卫生效率既是一个经济学概念，也是一个伦理学概念。如果卫生资源得不到合理配置，既缺乏效率，也不道德。

卫生资源配置的公平性和效率是卫生事业可持续发展必须解决的两个关键问题。保证社会成员得到公平有效的卫生服务是政府在卫生领域追求的重要目标之一，卫生资源配置的公平性直接关系到人民群众的卫生利益。

3. 以健康需要和卫生服务需求为依据的原则

以提高人群健康为中心、以满足社会需求为导向，是卫生资源配置应遵循的指导原则。这就要求一个地区的卫生资源配置要从需方的角度来考虑，必须对区域内的卫生资源实行统筹规划与合理配置，从而使卫生服务的供给和卫生资源的配置与卫生服务需求相适应，满足社区居民的基本卫生服务需要和需求，体现"以人为本"的理念。要避免一些领域出现"供大于求"或"供不应求"的状况，有效解决卫生资源过剩与短缺的突出问题。

4. 保证重点兼顾全局的原则

2016 年 8 月 19 日，习近平总书记在全国卫生与健康大会上指出新形势下，我国卫生与健康工作方针是"以基层为重点，以改革创新为动力，预防为主，中西医并重，把健康融入所有政策，人民共建共享"。2021 年中央一号文件发布指出，要全面推进健康乡村建设，提升村卫生室标准化建设和健康管理水平，推动乡村医生向执业（助理）医师转变，采取派驻、巡诊等方式提高基层卫生服务水平。我国大部分农村地区卫生基础薄弱，因病致贫、因病返贫的现象仍很严重。卫生资源城乡之间分配不均衡已经成为我国目前卫生资源分配不合理的一个突出表现，而且健康是人的基本生存权利之一，所以在卫生资源配置时要考虑向农村地区和预防保健倾斜。新增卫生投入与制定政策要优先向农村倾斜，使农民最终与城镇居民享有同样的基本医疗卫生服务。优化城乡资源配置已成为我国卫生事业改革的重要方面，也是改变看病难、看病贵的重要途径。

（二）卫生资源配置的方式

1. 计划配置

计划配置是卫生资源配置的重要手段，又称为宏观配置或二级配置。计划配置是以政府指令性计划和行政手段为主的卫生资源配置方式。其主要表现是政府统一分配卫生资源、统一安排卫生机构、发展规模等。计划方式有两种：一种是指令性计划，另一种是指导性计划。

计划配置从全局和整体利益出发来规划卫生事业的发展规模和配置卫生资源，体现了卫生事业的整体性和公平性。但计划管理体制本身存在的弊端，会导致卫生服务的利用效率低下、更多人的卫生服务需求难以得到满足、卫生事业发展缓慢等问题。

2. 市场配置

市场配置是卫生资源配置的基础手段，又称为微观配置或一级配置。市场配置是按照市场需求和市场机制来配置卫生资源的方式。市场配置从市场的实际情况出发，应用市场的供求机制、价格机制和竞争机制来进行卫生资源的配置。市场配置考虑了市场的实际情况和经济效益的大小，体现了卫生服务的商品性和效益性，市场配置在提高资源配置效率方面有很大的优越性。市场配置方式通过市场机制实现卫生资源在不同层次卫生机构和不同类型卫生服务之间的分配，这种方式较好体现了效率原则，把有限的卫生资源配置于效率较高的服务，满足人们多方面、多层次的卫生需要。

市场配置方式也存在着一些不足之处，由于市场机制作用的盲目性和滞后性，有可能产生社会总供给和社会总需求的失衡、产业结构不合理及市场秩序混乱等现象。市场机制的局限性表现在这个机制不能解决卫生服务分配不公的问题，也不能解决人人享有卫生保健的问题。只有通过发挥政府投入职能，才能减少市场机制本身存在的盲目性和"市场失灵"给医疗事业带来的影响。

3. 计划和市场相结合的配置

计划和市场相结合的配置方式，又称为复合配置，是指在政府的宏观调控下，以市场配置为基础、计划配置为主导的卫生资源配置方式，即建立在政府宏观调控下的社会主义市场经济的卫生资源配置模式。

卫生资源配置的实践证明，单一的市场配置或计划配置都不利于卫生资源的合理有效配置，也不利于卫生事业的发展。只有计划和市场有机结合的配置方式，才是实现卫生资源配置的有效手段。

4. 区域卫生规划配置

1997 年《中共中央　国务院关于卫生改革与发展的决定》中提出实施区域卫生规划，指出区域卫生规划是政府对卫生事业发展实行宏观调控的重要手段。

区域卫生规划指在一定区域内，根据自然环境、社会经济、人群健康状况、卫生服务需求和主要卫生问题等，以满足区域内全体居民的基本卫生服务需求、保护与增进健康为目标，针对区域居民健康需求和主要卫生问题，确定卫生发展目标、模式、规模和速度，统筹规划、合理配置卫生资源，改善和提高区域内卫生服务能力，向全体居民提供公平、有效的卫生服务，保护和促进健康的卫生发展管理模式。

区域卫生规划的核心是区域内卫生资源的优化配置。通过测算居民的卫生服务需要和需求，以及卫生资源的利用效率，在供需平衡原则的指导下，对区域内卫生人员、床位、大型医用设备、经费和机构的配置数量给出明确的标准。实施区域卫生规划，可以对区域内各项卫生资源规划总量、调整存量、优化增量、保证质量，促使有限的卫生资源得到充分利用，实现卫生资源提供与居民医疗卫生需求之间供需平衡，达到卫生资源配置的有效性和公平性。

四、卫生资源配置理论

（一）总需求与总供给平衡

总需求与总供给平衡指卫生服务的总供给和社会人群健康的总需要达到相对的动态平衡，即卫生服务的总供给量与社会人群的健康需要和需求对卫生服务的总需要量相等。如果总供给大于总需求，就会造成社会资源的浪费；如果总供给小于总需求，又会造成物价上涨，引起经济生活的不稳定。供需平衡是评价卫生资源配置是否合理的重要内容之一。

（二）公平与效率

卫生资源配置的公平性是指人人享受医疗卫生保健服务，至少都能享受到基本的医疗卫生保健服务。经济学的效率是分配效率，只有配置合理才能提高效率。随着社会经济和科技的发展，人们对健康的认识水平不断提高，对卫生服务的要求也在日益增加。合理配置有限的卫生资源，实现配置过程中的公平和效率是满足人们医疗卫生服务需求的重要保障。

1. 帕累托最优理论

帕累托最优（Pareto optimality），也称为帕累托效率、帕累托改善或帕累托最佳配置，是经济学中的重要概念，这个概念是以意大利经济学家维弗雷多·帕累托的名字命名的。帕累托最优是指资源分配的一种理想状态，即在这种状态下，资源配置的改变不会在任何一个人效用水平至少不下降的情况下使其他人的效用水平有所提高。处于这种状态的资源配置就是实现了帕累托最优，或经济效率。如果经济上可以在不减少某个人效用的情况下，通过资源的重新配置而提高其他人的效用，则这种资源配置状态可称为"帕累托无效率"（Pareto inefficiency）。

帕累托改进（Pareto improvement）是指一种变化，在没有使任何人境况变坏的情况下，使得至少一个人的境况变得更好。帕累托最优的状态就是不可能再有更多的帕累托改进的余地。

2. 基于外部性的社会卫生保健计划的经济效率原理

当市场交易以外的人，也就是说，既不是买者也不是卖者的人直接受到交易的影响而没有得到或进行相应的补偿时，就会产生外部性。外部性既有正外部性，也可能有负外部性。比如传染病的免疫接种，这里市场交易以外的人，也即没有进行免疫接种的人，受到免疫接种的影响，减少了传染病传播的机会，对社会产生了正外部性；另外，医疗卫生保健可能会存在负外部性，即对社会或私人产生一种负效益。比如医院存在诱导需求，为了追求个人经济利益，谋求一种以医卖药的行为，从而导致了整体社会效益的下降，即产生了负外部性。

由于存在正的外部性，竞争性市场倾向于在较低的产出水平上进行低效率的生产。在单一市场中，帕累托最优可以等价地表述为边际收益等于边际成本时的均衡。理论上讲，在运行良好的完全竞争市场中，消费者个人会不断消费医疗保健服务直到边际收益等于边际成本为止。在没有外部性影响时，这样的均衡会带来有效的消费水平。如果该消费对于社会上其他人而言存在边际外部收益，就必须将其加入到边际私人收益中，形成边际社会收益。边际社会收益曲线对于整个社会而言，以及有效产出水平对于市场的产出水平而言，则是一个无效率的低水平产出。

3. 社会公平理论

"公平"在现代汉语中的含义与公正、正义的内涵相近，指对公共事务的处理是合乎道义、一视同仁、没有偏袒的。古希腊的传统思想中，正义与"应得"常常联系在一起。梭伦认为正义包含了"给一个人以其应得"含义，最早将"应得"引入正义。柏拉图认为如果正义指"应得"，那么它对于坏人应给予"应得"的坏。亚里士多德将正义根据"应得"的理由划分为"比例平等"和"数量平等"的正义。为决定经济资源的公平或公正分配服务的伦理学通常称为社会公平理论（theory of social justice）。社会公平是社会主义卫生事业性质和宗旨的要求、体现，是卫生资源优化配置的基本准则。目前尚未有一种公认的社会公平理论，比较有代表性的有以下两个。

（1）亚当斯社会公平理论：社会公平理论是社会心理学中解释人们公平感的一种观点，由美国心理学家约翰·斯塔希·亚当斯于 1965 年提出，该理论是研究人的动机和知觉关系的一种激励理论。理论认为员工的激励程度来源于对自己和参照对象的报酬和投入比例的主观比较感觉，也就是人的工作积极性不仅与个人实际报酬多少有关，而且与人们对报酬的分配是否感到公平更为密切。人们总会自觉或不自觉地将自己付出的劳动代价及所得到的报酬与他人进行比较，并对公平与否做出判断。公平感直接影响职工的工作动机和行为。因此，从某种意义上讲，动机的激发过程实际上是人与人进行比较，做出公平与否的判断，并据以指导行为的过程。公平理论为组织管理者公平对待每一个职工提供了一种分析处理问题的方法，对于组织管理有较大的启示意义。

（2）罗尔斯公平理论：是约翰·罗尔斯于 1971 年提出的。罗尔斯的公平理论是迄今为止西方社会中所有对公平价值观念所做的解释中最令人满意的一种。罗尔斯把他的公平观概括为两个原则：第一，"平等自由原则"，即每个人应有与其他人所拥有的最广泛的基本自由体系平等的权利；第二"公平的机会平等原则"和"差别原则"，即从程序上保证每个人都有平等的机会参与社会管理，对于初级社会产品应确保状况最差的人的利益改善，进行平均分配，除非这种不平等分配合乎每一个人的利益。罗尔斯公平理论受到许多学者的赞同，同时也面临许多质疑：对于状况最差的人应该用什么标准来衡量？社会中由于人们从事不同的职业，人与人之间的差别程度为多少才是差别原则可以接受的？

4. 凯恩斯的有效需求理论

凯恩斯的有效需求理论，是指商品的总供给价格和总需求价格达到均衡时的社会总需求，即有效需求，也即有支付能力的社会总需求，包括消费需求和投资需求部分。有些需求不足，是货币购买能力不足所导致的，从而引发经济萧条。凯恩斯认为，有效需求总是不足的，其需求理论建立在三大心理规律基础上：一是边际消费倾向递减，即消费者的收入增加，会引起其消费也增加，但消费的增加不与收入成比例增加，而是消费增量小于收入增量，这会造成消费需求不足；二是资本边际效率递减规律，即增加投资时的预期利润率降低，这会造成投资需求不足；三是流动性偏好规律，即增加投资时的预期利润率降低，这会造成投资需求不足。凯恩斯认为，市场机制不能解决由上述这些原因引起的有效需求不足问题。

凯恩斯理论的政策含义就是要通过政府干预措施来扩大有效需求，这种干预被称为"需求管理"，即主张一旦社会出现有效需求不足，政府就必须通过财政政策和货币政策主动干预经济，通过增加政府公共支出、刺激消费来促进经济增长。凯恩斯理论从第二次世界大战后一直到 20 世纪 70 年代都是西方国家制定政策的理论依据。

（三）以需要和需求为基础的资源配置

按照需要配置卫生资源，实现卫生服务供需平衡，是卫生资源优化配置的基本原则。在卫生资源配置过程中，按照需要分配，则要求分配卫生资源时要根据不同人群的疾病负担来分配资源。按照需求分配，则是要按照购买力来分配卫生资源。

卫生服务需求和需要的不同对卫生资源配置的数量、质量提出完全不同的要求。根据卫生服务需求配置的资源数量将低于卫生服务需要配置的数量，根据卫生服务需求配置的卫生资源使用的效率相对较高。

第二节　卫生资源配置标准测算

2009 年，卫生部发布《医疗机构设置规划指导原则（2009 版）》，提出了医疗机构设置规划的指导原则。2015 年，《国务院办公厅关于印发全国医疗卫生服务体系规划纲要（2015—2020 年）的通知》（国办发〔2015〕14 号），要求进一步优化配置医疗卫生资源。这些文件为卫生资源配置标准的测算提供了重要依据。

一、卫生机构配置标准测算

卫生机构配置要根据本地区社会经济发展水平、地理条件、人口状况、居民卫生服务需要，综合考虑支付能力、医疗服务可及性转化成为服务需求的潜力。分年度预测、规划周期医疗服务需求，进而确定所需要的医疗机构类别、级别、数量、规模及分布，并确定必需床位总数和必需医师、护士总数。

医疗机构设置应当遵循公平性原则、整体效益原则、可及性原则、分级医疗原则、公有制主导原则和中西医并重原则。

医疗机构设置要明确公立医院的设置与发展规划，确保公立医院的主导地位，积极鼓励社会资金设立非营利性医疗机构。

医疗机构的布局要满足各层次医疗服务需求，便于居民就诊和转诊。功能相同、相近的医疗机构应当具有适当的间距。

二、医院床位配置标准测算

医院床位配置常用的方法有床位需求量法、床位需要量法、服务目标法、供需平衡法、有效床位法等。

（一）床位需求量法

医院床位需求量＝（人口数×年实际住院率×平均住院天数）/平均年床位开放日数

（二）床位需要量法

医院床位需要量＝（人口数×年需要住院率×平均住院天数）/平均年床位开放日数

此法没有考虑患者的支付能力、时间等因素，实际上并没有住院治疗的情况，故采用次法测算的结果比居民的实际需求数要高，可能导致医院床位资源的闲置。

（三）服务目标法

先根据现有统计数据求出基年标准床位数，然后再考虑人口自然增长率和医疗服务需求潜在增长等因素，对目标年床位数进行预测。

基年标准床位数＝∑（各级医院年实际占用病床日数/365 天）

预测年床位数＝基年标准床位数×（1＋年人口自然增长率）^{n}×（年潜在需求增长率）^{n}

年潜在需求增长率＝1＋年人均收入增长率×医疗服务需求弹性系数

（四）供需平衡法

床位需求量＝人口数×年实际住院率×平均住院天数/365/标准床位利用率

根据不同等级的医院，标准床位利用率可按 90%、80%、70%、60% 等计算。

三、卫生人力资源配置标准测算

卫生人力资源是医疗卫生事业发展的主要动力和决定因素，是医疗卫生事业发展贡献率最高的因素，是实现医疗卫生事业可持续发展的源泉。卫生系统的性能取决于卫生人力的执行。要提供高品质的医疗服务，正确的人力资源管理是关键。因此，许多国家都把卫生人力资源作为各地的卫生政策规划的关键因素。目前我国医药卫生体制改革正在进行中，有证据表明任何国家成功的卫生制度改革，均依赖于有效、高效率、可评价、可持续及高质量的服务，而这些均由数量上充足的、受过适当培训的、分布合理的卫生人员来提供。因此，对医疗机构卫生人力资源的测算工作显得尤为重要。

卫生人力资源的预测方法有很多，WHO 推荐的主要有四种，即健康需要法、健康需求法、服务目标法、人力/人口比值法。

（一）健康需要法

健康需要法（health need approach）是建立在卫生服务需要量基础之上的，假设人们对卫生服务的费用均有支付意愿和支付能力。

人群的健康需要水平通过对人群健康状况的测量来反映人们的健康需要，目前常用的反映人群健康状况的指标主要有死亡指标和残疾指标。常用的反映医疗需求水平的疾病指标有两周患病率、慢性病患病率、人均年患病率、人均年休工天数、人均年休学天数等。健康需要法的人力配备计算公式为：

$$W=(P×C×V×T)/S$$

其中，W 为某类卫生技术人员需要量；P 为服务人口数或目标人口数；C 为每人每年预期的发病或患病平均次数；V 为每年需要提供给每名服务对象的平均服务次数；T 为平均完成 1 次服务所需要的时间；S 为每名卫生技术人员每年直接参与卫生服务的总时间。

此方法的优点是从人群的健康及生物学需要出发来提供卫生服务，不考虑社会经济等因素对接受服务的制约，是一种理想的卫生人力需求模式。缺点是没有考虑患病和患病后与就诊之间的关系，以及社会经济及医疗制度等因素对居民医疗服务利用程度的影响。专业人员对卫生人力需要量的预测是在资源不受制约的条件下做出的判断，与实际情况会有很大差距，因此计算出的卫生人力需要量只能是粗略的估计。

（二）健康需求法

健康需求法（health demand approach）考虑了卫生服务利用程度，计算的服务利用是建立在居民卫生服务有效需求量的基础上的。这种方法的关键是确定目标年度卫生服务利用率。计算公式为：

$$某类卫生技术人员需求量 H=(P×C×D×T)/S$$

其中，P 为服务人口数或目标人口数；C 为每人每年预期的发病或患病平均次数；D 为每年每名患者实际可能接受的平均服务次数；T 为平均完成 1 次服务所需要的时间；S 为每名卫生技术人员每年直接参与卫生服务的总时间。

健康需求法得到的卫生人力配置数量是满足居民卫生服务需求所应达到的最低数量标准，所提供的卫生服务是社区或居民个人有支付能力的、能够实现的卫生服务。由于这种方法需要更加详细、完整、高质量的资料，因而在利用上受到很多客观因素的限制。健康需求法常用于医院床位配置和卫生人力资源配置。此方法要考虑潜在需求的问题。

（三）服务目标法

服务目标法（service target approach），也称工作量法，是从服务提供的角度来进行测算的，卫生人力需要量的确定以服务产量目标为基准。服务目标的确定可依据以往的经验数据、专家调查得出的结论、卫生部颁布的法则和标准来获得，也可采用专家咨询法来进行预测。计算公式为：

$$某类卫生技术人员需要量 Q = (HNS \times Pr)/E$$
$$HNS = 目标年人口数 \times 一年内确定的服务量标准（次/人）$$

其中，HNS 为应该完成的卫生服务总量；Pr 为某类卫生技术人员完成总服务量的百分比；E 为某类卫生技术人员人均年完成服务总量。

（四）人力/人口比值法

人力/人口比值法（health resource/population ratio approach），既可预测卫生人力需要量，又可预测人力供应量。对于目标年卫生资源、人口比值数的确定，可以参考其他国家的经验，或采用本国的人力/人口比值，也可以结合历史资料使用德尔菲法或趋势外推法等方法获得。计算公式为：

$$未来卫生人力需要量 Y = 目标年人力/人口比 \times 目标年人口数$$

人力/人口比值法简单易行，通俗易懂。主要用于结构单纯、卫生服务量比较稳定的指标，如床位配置、人力资源配置和大型医疗设备配置。但由于计算工作过程中未引入服务的概念，难以了解卫生人力内部结构、提高产出量和改善工作效率等在人力规划中的作用。此外，选用不合适的人力/人口比值作为预测标准，可能对人力政策产生不利影响。

四、卫生设备资源配置标准测算

卫生设备通常包括两大类：第一类为常规医疗设备，第二类为大型医疗设备。卫生设备的配置必须与卫生机构层次、功能相适应，提倡应用适宜技术和常规设备。大型医用设备要按照区域卫生规划的要求，严格控制总量，合理布局，资源共享。

大型医用设备是一类使用技术复杂、资金投入量大、运行成本高、对医疗费用影响大的特殊医疗资源，直接关系医疗质量安全、医疗费用和人民群众健康权益。为促进大型医用设备科学配置和合理使用。2017 年 5 月，将大型医用设备配置由非行政许可转为行政许可事项，《国务院关于修改〈医疗器械监督管理条例〉的决定》（国务院令第 680 号）公布实施，设定大型医用设备配置许可，并对大型医用设备配置、使用和监管等做出规定。

根据《大型医用设备配置许可管理目录（2018 年）》，甲类大型设备指资金投入巨大，使用费用很高，技术要求特别严格的大型医疗器械，配置数量较少，一般按省级或跨区域配置。包括 5 类：①重离子放射治疗系统；②质子放射治疗系统；③正电子发射型磁共振成像系统（PET/MR）；④高端放射治疗设备；⑤首次配置的单台（套）价格在 3000 万元人民币（或 400 万美元）及以上的大型医疗器械。乙类大型设备指资金投入大、运行成本和使用费用高，技术要求严格的大型医疗器械，一般以省级及以下区域为规划配置单位，包括 7 类：①X 线正电子发射断层扫描仪（PET/CT，含PET）；②内镜手术器械控制系统（手术机器人）；③64 排及以上 X 线计算机断层扫描仪（64 排及以上 CT）；④1.5T 及以上磁共振成像系统（1.5T 及以上 MR）；⑤直线加速器（含 X 刀，不包括列入甲类管理目录的放射治疗设备）；⑥伽马射线立体定向放射治疗系统（包括用于头部、体部和全身）；⑦首次配置的单台（套）价格在 1000 万～3000 万元人民币的大型医疗器械。

大型医用设备的配置方法亦可按照需要理论和方法、需求理论与方法和效率理论与方法测算其配置数量。

（一）需要理论与方法

此种方法需要明确设备服务的人口数量、服务的病种、人群疾病两周患病率、设备的年最大工作量、设备的理想工作效率等。可通过专家咨询法来获得相应指标。

（二）需求理论与方法

此方法在需求理论的基础上，在计算设备配置量时，考虑了患者由于支付能力、时间等因素实际上并没有住院治疗的情况，以及大型设备利用中存在的诱导需求和道德损害等问题，剔除了这些不必要的需求，同时还要考虑设备利用的可替代性。

理论配置量＝某大型医疗设备的真实需求量/（年开机天数－年停机天数）×日单机最高工作效率

真实需求量＝区域人口数×26×该设备两周利用率×检查必要率＋区域人口数×26×被替代设备两周利用率×可替代比例

（三）效率理论与方法

此方法从供方的角度出发，依据需求平衡的原则进行资源的配置。通过对大型设备的技术效率分析，来决定是否需要配置该设备。如果设备的工作量处于不饱和状态，则不应配置该设备；如果设备的工作量处于超负荷运转状态，则可考虑新增设备。大型设备的技术效率指标用年能力利用率反映。

$$年能力利用率 = \sum T_i / \sum M_i \times (D_{1i} - D_{2i})$$

其中，T_i 指第 i 台设备的年检查或治疗人次；M_i 指第 i 台设备的日最大工作量；D_{1i} 指第 i 台设备年开机天数；D_{2i} 指第 i 台设备年停机天数。

五、卫生资源配置标准测算方法应用

2016 年，我国实施了"全面二孩"政策，生育水平和出生人口将在未来几年有大幅提升，新生儿的增加，相应的住院分娩服务及资源配置需求也将随之增加，产科床位和儿科医生资源都面临挑战。基于卫生服务需求法，对"全面二孩"政策下产科床位和儿科医生的需求、缺口进行测算。

（一）床位供需缺口分析

1. 产科床位测算公式

床位具体测算公式为：床位需求量＝人口数×年实际住院率×平均住院天数/365/标准床位利用率。在此案例中将预计入院人数替代人口数×年实际住院率，预计入院人数＝出生人口数×1.02；产科平均住院天数根据已有文献数据取值 4.9；产科标准床位利用率取值 0.75。

2. 出生人口数预测

每年出生人口总量＝政策未调整下的出生人口预测值＋政策调整下的新增出生人口数。根据 2002～2013 年我国及各省（自治区、直辖市）的活产数，利用自回归分析，预测政策未调整下我国 2016～2020 年的出生人口数。政策调整下的新增出生人口数依据 2014 年北京大学人口研究所提出的人口测算方法进行预测。结合 2013 年分年龄段育龄妇女的人数及已婚有配偶妇女比例，计算我国及各省（自治区、直辖市）2013 年 20～44 岁已婚有配偶妇女人数（A）。其中，各省（自治区、直辖市）20～44 岁已婚有配偶妇女人数＝各省（自治区、直辖市）15 岁以上女性已婚有配偶人数×全国 20～44 岁已婚有配偶妇女人数/全国 15 岁以上女性已婚有配偶人数。依据 2013 年我国生育意愿抽样调查数据，符合"全面二孩"政策的妇女人数占已婚妇女的 58.5%，现有一孩的家庭希望生育第二个子女的比例为 55.6%。需要注意的是这部分人中有部分在 2014 年和 2015 年已经因为"单独两孩"而生育二孩（D），这部分人不再符合"全面二孩"的要求。同时结合专家咨询建议，按照有生育意愿的人群中实际将生育二孩的人数占比最低 25%、最高 35%（E）分别测算，最终得到在 2016～2020 年因"全面二孩"政策出生的人群应该为 $A×58.5\%×55.6\%×E-D$。结合生育意愿调查及相关文献研究，预计 2016～2020 年政策调整下新增出生人口释放比例为 15%、25%、25%、20%、15%。出生人口测算见表 11-1。

表 11-1　2016～2020 年出生人口预测　　（单位：人）

年份	政策未调整下的出生人口数	政策调整下的新增出生人口数	出生人口总量
2016	17 072 131	1 999 775～2 838 652	19 071 906～19 910 783
2017	17 573 025	3 332 959～4 731 087	20 905 984～22 304 112
2018	18 073 919	3 332 959～4 731 087	21 406 878～22 805 006
2019	18 574 813	2 666 367～3 784 870	21 241 180～22 359 683
2020	19 075 708	1 999 775～2 838 652	21 075 483～21 914 360

3. 产科床位缺口测算

结合 2013 年我国及各省（自治区、直辖市）产科床位数，计算缺口与供需比。2016～2020 年为应对生育高峰，我国缺 73 478～99 004 张产科床位（供需比 0.76～0.81），现有产科床位数不能满足"全面二孩"政策下的需求。其中，中部地区需再配置的产科床位数最多，其次为东部地区，中部地区主要体现为产科床位的绝对值不足，而东部主要显示为部分地区优质资源短缺（结构性短缺）。对于具体省（自治区、直辖市）而言，河北、江苏、安徽、江西、河南、湖北、湖南、广东、广西及四川缺口较大。资源的配置不仅要考虑缺口的绝对值，还需结合现状，考虑供需比情况。相对于其他省（自治区、直辖市），北京、山西、辽宁、吉林、黑龙江、上海、浙江、贵州、青海、内蒙古、重庆、陕西、云南等地区最小供需比在 1.00 以上，从总体数量上基本可以满足新增出生人口的服务需求，而河北、安徽、江西、河南、湖南、广西、海南、四川、西藏、湖北、广东等地区最小供需比在 0.80 以下，现有产科床位不能满足服务需求。详见表 11-2、表 11-3。

表 11-2　2016～2020 年我国及各省（自治区、直辖市）产科床位缺口　　（单位：张）

	2016	2017	2018	2019	2020
全国	30 847～46 163	64 333～89 859	73 478～99 004	70 453～90 874	67 427～82 743
东部	-4867～1602	8943～19 724	12 475～23 255	10 866～19 489	9256～15 726
中部	28 690～33 551	39 820～47 923	43 220～51 324	42 759～49 242	42 297～47 160
西部	2411～6394	10 651～17 295	12 560～19 202	11 299～16 617	10 040～14 026
北京	-1717～-1487	-1218～-835	-1083～-700	-1132～-825	-1180～-950
天津	-376～-198	-23～273	47～344	-24～213	-96～82
河北	6820～7686	9150～10 592	10 104～11 546	10 370～11 524	10 637～11 502
山西	-4419～-4008	-3799～-3114	-3832～-3147	-4192～-3644	-4552～-41
内蒙古	-1115～-816	-582～-83	-523～-25	-702～-304	-882～-583

	2016	2017	2018	2019	2020
辽宁	-5038~-4532	-4233~-3389	-4234~-3389	-4636~-3961	-5039~-45
吉林	-2164~-1828	-1595~-1035	-1559~-1000	-1790~-1343	-2021~-16
黑龙江	-3125~-2655	-2391~-1607	-2404~-1620	-2790~-2163	-3176~-27
上海	-2449~-2157	-1925~-1439	-1864~-1378	-2036~-1647	-2207~-19
江苏	-87~888	2085~3710	2707~4332	2555~3855	2402~3377
浙江	-3847~-3237	-2810~-1794	-2743~-1726	-3160~-2347	-3578~-29
安徽	4172~4845	5638~6759	6036~7156	5899~6796	5763~6435
福建	227~659	1222~1943	1530~2251	1494~2071	1458~1891
江西	7497~7980	8718~9523	9172~9977	9243~9886	9313~9796
山东	-2298~-1093	-178~1831	26~2035	-727~880	-1480~-275
河南	18 309~19 370	21 561~23 330	23 125~24 894	23 846~25 261	24 567~25 628
湖北	2461~3141	4085~5220	4 627~5762	4628~5536	4629~5310
湖南	5959~6707	7602~8848	8056~9302	7916~8913	7776~8524
广东	3257~4341	6039~7846	7099~8905	7297~8742	7495~8579
广西	9291~9766	10 544~11 334	11 042~11 833	11 164~11 796	11 285~11 760
海南	644~733	836~985	887~1036	866~985	845~935
重庆	-1310~-971	-1058~-493	-1344~-780	-1900~-1448	-2455~-21
四川	2651~3550	4813~6313	5546~7046	5564~6764	5581~6481
贵州	-2757~-2414	-2197~-1625	-2183~-1611	-2441~-1984	-2700~-23
云南	-2205~-1691	-1270~-413	-1152~-295	-1442~-757	-1732~-12
西藏	189~216	254~299	275~320	275~311	275~302
陕西	-1996~-1559	-1010~-280	-720~10	-777~-193	-835~-397
甘肃	27~313	559~1035	635~1112	485~867	335~621
青海	-378~-318	-269~-170	-256~-156	-290~-210	-324~-264
宁夏	-67~3	75~193	106~223	80~174	54~125
新疆	78~314	792~1185	1132~1524	1284~1598	1436~1672

表 11-3 2016~2020 年我国及各省（自治区、直辖市）产科床位供需比（%）

	2016	2017	2018	2019	2020
全国	0.87~0.91	0.78~0.83	0.76~0.81	0.78~0.82	0.79~0.82
东部	0.99~1.04	0.87~0.94	0.85~0.92	0.88~0.93	0.90~0.94
中部	0.72~0.75	0.65~0.69	0.63~0.67	0.64~0.67	0.65~0.68
西部	0.94~0.97	0.84~0.90	0.83~0.88	0.85~0.89	0.87~0.90
北京	1.45~1.55	1.21~1.34	1.17~1.29	1.21~1.31	1.25~1.32
天津	1.08~1.16	0.91~1.01	0.89~0.98	0.93~1.01	0.97~1.04
河北	0.70~0.73	0.63~0.66	0.61~0.64	0.61~0.63	0.61~0.63

续表

	2016	2017	2018	2019	2020
山西	1.83～2.00	1.54～1.76	1.55～1.77	1.70～1.90	1.88～2.06
内蒙古	1.16～1.24	1.01～1.11	1.00～1.10	1.06～1.14	1.11～1.18
辽宁	1.66～1.79	1.42～1.59	1.42～1.59	1.53～1.69	1.66～1.79
吉林	1.37～1.47	1.18～1.31	1.17～1.30	1.25～1.36	1.33～1.43
黑龙江	1.46～1.59	1.23～1.39	1.24～1.40	1.34～1.49	1.47～1.60
上海	1.75～1.95	1.40～1.62	1.38～1.59	1.49～1.68	1.62～1.78
江苏	0.96～1.00	0.84～0.90	0.82～0.88	0.83～0.88	0.85～0.89
浙江	1.33～1.42	1.16～1.28	1.15～1.27	1.22～1.32	1.30～1.38
安徽	0.72～0.75	0.65～0.69	0.63～0.67	0.65～0.68	0.66～0.68
福建	0.94～0.98	0.84～0.90	0.82～0.87	0.84～0.88	0.85～0.88
江西	0.47～0.49	0.43～0.45	0.42～0.44	0.42～0.43	0.42～0.43
山东	1.05～1.11	0.93～1.01	0.92～1.00	0.96～1.03	1.01～1.07
河南	0.49～0.51	0.45～0.47	0.43～0.45	0.43～0.44	0.42～0.43
湖北	0.80～0.84	0.71～0.76	0.69～0.74	0.70～0.74	0.71～0.74
湖南	0.65～0.68	0.59～0.63	0.58～0.61	0.59～0.62	0.60～0.62
广东	0.86～0.89	0.77～0.82	0.75～0.79	0.75～0.79	0.76～0.78
广西	0.48～0.49	0.44～0.46	0.43～0.45	0.43～0.44	0.43～0.44
海南	0.72～0.74	0.65～0.69	0.64～0.68	0.65～0.68	0.67～0.69
重庆	1.20～1.29	1.09～1.22	1.15～1.30	1.33～1.48	1.56～1.72
四川	0.83～0.87	0.73～0.78	0.71～0.76	0.72～0.76	0.73～0.76
贵州	1.27～1.32	1.17～1.24	1.16～1.24	1.21～1.27	1.26～1.31
云南	1.14～1.20	1.03～1.10	1.02～1.09	1.06～1.12	1.10～1.15
西藏	0.76～0.79	0.70～0.73	0.69～0.72	0.69～0.72	0.70～0.72
陕西	1.17～1.23	1.03～1.10	1.00～1.07	1.02～1.08	1.04～1.08
甘肃	0.95～1.00	0.86～0.92	0.85～0.91	0.88～0.93	0.91～0.95
青海	1.21～1.26	1.10～1.17	1.09～1.16	1.13～1.19	1.17～1.21
宁夏	1.00～1.04	0.90～0.96	0.89～0.95	0.91～0.96	0.94～0.97
新疆	0.96～0.99	0.88～091	0.85～0.88	0.84～0.87	0.84～0.86

（二）儿科医生供需缺口分析

2013 年，我国医疗卫生机构儿科门（急）诊占所有科室9.63%，约 4.4 亿人次，而儿科执业（助理）医师构成比仅为 3.9%（约 11 万人），每万儿童儿科医生比率仅为 4.9，儿科医生在数量上不能满足服务需求。"全面二孩"政策出台后，专家预测可生育二孩的目标人群可达 9000 万，出生人口数量将在未来 4～5 年大幅增加，年度出生人口峰值在 2200 万～2700 万。

1. 儿科医生测算公式

测算公式为：儿科医生总人数＝儿科门诊医生人数＋儿科病房医生人数。其中，儿科门诊医生人数＝（目标年全国 0～14 岁儿童数量×儿童两周实际就诊率×26）/（儿童医院医师日均担负诊疗人次×年有效工作日×K）。儿科病房医生人数＝（目标年全国 0～14 岁儿童数量×儿童年实际住院率×儿童医院平均住院日）/（儿童医院医师日均担负住院床日×年有效工作日×床位使用率×K）。其中，0～4 岁儿童两周实际就诊率 14.6%、年实际住院率 8.6%；5～14 岁儿童两周实际就诊率 6.2%、年实际住院率 2.2%；儿童医院医师日均担负诊疗 14.7 人次；儿科门诊医生年有效工作日 251 天；儿童医院平均住院日 7.5 天；儿童医院医师日均担负住院床日 2.4 天；儿科病房医生年有效工作日 365 天；床位使用率 90%；K 为医生从事医疗工作的时间占总工时的百分比，取 80%。

2. 人口测算

与床位测算部分的人口测算方法一致。

3. 儿科医生缺口测算

结合 2013 年我国及各省（自治区、直辖市）儿科医生数，计算缺口与供需比。以出生人口峰值量计算未来 5 年我国儿科医生缺口达 198 287 人，供需比仅为 0.35 左右，现有儿科医生数已远远不能满足"全面二孩"政策下的需求。就不同地区来说，东、中、西部地区的儿科医生数量缺口差别不大，但从供需比来看，东部供需比相对较大，而中西部供需比接近。具体到省（自治区、直辖市）而言，海南、河南、安徽、广西、江西、云南、贵州等地区现有儿科医生最小供需比较低（<0.35）。河南缺口最大约 1.5 万，其次为广东，缺口约 1.2 万，其余省（自治区、直辖市）缺口均小于 1 万，而缺口小于 1000 的是北京、天津、上海、西藏、青海和宁夏，其中北京的缺口为负值。详见表 11-4、表 11-5。

表 11-4　2016～2020 年我国及各省（自治区、直辖市）儿科医生缺口　　（单位：人）

	2016	2017	2018	2019	2020
全国	191 981～193 918	195 059～198 287	195 059～198 287	193 520～196 102	191 981～193 918
东部	42 226～43 048	43 519～44 894	43 519～44 894	42 873～43 970	42 226～43 048
中部	50 383～50 997	51 360～52 381	51 360～52 381	50 869～51 691	50 383～50 997
西部	46 552～47 056	47 355～48 193	47 355～48 193	46 953～47 625	46 552～47 056
北京	−639～−610	−593～−544	−593～−544	−616～−577	−639～−610
天津	607～630	643～681	643～681	625～655	607～630
河北	8702～8811	8876～9058	8876～9058	8789～8935	8702～8811
山西	2936～2988	3019～3105	3019～3105	2977～3047	2936～2988
内蒙古	1428～1465	1488～1551	1488～1551	1458～1508	1428～1465
辽宁	1132～1196	1233～1340	1233～1340	1183～1268	1132～1196
吉林	1226～1268	1293～1364	1293～1364	1259～1316	1226～1268
黑龙江	2036～2095	2130～2229	2130～2229	2083～2162	2036～2095
上海	305～341	363～425	363～425	334～383	305～341
江苏	5269～5392	5465～5670	5465～5670	5367～5531	5269～5392
浙江	1981～2058	2103～2232	2103～2232	2042～2145	1981～2058

续表

	2016	2017	2018	2019	2020
安徽	8549～8634	8684～8825	8684～8825	8616～8730	8549～8634
福建	4258～4319	4340～4442	4340～4442	4299～4380	4258～4319
江西	7165～7226	7262～7363	7262～7363	7213～7295	7165～7226
山东	7826～7978	8068～8322	8068～8322	7947～8150	7826～7978
河南	14 689～14 824	14 903～15 126	14 903～15 126	14 796～14 975	14 689～14 824
湖北	5129～5215	5266～5409	5266～5409	5197～5312	5129～5215
湖南	8653～8747	8803～8960	8803～8960	8728～8854	8653～8747
广东	11 573～11 710	11 791～12 019	11 791～12 019	11 682～11 864	11 573～11 710
广西	7991～8051	8086～8186	8086～8186	8039～8119	7991～8051
海南	1213～1224	1231～1250	1231～1250	1222～1237	1213～1224
重庆	3027～3070	3096～3167	3096～3167	3061～3119	3027～3070
四川	8186～8300	8367～8556	8367～8556	8276～8428	8186～8300
贵州	6396～6439	6465～6537	6465～6537	6430～6488	6396～6439
云南	7514～7579	7618～7726	7618～7726	7566～7653	7514～7579
西藏	601～605	607～612	607～612	604～608	601～605
陕西	3449～3504	3537～3629	3537～3629	3493～3567	3449～3504
甘肃	3117～3153	3175～3235	3175～3235	3146～3194	3117～3153
青海	760～768	772～785	772～785	766～776	760～768
宁夏	914～923	928～943	928～943	921～933	914～923
新疆	3170～3200	3217～3267	3217～3267	3194～3233	3170～3200

数据来源：宋秋霞，王芳，宋莉，等，2016. "全面二孩"政策下儿科医生需求与缺口测算. 中国卫生政策研究，9（2）：65-70.

表 11-5　2016～2018 年我国及各省（自治区、直辖市）儿科医生供需比（%）

	2016	2017	2018	2019	2020
全国	0.36	0.35～0.36	0.35～0.36	0.35～0.36	0.36
东部	0.53～0.54	0.51～0.53	0.51～0.53	0.52～0.53	0.53～0.54
中部	0.38～0.39	0.37～0.39	0.37～0.39	0.38～0.39	0.38～0.39
西部	0.37	0.36～0.37	0.36～0.37	0.36～0.37	0.37
北京	1.23～1.27	1.19～1.25	1.19～1.25	1.21～1.26	1.23～1.27
天津	0.65～0.67	0.63～0.66	0.63～0.66	0.64～0.67	0.65～0.67
河北	0.39～0.40	0.39～0.40	0.39～0.40	0.39～0.40	0.39～0.40
山西	0.53～0.54	0.52～0.53	0.52～0.53	0.52～0.54	0.53～0.54
内蒙古	0.61～0.63	0.60～0.62	0.60～0.62	0.60～0.62	0.61～0.63
辽宁	0.76～0.78	0.73～0.77	0.73～0.77	0.74～0.77	0.76～0.78

续表

	2016	2017	2018	2019	2020
吉林	0.64~0.66	0.62~0.65	0.62~0.65	0.63~0.66	0.64~0.66
黑龙江	0.59~0.61	0.57~0.60	0.57~0.60	0.58~0.60	0.59~0.61
上海	0.85~0.88	0.81~0.86	0.81~0.86	0.83~0.87	0.85~0.88
江苏	0.54~0.56	0.53~0.55	0.53~0.55	0.53~0.55	0.54~0.56
浙江	0.71~0.73	0.69~0.72	0.69~0.72	0.70~0.73	0.71~0.73
安徽	0.31	0.30~0.31	0.30~0.31	0.30~0.31	0.31
福建	0.39~0.4	0.38~0.39	0.38~0.39	0.39~0.4	0.39~0.4
江西	0.27~0.28	0.27	0.27	0.27~0.28	0.27~0.28
山东	0.52~0.54	0.51~0.53	0.51~0.53	0.52~0.53	0.52~0.54
河南	0.32	0.31~0.32	0.31~0.32	0.32	0.32
湖北	0.46~0.47	0.45~0.46	0.45~0.46	0.45~0.47	0.46~0.47
湖南	0.36	0.35~0.36	0.35~0.36	0.35~0.36	0.36
广东	0.41	0.40~0.41	0.40~0.41	0.40~0.41	0.41
广西	0.29	0.28~0.29	0.28~0.29	0.28~0.29	0.29
海南	0.34~0.35	0.34~0.35	0.34~0.35	0.34~0.35	0.34~0.35
重庆	0.41~0.42	0.40~0.41	0.40~0.41	0.40~0.41	0.41~0.42
四川	0.44~0.45	0.43~0.45	0.43~0.45	0.44~0.45	0.44~0.45
贵州	0.25	0.25	0.25	0.25	0.25
云南	0.28	0.27~0.28	0.27~0.28	0.27~0.28	0.28
西藏	0.25	0.25	0.25	0.25	0.25
陕西	0.45~0.46	0.43~0.45	0.43~0.45	0.44~0.45	0.45~0.46
甘肃	0.35~0.36	0.34~0.36	0.34~0.36	0.35~0.36	0.35~0.36
青海	0.40	0.39~0.40	0.39~0.40	0.39~0.40	0.40
宁夏	0.37~0.38	0.37~0.38	0.37~0.38	0.37~0.38	0.37~0.38
新疆	0.39	0.38~0.39	0.38~0.39	0.39	0.39

数据来源：宋秋霞，王芳，宋莉，等，2016．"全面二孩"政策下儿科医生需求与缺口测算．中国卫生政策研究，9（2）：65-70.

第三节　卫生资源优化配置评价

卫生资源优化配置的目标只有两个——实现公平和提高效率。因此，卫生资源优化配置评价的内容和方法主要从公平性和效率两个方面介绍。卫生资源优化配置的公平性和效率研究是卫生事业可持续发展必须解决的两个关键问题。由于卫生资源稀缺性，如何合理公平配置卫生资源，提高资源的配置效率，已成为世界关注的重要问题。

一、卫生资源配置公平性的评价方法

（一）洛伦兹曲线

洛伦兹曲线（Lorenz curve）由统计学家洛伦兹（H. A. Lorenz）于 1905 年提出，他把社会总人口按照收入水平由低到高平均分为 10 个等级，每个等级均占人口的 10%，再计算每个等级的收入占总收入的比重。然后以人口累计百分比为横轴，以收入累计百分比为纵轴，绘出一条反映居民收入分配差距状况的曲线，称为洛伦兹曲线。洛伦兹曲线的弯曲程度有重要意义。一般来讲，它反映了收入分配的不平等程度。弯曲程度越大，收入分配越不平等，反之亦然。

（二）基尼系数

基尼系数（Gini coefficient）是意大利经济学家基尼（C. Gini）于 1912 年提出的，是根据洛伦兹曲线计算出一个反映收入分配公平程度的指标，称为基尼系数。基尼系数取值介于 0 和 1 之间，基尼系数越大表示越不均等。当基尼系数为 0 时，表示收入分配绝对平等；当基尼系数为 1 时，表示收入分配绝对不平等。

（三）泰尔指数

泰尔指数（Theil index）是荷兰经济学家泰尔（H. Theil）于 1967 年提出的，它是从信息量与熵的概念来考虑不公平性和差异性，将总体不公平性分解为各部分间差异性和各部分内容差异性。泰尔指数只有相对意义而无绝对意义。泰尔指数越小，说明差异越小；反之，则越大。

（四）差异指数

差异指数（the index of dissimilarity，ID）表示人群健康状况在每个社会经济组分布的差异。公平的健康状况应是人群健康的分布与人群的分布相一致。分布的差异越大，不公平程度就越高；分布的差异越小，则公平程度就越高。差异指数法同洛伦兹曲线一样反映社会经济状况对健康不公平的影响。

（五）极差法

极差法（range method）通过比较人群社会经济状况最高组与最低组之间的健康状况、卫生服务利用、支付能力的差异，来反映健康在不同社会经济状况人群之间分布的不平等。极差法简单明了，仅反映了最高组和最低组之间的差别而没有考虑到各组之间的变化。

（六）集中曲线

集中曲线（concentration curve）的横轴表示各组人群累计百分比，纵轴是人群健康或疾病、卫生总费用等指标累计百分比。计算集中指数（CI）的公式：

$$CI = 2 \times (0.5 - S) \text{ 或 } CI = 2COV(X, H)/M$$

其中，X 为社会阶层的秩次；H 为相应的健康水平或疾病患病率；M 为整个人群的健康水平或疾病患病率的平均水平。

$$S = \frac{1}{2} \sum_{i=1}^{n-1} (Y_i + Y_{i+1})(X_{i+1} - X_i)$$

其中，$Y_0 = 0$；$X_0 = 0$。

集中指数取值范围是-1~1。当集中曲线在对角线之上时集中指数是负值，当集中曲线在对角线之下时，集中指数为正值。如果健康水平在社会经济组间分布是均等的，则集中曲线与直角平分线重合；如果较差的健康水平在较低层的社会经济组，则集中曲线在对平分线下方；曲线与平分线越远，则表明健康不公平程度越大。

二、卫生资源配置效率的评价方法

卫生资源配置效率的评价包括技术效率评价和配置效率。

（一）技术效率评价

经济学把管理效率称为技术效率。技术效率（technical efficiency）是指在生产技术和市场价格不变的条件下，按照既定的要素投入比例，生产一定量的产品所需的最小成本与实际成本之比。

技术效率的评价指标是投入产出比，投入一定时产出最大；产出一定时投入最小。目前常用的评价技术效率方法有比率分析法、秩和比法、综合指数法和数据包络分析（DEA）等。

（二）配置效率

经济学的效率是分配效率，只有配置合理才能提高效率。配置效率（allocative efficiency）是指以投入要素的最佳组合来生产出"最优的"产品数量组合。在投入不变的条件下，通过资源的优化组合和有效配置，效率就会提高，产出就会增加。

常用于评价配置效率的指标主要有医疗和预防服务的比例、基本医疗和非基本医疗服务的比例、卫生总费用的流向等。另外，用生产函数的经验模型和数据包络分析软件也可以评价卫生机构的配置效率。

三、我国城乡卫生资源优化配置的现状及评价

（一）城乡之间卫生资源配置比较

自改革开放以来，经济发展水平的城乡差距越来越大，随着卫生领域引入市场机制来配置资源，城乡之间卫生资源配置的水平差距越来越大。2003年后，国家卫生资源配置逐渐调整方向，将公平性放在首位，通过分析城乡之间在卫生资源获得的机会、利用的水平及城乡居民的健康水平的差异来了解城乡之间卫生资源配置差异的变化趋势。

（二）城乡居民获得卫生资源机会差异状况

城乡居民获得卫生资源机会的差异情况，可以通过到达最近医疗单位的难易程度和每千人拥有卫生技术人员数量指标来分析。

1. 医疗卫生机构的物理可及性分析

关于城乡到达最近医疗单位的难易程度差异情况，2003年、2008年、2013年、2018年卫生部实施了全国第三次、第四次、第五次、第六次卫生服务调查。表11-6是这四次调查关于我国居民到达最近医疗单位的难易程度问题的情况。可以看出从2003年到2018年全国居民到达最近医疗单位的难易程度改善了。虽然全国到达最近医疗机构的难易程度整体上改善了，但是城乡之间存在明显差异。农村地区到达医疗机构的难易程度明显比城市差，但差距逐渐缩小，城乡在利用卫生机构资源机会公平性方面有所改善。

表 11-6　2003、2008、2013、2018 年最近医疗单位距离和时间构成统计

年份	衡量分类	衡量标准	合计（%）	城市（%）	农村（%）
2003	到最近医疗点的距离	不足 1km	67.2	81.8	61.1
		1～2km	15.9	10.4	18.2
		2～3km	7.7	4.2	9.2
		3～4km	3.7	2.4	4.2
		4～5km	2.0	0.7	2.5
		5km 及以上	3.5	0.4	4.8
	到最近医疗点所需时间	10 分钟以内	71.2	81.6	66.9
		10～20 分钟	17.4	14.8	18.5
		20～30 分钟	6.3	2.6	7.8
		30 分钟以上	5.1	1	6.8
2008	到最近医疗点的距离	不足 1km	65.6	83.5	58.0
		1～2km	15.5	10	17.9
		2～3km	8.4	4.3	10.1
		3～4km	3.9	1.3	5.0
		4～5km	2.0	0.5	2.6
		5km 及以上	4.5	0.5	6.3
	到最近医疗点所需时间	10 分钟以内	69.9	80.2	65.6
		10～20 分钟	19.0	16.9	19.8
		20～30 分钟	6.9	2.3	8.8
		30 分钟以上	4.2	0.7	5.7
2013	到最近医疗点的距离	不足 1km	63.9	71	56.7
		1～2km	16.7	15.1	18.3
		2～3km	9.7	7.7	11.6
		3～4km	4.2	3.1	5.3
		4～5km	2.1	1.3	3.0
		5km 及以上	3.4	1.8	5.0
	到最近医疗点所需时间	15 分钟及以内	84.0	87.8	80.2
		16～20 分钟	7.9	6.9	8.9
		20 分钟以上	8.1	5.3	10.9
2018	到最近医疗点的距离	不足 1km	58.2	62.5	53.1
		1～2km	22.1	21.8	22.5
		2～3km	10.8	9.6	12.1
		3～4km	4.0	3.3	4.7
		4～5km	1.5	1.1	2.0
		5km 及以上	3.4	1.7	5.6
	到最近医疗点所需时间	15 分钟及以内	89.9	91.9	87.6
		16～20 分钟	5.2	4.8	5.6
		20～30 分钟	3.6	2.7	4.7
		30 分钟以上	1.3	0.6	2.1

数据来源：《中国卫生和计划生育统计年鉴 2015》、《全国第六次卫生服务统计调查专题报告》.

2. 城乡卫生人力资源拥有差异情况分析

从表 11-7 可以看出，虽然从 2003 年到 2019 年全国千人口卫生技术人员增长了 108.62%，但是城市千人口卫生技术人员与农村千人口卫生技术人员之比从 2.16 上升到 2.23，差距逐渐增大。千人口执业（助理）医师城乡之比从 2003 年的 2.05 增加到 2019 年的 2.09，差距也是逐渐增加。千人口注册护士城乡之比从 2003 年的 3.18 下降到 2019 年的 2.62，差距逐渐缩小。由此可以看出，城乡利用卫生人力资源机会公平性总体趋势变差。

表 11-7　城乡卫生人力资源差异情况　　　　　　　　　　　（单位：人）

年份	千人口卫生技术人员			千人口执业（助理）医师			千人口注册护士		
	全国	城市	农村	全国	城市	农村	全国	城市	农村
2003	3.48	4.88	2.26	1.54	2.13	1.04	1.00	1.59	0.50
2004	3.53	4.99	2.24	1.57	2.18	1.04	1.03	1.63	0.50
2005	3.50	5.82	2.69	1.56	2.46	1.26	1.03	2.10	0.65
2006	3.60	6.09	2.70	1.60	2.56	1.26	1.09	2.22	0.66
2007	3.72	6.44	2.69	1.61	2.61	1.23	1.18	2.42	0.70
2008	3.90	6.68	2.80	1.66	2.68	1.26	1.27	2.54	0.76
2009	4.15	7.15	2.94	1.75	2.83	1.31	1.39	2.82	0.81
2010	4.39	7.62	3.04	1.80	2.97	1.32	1.53	3.09	0.89
2011	4.61	6.68	2.66	1.83	2.62	1.1	1.67	2.62	0.79
2012	4.94	8.54	3.41	1.94	3.19	1.4	1.85	3.65	1.09
2013	5.27	9.18	3.64	2.04	3.39	1.48	2.04	4.00	1.22
2014	5.56	9.7	3.77	2.12	3.54	1.51	2.2	4.30	1.31
2015	5.84	10.21	3.90	2.22	3.72	1.55	2.37	4.58	1.39
2016	6.12	10.42	4.08	2.31	3.79	1.61	2.54	4.75	1.50
2017	6.47	18.87	4.28	2.44	3.97	1.68	2.74	5.01	1.62
2018	6.83	10.91	4.63	2.59	4.01	1.82	2.94	5.08	1.80
2019	7.26	11.10	4.96	2.77	4.10	1.96	3.18	5.22	1.99

数据来源：《中国卫生健康统计年鉴 2020》.

（三）城乡居民卫生资源配置利用水平差异分析

城乡卫生资源利用的公平性也是从两个角度进行分析的：卫生资源产出角度和卫生资源消耗的货币表角度。从卫生资源产出的角度分析包括城乡居民对门诊服务资源和住院服务资源利用的差异，以及利用这些资源机构的差异。从卫生资源消耗的货币表的角度分析主要是城乡卫生总费用的差异。

1. 卫生服务利用差异分析

根据我国 2003~2018 年四次国家卫生服务调查的数据，分析城乡门诊服务资源和住院服务资源利用的差异。从表 11-8 可以看出，从 2003 年到 2018 年，全国居民两周患病率呈上升的趋势，城市和农村的两周患病率也呈上升趋势。城市两周患病水平明显高于农村两周患病水平，一方面是由于城市人口老年化程度高于农村，慢性非感染性疾病患病率高；另一方面是由于城市居民教育水平、健康意识及对疾病的认同程度高于农村，自报疾病比农村多。从 2003 年到 2018 年，全国居民、城市和农村两周就诊率呈上升趋势。从两周患病率和两周就诊率差异来看，农村居民的门诊服务资源利用情况好于城市，城市居民自我医疗或不治疗的想象比农村严重，这可能是因为城市药店资源分布,更容易发生自我医疗的现象。从 2003 年到 2018 年,全国、城市、农村居民住院率不断上升,城乡居民利用住院服务资源差异越来越小。

表 11-8　居民两周就诊率和住院率（%）

指标	全国				城市				农村			
	2003	2008	2013	2018	2003	2008	2013	2018	2003	2008	2013	2018
两周患病率	14.3	18.9	24.1	32.2	15.3	22.2	28.2	32.2	13.9	17.7	20.2	32.2
两周就诊率	13.4	14.5	13.0	24.0	11.8	12.7	13.3	23.2	13.9	15.2	12.8	24.8
住院率	3.6	6.8	9.0	13.7	4.2	7.1	9.1	12.9	3.4	6.8	9.0	14.7

注:国家卫生服务调查地区居民两周就诊率和住院率.

数据来源:《中国卫生和计划生育统计年鉴 2015》、《全国第六次卫生服务统计调查专题报告》.

2. 城乡卫生总费用差异分析

从表 11-9 可以看出,从 2003 年到 2016 年城乡卫生总费用快速增长,城市卫生总费用占比不断上升,城乡人均卫生总费用之比呈下降趋势,城乡居民卫生资源消耗差距缩小,卫生资源利用公平性上升。

表 11-9　城乡卫生总费用

年份	卫生总费用					人均卫生总费用			
	合计（亿元）	城市（亿元）	占比（%）	农村（亿元）	占比（%）	合计（元）	城市（元）	农村（元）	城乡之比
2003	6584.10	4150.32	63	2433.78	37	510	1109	275	4.03
2004	7590.29	4939.21	65	2651.08	35	584	1262	302	4.18
2005	8659.91	6305.57	73	2354.34	27	662	1126	316	3.56
2006	9843.34	7174.73	73	2668.61	27	749	1248	362	3.45
2007	11 573.97	8968.70	77	2605.27	23	876	1516	358	4.23
2008	14 535.40	11 251.90	77	3283.50	23	1095	1862	455	4.09
2009	17 541.92	13 535.61	77	4006.31	23	1314	2177	562	3.87
2010	19 980.39	15 508.62	78	4471.77	22	1490	2316	666	3.48
2011	24 345.91	18 571.87	76	5774.04	24	1807	2698	879	3.07
2012	28 119.00	21 280.46	76	6838.54	24	2077	2999	1065	2.82
2013	31 668.95	23 644.95	75	8024.00	25	2327	3234	1274	2.54
2014	35 312.40	26 575.60	75	8736.80	25	2582	3358	1412	2.38
2015	40 974.64	31 297.85	76	9676.79	24	2981	4059	1603	2.53
2016	46 344.88	35 458.01	76	10 886.87	24	3352	4472	1846	2.42

数据来源:《中国卫生和计划生育统计年鉴 2020》.

（四）城乡居民健康水平差异分析

从表 11-10 可以看出,2003～2019 年城乡 5 岁以下儿童死亡率和孕产妇死亡率逐年降低,而且下降速度明显,都超过 50%,农村降低的幅度更大。孕产妇死亡率城乡差距逐渐缩小,到 2019 年两者相差 2.1/10 万;5 岁以下儿童死亡率城乡差异也呈下降趋势,但是差距依然明显,农村是城市的 2.3 倍。

表 11-10　5 岁以下儿童和孕产妇死亡率统计

年份	5 岁以下儿童死亡率（‰）			孕产妇死亡率（1/10 万）		
	全国	城市	农村	全国	城市	农村
2003	29.9	14.8	33.4	51.3	27.6	65.4
2004	25.0	12.0	28.5	48.3	26.1	63.0
2005	22.5	10.7	25.7	47.7	25.0	53.8
2006	20.6	9.6	23.6	41.1	24.8	45.5
2007	18.1	9.0	21.8	36.6	25.2	41.3
2008	18.5	7.9	22.7	34.2	29.2	36.1
2009	17.2	7.6	21.1	31.9	26.6	34.0
2010	16.4	7.3	20.1	30.0	29.7	30.1
2011	15.6	7.1	19.1	26.1	25.2	26.5
2012	13.2	5.9	16.2	24.5	22.2	25.6
2013	12.0	6.0	14.5	23.2	22.4	23.6
2014	11.7	5.9	14.2	21.7	20.5	22.2
2015	10.7	5.8	12.9	20.1	19.8	20.2
2016	10.2	5.2	12.4	19.9	19.5	20.0
2017	9.1	4.8	10.9	19.6	16.6	21.1
2018	8.4	4.4	10.2	18.3	15.5	19.9
2019	7.8	4.1	9.4	17.8	16.5	18.6

注：监测地区数据。

数据来源：《中国卫生和计划生育统计年鉴 2020》。

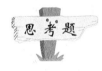

1. 什么是卫生资源配置？什么是卫生资源优化配置？

2. 卫生资源配置的原则是什么？

3. 卫生资源配置标准如何测算？

4. 卫生资源配置公平性的评价方法有哪些？

5. 卫生资源配置公平性如何测量？如何处理效率与公平的关系？

（欧阳静　白思敏）

第十二章 卫生人力资源

---内容提要---

　　本章主要介绍卫生人力资源的概念、卫生人力资源的需求与供给、卫生人力资源市场，对卫生人力资源短缺和过剩、卫生人力资源预测进行分析，介绍我国卫生人力资源的教育与准入制度，对近年来卫生人力资源的基本状况进行分析，提出卫生人力发展的经济政策。

第一节 概　　述

一、卫生人力资源的概念

　　WHO 将卫生人力资源（health human resources）定义为"所有从事的首要活动目的为提高健康的人员"。这一说法申明了 WHO 关于卫生系统的概念："所有首要目的为促进、恢复或维护健康的组织、人和行动。"这说明，负责照护患者的家庭成员和对提高健康做出贡献的其他非正式护理人员及志愿者都应算作卫生人力资源的一部分。但在实际工作中，由于缺少有关不付报酬人力的信息并因此造成了确定卫生系统构成部分界限的困难，这些人并没有算作卫生人力资源的一部分。

　　WHO 对卫生人力资源的定义相当宽泛，而我国对卫生人力资源的界定相对狭窄。在我国，卫生人力资源是指受过卫生教育与职业培训，在卫生系统工作，为解决卫生问题，提供卫生服务，保障公众身心健康贡献自己才智的劳动者。根据服务领域、工作性质和岗位的差异，卫生人力资源一般可以分为四类：①卫生技术人员，主要包括医生、护士、药剂人员和影像人员等；②卫生管理人员，又可分卫生业务管理人员和卫生行政管理人员，前者主要从事医疗保健、疾病控制、卫生监督、食品监督、医学教育与科研工作等，后者主要从事党政、人事、财务、信息工作等；③技能工勤人员，主要包括辅助卫生工作任务的后勤保障人员；④其他卫生工作者，如社会卫生工作者等。卫生管理人员、技能工勤人员及社会卫生工作者虽不能直接提供卫生保健服务，但对保障卫生系统的运作不可或缺。

　　造成国内外卫生人力资源概念差异的主要原因是对卫生事业的认识不同。中华人民共和国成立初期，虽然开展了轰轰烈烈的爱国卫生运动，但长久以来形成的部门观念使得人们普遍认为卫生工作就是卫生部门的事，因此把卫生人力资源界定为卫生系统和卫生保健系统从事直接或间接提供卫生服务的劳动者。随着非典、新冠感染等公共卫生事件的出现，人们逐渐认识到卫生事业必须依靠卫生系统中所有人的共同参与。从"大卫生观"角度出发，我国卫生人力资源的概念应该具有"国际标准"。

　　卫生人力资源是卫生系统资源重要的组成部分，与卫生物力资源、卫生财力资源、卫生技术资源、卫生信息资源等一起共同为促进卫生事业的发展服务。但无论是物力资源、财力资源还是信息资源，最后都是由人力资源来提供服务。卫生人力资源是卫生系统中最活跃的因素，在卫生系统各种资源整合中，它充当着财力、设备、信息等其他重要资源的整合者和使用者，因此常被称为"第一资源"或"关键资源"，是加强卫生系统至关重要的因素，发挥不可替代的作用。

二、卫生人力资源的特点

卫生人力资源与物力资源、财力资源、信息资源相比，具备以下特点。

1. 知识密集型

卫生人力资源是重要的知识资源，提供卫生服务需要有相关的专业知识和技术水平，只有接受过专门医学教育或培训并获得行医资格的人，才有资格提供卫生服务。卫生服务的专业性和技术性要求卫生技术人员掌握诊断、生理、病理、免疫、内科、外科等临床医学和药学知识。同时，卫生管理人员需要掌握医学人文知识、法律、管理、统计学等其他知识才能做好卫生人力资源的开发与管理工作。

2. 培养周期长

卫生行业的特殊性和卫生服务的专业性决定了卫生人力资源的培养周期比较长，培养过程比较复杂，包括培养、分配、考核、晋升、继续教育、职业发展和奖惩制度等，任何一个环节出现问题都会影响卫生人力资源的开发。

3. 具有社会性

不同类型的卫生人力资源具有明显的社会性，即便是同一类型的卫生人力资源，他们来自不同的社会层次和家庭，有不同的社会关系，也具有很明显的社会性。因此要求卫生人力资源管理者合理配置卫生人力资源，注重团队建设，最大限度地发挥每一个人和每一个群体的积极性，以便向人群提供安全、有效、方便、价廉的卫生服务。

4. 具有主观能动性

主观能动性是卫生人力资源区别于其他资源的本质所在。其他资源在被开发的过程中，完全处于被动地位，而卫生人力资源具有主观能动性，能有目的地、有意识地、主动地利用其他卫生资源为人群的健康服务。

第二节 卫生人力资源市场分析

一、卫生人力资源市场的概念

卫生人力资源市场是指以市场经济的价值规律、竞争规律和供求规律为基础，引导医生、护士、医技及管理等卫生工作者的供求，促进人力资源要素实现优化配置的机制。

卫生人力资源市场通常以医疗卫生机构中卫生人力的供给和需求为核心要素，结合卫生人力的教育、培训、准入、考核、晋升和流失等问题，最终在微观和宏观层面实现医疗卫生人力资源的合理配置。

二、卫生人力资源市场构成

卫生人力资源市场包括以价格为核心的市场信号及作为市场活动主体的需方与供方。在市场中，各种因素对需方和供方行为影响结果，表现为市场需求量、供给量和价格的改变及三者之间的相互作用，构成了经济运行的内在机制，即所谓的市场机制。

（一）卫生人力资源需求

卫生人力资源需求是指在一定时间和一定的工资水平下，用人单位（或雇主）愿意并且能够雇佣的卫生人力资源数量。卫生人力资源需求具有以下特点。

1. 派生需求

基于健康的考虑，卫生服务的消费者形成了卫生服务的需求，而这种需求必须通过医疗卫生机构（供方）在提供卫生服务的过程中得以满足，医疗卫生机构（供方）只有借助于它所拥有的卫生人力资源才能满足人们对卫生服务的需求。正是基于人们的卫生服务需求，医疗卫生机构（供方）才形成了对卫生人力资源的需求。所以对卫生人力资源的需求，实质上是一种派生需求，即由于具有健康的需求，则产生卫生保健需求，而卫生保健的需求则产生对卫生人力资源的需求。

2. 联合需求

卫生人力资源必须结合其他的生产要素（诸如医疗设备、房屋）共同作用，才能够更好地完成卫生服务的提供。而且卫生人力这种生产要素同其他生产要素之间在一定程度上还存在着互相替代和补充的关系，因此卫生医疗机构对卫生人力资源的需求不仅仅受到该要素价格的制约，还要受到其他要素价格的制约，而且，各种生产要素的联合作用，共同决定了卫生保健品的供给数量和质量。所以卫生人力资源的需求不仅仅是一种派生需求，也是一种联合需求。

（二）卫生人力资源供给

卫生人力资源供给是指在一定技术条件和时期内，一定的价格水平下，卫生人力的提供者愿意并能够提供的卫生技术人员数量。

表面上看，卫生人员主要通过医疗机构这样特定的场所来向患者提供服务，但本质上医学教育机构才是卫生人力资源真正的提供者。

卫生人力资源供给具备以下特点。

1. 专业性和技术性

卫生服务提供是依靠卫生人员运用专业技术和医学知识直接作用于患者来实现的，卫生服务是一种专业性技术服务，这就决定了卫生服务提供者必须受过医学专业正规教育，并获得特定资格，才有资格从事卫生服务的生产和供给。这种专业性的特点也决定了卫生服务垄断性的客观存在。

2. 高质量性

卫生服务的供给涉及人的健康和生命，其最终目的是维护和增进人们的健康，因而对卫生服务提供的准确性和提供质量应有一个较高的要求。因此，卫生服务提供者必须经过专门、严格的培训，具备良好的技能，提供高质量的服务。卫生服务质量的高低主要反映在诊断的准确率、治疗的成功率、患者的费用负担水平和诊疗时间的长短等方面。

3. 供方的主导性

卫生服务的需求者因为缺乏足够的信息而无法拥有主权地位，常常不能做出理性的选择。在卫生服务利用上，卫生服务提供者是需求者的代理人，处于主导地位。卫生服务提供者在自身利益驱动下，利用其自然的专业主权地位增加消费者对卫生服务的不必要利用，从而导致对卫生服务的消费增加。因而，卫生服务提供者的决策成为能否合理选择卫生服务项目的关键。

三、卫生人力资源市场均衡

卫生人力资源市场均衡（supply and demand equilibrium of health human resource）是指在一定时期内，社会对卫生人力资源的需求与卫生人力资源的供给相等，处于相对平衡的状态。如图 12-1 所示，E 为市场均衡点，P_E 为均衡价格，Q_E 为均衡数量。卫生人力资源实现供需平衡时，不仅实现卫生人力资源的最优配置，同时也实现卫生人力资源的充分就业。当市场价格低于均衡价格时，卫生人力资源会出现短缺。当市场价格高于均衡价格时，卫生人力资源会出现过剩。

（一）卫生人力资源短缺

卫生人力资源短缺（shortage of health human resource）是指在一定时间和一定条件下，卫生人力资源的供给不能满足社会对卫生服务需求的实现。卫生人力资源短缺可分为卫生人力资源名义短缺和卫生人力资源实际短缺。

1. 卫生人力资源名义短缺

卫生人力资源名义短缺是指以某一区域疾病患病率及发病率等相关的流行病学资料为依据，以该区域从事预防和治疗的卫生人员在预防和治疗这些疾病时所花费的时间来判断该地区对卫生人力资源的需求量和需要量。

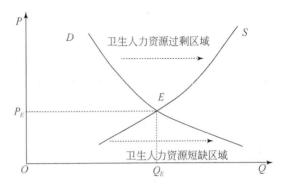

图 12-1　卫生人力资源市场均衡图

（1）按照每千人口医师数或卫生技术人员来确定该区域的卫生人力资源需要数量。其测算指标是每千人口医师数或每千人口卫生技术人员数。计算公式为：

$$卫生人力资源需求量＝区域人口数/1000 × 每千人口医师数$$

（2）根据人群患病情况判断，其测算指标为总患病率或发病率。其计算公式为：

$$卫生人力资源需求量＝（区域人口数 × 两周患病率 × 26）/每医师的年门诊服务量$$

然后再对比供给量来确定短缺。

2. 卫生人力资源实际短缺

卫生人力资源实际短缺是指在一定时期内，某一区域的卫生人力资源供给量不能满足人们对卫生人力的需求量。卫生人力资源实际短缺可以分为暂时性短缺和长期短缺。

（1）卫生人力资源暂时性短缺：是指如果这段短缺的时期比较短暂并且可以通过一定的调整方式进行调整（如调整价格等），则此种短缺被视为暂时性短缺。暂时性短缺最常见的原因是价格不合理（过低），可以通过调整价格来消除暂时短缺。

（2）卫生人力资源长期短缺：是指卫生人力资源暂时性短缺的现象长期没有消失，卫生人力供给数量小于需求数量，则此种短缺被视为长期短缺。长期短缺暂时可以通过加大医师的工作量缓解，但同时可能引起卫生服务质量下降，比如，医师可以通过采取延长患者候诊的时间、缩短诊次时间等方式使得卫生服务质量下降。为解决这一问题，应该采取加大医学教育方面的投入、加快卫生人力资源的培养、适当提高卫生人力资源的价格等一系列配套措施，最终解决卫生人力资源供给短缺问题。

（二）卫生人力资源过剩

卫生人力资源过剩（surplus of health human resource）是指在一定时期、一定价格条件下，卫生人力资源的供给大于社会对卫生人力资源的需求。卫生人力过剩的原因主要包括：①当医师所提供服务的价格增加速度低于成本增加速度时；②当医师提供服务的成本迅速增加（如由于医疗事故而使保险金增加），而医师的费用又被政府或第三方支付者所控制时，就会发生医师人力过剩的现象，医师的回报率也会降低；③如果医师人力的增加速度高于对医师所提供服务的需求量的增加速度，也会导致医师人力的供给过剩。医师人力的供给过剩问题会逐步通过卫生人力资源市场解决。如果人们发现医学教育的回报率较低，则申请进入医学院校的人数就会减少，卫生人力资源市场在一段时间后将会达到一种新的均衡状态。

第三节 卫生人力资源供需预测

随着人民生活水平的不断提高，相应对医疗保障提出了更高的要求，而我国的卫生事业虽然取得了很大的发展，但却存在明显的卫生人力资源失衡现象，突出表现在：卫生人力总量过剩，人员地区分布不均衡尤其是城乡差距较大，卫生人员总体素质不高。因此迫切需要加强卫生人力资源预测研究，使其更合理地从数量上、质量上和分布上调整现有存量，优化增量，以推动整个卫生事业的发展进程。卫生人力预测的结果取决于选择的方法，不同方法提出不同解释的条件，建立在不同工作量标准及健康需要量的基础上，因此，不同假设条件下得出的结论可以向卫生决策部门提出不同性质的建议。

卫生人力资源预测，是对未来社会发展所需的卫生人力，在数量、结构和分布上做出合乎逻辑的科学推断，包括卫生人力资源需求预测和卫生人力资源供给预测两个部分。

一、卫生人力资源需求预测

（一）卫生人力资源需求预测概念

卫生人力资源需求预测是指卫生行业为实现既定目标而对未来所需员工数量和种类的估算。卫生人力资源需求预测是在对卫生行业评估的基础上进行的。它利用对未来一定时期内卫生人力资源状况的假设和对卫生行业外部环境考察所获得的信息及行业内部优势与弱势的分析资料，进行行业的人力资源需求预测。

一般来说，卫生人力资源需求预测包括三个规划时期，即短期预测、中期预测和长期预测。短期预测通常是 1 年左右，为卫生行业急需人才提供预测；中期预测一般为 1～3 年；长期预测一般为 3～5 年。由于卫生人力资源的培养周期较长，实际工作中往往更侧重于中期与长期的预测。

卫生人力资源需求预测需要从社会经济发展、人口数量及结构变化、医学模式演变、卫生服务利用及医学科技发展等因素出发，研究未来卫生系统需要的适宜的人力规模与结构。除此之外，国家人力资源的政策、医学教育水平、卫生人力的报酬、医师执业组织数量、卫生人力的流动率等都是影响卫生人力资源的需求因素。

（二）卫生人力资源需求预测方法

1. 卫生需要法

卫生需要法是建立在卫生服务需要量的基础上，结合卫生人力的生产效率，预测卫生人力需求量。该方法从伦理学角度看待人群需要的卫生服务。这种方法基本的出发点是最大限度地满足居民医疗需要量，没有考虑到社会经济及医疗制度等因素对居民医疗服务利用程度的影响，因此是一种"理想的"卫生人力需要预测模式。

这种方法比较适合计划经济条件下的区域卫生规划和预防保健资源的配置和规划。

未来卫生人力需求量＝（年均人口数×年平均每人患病的次数×年平均每名患者需要得到服务的次数×平均每次服务所需要卫生人力花费的时间）/年平均每名卫生人力提供服务的总时间

2. 卫生需求法

卫生需求法是建立在卫生服务需求量的基础上，结合卫生人力的生产效率，预测卫生人力需求量。人群常会因经济、时间、交通问题影响卫生服务的利用，满足人群的卫生服务需求比满足卫生服务需要更重要。此方法考虑到了卫生服务利用的程度，即以有效的需求量为基础，客观地预测目标年度的卫生人力需求量，使预测的结果更有可信性和可行性。但这种方法需要更多的自变量因素和大量的信息资料，研究费用昂贵，这使它的利用受到许多限制。

这种方法特别适合于市场经济条件下的区域卫生规划，因为这类国家和地区的政府无须在卫生资源的分布和使用方面给予严格控制，资源配置基本上是由市场根据需求来调节的。

未来卫生人力需求量＝（年均人口数×年平均每人患病的次数×年平均每名患者实际得到服务的次数×平均每次服务所需要卫生人力花费的时间）/年平均每名卫生人力提供服务的总时间

3. 服务目标法

服务目标法是指根据社会经济发展水平、人群对卫生服务的需求及卫生服务发展的可行性，由决策者和专家来制定卫生目标，确定提供给人群的卫生服务的数量和质量，然后预测卫生人力需求量。如已知 1 名医师 1 年内能提供 5000 人次门诊服务，则根据门诊服务的总量，即可计算出需要多少名医师。服务目标法也可以从人群需求量提出，如每千人口住院率、住院床日数、年人均门诊次数等。

这种方法的优点是简便易行，缺点就是服务目标的确定不易做到科学合理，如果管理者判断错误，那么预测结果也就会不准。

未来某类专业人员需求量＝（年均人口数×年服务量标准×某类专业人员提供服务的比例）/某类专业人员年标准产出量

4. 人力/人口比值法

人力/人口比值法是指直接以理想的、经验的或是范式的比例为标准，将接受卫生服务的人口转换成卫生人力需求量。这种方法用来评价一个国家或选择地区的卫生人力与人口的比例。它根据当前情况和分析过去的变动趋势，以及对未来某年人口估计值，利用本国比较好的地区的比值，或世界推荐的标准来预测对卫生人力的需求。规划者和政策制定者可以根据期望的比例，对不合理的分布、不适宜的人员配备密度进行调整。

这种方法简单实用，研究费用少，容易解释。使用这种方法只要两个数据即可：人口预测值和理想的卫生人力与人口比。但缺点也很明显，如什么样的卫生人力与人口比才是理想的，再有，许多国家按每千人口应拥有 1 名医师来调整医师的需求和供给量，但不能解决不同类型、不同专业卫生人力间的配备比例。

未来卫生人力需求量＝人力/人口比×年平均人口数

5. 卫生人力的工作负荷比法

卫生人力的工作负荷比法，也可称任务分析法，根据工作负荷来预测卫生人力，一般通过服务的"关键动作"量来估计需要的卫生人力。如通过计划免疫中的注射量、每医师或护士对患者的就诊量、实验项目类型分析等关键动作总次数来计算工作量及需要的卫生人力数。计划免疫中的注射量的工作量要根据人口预测、患病率及计划覆盖率来定，而试验项目类型需要的卫生人力数还要考虑到期望工作时间、人员利用率及辅助管理人员等因素，详细研究不同卫生服务（医院、门诊、预防）的编制和如何配备工作人员的数量、类型和方式。

这种方法比较复杂，计算成本高，还不太成熟。它是研究编制的一种方法，对于确定需要配备什么类型的卫生人力、提高服务效率、指导人力规划十分有用。

需要人力数＝1 年内需要处理的病例（或任务）总数/1 年内 1 名工作人员可以处理的病例（或任务）数

需要说明的是，不论采取何种方法预测卫生人力，都要使用某种人力标准或定额将卫生服务需求量转化为人力需求量。卫生人力标准设计方法很多，例如，保持现状法；请有经验的人员或专家判断；以最好地区的现状为标准；国际比较或直接采用国际标准、国外标准等。

二、卫生人力资源供给预测

（一）卫生人力资源供给预测概念

卫生人力资源供给预测是基于现有卫生人力数、毕业的医学生数和由其他地区调入的卫生人力数，通过科学的预测方法，对未来一定时期内卫生人力的增加量和流失量进行估算，以确保卫生人力资源规划的正确性和目标任务的可实现性。

（二）卫生人力资源供给预测方法

计算卫生人力资源供给，应考虑现有卫生人力资源、未来卫生人力资源的增加量及流失量三部分。

1. 现有卫生人力资源

现有卫生人力资源可以通过现况调查获得基本情况。

2. 未来卫生人力资源的增加量

未来卫生人力资源的增加量，主要来源于高、中等医学院校毕业生。因此，探讨卫生人员未来的增加量：必须预测一定时期内，每年有多少毕业生，多少非专业转来或移民、调入的卫生人员，其数量是不断增长还是保持相对稳定；掌握必要的分析数据，包括入学人数、在校学生数、退学人数、教师人数、教育经费和投资，学校培养能力，专业结构、教学内容的变化，国外留学生、毕业生数等。这部分的预测可以采用趋势外推法、时间序列分析和灰色预测等方法。

3. 未来卫生人力资源的流失量

（1）寿命表法：运用简易的寿命表，计算离职卫生人员的平均工作年限，用以预测今后卫生人力的增减变化。

（2）队列分析法：以历年来毕业生人数与正在从事卫生工作的人数相比较，求出各年的减少率。在此基础上，用各年的减少率及基期每一队列卫生人力的实际人数，预测规划期末各队列人员数，以此推算卫生人力减少情况。

（3）近似法：在缺少精确资料的情况下，可采用合理的近似法。在一个卫生人力资源供给相对稳定、人口增长不快的国家，每年卫生人力减少率大体是 2%左右；如果供给量不变，平均工作年限为 40 年，减少率大体是 2.5%左右；借助它可以测算规划期内卫生人力减少数量。

第四节　我国卫生人力资源的教育与准入

一、卫生人力资源的教育

卫生人力资源是重要的知识和智力资源，不断提高知识和智力水平是卫生人力资源可持续发展的内在要求。同时，卫生人力资源需要不断进行能力提升，提高卫生保健质量，维护医疗安全。卫生人力资源教育的主要功能就是挑选、培训承担卫生保健事业的提供者。卫生人力资源教育主要包括三种途径：一是医学学历教育；二是毕业后医学教育；三是继续医学教育。医学学历教育正规医学教育主要是学校学历教育，具体包括高等院校医学教育与中等院校医学教育。毕业后医学教育主要包括住院医师和全科医师规范化培训，继续医学教育是卫生系统对在职医疗卫生人员最典型的开发方法，包括中高等成人教育、函授教育等方式。

（一）医学学历教育

在我国，医学学历教育包括高等院校和中等院校两个层次。高等院校是培养医药卫生人力资源的主要机构，承担培养高级医学专业人才的重任。1988 年，国家教育委员会决定将我国高等医学教育的学制逐步规范为 3、5、7 年制，即修业 3 年，不授予学位的医学专科教育；修业 5 年，授予医学学士学位的医学本科教育；修业 7 年，授予医学硕士学位的医学研究生教育。2014 年，教育部、国家卫生健康委员会等六部门出台了《关于医教协同深化临床医学人才培养改革的意见》，提出加快构建以"5+3"（5 年临床医学本科教育＋3 年住院医师规范化培训或 3 年临床医学硕士专业学位研究生教育）为主体、以"3+2"（3 年临床医学专科教育＋2 年助理全科医生培训）为补充的临床医学人才培养体系。继续深化院校医学教育改革，推动基础与临床融合、临床与预防融合，提升医学生解决临床实际问题的能力。

中等医学教育学校担负着为卫生部门培养中等专业技术人员的任务。近年来，我国中等专业学校持续缩减招生规模，医学中专以招收护理及助产专业为主。

（二）毕业后医学教育

1. 住院医师规范化培训

住院医师规范化培训是指高等院校医学类（含临床医学、口腔医学、中医学和中西医结合等）专业本科及以上学历毕业生，在完成院校医学教育之后，以住院医师的身份在认定的培训基地接受以提高临床能力为主的系统性、规范化培训。其目的是为各级医疗机构培养具有良好的职业道德、扎实的医学理论知识和临床技能，能独立、规范地承担本专业常见多发疾病诊疗工作的临床医师。住院医师规范化培训是毕业后医学教育的重要组成部分，是培养合格临床医师的必由之路。2013 年，国家建立了全国统一的住院医师规范化培训制度，对医学专业毕业生在完成医学院校教育之后，在认定的培训基地接受以提高临床能力为主的系统性、规范化培训，并对招收对象、培训模式、培训招收、培训基地、培训内容和考核认证等方面的政策性安排，"5+3"是住院医师规范化培训的主要模式。

2. 全科医师规范化培训

为了解决基层医疗人才匮乏，国家特别针对全科医生培养出台了系列政策举措，大力推动全科医生制度建设。2006 年，全科医生成为卫生部专科医师培训试点的一个专科；2011 年，《国务院关于建立全科医生制度的指导意见》印发，提出将全科医生培养逐渐规范为"5+3"模式，即先接受 5 年的临床医学（含中医学）本科教育，再接受 3 年的全科医生规范化培训。

（三）继续医学教育

继续医学教育是为适应医学技术发展和实际需要，以学习新理论、新知识、新技术、新方法为主的终身职业教育，培训对象是完成毕业后医学教育培训或具有中级及以上专业技术职务的卫生技术人员。2000 年，卫生部制定了《继续医学教育规定（试行）》，规定继续医学教育对象是完成毕业后医学教育培训或具有中级及以上专业技术职务从事卫生技术工作的人员，明确了继续医学教育的组织管理、内容与形式、考核登记和评估办法。2017 年，《国务院办公厅关于深化医教协同进一步推进医学教育改革与发展的意见》提出，强化全员继续医学教育，健全终身教育学习体系。

二、卫生人力资源的准入

卫生行业是一个特殊的行业，事关公众身心健康和生命安全。因此从事医疗服务活动的人员必须具备相应的资格和标准才能允许在医疗保健行业执业和工作。卫生人力资源准入对象主要包括三类：①传统的医疗卫生职业人员，如各类医师、护士（师）、技师、药师和公共卫生医师等；②随着医疗卫生保健服务发展而出现的新职业人员，如健康管理师、营养师、医生助理（PA）等；③在卫生领域工作的其他一些管理和辅助人员，如会计师、人力资源管理师等。从发展趋势看，建立卫生行业从业人员准入和认证制度是医疗卫生可持续发展的必然要求。随着医疗保健服务业的壮大、新的工种的出现，准入对象的范围将会有所扩大。

我国对卫生人力准入管理非常严格，必须通过专门的执业资格考试并经过执业注册才能从事医疗活动。

（一）医师准入制度

医师资格考试是我国卫生行业准入考试，通过对医学生的医学实践技能和医学综合笔试两部分进行测试，评价医学生是否具有独立从事临床医师工作所必需的专业知识和临床技能。由于临床医师素质的高低与居民的生命健康息息相关，我国对临床医师的准入相当严格。1999 年起实施的《中华人民共和国执业医师法》（2021 年更名为《中华人民共和国医师法》）为医师资格考试提供了法律保障。《中华人民共和国执业医师法》规定医师资格考试由省级以上人民卫生行政部门组织实施，从高等医学院校毕业并且试用期满方能参加执业医师资格考试，考试合格才能获得证书。获得执业医师资格证后，需要向卫生行政部门申请注册方能在医疗、预防、保健机构从事医师执业活动。

（二）护士准入制度

我国于 2001 年开始实行护士执业考试，于 2010 年 7 月 1 日起实施《护士执业资格考试办法》，考试由国家卫生行政部门组织实施。考试为国家统一考试，统一大纲、统一命题、统一合格标准，本着公平、公开、公正的原则，通过考核专业实务和实践能力评价护士毕业生是否具备独立从事护理工作所必需的理论知识和实践技能。参加护士执业资格考试成绩合格后，方可获得护士执业资格证书并申请护士执业注册，从事护士工作。

（三）乡村医生准入制度

为加强乡村医生从业管理，2003 年国务院颁布《乡村医生从业管理条例》，2004 年起实行乡村医生执业注册制度。取得"乡村医生证书"和中等以上医学专业学历，或在村卫生室连续工作 20 年以上，或接受培训取得合格证书的人员，可向县级卫生局申请乡村医生执业注册，取得《乡村医生执业证书》后，方可继续在村卫生室行医。2011 年，国务院印发《关于进一步加强乡村医生队伍建设的指导意见》，严格乡村医生执业资格，加强准入管理，规定乡村医生必须具有乡村医生执业证书或执业（助理）医师证书，并在卫生行政部门注册获得相关执业许可。在村卫生室从事护理等其他服务的人员也应具备相应的合法执业资格。县级卫生行政部门要严格按照《中华人民共和国执业医师法》和《乡村医生从业管理条例》等有关法律法规，进行乡村医生的准入管理。

（四）医技科室技术人员准入制度

医技科室技术工作人员也需参加相应的职业准入考试，经考试合格方可从事医技工作。如药师需要参加执业药师资格考试，经全国统一考试获得《执业药师资格证书》，向所在省（自治区、直辖市）药品监督管理局申请注册，取得《执业药师注册证书》后方可执业。临床医学检验技师要进行工作和晋升也需要参加相应的临床检验技士/技师/主管技师考试。

（五）行政后勤管理人员准入制度

除医生和护士以外，行政管理人员、财务人员、信息技术人员、后勤工程人员等都是卫生人力资源的重要组成部分，在各自的专业领域内也有相应的资格认证制度。例如，会计从业人员必须通过财政部组织的会计从业资格考试，获得会计从业资格证才能从事会计相关工作。信息技术管理专业技术人员职业资格考试是针对信息技术人员的专业考试，而人力资源管理者也有相应的人力资源考试，分为人力资源管理员、助理人力资源管理师、人力资源管理师和高级人力资源管理师四级。虽然资格证和执照并不是评价卫生人力的唯一标准，但不失为一种评价应聘者是否具备基本资质的一种好方法，以节约卫生人力资源管理者的筛选时间。

（六）其他工作人员准入制度

随着卫生组织的发展，对专业的卫生管理人才需求增加，卫生管理人才评价考试应运而生。内蒙古、上海、江苏、江西、贵州、西藏等省（自治区、直辖市）开始实施卫生管理，公共卫生管理，医院管理初、中级师专业考试。随着医疗设备的应用越来越多，临床医学工程技术（初级士/师）专业考试成为评价临床医学工程人才的重要手段。

第五节　我国卫生人力资源的基本状况

WHO 在 2013 年 11 月召开的第三届全球卫生人力资源论坛上发布了一份关于"没有人力资源就没有健康"（No Human Resources，No Health）的统计报告。报告称，目前全球范围内短缺约 720 万卫生保健工作人员来满足民众的基本医疗需求，这一数字预计到 2035 年将持续攀升到 1300 万，使实现"全民健康覆盖"的目标面临严峻挑战，尤其是在孕产妇和婴幼儿保健领域。报告指出，全球现有 58 个国家，其 90%的产妇死亡及 80%的死产婴儿案例都是因为缺乏经过专业训练的接生人员所导致的。

卫生人力资源是卫生计生事业发展的基础和关键，是深化医药卫生体制改革的重要支撑和保障。2009 年，中共中央、国务院向社会公布《关于深化医药卫生体制改革的意见》。为反映深化医药卫生体制过程中我国卫生人力资源的变化情况，本节以新医改后的第 1 年 2010 年作为起始年，从数量、结构和分布三个层面分析 2010～2019 年我国卫生人力资源基本状况。

一、卫生人力资源的数量、结构和分布

（一）数量

从总量上看，根据《中国卫生和计划生育统计年鉴 2011》，2010 年年末，全国卫生人员总数达 820.8 万人。其中，卫生技术人员 587.6 万人，乡村医生和卫生员 109.2 万人，其他技术人员 29.0 万人，管理人员 37.1 万人，工勤技能人员 57.9 万人。卫生技术人员中，执业（助理）医师 241.3 万人，注册护士 204.8 万人，药师（士）35.4 万人，技师（士）33.9 万人，其他卫生技术人员 72.2 万人。根据《中国卫生健康统计年鉴 2020》，2019 年年底，全国卫生人员总数达 1292.8 万人。与 2010 年比较，全国卫生人员数增加 472.0 万人（每年平均增加 52.4 万人），增长了 57.5%（年均增长 5.2%）。其中，卫生技术人员 1015.4 万人，乡村医生和卫生员 84.2 万人，其他技术人员 50.4 万人，管理人员 54.4 万人，工勤技能人员 88.4 万人。卫生技术人员中，执业（助理）医师 386.7 万人，注册护士 444.5 万人，药师（士）48.3 万人，技师（士）53.6 万人，其他卫生技术人员 82.3 万人。

从人均数量上看，2010 年年末每千人口卫生技术人员 4.39 人，执业（助理）医师 1.80 人，执业医师 1.47 人，注册护士 1.53 人。2019 年年末每千人口卫生技术人员 7.26 人，执业（助理）医师 2.77 人，执业医师 2.30 人，注册护士 3.18 人。具体见表 12-1。

表 12-1　2010 年与 2019 年卫生人员数　　　　　　　　　　　　　（单位：人）

年份	卫生人员	卫生技术人员		执业（助理）医师		执业医师		注册护士	
		合计	每千人口	合计	每千人口	合计	每千人口	合计	每千人口
2010	8 207 502	5 876 158	4.39	2 413 259	1.80	1 972 840	1.47	2 048 071	1.53
2019	12 928 335	10 154 010	7.26	3 866 916	2.77	3 210 515	2.30	4 445 047	3.18

（二）结构

统计年鉴中并无卫生人员的结构数据，以下将从性别与年龄、学历与职称、专业和医护结构几个角度分析卫生技术人员的结构变化情况。

1. 性别与年龄结构

2010 年年底，全国卫生技术人员中，男性占 34.2%，女性占 65.8%，卫生技术人员女性人数约为男性人数的 1.92 倍。在年龄构成上，25 岁以下占 8.1%，25～34 岁占 34.8%，35～44 岁占 29.7%，45～54 岁占 18.9%，55～59 岁占 5.2%，60 岁及以上占 3.2%。

2019 年年底，全国卫生技术人员中，男性占 27.8%，女性占 72.2%，卫生技术人员女性人数约为男性人数的 2.60 倍。与 2010 年相比，女性卫生技术人员所占比例提高 6.4 个百分点。在年龄构成上，25 岁以下占 5.9%，25～34 岁占 39.5%，35～44 岁占 26.1%，45～54 岁占 17.6%，55～59 岁占 5.3%，60 岁及以上占 5.6%。具体见表 12-2。

表 12-2　2010 年与 2019 年卫生技术人员性别、年龄构成（%）

年份	性别		年龄					
	男	女	25 岁以下	25～34 岁	35～44 岁	45～54 岁	55～59 岁	60 岁及以上
2010	34.2	65.8	8.1	34.8	29.7	18.9	5.2	3.2
2019	27.8	72.2	5.9	39.5	26.1	17.6	5.3	5.6

2. 学历与职称结构

2010 年，全国卫生技术人员学历构成：研究生占 3.2%，大学本科占 21.7%，大专占 36.3%，中专占 34.5%，高中及以下占 4.2%。技术资格（评）构成：高级（正高及副高）卫生技术人员占 7.8%，中级（主治及主管级）占 24.8%，初级（师级及士级）占 57.8%，待聘职称占 9.7%。医疗卫生机构聘任的高级卫生技术人员比例占 7.7%，中级占 25.5%，初级比例占 60.4%，待聘占 6.5%。

2019 年，全国卫生技术人员学历构成：研究生占 5.9%，大学本科占 32.6%，大专占 39.4%，中专占 21.0%，高中及以下占 1.2%。与 2010 年相比，卫生技术人员学历水平明显提高，本科及以上所占比例提高 13.6 个百分点，大专提高 3.1 个百分点；中专下降 13.5 个百分点，高中及以下下降 3.0 个百分点。按专业技术资格分：高级卫生技术人员占 8.4%，中级占 19.6%，初级占 62.7%，待聘职称占 9.3%。与 2010 年相比，高级技术资格、初级所占比例提高，中级比例下降。按聘任技术职务分，高级卫生技术人员占 8.3%，中级占 20.1%，初级占 62.6%，待聘占 9.0%。与 2010 年相比，医师的高级、初级技术职务聘任比例和待聘比例有所提高，中级聘任比例有所下降。具体见表 12-3。

表 12-3　2010 年与 2019 年卫生技术人员学历、技术资格构成（%）

年份	学历					技术资格			
	研究生	大学本科	大专	中专	高中及以下	高级	中级	初级	待聘职称
2010	3.2	21.7	36.3	34.5	4.2	7.8	24.8	57.8	9.7
2019	5.9	32.6	39.4	21.0	1.2	8.4	19.6	62.7	9.3

3. 专业结构

按专业分，卫生人员分为卫生技术人员、乡村医生和卫生员、其他技术人员、管理人员、工勤技能人员。2010 年年底，全国卫生人员中，卫生技术人员、乡村医生和卫生员、其他技术人员、管理人员、工勤技能人员分别占 71.6%、13.3%、3.5%、4.5%、7.1%。2019 年年底，全国卫生人员中，卫生技术人员、乡村医生和卫生员、其他技术人员、管理人员、工勤技能人员分别占 78.5%、6.5%、3.9%、4.2%、6.8%。与 2010 年相比，卫生技术人员所占比重有所提高，乡村医生和卫生员所占比例有所下降。具体见表 12-4。

表 12-4 2010 年与 2019 年全国卫生人员专业构成（%）

年份	卫生技术人员	乡村医生和卫生员	其他技术人员	管理人员	工勤技能人员
2010	71.6	13.3	3.5	4.5	7.1
2019	78.5	6.5	3.9	4.2	6.8

4. 医护结构

2010 年与 2019 年，医院医护比有所下降，由 2010 年的 1∶1.16 下降到 2019 年的 1∶0.77。公立医院中，三级医院医护比由 2010 年的 1∶1.12 降低为 2019 年的 1∶0.77，二级医院医护比由 2010 年的 1∶0.87 降低为 2019 年的 1∶0.79，一级医院医护比由 2010 年的 1∶1.19 降低为 2019 年的 1∶0.68，公立医院中政府办医院医护比由 2010 年的 1∶1.36 降低为 2019 年的 1∶0.76。WHO 建议的医护比理想标准为 1∶2，发达国家的医护比一般在 1∶3～1∶6 水平。造成医护比下降的原因可能是护士岗位人员的缺失。护理人才问题逐年增多，如对于护士岗位人员的忽视，护士工作压力和风险较大等问题导致临床一线护士严重缺失。应加强护士队伍建设，减轻非护理工作，缓解护士人员压力，增加对护士工作的重视，提高护士待遇和社会地位，从根本上解决护理人才的流失问题。具体见表 12-5。

表 12-5 2010 年与 2019 年医护比

年份	医院	公立医院	三级医院	二级医院	一级医院	政府办
2010	1∶1.16	1∶1.18	1∶1.12	1∶0.87	1∶1.19	1∶1.36
2019	1∶0.77	1∶0.76	1∶0.77	1∶0.79	1∶0.68	1∶0.76

（三）分布

1. 机构分布

2010 年，医疗卫生机构卫生技术人员数为 587.6 万人。其中，医院卫生技术人员 343.8 万人，占比 58.5%；基层医疗机构卫生技术人员 191.4 万人，占比 32.6%；专业公共卫生机构卫生技术人员 48.7 万人，占比 8.3%；其他医疗卫生机构卫生技术人员 3.7 万人，占比 0.6%。2019 年，各类医疗卫生机构卫生技术人员总计 1015.4 万人。其中，医院卫生技术人员 648.7 万人，基层医疗机构卫生技术人员 292.1 万人，专业公共卫生机构卫生技术人员 70.0 万人，其他医疗卫生机构卫生技术人员 4.6 万人。2019 年，全科医生数总计 36.5 万人，注册为全科医学专业的人数为 21.1 万人，取得全科医生培训合格证的有 15.4 万人。其中医院 6.0 万人，社区卫生服务中心（站）10.4 万人，乡镇卫生院 16.2 万人。

相较于 2010 年，2019 年医疗卫生机构卫生技术人员数增加 427.8 万人，增长了 72.8%。其中，医院卫生技术人员增加 304.9 万人，增长了 88.7%；基层医疗机构卫生技术人员增加 100.7 万人，增长了 52.6%；专业公共卫生机构卫生技术人员增加 21.3 万人，增长了 43.7%；其他医疗卫生机构卫生技术人员增加 0.9 万人，增长了 24.3%，但是专业公共卫生机构人员占总人员的比例从 8.3% 下降到 6.9%。从公共卫生机构卫生技术人员构成比例来看，执业（助理）医师的比例由 2010 年的 38.74% 下降至 2019 年的 34.60%，注册护士的比例由 21.41% 上升到 33.60%，药师比例变化不大。具体见表 12-6、表 12-7。

表 12-6　2010 年与 2019 年医疗卫生机构卫生技术人员构成（%）

年份	合计	医院	基层医疗机构	专业公共卫生机构	其他医疗卫生机构
2010	100	58.5	32.6	8.3	0.6
2019	100	63.9	28.8	6.9	0.4

表 12-7　2010 年与 2019 年专业公共卫生机构卫生技术人员数量　　（单位：人）

年份	合计	执业（助理）医师	注册护士	药师	技师	其他
2010	486 801	188 590	104 247	15 628	49 753	128 583
2019	699 957	242 188	235 220	22 601	69 018	130 930

2. 城乡分布

2010 年，每千人口卫生技术人员为 4.4 人，其中城市为 7.6 人，农村为 3.0 人；每千人口执业（助理）医师为 1.8 人，其中城市为 3.0 人，农村为 1.3 人；每千人口执业医师为 1.5 人；每千人口注册护士为 1.5 人，其中城市为 3.1 人，农村为 0.9 人。2019 年，每千人口卫生技术人员为 7.3 人，其中城市为 11.1 人，农村为 5.0 人；每千人口执业（助理）医师为 2.8 人，其中城市为 4.1 人，农村为 2.0 人；每千人口执业医师为 2.3 人，其中城市为 3.8 人，农村为 1.4 人；每千人口注册护士为 3.2 人，其中城市为 5.2 人，农村为 2.0 人。

相较于 2010 年，2019 年每千人口卫生技术人员数增加 2.9 人，增长了 65.9%，其中城市增加 3.5 人，农村增加 2.0 人；每千人口执业（助理）医师增加 1.0 人，增长了 55.6%，其中城市增加 1.1 人，农村增加 0.7 人；每千人口执业医师增加 0.8 人，增长了 53.3%；每千人口注册护士增加 1.7 人，增长了 113.3%，其中城市增加 2.1 人，农村增加 1.1 人。具体见表 12-8。

表 12-8　2010 年与 2019 年每千人口卫生人员城乡分布　　（单位：人）

年份	卫生技术人员		执业（助理）医师		执业医师		注册护士	
	城市	农村	城市	农村	城市	农村	城市	农村
2010	7.6	3.0	3.0	1.3	—	—	3.1	0.9
2019	11.1	5.0	4.1	2.0	3.8	1.4	5.2	2.0

3. 地区分布

2010 年，每千人口卫生技术人员东部 4.7 人，中部 4.2 人，西部 4.1 人；每千人口执业（助理）医师东部 1.9 人，中部 1.8 人，西部 1.7 人；每千人口注册护士东部 1.7 人，中部 1.5 人，西部 1.4 人。2019 年，每千人口卫生技术人员东部 7.6 人，中部 6.6 人，西部 7.4 人；每千人口执业（助理）医师东部 3.0 人，中部 2.5 人，西部 2.6 人；每千人口注册护士东部 3.3 人，中部 2.9 人，西部 3.3 人。

与 2010 年相比，2019 年每千人口卫生技术人员、执业（助理）医师和注册护士在东部、中部和西部地区均产生了增长。其中，每千人口卫生技术人员东部增加 2.9 人，中部增加 2.4 人，西部增加 3.3 人；每千人口执业（助理）医师东部增加 1.1 人，中部增加 0.7 人，西部增加 0.9 人；每千人口注册护士东部增加 1.6 人，中部增加 1.4 人，西部增加 1.9 人。具体见表 12-9。

表 12-9　2010 年与 2019 年每千人口卫生人员地区分布　　　　　　（单位：人）

年份	卫生技术人员			执业（助理）医师			注册护士		
	东部	中部	西部	东部	中部	西部	东部	中部	西部
2010	4.7	4.2	4.1	1.9	1.8	1.7	1.7	1.5	1.4
2019	7.6	6.6	7.4	3.0	2.5	2.6	3.3	2.9	3.3

二、卫生人力资源发展中的成效、挑战与经济政策

（一）卫生人力资源发展取得的成效

第一，卫生人力资源总量持续增长，卫生技术人员和注册护士增长较快。2019 年年底，全国卫生人员总数达 1292.8 万人。与 2010 年比较，卫生人员数增加 472.0 万人，增长了 57.5%。

第二，卫生人力资源素质不断提高，卫生技术人员学历水平显著提升。卫生技术人员中本科及以上学历所占比例由 2010 年的 24.9% 提高到 2019 年的 38.5%。

第三，卫生人力资源资源配置优化，医师工作效率提高。2010～2019 年，每千人口卫生技术人员由 2010 年的 4.4 人提高到 2019 年的 7.3 人，每千人口执业（助理）医师由 1.8 人提高到 2.8 人，每千人口执业医师由 1.5 人提高到 2.3 人，每千人口注册护士由 1.5 人提高到 3.2 人。东、中、西部卫生人力配置逐步增加，2019 年，东、中、西部每千人口卫生技术人员分别为 7.6 人、6.6 人、7.4 人，相比较 2010 年，东部增加 2.9 人，中部增加 2.4 人，西部增加 3.3 人。

第四，符合行业特点的卫生人才培养制度基本建立。医学教育体系基本建立，医学模式创新持续推进；医学教育规模显著扩大，高学历专业人才占比有所提高；住院医师规范化培训制度基本建立，医师培训不断完善；农村订单定向医学生免费培养工作有序进展，基层人才队伍不断夯实。

（二）卫生人力资源发展面临的挑战

第一，高级人才占比仍然偏低。2019 年，我国卫生技术人员中，具有高级职称的仅占 8.4%，高级卫生技术人员急需增加。

第二，卫生人力结构性问题较为突出，急需紧缺人才。全科医生数量缺口较大，截至 2019 年年底，我国仅有 36.5 万名全科医生，注册为全科医学专业的人数为 21.1 万人，取得全科医生培训合格证的有 15.4 万人。

第三，基层人才队伍建设需要进一步加强，城乡、区域分布有待优化。基层卫生人员总体学历水平不高，城市、农村卫生人力配置水平和学历水平差距较大，区域间不平衡现象依然存在。

第四，专业公共卫生机构人员近年呈下降趋势。近年来公共卫生人员流失率逐年上升，主要原因为薪酬待遇低、社会地位不高、工作成就感不强及职业发展前景不明朗等因素。

（三）卫生人力资源发展的经济政策

在深入推进医药卫生体制改革和健康中国建设的关键时期，工业化、城镇化及人口快速老龄化将带来新的挑战；一些传染病和慢性非传染性疾病严重威胁人民群众健康，使我国发展医疗卫生事业的任务更加艰巨，加强医药卫生人才队伍建设迫在眉睫。国家卫生健康委员会 2017 年颁发的《"十三五"全国卫生计生人才发展规划》为卫生人才队伍建设设定了总体目标。

第一，稳步增加卫生人力总量。坚持需求导向，按照"十三五"卫生计生人才发展规划要求，人力资源总量稳步增长。另外，还要深化医学教育改革，持续加大卫生人才培养数量，不断提高人才质量，满足居民日益增长的医疗卫生服务需求。

第二，推进高层次卫生人才队伍建设。坚持培养和引进相结合，培养具有发展潜能的、可以引领未来发展的研究队伍。通过专项经费、加大对高级人才建设支持力度，搭建团队合作平台。

第三，加强全科医生培养和队伍建设。进一步完善全科医生教育培训体系，鼓励有条件的高校建立全科医学系或全科医学学院，将全科医学作为必修课程，加强医学生的全科医学基础素养教育。通过住院医师规范化培训、助理全科医生培训、全科医生转岗培训、农村订单定向医学生免费培养等多种渠道，加大全科医生培训力度，并逐步向全科专业住院医生规范化培训为主题过渡。

第四，建立完善城乡联动的人才管理和服务模式。在医疗资源整合的背景下，增加医联体和医共体的专科医生。加快整合区域医疗卫生信息数据中心建设，实现基层医疗机构间、基层医疗机构与上级医疗机构间信息交换和共享，以信息化手段提高服务效率和水平、缓解基层卫生人才缺乏状况。完善城乡对口支援，提高援助政策和项目的针对性。

第五，大力加强公共卫生人才队伍建设。切实提高公共卫生人员待遇，完善人才发展的政策制度，理顺公共卫生人员职业发展途径，增强公共卫生机构人才吸引力。通过医学院校专业公共卫生人才培养、公共卫生医师规范化培训等方式提高公共卫生人才的素质和能力。

1. 什么是卫生人力资源？有何特点？
2. 如何理解卫生人力资源短缺和过剩？
3. 卫生人力资源需求预测的方法有哪些？
4. 如何完善卫生人力发展的经济政策？

（辛　怡）

第十三章　卫生服务的合理组织

内容提要

本章主要围绕卫生服务的结构、规模、布局和时序四方面问题，探讨卫生服务生产的合理组织，介绍了卫生服务结构经济、规模经济（economics of scale）、布局经济和时序经济的概念，分析了卫生服务结构的优化、医院最佳规模的选择、卫生服务布局的优化和卫生服务的时序经济选择等。

第一节　卫生服务的结构经济

一、卫生服务结构经济的含义

现代卫生服务生产要素的构成日益复杂，概括起来大体包括：①人力，主要由卫生技术人员和其他劳动者构成；②资本，包括货币资本和物质资本，货币资本俗称财力，物质资本主要由医疗器材、设备、药品、卫生材料及基本设施构成，其中，货币资本可转化为物质资本，物质资本可用货币资本来衡量；③医疗技术；④卫生管理；⑤自然资源，如土地、河流等。

上述生产要素不是任意组合就能形成卫生服务生产力的，必须使生产要素在质上相互适应、在量上比例合理、在排列上关联性强，从而使要素之间能相互匹配，相互提供条件，相互进行补充，协同完成卫生服务的生产，实现要素构成的合理和经济。

概括地说，所谓结构经济，就是指人们根据生产力运行规律的要求，自发、科学地调整各种要素投入的组合，以实现要素的合理配置与成本的节约。研究卫生服务的结构经济，就是要研究卫生经济结构规律及其相互关系，从而优化卫生服务的生产要素结构，充分发挥生产要素的功能，减少浪费，争取高产出和高效益。

二、卫生服务结构的分类与影响因素

（一）卫生服务结构的分类

卫生服务结构可以反映卫生服务质量和卫生服务组织结构的合理性，具体可以分为以下几类。

1. 专业结构

卫生服务系统内部有许多不同的专业，从专业领域方面，可以划分为医疗服务、卫生防疫、医药生产、医学科研及医学教育等；从医疗服务的内部来讲，又分为内科、外科、妇科、儿科、口腔科、传染病科、精神病科、职业病科等；从具体分工来看，可以分为卫生技术人员、卫生管理人员、工勤技能人员、其他技术人员等。截至 2019 年年末，全国卫生人员总数达 1292.8 万人，其中，卫生技术人员 1015.4 万人，卫生管理人员 54.4 万人，工勤技能人员 88.4 万人，其他技术人员 50.4 万人。卫生技术人员中，执业（助理）医师 386.7 万人，注册护士 444.5 万人。2019 年年底，我国执业（助理）医师与注册护士之比为 1∶1.1，而国际标准为 1∶2，这说明我国专业人才中专业护理人员数量严重不足。专业结构是否合理，将直接影响医疗服务的质量，因此，根据卫生服务需求和各专业关联度，保持专业结构的适当比例十分重要。

2. 层次结构

卫生服务的层次结构主要是指医疗服务的不同层次。从 20 世纪 50 年代开始，我国就建立了城市和农村的三级医疗服务和三级预防保健网等层级制度。在城市三级医疗服务机构中，省、市级医疗预防机构为三级，区、县级医疗预防机构为二级，街道卫生院则为一级。农村也形成了县、乡和行政村三级医疗预防服务体制。

伴随人口老龄化、疾病谱的改变、医疗模式的转变、群众对医疗服务需求的变化等因素，三级医疗服务和三级预防保健网之间的功能发生混乱，居民无论大病、小病都涌向城市大医院，基层医疗服务机构床位闲置，部分乡镇卫生院甚至濒临倒闭。2005 年，卫生部大力调整传统医疗服务层次结构，将政府在城市举办的一级医院、部分二级医院、街道卫生院及企事业单位基层医疗机构转型改造为社会卫生服务机构，其余医院为综合性医院、专科医院和预防保健机构，并要求加强社区卫生服务机构与各类医院、预防保健机构的分工合作，由此形成城市二级医疗预防服务体系。

不同层级医疗卫生机构的功能定位也不尽相同，社区卫生服务机构主要从事预防、保健、健康教育、计划生育和常见病、多发病、诊断明确的慢性病的治疗和康复；综合医院和专科医院主要从事疾病的诊治，其中，大型医院主要从事危急重病、疑难病症的诊治，并结合临床开展教育、科研工作。截至 2019 年年末，全国医疗卫生机构总数达 1 007 579 个，其中，医院 34 354 个，基层医疗卫生机构 954 390 个，专业公共卫生机构 15 958 个。在基层医疗卫生机构中，社区卫生服务中心（站）35 013 个，乡镇卫生院 36 112 个，门诊部（所）266 659 个，村卫生室 616 094 个。重组后的二级医疗预防服务体系在功能上和体系上更有利于卫生事业的发展，利于满足人民群众日益增长的医疗预防保健服务需求。

3. 人力结构

卫生服务的人力结构反映卫生人力质量和人力构成的合理性。卫生人力作为卫生服务生产投入的基本要素，需要保持合理的结构。人力结构的内容主要包括：①年龄结构，年龄结构与卫生服务的质量、工作能力、效益相关，与卫生人力的稳定性和延续性也有着密切关系。②职称结构，职称结构与医疗服务质量存在相关关系。高、中、初三级专业卫生技术人员合理的比例，有助于卫生人力的利用和工作效率的提高。在一些大医院，高级卫生技术人员比例过高，出现"团长站岗"现象，影响了卫生人力的工作效率。在一些基层医院，则缺乏高、中级卫生技术人员，出现"士兵挂帅"现象，这也导致了基层医疗卫生服务能力偏低。截至 2019 年年末，我国卫生技术人员中，高、中、初三级专业卫生技术人员比例约为 1∶2∶1，而 WHO 规定，中等发达国家高、中、初三级专业卫生技术人员之比为 1∶3∶1，说明我国中级专业卫生技术人员比例偏低。③专业技术结构，包括医护比例、医技比例、卫生专业人员与非专业人员的比例、卫生管理人员与一般专业人员的比例等，人员结构比例是否合理也是影响医疗卫生机构运行效率和效益的重要因素。因此，医疗卫生机构需保持在职员工在年龄结构、职称结构和专业技术结构三方面结构的合理性，以保证卫生人力资源的合理配置和利用。

2021 年，国家发展和改革委员会、国家卫生健康委员会、国家中医药管理局和国家疾病预防控制局共同编制《"十四五"优质高效医疗卫生服务体系建设实施方案》，指出目前我国医疗卫生服务领域仍然面临着优质医疗资源总量不足，区域配置不均衡现象。例如，2019 年年末，城市地区每千人拥有 11.1 名卫生技术人员，是农村地区的 2.2 倍，城市地区每千人口职业（助理）医师数是农村地区的 2.1 倍，城市地区每千人口注册护士数是农村地区的 2.6 倍。

4. 技术结构

卫生服务的技术结构指在一定规模或一定级别的医疗服务机构内，各种技术设备配置的比例关系。例如，一个拥有 550 张床位的医院，应配备多少台 X 线机、多少台超声诊断仪等设备，从而达到资源使用效率的最大化。

（二）卫生服务结构的影响因素

卫生服务的结构不是固定不变的，它受多种因素影响和制约。因此，卫生服务的结构应随着环境变化进行调整和改变，以实现卫生服务的结构优化。具体而言，影响卫生服务结构的主要因素包括以下两个方面。

1. 卫生服务需求变化

决定卫生服务需求变化的因素很多，包含经济因素（如价格、收入、消费偏好等）、人口因素、疾病流行情况、疾病种类、文化状况、卫生知识普及程度，还包含地理、气候、交通乃至民俗等。这些因素发生变化会影响卫生服务需求，卫生服务供给结构也会因之发生变动。

2. 卫生服务供给变化

从卫生服务的供方来看，影响因素也较为复杂。例如，国家的卫生总费用水平、国家对卫生系统的投资能力、医疗卫生技术的发展状况和医学教育水平等因素都会影响卫生服务供给。

通常来讲，一个国家的医疗卫生服务的供给主要取决于以下因素：①国家卫生资源的数量与种类；②国家卫生政策及卫生管理体制；③国家卫生组织机构的效率；④国家对卫生事业的经济支持能力和力度。

上述因素均会对卫生服务结构产生持续性影响。因此，结构优化不可能一劳永逸，它是一个不断变化和不断完善的过程。

三、卫生服务结构的优化

优化卫生服务结构以实现结构经济，需要卫生服务生产要素在质态组合和量态组合上达到优化。

（一）卫生服务生产要素质态组合优化

在质态组合方面，卫生服务生产要素需相互适应、互为条件、相互补偿、相互耦合，以优化卫生服务生产过程。卫生技术人员、卫生服务设施、装备、技术水平及管理水平等要素要相互适应和匹配，否则就会出现生产不协调，阻碍卫生服务生产力发展。例如，某些医院投入大量资金建楼房、买设备，而忽视人才的培养，医疗技术水平及管理水平得不到应有提高，结果造成医疗资源利用不充分、医院运行效率低下，甚至造成医疗事故。又如，现在一些城市医疗卫生服务结构配置不合理，无论规模大小，一概建成"大而全""小而全"的医院，这不仅导致医院缺乏特点和竞争力，而且也不符合社会医疗卫生事业发展需求。伴随医疗市场竞争加剧，这些中小型医院往往面临运营危机、处境艰难。合理的卫生服务生产要素结构不仅可以最大限度地保障人民生命健康，同时也能够满足社会生产力发展的必然要求。因此，卫生服务的质态组织优化，要求从卫生服务的需求出发，使卫生人力、资本、技术、管理互为条件、相互协调，从而充分发挥卫生服务生产要素的整体功能。

（二）卫生服务生产要素量态组合优化

卫生服务生产要素在量态组合上的优化是指各种要素在数量上按比例合理配置，旨在以较小的投入取得较大的产出。对于生产要素投入与产出的关系，经济学上可用生产函数表示为：

$$Q = f(L, K, T, M, N \cdots\cdots)$$

其中，Q 代表产量；L 代表人力；K 代表资本；T 代表技术；M 代表管理；N 代表自然资源。上述函数式表示，卫生服务的产量取决于人力、资本、技术等生产要素的投入量。下面通过卫生服务的生产函数，来探讨卫生服务生产要素的量态优化组合。

在短期内，医疗卫生单位（如医院）的技术水平、设备、病房、基本设施等是难以变动的，而劳动、原料等则是可以变动的。假定，在短期内，某医院在一定的技术条件下，只生产一种服务（其

产量为 Q），只有一种固定资本 K，只有一种变动投入人力 L。然后分析变动投入对产量的影响，以确定投入量的大小。现在假定某医院有固定病房和基本设施等资本投入 60 万元，在短期内，使用不同数量的卫生人力 L 来接收患者住院治疗，出现如下情况（表 13-1）。

表 13-1　某医院人力投入与产量表

可变投入量 （人力 L）	资本人力比例（K/L）	总产量 TP （总住院天数）	平均产量 AP （平均住院天数）	边际产量 MP （边际住院天数）
1	60	10	10	
2	30	24	12	14
3	20	39	13	15
4	15	52	13	13
5	12	61	12.2	9
6	10	66	11	5
7	8.57	66	9.4	0
8	7.5	64	8	−2

（1）总产量（total product，TP）：是指在其他条件不变的情况下，变动投入 L 与一定量资本 K 相结合所能生产的产量（总住院天数）。总产量随着 L 的增加，从递增（当 L 为 1～6 时）到不变（当 L 为 6～7 时），最终（当 L 为 8 以后）递减。

（2）平均产量（average product，AP）：是指在一定条件下，平均每个人力的产量（平均住院天数）。它也有从递增到递减的变化过程。AP＝TP/L。

（3）边际产量（marginal product，MP）：是指在一定条件下，人力投入的增量变化所引起的总产量的变动。MP＝ΔTP/ΔL。

根据表 13-1 中的数据，做出人力投入量区域与产量曲线图（图 13-1），可将生产分为三个阶段，以便确定生产要素的最佳投入。

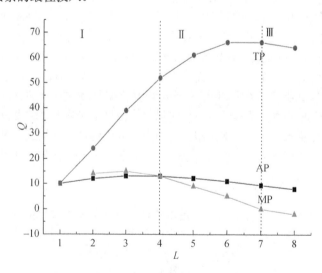

图 13-1　某医院人力投入量区域与产量曲线

第 I 阶段：AP 上升，TP 上升迅速，MP 先升后降，此阶段 MP＞AP。

第 II 阶段：MP 小于 AP，但 MP 大于零，即 0＜MP＜AP。TP 随着人力投入的增加继续增长，直至达到最大。由于 MP＜AP，因此，增加人力投入，反而促使 AP 下降。

第Ⅲ阶段：TP 和 AP 开始递减，MP 小于零。

　　了解短期生产函数，掌握 TP、MP 和 AP 的变化规律及其相互关系，可以用来规划卫生服务生产要素的投入量。就生产三阶段而言，只有第Ⅱ阶段的要素投入才是合理的。因为在第Ⅰ阶段，每增加一个单位生产要素投入所增加的产量大于 AP，增加要素的投入是有益的，若停留在第Ⅰ阶段就不能充分发挥生产要素的耦合作用。

　　例如，某些医疗单位专业人才缺乏，若增加这类人才，可使卫生服务的产出大大增加。同样，生产要素投入在第Ⅲ阶段也是不可取的，因为在这一阶段，人力的投入不仅不增加产出，反而使 TP 下降，且 MP 已小于零。例如，某些医疗单位人满为患，多余的人力不仅不会促进 TP 的增加，反而影响其他人力的产出，使 TP 下降，就是属于这种情况。至于选择第Ⅱ阶段投入的哪一点进行医疗服务的生产，则要根据利润最大化原则，结合本单位医疗服务的成本或卫生服务的目标来确定。

第二节　卫生服务的规模经济

一、规模经济的概念

　　规模是指生产要素在经济组织内的聚集程度。无论是企业还是医院，都存在一个规模问题，存在着如何根据具体情况选择适度规模进行生产和经营的问题，因此，规模经济研究有着一定的实践意义。所谓规模经济，是指人们根据生产要素数量组合方式变化规律的要求，自觉地选择和控制经济组织或医院的规模，从而降低成本，增加产出（收益），提高经济效益。

　　规模经济是经济学生产理论中的基本概念，主要通过规模报酬来研究。所谓规模报酬，是指在技术水平和生产要素价格不变的条件下，当投入的要素按同一比例变化时产量变动的状态。假定生产函数为 $Q=f(L, K)$，只有 L、K 两种投入，且按同一比例变动，投入的变动 $\lambda=dx/x$，即要素投入增量与总量之比，产量的变动 $u=dQ/Q$，即产量增量与总产量之比，生产弹性系数 $Ee=\mu/\lambda$。根据 Ee 的大小可以将规模报酬分为以下三个阶段：当 Ee＞1 时，即 $\mu＞\lambda$，生产处于规模报酬递增阶段；当 Ee＝1 时，即 $\mu＝\lambda$，生产处于规模报酬不变阶段；当 Ee＜1 时，即 $\mu＜\lambda$，生产处于规模报酬递减阶段。

　　导致规模报酬变动的主要原因是规模经济与规模不经济（diseconomics of scale）。在生产扩张阶段，由于生产具有明显的规模经济，规模报酬是递增的。例如，大规模生产可以实行专业分工，采用先进设备，聘请高级专家，节省管理费用，并能进行综合经营等，这些都能够大大提高效率，这称作内在经济；大规模生产还可以与其他单位共用交通运输等基础设施，共同进行人员培训等，也能够大大提高效率，这称作外在经济。

　　当规模扩大到一定程度后，可能会出现规模报酬递减。这是由于规模过大、层次过多，不易协调，难以管理，这些属于内在不经济；由于规模过大，资源可能发生短缺，投入成本过大，市场也受需求限制等，这些属于外在不经济。当生产规模的内在不经济与外在不经济超过内在经济和外在经济时，就会发生规模报酬递减现象。

　　在规模报酬递增与规模报酬递减之间，往往会出现或长或短的规模报酬不变阶段。这是规模报酬递增的最后，大规模生产的优越性已得到充分发挥，规模经济已用完，规模报酬难以进一步提高。同时，生产单位又采取种种措施实行现代化科学管理，努力减少规模不经济，延缓规模报酬递减阶段的出现。因此，规模报酬不变可能会是一个相当长的阶段，这也是经济学分析的重点。

　　由上述可见，卫生服务的生产不能贪求过大的规模，也不能规模过小。要保持生产效率和效益，应当选择适度规模。

二、医院最佳规模的选择

在经济理论中，医院成本与规模大小之间的关系可以通过长期平均成本曲线来表示。该曲线呈 U 形，当生产规模增大时，其单位卫生服务成本的平均值在下降，直至最低点（*E*），然后再上升（图 13-2）。

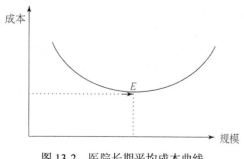

图 13-2　医院长期平均成本曲线

伴随社会经济的发展，居民对健康的需求呈现多元化、差异化特征，且不断增长，在现有市场环境和政策背景下，大医院往往较小医院更能生存、获利、扩张市场、树立品牌。因此，追求规模经济带来的有利效应是多数城市医院规模持续扩张的行为动机。这些有利效应主要有：①大医院能更多地使用专门人才，使分工专业化，专门人才在较大医院中能比在较小医院中得到更充分的使用；②大医院的设备和设施能够更充分地发挥作用；③大医院由于购置设备、材料等数量较大，能获得较大的优惠，使成本降低。不利因素是大医院为了协调和调控工作，需要付出较多的时间和更大的努力，以及较高的管理成本。一般来说，小规模医院扩大规模可更大地增加产出，提高效率。因为他们可以使从专门人才和设备使用中获得的益处，大大超过管理成本的增长。但随着规模越来越大，最终管理等成本超过收益的增加，使平均成本上升（图 13-2）。因此，医院规模的选择，取决于长期平均成本曲线的形状。

卫生经济学家马丁·费尔德斯坦（M. Feldstein）运用英国 117 所非教学的急诊医院（即治疗一般的短期内、外科患者的医院）的资料，对医院最佳规模进行了研究。假设医院规模以病床数多少为依据，通过平均成本与规模项、规模平方项并联系病例组合变量的曲线回归分析，得出了一条浅的 U 形成本曲线。在这条曲线上，最小平均成本是在 310 张床位的规模上达到的。但在研究规模和利用率之间的关系时，发现较大医院具有较低利用率倾向，对于较大医院来说，规模经济可被较低利用率所引起的较高成本所抵消。若较大规模医院的床位利用率与较小规模医院的床位利用率相等的话，床位不到 900 张时，医院的平均成本还是下降的（在 900 张床位规模上的成本，比抽样平均规模的成本要低 12%）。因此，他认为医院达到规模经济的床位范围应在 300～900 张。

应该指出，经济理论中规模经济是通过长期平均成本与产量变动关系来确定的。由于医院与企业不同，其产品是多样的。医院除了提供住院服务外，还承担门诊、教育、培训、研究及其他社会服务。此外，医院服务成本不仅受医院规模的影响，而且受医院服务能力、病例组合、服务质量、疾病严重程度、医院投入要素价格等因素影响。因此，在不同情况下，医院规模的最佳点是不一样的，目前并没有全球统一的医院最佳规模标准。许多卫生经济学家在研究医院最佳规模问题时，都靠经验数据来得出回归方程，因而对其他医院的实际指导意义并不大。

事实上，医院规模并不是其产生规模经济的唯一决定因素，很多其他因素直接和间接地影响其效应的发挥。例如，医院规模经济的首要限制条件是医院服务的需求，影响医院服务需求的因素都不同程度地限制或影响医院规模经济作用的发挥和医院适度规模的确定。没有足够的对特定医院服务的需求数量，医院内部专业化的技能或分工或活动就不会产生。决定医院服务需求的首要因素是人口数和发病率，级别高的医院大多地处城市，覆盖人口多，人口稠密，流动人口多，市场边界大，规模经济容易起作用，规模容易扩张。相对而言，低级别医疗机构、农村医疗机构服务人口少，不具备扩张规模的需求条件。此外，经济水平、文化教育、医疗保险制度等因素也可通过影响需求来影响医院规模经济的发挥。同时，医院及医疗服务体系对需求也会产生一定影响，医疗服务能力和技术水平提高会产生新的需求和新的市场，医生的诱导需求会提高需求水平，医疗机构之间的竞争意味着符合地缘经济的医院更易发展，所以医院规模经济发挥有赖于与医院规模相匹配的技术内涵和管理能力。

当前我国医院规模增长速度得到一定控制，结构持续优化，大多数医院具有规模经济，这与我国宏观管理政策有很大关系，如区域卫生规划、医疗机构设置规划、医疗机构基本标准等。但医院规模监管依然缺位，致使一些医院仍在盲目扩大医院规模。政府可以通过财政、金融政策与市场环境等因素影响医院筹资能力，进而影响其规模扩张。如何从中国具体情况出发，结合当地实际，确定不同服务层次、不同类型医院的适宜规模，还需要进行大量调查研究和深入探讨。

第三节　卫生服务的布局经济

一、卫生服务布局经济的概念

"布局"指的是生产力因素的空间组合状态。卫生服务布局属于卫生资源配置范畴。因此，卫生服务布局的基本原则应符合卫生资源配置的核心原则，即公平、效率与适应性。在这里，公平原则指的是卫生服务可及性的公平，即指不同的人在遭遇到同样的健康问题时应该具有同样获得相同质量和数量的卫生服务的可能。效率原则是指通过合理卫生服务布局来提高技术效率和生产效率。适应性原则是指卫生资源配置应与区域内国民经济和社会发展水平相适应，与人民群众的实际健康需求相协调。

所谓布局经济，是指人们根据生产力因素空间组合方式发展变化规律的要求，科学地、自觉地选择生产力因素的空间布局而实现的节约。卫生服务的布局经济，就是要研究卫生服务系统的各种要素，如何采取最优化的空间组合，提高卫生服务的公平、效率与适应性，以取得最佳的卫生服务经济效益和社会效益。

二、卫生服务布局经济的影响因素

卫生服务布局的合理化和优化是不以人的意志为转移的。因为影响卫生服务布局的因素除了主观能力、判断和努力外，还存在众多的客观因素。这些客观因素如下。

（一）自然条件

自然条件主要指地理、地形、地貌、地质、气候、水源等。自然条件影响一定区域内群众的卫生服务需求，制约着卫生服务空间的分布和组合，影响着卫生网点的设立。卫生服务空间分布和网点设立，必须以自然条件为基础。否则，不仅会浪费卫生资源，而且也会导致经济效益和社会效益下降，形成不合理的卫生布局。例如，某地一家乡镇卫生院，在建院选址时就设立在山上，结果造成了群众就医不便，使得该院医疗服务业务量偏低，入不敷出。后来该院在上级财政支持下，在山下设立了门诊部，结果卫生服务业务量骤增，经济效益大大提高，该乡镇卫生院很快摆脱了困境。

（二）人口与疾病构成

卫生服务说到底是为人服务的。人口数量和疾病发病率，是决定卫生机构设置的重要因素。从理论上讲，卫生服务机构设置应按人口比例在人群中平均布局才是最合理的。可实际上由于人口数量、年龄和密度等在各地区之间是不平衡的，沿海地区人口密度相对较大，居民对健康的需求也更加丰富，因此对医疗卫生机构辐射面的需求也较大；而在一些偏远地区和相对落后地区，由于人口密度小，在该区域内设置的医疗卫生机构数量也较少。当然，就医疗卫生机构网络来说，卫生服务应该有一定层次性，每个层次应有各自的辐射区，辐射边缘应有交叉，以保障边缘交叉地区人口的卫生供给。当然，高层次的医疗卫生服务机构布局上应尽可能辐射更多的人口，而低层次的医疗卫生服务机构，如初级卫生服务机构，其服务辐射人口则不宜过大。

卫生机构设置和分布不仅要考虑人口因素，还需要考虑疾病构成因素。一些地区随着社会进步和发展，出现人口老龄化和疾病谱的改变，慢性病患者越来越多，因此，医疗卫生机构的设置也应相应调整。另一些地区可能某一疾病发病率较高，或初级卫生服务未能充分提供，因此，该地区的卫生服务设置和布局，就应该考虑加强专项卫生服务或初级卫生服务。

（三）经济状况

由于各地区的经济发展不平衡，各地区对卫生服务需求出现很大差异。一般来说，经济条件好、发展水平高的地区，居民对健康的重视程度较高，且呈现个性化、多元化特征，所以对医疗卫生服务需求也较大。相反，经济落后、不发达的地区，居民对健康的重视程度往往偏低，所以对医疗卫生服务的需求就相对偏低。因此，卫生服务的布局应在考虑基本经济发展状况的前提下，根据居民实际可负担能力和健康需求变化来分布、设置卫生服务机构。

（四）其他

影响卫生服务布局的因素，不仅包括上述自然条件、人口与疾病构成、经济状况因素，而且还包括政治、社会、教育、文化、技术等多方面因素等。例如，在政治领域，一个国家的政府可以通过立法、资源分配、政策制定等措施，直接或间接地干预卫生服务的布局。

三、卫生服务布局的优化

卫生服务布局的优化，关系到卫生服务生产要素组合成效，关系到群众健康。因此，卫生服务的合理布局是值得学者们认真研究的课题。前面讨论了影响卫生服务布局的主要因素，在实际工作中，这些因素都会全面综合地影响卫生服务的布局。就卫生服务的布局优化来说，主要可从医疗卫生服务机构布局优化、医疗卫生服务大型设施布局优化、医疗卫生服务专业布局优化三个方面进行阐述。

（一）医疗卫生服务机构布局优化

在医疗卫生服务机构布局上，除历史形成的原因外，主要考虑医疗卫生服务的可及性。在其辐射范围内，应处于交通方便、人口集中之处，便于患者就诊和转诊。二级以上的医疗卫生服务机构，应处在该地的中心城镇，因为那里同时也是该地的经济文化中心，能在交通、通信、饮食、技术等方面更好地配合医疗服务。

（二）医疗卫生服务大型设施布局优化

医疗卫生服务大型设施的布局，不仅要考虑其利用率，还要考虑到在经济上是否可行。国家需配备相应部门控制和审查大型设施的布局和使用情况，尤其是一些花费外汇较多的进口设备，不能放任自流，盲目引进。例如，在一个人口不足 60 万的中型城市，引进了 4 台磁共振成像（MRI）仪，而且市内 4 家医疗机构存在竞争关系，竟然互不承认对方的检查结果，造成了不应有的资源浪费。那么，究竟多少万人口可以布设 1 台 MRI 仪，则要根据各国的具体国情和人民健康生活水平而定，不可一概而论。2004 年卫生部、国家发展和改革委员会和财政部颁发《大型医用设备配置与使用管理办法》，建立大型医用设备配置审批工作制度；2013 年卫生部颁发《新型大型医用设备配置管理规定》，要求成立大型医用设备管理专家委员会，负责对新型大型医用设备进行技术追踪、收集和分析相关信息、提供技术咨询和开展配置评估；2018 年国家卫生健康委员会发布《大型医用设备配置与使用管理办法（试行）》，要求深入推进简政放权、放管结合、优化服务，促进大型医用设备合理配置和有效使用，保障医疗质量安全，控制医疗费用过快增长，维护人民群众健康权益。

（三）医疗卫生服务专业布局优化

在医疗卫生服务的专业布局上，要考虑的因素很多，包括人口、民族、气候、地理、文化等多个方面，研究发现，上述因素均可能导致疾病的发生、传播及其流行。例如，在高原地带，就应相应地设立防治高原性疾病的医疗卫生机构；而在某些传染病高发区，则应增加一些相关病种（如血吸虫病、肝炎等）的防治力量。总之，要根据具体情况来决定专业布局，不可一概而论、互相攀比。

开展卫生服务布局经济研究有助于更好理解居民卫生服务利用及健康结果差异产生的原因，有助于更准确、稳健地评估卫生资源配置的空间差异及其公平性，有助于发现医疗卫生服务短缺区，有助于提供更精细的医疗卫生机构的地址选择模型，进而为卫生服务决策者提供循证依据。

在国外，英国、美国等发达国家已将地理信息系统（geographic information system，GIS）应用范围扩展到卫生服务布局研究领域，如用于疾病或健康的地理分布描述、基于地区资料的疾病或健康影响因素研究、卫生资源或机构优化配置等。在我国，卫生服务布局经济相关研究需要依赖的地理学数据获取较为困难，国家向社会公布国家基础地理信息数据尺度偏大，行政边界只到县区级，且相对滞后，尚不能满足现阶段卫生改革和发展对卫生服务布局研究的要求。目前，我国卫生服务布局研究还处于起步阶段，相关理论和方法学体系发展也不够成熟，研究成果尚不能为卫生服务决策者提供参考依据，因此，这方面的研究还有待进一步加强。

第四节 卫生服务的时序经济

一、卫生服务时序经济的内涵

所谓时序，是指各种生产要素在构成生产力系统时进入或退出生产力运行过程的先后顺序。时序经济，则是人们根据生产要素组合的规律，通过合理安排生产力诸因素的时序而实现的节约。合理安排卫生服务生产要素的时序，是为了使卫生服务生产力系统中每个因素都能为其他因素发挥作用提供条件。这是合理组织卫生服务生产的一项基本任务，是提高卫生服务综合效益的重要途径。

在卫生系统，因违背生产要素合理的时序安排而造成浪费的例子比比皆是。例如，在某地区卫生工程建设前，资金、物资等并没有充分落实到位，但责任方却盲目要求赶工期，结果反而造成了工期拖延，众多项目不能按时完工和使用，严重制约了卫生投资的经济效果。又如某医院在引进先进医疗技术设备时，往往不注意配套建设，在人才培训、房屋设施、仪器维修、零部件备用等方面缺乏相应安排，结果设备购置了，却无法安装，这才想办法盖房子，设备安装好了，又缺乏专业技术人员，再赶快派人去学习。这样反复折腾，浪费了很多时间，也丧失了许多良机，甚至造成设备锈蚀、报废，而不能发挥应有的作用。

二、卫生服务的时序经济选择

（一）卫生人力因素与医疗技术设备因素的时间组合

卫生服务时序经济选择时，既不能等有了设备再去培训人才，也不能让培训好的人才空等技术设备。要适时地为多种技术设备配备所需的技术人才，同样要适时地为多种卫生技术人才配置相应的和足够的技术设备，使设备的更新和设备操作者的知识、技能的更新互相适应。

（二）劳动手段与劳动对象的时间组合

医疗服务过程中使用的药品、化验用的试剂、摄片用的胶片、输血用的血浆等，要能保证及时供应。既要防止停工待料，也要防止超额储存，积压资金。

（三）基础设施与生产设施的时间组合

在医疗卫生服务提供过程中，要提前考虑并预防医疗卫生机构的供水、供电、供气、供油、供煤、通话、通邮、通车等各种问题产生，为医疗卫生系统正常运转提供条件，要尽力避免断水、断电等带来的种种损失。

（四）生产力因素与环境因素的组合

疾病的发生、疾病谱的变化与人类赖以生存和生活的自然环境、社会环境都有密切的联系。环境的破坏与恶化会带来多种疾病，组织卫生服务生产力和疾病作斗争，不能不注意治理环境和治疗疾病的相互配合，在时序上合理安排，可以达到"事半功倍"的效果。

总之，卫生服务生产的合理组织是一项系统工程。在学习和研究这一问题时，不仅要考虑到系统内部各种因素之间的相互关系，而且还要研究系统内部与系统外部之间的关系及其相互影响，以达到发挥卫生服务生产力系统整体功能的目的。

1. 如何理解卫生服务的结构在卫生服务生产中的作用？
2. 医院如何选择适宜的规模？
3. 如何科学布局卫生服务？
4. 卫生服务的时序经济选择应考虑哪些因素组合？

（许兴龙　郭　阳）

第十四章　卫生经济学评价

内容提要

　　本章主要介绍卫生经济学评价的内涵、内容和步骤，成本-效果分析法、成本-效益分析法、成本-效用分析法三种卫生经济学评价的具体方法及比较。

第一节　概　　述

一、卫生经济学评价的内涵

（一）卫生经济学评价的含义

　　卫生经济学评价（health economic evaluation，HEA）就是应用经济学评价方法，对各种不同卫生服务方案进行评价和选择的方法或过程。简言之，就是对各种备选方案进行投入和产出的分析评价从而择优的过程。进行卫生经济学评价的意义在于可以为卫生决策提供依据，促进有限卫生资源的有效利用和合理配置，减少和避免可能的损失或浪费，最终实现健康产出的最大化。

　　卫生经济学评价有以下两个重要特征：一是将投入与产出联系在一起进行研究，即要同时考虑到不同备选方案的资源投入和资源产出；二是讨论与分析的中心问题是选择。这就要求备选方案为两个或两个以上，在对其进行比较和分析的基础上进行择优，才算得上是经济学的评价。如果备选方案只有一个，则进行卫生经济学评价涉及的问题是该方案是否可取。

　　卫生经济学评价的具体方法包括成本-效果分析法、成本-效益分析法、成本-效用分析法、成本最小化分析法，本章主要介绍前面三种方法。

　　在国外，卫生经济学评价方法的应用已有上百年的历史，受到世界上许多国家尤其是发达国家的高度重视。我国卫生经济学评价工作起步较晚，20世纪80年代以来，随着改革开放政策的实施，国外卫生经济学评价方法被介绍到国内并获得了快速的传播和应用，主要应用于公共卫生、临床医学、卫生技术评估领域及药物经济学（pharmacoeconomics）分析与评价等。

（二）卫生经济学评价的意义

　　卫生经济学评价是卫生经济学的一种重要研究方法和研究工具。卫生经济学评价的意义在于可以为卫生决策提供依据，进而促使有限卫生资源的有效利用和合理配置，减少和避免可能的损失或浪费，最终实现有限卫生资源健康产出的最大化。

　　开展卫生经济学评价主要是基于以下认识：首先，资源是极其有限的。这对于一切社会和时代都是如此。同时，人类的需要是无限的，在利用有限的卫生资源去满足不同的卫生服务需要时，就面临着选择的问题，也就是为了合理、有效地分配和使用有限的卫生资源，提高有限资源的利用效率，在做出经济决策之前必须进行可行性分析，从经济学的角度对各项卫生规划或卫生活动方案进行比较分析，从而选择能充分利用卫生资源的方案。其次，开展卫生经济学评价也是可持续发展的要求。如何在发展当代经济的情况下不损害下一代人的利益，为子孙后代留下点东西？非常有必要对不同的卫生服务方案，从卫生资源的投入和产出两个方面进行科学的分析，减少和避免资源的浪费，做到物尽其用。

二、卫生经济学评价的内容

卫生服务投入与卫生服务产出是卫生经济分析与评价的两个最基本的内容，具体而言就是比较和评价各备选方案的成本和结果。

卫生服务的投入用货币形式表示即卫生服务成本。卫生服务成本在进行测算时，可以分为直接成本、间接成本、无形成本、机会成本、边际成本、沉没成本等（详见第九章）。此处主要介绍卫生服务产出。

卫生服务产出即卫生服务方案实施后取得的有益结果。根据不同的目的，产出指标可采用效果、效益和效用进行测量。

（一）卫生服务效果

卫生服务效果（effectiveness）是指卫生服务方案实施后产生的健康结果的改善，可以进一步分为中间产出指标和最终产出指标、相对效果指标和绝对效果指标等，如血压的下降、哮喘的缓解、并发症的减少、治愈率的提高、生命年的挽救、人均期望寿命的增长等。

（二）卫生服务效益

卫生服务效益（benefit）是指对健康干预后所获得健康结果的货币测量。实质上是卫生服务效果的货币表现，如用货币来反映治愈率、好转率，就变成了一种效益。效益可以分为有形效益和无形效益，而有形效益又包括直接效益、间接效益。

1. 直接效益

直接效益（direct benefit）是指实施某项卫生服务方案后所节省的卫生资源。如果产生的直接效益是节省卫生资源的货币价值，则包括节省的直接医疗费用和直接非医疗费用，如因发病率下降而减少的诊断、治疗、手术、药品等费用及其他人力、物力消耗；如果产生的直接效益是通过改善病情、延长生命等健康效果的货币价值，则较难测量，其赋值的常用方法有人力资本法（human capital）和意愿支付法（willingness-to-pay）。

2. 间接效益

间接效益（indirect benefit）是指实施某项卫生服务方案后所减少的其他方面的经济损失。如因发病率下降或住院人次和天数的减少而避免的患者及陪同家属工资、奖金等收入损失。

3. 无形效益

无形效益（intangible benefit）是指因实施某项卫生服务方案后减轻或避免的患者身体和精神上的痛苦，以及康复后带来的舒适和愉快等。无形效益较难计算，但却是客观存在的，在决策时必须予以考虑。

（三）卫生服务效用

卫生服务效用（utility）是指人们对不同健康水平和生活质量的满意程度。它是经济学与生理学上的概念。在成本-效用分析中，效用一般用质量调整生命年和伤残（失能）调整生命年来反映。

1. 质量调整生命年

QALY 是一个整合了生命质量及生命长度的指标，即将不同生活质量的生存年数换算成相当于完全健康的生存年数（计算方法详见第十章）。

2. 伤残（失能）调整生命年

伤残（失能）调整生命年（disability-adjusted life years，DALY）是指从发病到死亡所损失的全部健康生命年，包括因早亡所致的生命年损失（years of life lost，YLL）和伤残所致生命年损失（years lived with disability，YLD）两部分。该复合型指标将疾病的非致死性健康结局与早逝结合在一起，用来衡量人们健康的改善和疾病的经济负担，如果负担减轻就表明某项卫生干预项目的结果有效（计算方法详见第十章）。

卫生经济分析和评价的内容见图 14-1。

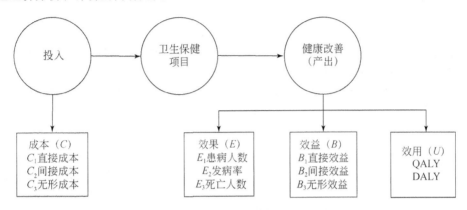

图 14-1　卫生经济分析和评价的内容

三、卫生经济学评价的步骤

（一）明确评价的目的和角度

作为方案的评价者首先要明确的是通过评价要解决什么问题，是论证某方案的可行性，还是比较改善同一健康问题的不同备选方案，或者是比较改善不同健康问题的不同备选方案？以此来选择合适的评价方法。

分析角度不同，测算出的成本和结果也不同。经济学评价可以从不同的角度进行分析。从不同的角度进行分析对理解一项研究的结果非常重要。因此需要在明确所要研究问题的基础上，从全社会角度出发分析、评价各备选方案实施的影响，以便作出科学的决策。

（二）确定各种备选方案

要实现规划方案的目的，可以采用不同的实施方案。评价时要尽可能想到所有可行的评价方案，提出各方案最佳的实施措施以供比较，在此基础上选择最佳方案，这是卫生经济分析评价工作的前提。

（三）投入与产出的测量

为了选择最佳方案，必须要对各种方案进行评价。评价必须要对各个方案的投入和产出进行测量。对于各方案的投入的测量，即成本的测量，应该包括直接成本和间接成本，前者为卫生服务的成本，后者为社会成本。

对于各方案的产出的测量，即实施方案后所带来的有益结果，应该包括效果、效用、效益三个部分。指标的选择要根据方案的特点和分析评价的目的来选用，不同的方案采用不同的测量指标。需要注意的是，评价过程中有时很难取得最后结果的信息，而只能用中间结果。

（四）贴现与贴现率

卫生规划的实施往往不止1年，不同年份的货币时间价值是不同的。贴现就是将不同时间所发生的投入和产出，分别按照相同的利率换算成同一"时间点"的投入和产出的过程，贴现中使用的利率称为贴现率。对方案的投入和产出贴现可以消除时间对投入和产出的影响，便于各方案之间进行比较。

（五）敏感性分析

敏感性分析是在数据有不确定性的情况下进行决策时经常使用的一种处理方式。敏感性分析是用来评价改变假设和改变在一定范围内的估计值是否会影响到结果或结论稳定性的一种方法。简而言之，假设某一数据作出微小的变动，就会影响评价者对卫生规划的评价，从而影响决策，则说明决策对该数据十分敏感，需要严格要求该数据的准确度；但如果某一数据发生了较大变动，仍不影响评价者对卫生规划的决策，则说明决策对该数据不敏感。

敏感性分析可以使评价者重视重要参数对评价结果的影响，特别是要确定哪些关键的变量会给分析的结论带来影响，如药品价格、住院天数、治愈率等。

（六）分析和评价

应用相应的卫生经济学评价方法对不同的方案进行比较、分析及评价，作出科学的决策，选择出最优的方案。

依据以上步骤作图 14-2。

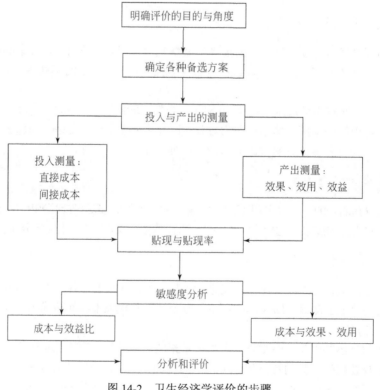

图 14-2　卫生经济学评价的步骤

第二节 卫生服务成本-效果分析

一、成本-效果分析的内涵

成本-效果分析（cost-effectiveness analysis，CEA）是指一种评价使用一定量的卫生资源（成本）后的个人健康产出的方法和过程。成本用货币单位表示，而健康产出是非货币单位，可用中间产出指标和最终产出指标来衡量。中间产出指标反映了健康改善的过程，主要是一些临床观察指标，如免疫抗体水平的提高、血压的下降、血糖的下降等。最终产出指标则是用反映健康状况改善的自然指标来衡量，反映的是使用卫生服务所产生的健康改善结果，如死亡人数的减少、发病率的降低、期望寿命的延长等。

成本-效果分析的实质是对各个方案实施结果的成本进行比较分析和评价，基本思想是以最低的成本实现效果的极大化，一般用成本-效果比（效果-成本比）或增量成本-效果比（增量效果-成本比）表示。成本-效果分析一般用于相同目标、同类效果指标之间的比较，如果目标不同、活动的性质和效果不同，这样的效果指标较难比较，比如说不能用成本-效果分析方法比较资金是用来购买仪器设备还是用来引进人才好。

能否顺利进行成本-效果分析，决定了可否进一步扩展为成本-效益分析，若成本-效果分析困难较大，则意味着进行成本-效益分析的可能性小。

二、效果指标选择的原则

效果指的是健康效果，是实施医疗方案后带来的健康改善的结果。要对不同的方案进行成本效果评价，必须选择恰当的指标来对效果进行衡量。为了使效果指标和评价目标相结合，在选择效果指标时应遵循下列原则。

（一）指标的有效性

指标的有效性是指所选的指标要能够真实地反映出目标的内容和实现程度。例如，疾病防治的效果指标应该是该病的发病率和死亡率，而不是病死率。当有多个效果指标时，应去掉满足条件差的，或选择重点内容的，也可以采用综合指标，即将各个指标转化为综合指标。

（二）指标的数量化

在各卫生服务方案的比较中，仅有定性的指标是不够的，最好要有定量和半定量的指标。一方面，可以更确切地反映目标；另一方面，可以更便于比较和分析。效果指标绝大多数可以用定量的方式表示。比如硅沉着病的防治工作，定性指标是健康工人数和硅沉着病患者数，半定量的指标可分为健康、可疑、硅沉着病Ⅰ期、硅沉着病Ⅱ期、硅沉着病Ⅲ期人数等。

（三）指标的客观性

指标的客观性是指指标必须有明确的内容和定义，不同的人对同一情况的观察所得的结果也应该是一致的，避免受主观倾向的影响，可以被他人进行重复性验证。

（四）指标的特异性

指标的特异性是指指标有较强的针对性，只反映某种情况的变化或结果，而对其他情况的变化不作反映。例如，选用休工或休学天数作为衡量居民健康状况的指标就缺乏特异性，因为健康状况只是导致休工或休学的原因之一。

（五）指标的灵敏性

指标应能及时、准确地反映事物的变化，即反映卫生服务方案实施后人群卫生状况的改变。如反映卫生服务和居民卫生状况，常用到总死亡率指标和婴儿死亡率指标，后者比前者更灵敏。

三、成本–效果分析的适用条件与方法

（一）成本–效果分析适用条件

1. 目标必须明确

必须有明确的目标，即想要得到的结果。卫生规划的目标可以是服务水平、行为的改变，或是对健康的影响等，它们经常同时存在。因此必须确定一个最主要的目标，使评价人员对效果的评价有确切的范围，以便选择合适的效果指标。

2. 备选方案必须明确

成本–效果分析是一种比较技术分析方法，所以必须至少存在两个明确的备选方案才能进行相互比较，而备选方案总数量没有上限。

3. 备选方案具备可比性

分析人员必须保证备选方案之间具有可比性。一是确保不同备选方案的目标一致；二是如卫生规划有许多目标，确保不同方案对这些目标的实现程度大致相同。

4. 每个备选方案成本和效果必须是可以测量的

成本以货币表现；效果指标应尽量选用定量和半定量指标，对于定性指标，应该尽量将它们转化为定量或半定量指标，以便于效果的测量和备选方案的比较。

（二）成本–效果分析的三种方法

1. 成本相同，比较效果的大小

当各方案的成本相同时，比较各方案的效果的大小，选择效果最大的方案作为最佳方案。

例如，某区卫生部门拟投资 100 万元用于修建街道医院门诊部，有三个医院可以考虑。但其增加的门诊人次数有所不同。从表 14-1 可以看出，C 医院投资效果较好。

表 14-1　某区扩建街道医院门诊部三个方案的成本与效果

医院	投资（万元）	增加的门诊人次数（人次）
A	100	100
B	100	150
C	100	180

2. 效果相同，比较成本的高低

当各方案效果相同时，比较其成本的高低，选择成本最低的方案作为最佳方案。

3. 成本和效果均不相同

当各方案成本和效果都不相同时，使用成本–效果比或效果–成本比（比值计为 C/E 或 E/C，其中 C 为成本，E 为效果），比较单位效果所花费的成本，选择其中单位效果成本最低的方案。

例如，对 2 型糖尿病患者的用药进行成本–效果分析，根据用药的不同将患者随机分成 A、B、

C 三组，其中 A 组口服西格列汀片，联合口服二甲双胍；B 组口服二甲双胍；C 组口服吡格列酮片，联合二甲双胍。本研究的效果用临床治疗的有效率表示，三组患者空腹血糖的成本-效果比较见表 14-2，餐后 2 小时血糖的成本-效果比较见表 14-3。从中可以看出，B 组（口服二甲双胍）成本最小，最具有经济学优势；其次是 C 组（吡格列酮和二甲双胍联合用药）；最后是 A 组（西格列汀和二甲双胍联合用药）。

表 14-2　三组研究对象空腹血糖的成本-效果比较

组别	成本（元）	效果（%）	C/E
A	995.77	89.4	11.14
B	159.38	86.2	2.84
C	699.38	83.3	8.40

表 14-3　三组研究对象餐后 2 小时血糖的成本-效果比较

组别	成本（元）	效果（%）	C/E
A	995.77	90.9	10.95
B	159.38	73.8	2.16
C	699.38	83.3	8.40

值得注意的是，方案之间在进行成本-效果分析时，若设定的目标、效果指标不同，则结果可能会不同。如庾伟忠等对老年骨质疏松性椎体压缩骨折的成本进行了成本效果分析，比较手术和非手术治疗两种方法，分别以"功能改善"、"完全正常"、成本下降20%以"完全正常"、成本下降 20%以"功能改善"等作为效果评价标准对手术组和非手术组进行了成本-效果分析。其中，以"功能改善"作为效果评价标准，非手术组成本-效果评价优于手术组（表 14-4）；以"完全正常"作为效果评价标准，手术组成本-效果评价优于非手术组（表 14-5）。

表 14-4　以"功能改善"作为标准的成本-效果评价

项目	手术组	非手术组
例数（例）	63	42
成本（元）	35 033.81	12 217.68
效果（%）	94.0（63/67）	62.7（42/67）
C/E	372.70	194.86

表 14-5　以"完全正常"作为标准的成本-效果评价

项目	手术组	非手术组
例数（例）	26	2
成本（元）	35 033.81	12 217.68
效果（%）	38.8（26/67）	3.0（2/67）
C/E	902.93	4072.56

资料来源：庾伟忠，潘锰，庾广文，2015. PKP 与非手术治疗老年骨质疏松性椎体压缩骨折的成本-效果评价. 中国脊柱脊髓杂志，25（2）：163-167.

第三节　卫生服务成本–效益分析

一、成本–效益分析的内涵

成本–效益分析（cost-benefit analysis，CBA）是通过比较各种备选方案的全部预计成本和全部预期效益来评估备选方案价值的一种方法。成本效益分析将每一种备选方案的成本和效益都以统一的货币为单位进行计量，从而能够比较各种备选方案。根据这种方法，方案的效益不低于它的资源消耗的机会成本，这个方案在经济上就是可行的。

虽然成本–效益分析非常符合经济学对方案评价的要求，但在实施卫生规划方案时，在追求经济效益的同时，也应该注重社会效应，而社会效应难以用货币衡量，这是成本–效益分析的局限性。

二、成本–效益分析的方法

（一）净现值法

1. 净现值法的内涵

净现值（net present value，NPV）法，是一种用于比较备选方案之间所耗全部资源的价值（成本）和由此带来的产出价值（效益）的一种方法。这种方法根据货币时间价值的原理，用贴现的方法，消除了货币的时间价值因素，对被评价方案在计划期间的总收益和总成本进行比较，并根据其差即净现值对方案进行评价。计算公式如下：

$$NPV = B - C = \sum_{t=0}^{n} \frac{B_t - C_t}{(1+i)^t}$$

其中，NPV 为净现值；B 为所有效益现值和；C 为所有成本现值和；B_t 为在第 t 年发生的效益；C_t 为在第 t 年发生的成本；i 为贴现率；n 为计划方案的年限。

2. 决策标准

若是评价单一方案时，NPV>0，即效益现值和>成本现值和，则方案可行；NPV<0，即效益现值和<成本现值和，则方案不可行。若是评价多个方案，往往要选择净现值最大的方案，因为净现值越大，表示收益越大。

例如，表 14-6 是某医院购买 B 超机的方案选择，在 A、B、C 三个方案中以 B 方案净现值最大，故选 B 方案。

表 14-6　某医院购买 B 超机计划的三个选择方案　　　　　　（单位：万元）

方案	初始投资	成本现值	效益现值	净现值
A	15	55	260	190
B	15	70	350	265
C	15	85	330	230

但是，当卫生服务各方案的计划时期不同或初始投资不同时，用净现值进行方案之间的比较就不一定能正确反映各方面之间的差别。因为，计划期限越长，其累计净现值就越大，初始投资额越大，其净现值也往往较大，这种情况下用效益–成本比率法来进行评价和决策会更好一些。

（二）效益-成本比率法

1.效益-成本比率法的内涵

效益成本比（benefit-cost ratio，BCR）就是卫生计划方案效益现值总额与成本现值总额之比，其计算公式为：

$$BCR=B/C=\sum_{t=0}^{n}\frac{B_t}{(1+i)^t}\sum_{t=0}^{n}\frac{C_t}{(1+i)^t}$$

其中，B 表示所有效益现值和；C 表示所有成本现值。

例如，顾学范等（2000）从卫生经济学的角度对新生儿进行苯丙酮尿症（PKU）与先天性甲状腺功能减退症（CH）筛查分析，全部成本和效益现值见表14-7。

表 14-7　新生儿苯丙酮尿症和先天性甲状腺功能减退症筛查、治疗费用及效益分析

（单位：元/例）

成本	苯丙酮尿症	先天性甲状腺功能减退症	效益	苯丙酮尿症	先天性甲状腺功能减退症
1.直接成本			1.直接效益		
（1）筛查费	80 172	120 000	（1）住院诊治2周	2102	2140
（2）确诊费	130	190	（2）门诊诊治	19 254	6923
（3）治疗与随访至6岁	—	—	（3）交通费	780	280
（4）就诊挂号	233	248	（4）养育照顾（3～18岁）	86 192	86 192
（5）化验	186	2140	（5）特殊教育 （3～18岁）	115 200	115 200
（6）低苯丙氨酸奶粉治疗	47 232	5703	2.间接效益		
2.间接成本			（1）完全丧失劳动力或部分丧失劳动力情况所避免的损失（平均值）	180 110	180 110
（1）父母误工费	344	366	（2）家庭一成员损失50%收入	77 625	77 625
（2）就诊交通费和其他费用	496	528			
合计	128 793	129 175	合计	481 263	468 470

本例中，苯丙酮尿症筛查、低苯丙氨酸奶粉治疗和随访等的投入成本为128 793元，直接和间接效益481 263元，效益/成本比37：1。先天性甲状腺功能减退症的投入成本为129 175元，节约的治疗、护理、教育费和增加的工资收入为468 470元，效益/成本比为36：1。这说明新生儿筛查在我国体现了较好的经济效益和社会效益，值得进一步推广和普及。

2.决策标准

效益-成本比率法的决策标准是，若为论证某一方案的可行性，当BCR＞1时，说明方案的效益现值大于成本现值，可以接受该方案；当BCR≤1时，说明方案效益现值小于或等于成本现值，拒绝接受该方案。若是比较多个卫生规划或卫生活动的实施方案，则以BCR最大者为最优。

采用成本-效益分析方法可以对单个干预方案进行评价，当方案的效益超过它的资源消耗的成本时，该项目具有经济学价值。也可以对多个干预方案进行评价，当各干预方案成本相同时，效益最高的为最佳方案；当各干预方案效益相同时，成本最低的为最佳方案；当效益与成本均不相同时，常用净现值法和效益-成本比率法。

采用效益-成本比率法选择方案的情况见表14-8。

表 14-8　效益-成本比率法四种情况的方案选择

方案种类	效益现值	成本现值	选择
I	+	+	B/C 最大为优
II	-	+	绝对放弃
III	+	-	必定选用
IV	-	-	B/C 最小为优

（三）内部收益率法

1. 内部收益率法的内涵

内部收益率法（internal rate of return，IRR）是使一个方案的成本现值总额等于效益现值总额，即净现值等于零的贴现率。内部收益率可用试差法和插值法求之。试差法是用不同的贴现率反复试算备选方案的净现值，直至其等于零。插入法是使用两个不同贴现率试算方案净现值得到正负两个相反结果时，运用插入法计算内部收益率。计算如下：

$$IRR=I_1+(I_2-I_1)\times(NPV_1-NPV)/(NPV_1-NPV_2)$$

其中，I_1、NPV_1 为偏低的贴现率和相应为正的净现值；I_2、NPV_2 为偏高的贴现率和相应为负的净现值。

2. 决策标准

内部收益率法就是根据各备选方案的内部收益率是否高于平均收益率或标准收益率，来判断方案是否可行的决策方法。如果方案的 IRR 大于标准收益率，则该方案可行；如果方案的 IRR 小于标准收益率，则该方案不可行。

对于相互独立的方案的选择，在无预算约束的条件下，凡是 IRR 大于所要求的基准收益率的方案都是可行的方案，反之则是不可行的方案。在有预算约束的条件下，IRR 较大的那个方案或一组方案是比较好的方案。

对于两个及以上互斥方案的选择，在有预算约束的条件下，以 IRR 大者为优。在没有预算约束的条件下，几个互斥方案的选择需进行方案之间的增量内部收益率来评价和决策。

第四节　卫生服务成本-效用分析

一、成本-效用分析的内涵

成本-效用分析（cost-utility analysis，CUA）是指各个卫生规划或卫生活动方案投入成本量和经质量调整的健康效益产出量相联系进行分析与评价，从而选择不同方案的过程。它是成本-效果分析的一种发展，但与成本-效果分析不同的是，成本-效用分析在评价结果时，不仅分析有关的货币成本，而且分析患者因不舒服或功能改变或满意度变化所增加的成本。

成本-效用分析中成本用货币单位表示，效用的计量单位通常是将规划或方案的效果数据转化为人工计量单位指标来分析和评价。常用的效用指标有 QALY、DALY、健康当量年（HYE）、挽救的年轻生命当量年（SAVE）等。

成本-效用分析能够用同样的指标来描述不同的规划和方案的效果，可以被用于针对不同健康问题的规划和方案间的比较。它的特点在于效用指标是人工制定的，能够把获得的生命数量的增加和生命质量的提高结合到一起进行评价，进行方案的优选和决策，选择成本效用比率较低的方案或措施，以求采用最佳方案来防治重点疾病，使有限的资源发挥更大的挽回健康生命年的效果。效用指标来源于患者或评价对象的主观感受，可以用于不同项目进行成本-效果分析，不具有针对性，因此成本-效用分析的用途比成本-效果分析更广泛。

二、成本-效用分析的适用条件与方法

（一）成本-效用分析的适用条件

（1）当生命质量是最重要的预期结果时。例如，在比较治疗关节炎的不同方案时，预期结果不是治疗对死亡率的影响，而是不同方案对患者的生理功能、心理状态和社会适应能力的改善即生命质量的改善。

（2）当生命质量是重要的结果之一时。例如，许多临床随机试验，不仅要重视临床结果的改善，还要重视患者生命质量的改善；传统的开胸手术与应用胸腔镜的胸科手术，在比较两种治疗手段时，不仅要评估临床效果，还要评估患者的生命质量。

（3）当备选方案同时影响死亡率和患病率，即生命的数量和质量，而决策者希望将两种效用用同一指标反映时。通常用于政策、管理等方面软科学评价。例如，某地制定了老年康复护理服务项目，并在老年医院全面推开。由于各医院老人患有不同疾病，无法用统一的临床结果指标进行评价，就可以采用成本-效用分析的方法，分析生命质量的改善。

（4）备选方案有各种类型的预期结果而需要评价人员用同一指标进行比较时。例如，现有三个需要投资的卫生规划方案：开展低体重出生婴儿监护保健、筛检和治疗高血压及对 Rh 免疫型妊娠妇女进行营养缺乏的预防，要对它们进行比较时由于其预期结果各异，不能使用相同的自然单位指标，缺乏可比性。这时成本-效用分析是一个很好的选择。

（5）当目标是要将一种卫生干预与已按 QALY 成本评价的其他卫生干预比较时。

（6）优化资源分配，促进医疗服务最大化获得时。

（二）效用的测量与计算

成本效用分析是通过计算每一项目的成本-效用比（cost utility ratio，CUR）来比较各项目获得每单位的 QALY 所消耗或增加的成本，进而对不同项目的效率做出评价。成本-效用分析的评价指标是成本-效用比，它表示项目获得每个单位的 QALY 所消耗或增加的成本量。成本-效用比越高，表示项目效率越低；反之成本-效用比越低，表示项目效率越高。

成本-效用比的计算公式为：

$$CUR=成本/效用$$

成本-效用分析的步骤：首先比较不同卫生规划或卫生活动方案增加的 QALY 或挽回的 DALY；然后再比较每增加一个 QALY 或挽回一个 DALY 的成本是多少，从而进行选择。与成本-效果分析决策判断一样，获得的 QALY 相同，比较成本的大小，小者为优；成本相同，比较获得的 QALY 的多少。但实际工作中单一的成本-效用比很少被采纳，更多的是进行增量成本-效用比（ICUR），比较两种方案之间效用差异的单位成本，根据国家规定的阈值，用以判断增量成本是否值得。需要注意的是，这种比较方法必须建立在下列假设的基础上：每单位的增益不随健康水平而变化；不随增益的规模而变化；人与人之间的生命质量无法比较，生命质量的测量仅相对于假设的完全健康的人而言。

（三）成本-效用分析的方法

质量调整生命年法是成本-效用分析中最常用的方法。

质量调整生命年是用生命质量效用值为权重调整的生命年数。它的测算主要涉及两个因素：一

是生命数量（生存的时间）；二是各生存时间点上生命质量的效用值（生命质量权重），见图 14-3。

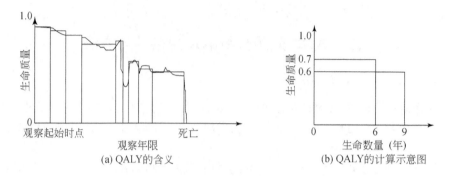

图 14-3　QALY 的含义及计算示意图

注：图中矩形面积代表一定观察期内被观察者完全健康的年限或寿命

其中，生命数量为卫生规划或卫生活动方案实施后改进的生命数量现值与改进人数的乘积。前已述及，不仅资金有时间价值，生命同样具有时间价值。在计算生命数量时，同样存在以后各年的生命年"价值"相当于现在生命年"价值"多少的问题，所以就需要用到贴现率，把未来将获得的生命价值折算到现在，以便确定未来生命价值的现值，与投入成本的现值进行比较，从而选择各种方案。

质量调整生命年的计算公式为：

QALY＝生命数量×生命质量效用值＝改进的生命数量现值×改进的人数×改进的生命质量效用值

质量调整生命年是由延长的寿命乘以生命质量权重的值获得的，在质量调整生命年的测定中质量权重的确定是关键。质量权重必须：①建立在偏好基础上，越被期望的健康状态获得的权重越大；②介于完全健康和完全死亡之间，分值在 0～1，0 代表死亡，1 代表完全健康；③在等距量表中测量，量尺上相同长度的间隔有相同的意义。考虑到时间偏好，需对效用进行贴现。

在进行成本-效用分析时，可以对患者的生理或心理功能进行评分调查，获得生命质量的效用值。表 14-9 列出了不同健康状态的效用值。

表 14-9　不同健康状态的效用值

健康状况	效用值	健康状况	效用值
健康	1.00	严重心绞痛	0.50
绝经期综合征	0.99	焦虑、压抑、孤独感	0.45
高血压治疗副作用	0.95～0.99	聋、盲、哑	0.39
轻度心绞痛	0.90	长期住院	0.33
肾移植	0.84	假肢行走、失去听力	0.31
中度心绞痛	0.70	死亡	0.00
中度疼痛生理活动受限	0.67	失去知觉	＜0.00
血液透析	0.57～0.59	四肢瘫痪伴有严重疼痛	＜0.00

资料来源：Drummond M F, Stoddard G L, Torrance G W, 1987. Methods for the economic evaluation of health care programmes. New York：Oxford University Press.

另外，也可以按残疾和痛苦等级分类后对不同生存期给予质量权重，如世界银行经济发展学院就按疾病伤残等级及痛苦等级，提出了质量调整生命年的效用值，见表 14-10。

表 14-10 伤残和痛苦等级分类对质量调整生命年的评价表

伤残等级	痛苦等级			
	A（无）	B（轻度）	C（中度）	D（重度）
I	1.000	0.995	0.990	0.967
II	0.990	0.986	0.973	0.932
III	0.980	0.972	0.956	0.912
IV	0.964	0.956	0.942	0.870
V	0.946	0.935	0.900	0.700
VI	0.875	0.845	0.680	0.000
VII	0.677	0.564	0.000	-1.486
VIII	-1.028	—	—	—

注：I，无伤残；II，轻度社会交往能力丧失；III，重度社会交往能力丧失或轻度劳动能力丧失，除重活外，能做所有的家务；IV，工作或劳动严重受限制，但能外出购物和做轻的家务；V，日常生活能力受限，不能受雇做任何工作，不能外出及上街购物，但可在别人陪护下外出或散步；VI，日常生活能力严重受限，各种活动受限，仅限于室内活动，社会交往困难；VII，日常生活需要随时有人帮助，仅限于床上或椅子上的活动，社会交往极度困难；VIII，日常生活完全不能自理，意识消失，各种活动均受限而只能卧床。

例如，威廉斯根据伤残和痛苦等级分类对质量调整生命年的评价表，对肾衰竭应用肾透析和肾移植的方法作了比较。他用平面图表示（图 14-4），横轴为寿命，纵轴为生命质量（QALY 的分值），结果发现，图中肾移植的扇形面积 OAB 大于肾透析的扇形面积 OAC，即肾移植的效用值（QALY）大于肾透析的效用值（QALY）。

威廉斯运用 QALY 值和费用比较得出：肾移植的费用为 3200 英镑每人年（QALY），而肾透析法的费用为 14000 英镑每人年（QALY），因此，通过费用和效用的比较，得出肾移植法优于肾透析法的结果。

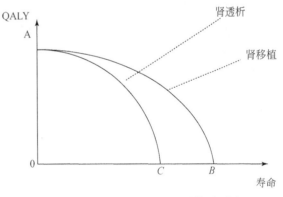

图 14-4 肾移植和肾透析效用值平面图

威廉斯还经过调查列出各种医疗方案按质量调整后产生的 QALY。如果卫生当局有 20 万英镑经费用于选择四个方案：通科医生劝人们戒烟、髋关节置换、心脏移植及住院肾透析，则通科医生劝人们戒烟产生 1197 个 QALY；髋关节置换产生 266 个 QALY；心脏移植产生 25 个 QALY；住院肾透析产生 14 个 QALY。进一步计算得出，通科医生劝人们戒烟为 167 英镑/QALY；髋关节置换为 700 英镑/QALY；心脏移植为 5000 英镑/QALY；住院肾透析为 14000 英镑/QALY。这样就可以看出，选择通科医生劝人们戒烟的办法是最好的投资方向。

第五节 三种卫生经济学评价方法的比较

一、三种卫生经济学评价方法的联系

成本-效果分析、成本-效用分析、成本-效益分析这三种分析与评价方法的共同点在于，成本测算的单位都是货币值，结果的比较都是比值，评价的目标数均为 1 个以上。在比较的项目数上，成本-效果分析、成本-效用分析均要求 2 个以上。

三种评价方法中，成本-效果分析（这里指的是狭义的效果）的应用范围最窄，通常只限于比较治疗某种疾病不同方法成本的大小；成本-效用分析用于不同医疗专业间的比较分析；成本-效益分析则可用于不同目标、不同计划、不同方案之间的比较，所以应用范围最广。

二、三种卫生经济学评价方法的区别

成本-效果分析、成本-效用分析、成本-效益分析这三种分析与评价方法在应用、选用的效果指标、产出指标和方法学上具有较大的区别。

在应用上，成本-效果分析主要应用于具有相同目标的不同方案之间的比较、评价，即对不同方案的结果的鉴别是决策者认为最重要的方面，其他结果则忽略不计。成本-效益分析为决策者选择效益大于成本的计划方案和决策提供参考依据。成本-效用分析方法是比较项目投入成本量和经质量调整的健康效益产出量来衡量卫生项目或治疗措施效率。

在选用的效果指标上，成本-效果分析一般选用一些自然的、物理的、生理的单位，如发现的患者数、治愈的人数等；成本-效益分析要求用统一的货币单位来估算，而成本-效用分析则要求使用人工整理的计量单位，如 QALY、DALY、SAVE 等。

在产出指标上，成本-效果分析要求用货币单位来测量成本；成本-效益分析不仅要求成本，而且产出指标也要用货币单位来测量；成本-效用分析采用质量调整生命年作为项目健康产出单位。

在方法学上，成本-效果分析使用不同的结果指标，成本-效益分析中对效益的常用赋值方法是静态分析法、动态分析法，成本-效用分析则采用等级衡量法、标准博弈法、时间权衡法来确定和选择效用值。

表 14-11 总结了几种卫生经济学评价方法的联系和区别。

表 14-11　卫生经济学评价方法的联系和区别

项目	成本-效果分析	成本-效用分析	成本-效益分析
成本的单位	货币值	货币值	货币值
结果的单位	自然单位	QALY	货币值
成本结果的比较	比值	比值	比值
比较的项目数	2 个以上	2 个以上	1 个以上
评价的目标数	1 个以上	1 个以上	1 个以上
产出数据的要求	非货币化的健康结果指标	使用人工整理的计量单位	产出货币化
方法学	不同的结果指标	等级标度 标准博弈 时间权衡	意愿支付 人力资本
可比性	差	较强	较强

资料来源：陈文，2017. 卫生经济学. 4 版. 北京：人民卫生出版社.

下面举例说明采用三种不同的卫生经济学评价方法对同一案例的分析过程和结果：

美国学者马克·汤普森（Mark Thompson）在他的《计划评价中的成本-效益分析》一书中列举了这样的例子：为了减少公路交通事故对人的生命和健康的危害，有以下两个方案可供选择。

方案 1：加强公路巡逻的计划，每年保护 2 条生命（意外死亡减少 2 个），所花的代价是 200 000 美元，平均保护 1 条生命的代价是 100 000 美元，所保护的每条生命平均再活 40 年，其效用值为

0.95。

方案 2：加强特种救护车的计划，用以救护因冠心病昏倒在路上的人或意外事故受伤的人。每年救活 4 条生命，成本是 240 000 美元，平均保护 1 条生命的代价是 60 000 美元，保护的每条生命平均再活 6 年，其效用值为 0.66。

分析一：如根据保护几条生命为效果指标，成本-效果分析表明方案 2 是较好的方案，应将资金用于加强特种救护车的计划。

分析二：但是，加强公路巡逻计划保护的多为年轻人，而加强特种救护车计划保护的多为老年人或因车祸受伤以至致残的人。如果考虑已受保护的人今后继续生存的年数即生命年为效果指标，由于方案 1 公路巡逻所保护的每条生命平均再活 40 年，方案 2 特种救护车保护的每条生命平均再活 6 年，可以看出，较好的效果指标应该是生命年而不是几条生命。

以生命年为效果指标，如果生命年具有"价值"的话，同样存在以后各年的生命年"价值"相当于现在生命年"价值"的多少，要用到贴现率。假设贴现率为 7%，用生命的现在值来分析问题。

方案 1：通过避免交通事故而得到保护的 40 生命年的现在值为：

$$\sum_{n=1}^{40}\frac{1}{(1+0.07)^n}=14.26 生命年$$

公路巡逻保护的每一生命年的成本：200 000÷[2（条生命）×14.26]＝7013 美元

方案 2：通过特种救护车而获得保护的 6 生命年的现在值为：

$$\sum_{n=1}^{6}\frac{1}{(1+0.07)^n}=5.10 生命年$$

特种救护车保护的每一生命年的成本：240 000÷[4（条生命）×5.10]＝11 765 美元

以生命年为效果指标，两个方案的比较以加强公路巡逻为佳。

分析三：上述分析考虑了受保护的人数和受保护的生命年数，如果考虑到两个方案受保护人在生命质量上存在的差异，并将这个因素在分析时包括进去就需作进一步计算，分析如下。

方案 1：

公路巡逻保护的 QALY：2×14.26×0.95＝27.1 质量调整生命年

公路巡逻平均保护每一 QALY 的成本（CUR）：200 000÷27.1＝7380 美元/质量调整生命年

方案 2：

特种救护车保护的 QALY：4×5.10×0.66＝13.5 质量调整生命年

特种救护车平均保护每一 QALY 的成本（CUR）：240 000÷13.5＝17 777 美元/质量调整生命年

经过生命质量的调整，加强公路巡逻计划相对于特种救护车计划的效果进一步地体现出来。以不同结果指标分析评价的结果归纳如表 14-12。

表 14-12 不同结果指标两个方案的投入产出分析结果

效果指标	生命（L）	生命年（LY）	质量调整生命年
加强巡逻的成本/效用比率	$100 000/L	$7013/LY	$7380/QALY
特种救护车的成本/效用比率	$60 000/L	$11 765/LY	$17 777/QALY
较好的计划方案	救护车	巡逻	巡逻
巡逻与救护车的效用之比	0.60	1.68	2.41

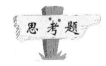

1. 试述卫生经济学评价的意义。

2. 卫生经济学评价的内容与步骤分别是什么？

3. 试比较成本-效果分析、成本-效益分析、成本-效用分析这三种方法之间的联系和区别。

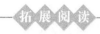

价 值 医 疗

什么是价值医疗？价值医疗也被称为"最高性价比的医疗"。当前，全球范围内的医疗费用攀升使得价值成为当下最热的医疗管理的导向。在价值导向型医疗体系下，医疗机构通过创造更高的医疗价值来提升自身的竞争力，衡量和提升医疗服务价值也成为医疗服务机构和健康管理行政部门的迫切需求，目前，美国、德国和芬兰等发达国家已有部分先进医疗服务机构率先采用以价值为导向的管理模式。

价值医疗的概念最早由迈克尔·波特于 2006 年提出。波特将医疗服务价值定义为单位医疗投入的健康产出，是与成本相关的疗效。医疗服务价值主要体现方式就是实现患者价值，包括临床价值、经济价值、社会价值等维度。医疗服务价值应该由产出的疗效来衡量，然而目前，医疗服务价值仍在很大程度上被错误地测量或理解，我国依然是按照所提供的服务数量来衡量。

"价值医疗"在我国的提出始自 2016 年，我国政府、世界银行、WHO 联合发布医改报告——《深化中国医药卫生体制改革——建设基于价值的优质服务提供体系》，这份著名的"三方五家"报告明确提出，要"建设基于价值的优质服务提供体系"，建议我国应当坚持医改方向和目标，从以医院为中心、侧重服务数量和药品销售的模式，转向以健康结果为重点，建立高价值的医疗卫生服务体系。2017 年，第一届中国价值医疗高峰论坛提出了中国版"价值医疗 5E 框架"，即提高疗效（efficacy）、提升效率（efficiency）、改善效果（effectiveness）、赋能患者（empowerment）、医患同心（empathy）。新时代背景下，实现价值医疗是我国健康服务体系转型的必要举措。

医疗服务价值研究的重点与难点主要是两个方面的衡量：一是关键疗效（结果）指标的选取、指标体系的标准化与数据的收集；二是医疗真实成本的准确估算和管理。在疗效的衡量上，国际医疗效果衡量联盟（International Consortium for Health Outcomes Measurement，ICHOM）把疗效定义为人们在寻求医药卫生服务时最关心的效果，包括身体功能的改善和正常有效地生活的能力。疗效作为医疗服务价值定义的首要前提要素，没有单个疗效指标能够全面反映医疗服务的效果，而且对于不同疾病有其特殊的表现内容。个体健康产出分为三层：第一层是患者健康状态实现有关的结果；第二层是服务本身的结果，如治疗带来的不适、康复速度和服务中并发症等；第三层是健康产出的可持续性，如患者健康状态实现持续了多长时间。目前，ICHOM 对全球范围内促进疗效标准化发挥了重要作用，该组织从 2013 年到现在，已经定义并发布了 26 种病症的标准化疗效测量指标。基于患者报告的自身健康状况在医疗卫生服务价值中具有举足轻重的地位，ICHOM 目前发布的 26 套疗效标准均是以患者为中心，重视患者对自身健康的报告，判断治疗能否带来患者最关心的疗效。

因疗效是多维动态的，无法用经济学的疗效除以成本简单计算，也不能用一个综合指标去衡量，过往有使用质量调整生命年指标，但会遗漏重要信息，也无法单纯按照卫生技术评估方法评估。不同患者对价值有不同评判，哈佛大学卡普兰教授等采取雷达图评价医疗服务价值，为评价不同细分患者群体的医疗服务价值提供了方法学参考。

在成本的核算上，估时作业成本法（time-driven activity-based costing，TDABC）被认为是较现在传统成本核算而言的一种更为精确合理的成本核算方法。拉维亚纳等利用 TDABC 有效测量了低危局部前列腺癌的短期和长期治疗成本，并指出 TDABC 是实现价值医疗设计的可行工具；阿卡万等实证了 TDABC 比传统医院成本会计方法更能准确地反映人工关节置换术的成本。美国已有多家医院采用这种新的成本测量方法，并取得良好成果。目前，由于成本核算管理的不完善，在国内还鲜有医疗机构采用这样的方法。对于患者治疗成本，通常只能根据医院的费用记录来测量。未来，在我国把这样一种方法应用到医疗机构的成本核算中，对提升医疗价值将具有重要意义。

（李　玲）

第十五章 药物经济与政策

内 容 提 要

本章介绍了药物经济学的基本内涵和药物经济学评价的常用方法,对国内外药品市场的供需状况及发展趋势进行了简要分析,阐述了基本药物的内涵和国家基本药物政策的主要内容,介绍了国内外药物经济政策。

第一节 概　　述

一、药物经济学的内涵

如何有效配置和利用稀缺性资源、提高资源配置和使用效率是现代经济学的核心议题。药物资源作为至关重要的稀缺性资源之一,关系到社会发展及人类预防和诊治疾病等各个方面。药物经济学正是为药物资源的合理配置和有效利用提供科学依据的一门新兴学科。

药物经济学是一门药物学和经济学相结合的交叉学科,运用通用领域经济评价的理论与方法,探索药物资源利用的经济问题与经济规律,提高药物资源的配置和效用,以有限的药物资源实现健康效果的最大限度改善的科学,是一门为医药及其相关决策者提供经济学参考依据的应用型学科,是卫生经济学的重要分支之一。

药物资源的界定有狭义与广义之分。狭义的药物资源是指药品及其使用过程中所必需的医疗产品或服务(例如,注射器及注射服务等)。广义的药物资源不仅包括狭义药物资源的概念范畴,还包括在药品的研究开发、生产、流通、使用过程中所需的人力资源和各种物质资源,以及技术、资金、时间等这些决定着狭义药物资源数量、质量和经济性的资源。由此产生与之相对应的狭义药物经济学和广义药物经济学。狭义药物经济学是综合运用药学、经济学、统计学、流行病学、伦理学等相关学科的原理与方法,研究医药领域有关药物资源利用的问题,为临床合理用药、药品价格制定与报销管理等提供科学依据。简言之,狭义药物经济学主要指药物经济学评价。广义药物经济学是运用经济学的理论和方法,来研究药品在研发、生产、流通和消费环节的经济行为及其基本规律的科学,主要研究药品供求双方的经济行为、供求双方相互作用下的药品定价、药物新产品或技术上市或纳入医保的财务影响分析、药品领域的各种干预政策及疾病给社会带来经济负担的研究等。

根据研究目的不同,药物经济学的研究内容可概括为三大类:一是经济效果研究,即开展药物资源利用效率的研究,也即是药物经济学的评价。如国家基本药物目录的遴选、药品报销目录的制定等方面。二是利用效率研究,即对提高药物资源利用效率的具体方法开展研究,包括药品的研发环节、生产环节、流通环节、药物使用对象等方面。三是相互关系研究,即探讨医药领域各个相关主体的相互关系,为医药行业领域整体的协调发展提供科学的依据。随着我国新一轮医药卫生体制改革的不断深入,药品的改革也不断深入,对药物经济学的发展提供了非常好的社会契机,也必将对其提出更高的要求。

二、药物经济学的产生与发展

20世纪70年代以前,国外药物经济学研究主要方向是分析疾病负担中的药品费用,对同一临床疾病的不同药品治疗的成本-效果或成本-效益进行比较。1978 年，美国明尼苏达大学的 McGhan（麦根）、Rowland（罗兰）、Bootman（布特曼）等在《美国医学药学杂志》（*American Journal of Hospital Pharmacy*）上首先介绍了成本-效益分析和成本-效果分析的概念，并在 1979 年发表了一篇用成本-效益分析方法评价个体化氨基苷治疗革兰氏阴性菌感染患者结果的早期药学研究文章。

20 世纪 80 年代以来，医疗费用的过快增长和不合理用药给世界各国带来了沉重的经济负担。同时，伴随各国学者对药品市场及其管制政策、药品消费及限制政策、药品处方及处方者限制引导政策等的深入研究和发展，药物经济学评价研究文献及研究报告迅速增加，药物经济学方面的专业杂志和专业参考书的陆续出版，区域性或世界性专业会议的持续召开，药物经济学的基本理论和分析方法初步形成。1986 年，Townsend（汤森）在《上市后药物的研究与发展》（"Postmarketing Drug Research and Development"）一文中阐明了开展药物经济学研究的必要性，提出了药物经济学一词。1989 年，美国《药物经济学杂志》（*PharmacoEconomics*）创刊，Fan Emieren（泛·爱默恩）和 Horrisberger（荷瑞思伯格）担任《药物治疗的社会经济评价》（*Socioeconomic Evaluation of Drug Therapy*）的主编。1991 年，Bootman（布特曼）等出版了第一本药物经济学专著——《药物经济学原理》（*Principles of Pharmacoeconomics*），标志着药物经济学成为一门新兴的经济学学科。1997 年，美国出版了《药品经济学及政策》（*Pharmaceutical Economics and Policy*），全书对研究药品的成本和结果及其相互关系、药品治疗的经济学评价方法等内容作了全面阐述。

我国的药物经济学研究起步较晚。直至 1993 年，我国学者张钧才正式提出了药物经济学在我国发展的设想，较为系统地介绍了药物经济学。1998 年 3 月，中华医院管理学会药事管理专业委员会于上海召开了全国药物经济学研讨会，为药物经济学在国内的深入研究和发展创造了良好的开端。此后，我国学者编写并出版的药物经济学教材及专著越来越多，逐步形成了一套较为完整的研究和分析方法。其中，胡善联教授主编的《药物经济学与药品政策研究》和陈洁教授主编的《药物经济学》是国内最早的有代表性的药物经济学专著。2006 年 6 月，我国创办了药物经济学的专业期刊《中国药物经济学》，这是中国药物经济学领域第一份专业性学术期刊。2008 年 1 月，中国药学会药物经济学专业委员会正式成立，成为中国药学会的第 16 个专业委员会，它的成立彰显着药物经济学的重要地位。中国药学会等其他相关机构于 2011 年发布了《中国药物经济学评价指南（2011 版）》，进一步为我国药物经济学的研究提供了标准的依据和规范；2019 年发布了《中国药物经济学评价指南（2019 版）》，不断更新中国医药技术经济评估的方法学进展，有力促进了中国医药卫生资源配置的有效性与公平性。同年，国家医疗保障局发布了《2019 年国家医保药品目录调整工作方案》，其中明确指出"对同类药品按照药物经济学原则进行比较，优先选择有充分证据证明其临床必需、安全有效、价格合理的品种"。在国家医保目录的系统调整和修订过程中，药物经济学专家也深入开展了相关评审工作。2020 年，进一步更新发布了《中国药物经济学评价指南（2020 版）》。

2000~2005 年，我国药物经济学研究热点集中在借助药物经济学评价方法对我国药品使用及药品临床效果进行评价。2006~2010 年，我国药物经济学关注点在药品定价，注重以疗效、成本为主的评价方法研究。同时还对药事管理、临床药师提出了新的要求，体现了学科的交叉影响。

总体而言，2010 年之前，我国药物经济学关注点在药品定价，注重以疗效、成本为主的评价方法研究。2011 年开始，国内药物经济学研究热点集中在将药物经济学引入相关政策中，期望医保目录指定时引入药物经济学评价以促进合理用药。研究热点还涉及药物经济学评价所使用的模型技术，如马尔可夫模型。国家有关决策部门越来越明确药物经济学评价在基本卫生制度、全民医保制度、国家基本药物政策等方面的重要作用。我国药物经济学的研究与应用逐步迈入快速发展期。

第二节 药物经济学评价

一、药物经济学评价的方法与步骤

(一)药物经济学评价的方法

药物经济学评价（pharmacoeconomic evaluation 或 health economic evaluation）可以被定义为对可选择的卫生干预措施的成本和结果之间进行的比较，是药物经济学的重要组成部分。药物经济学应用经济学的理论基础，系统、科学地比较、分析医药技术之间的经济成本（economic costs）和健康产出（health outcomes），从而形成科学、合理、有效的经济证据，进而选择最佳方案，旨在提高医药资源配置的总体效率。值得注意的是，药物经济学评价并不是两种或多种药物之间的经济性评价，而是两种或多种干预方案之间的经济性比较。随着近年来药品集中带量采购、药品医保谈判等政策的落地，可为政府相关部门制定基本药物目录或者药物集中带量采购及医保谈判提供决策依据；药物经济学评价也可以对药品的质量、疗效等与药品成本做出综合判断，指导医疗机构卫生人员选择合适的药疗方案，以促进药物的合理选择和使用，使患者以最小的经济负担获得最佳的治疗效果。同时，可在制药企业的新药研发、定价、市场准入等领域发挥重要作用。

经济成本是指疾病诊疗过程中所消耗的资源总和；健康产出可以通过效果、效益或效用进行衡量，由此形成了几种常见的药物经济学评价常用方法，分别为成本-效果分析、成本-效益分析、成本-效用分析及最小成本分析（cost-minimization analysis，CMA），其中成本-效用分析是药物经济学评价中最常使用的方法。具体分析方法见第十四章。药物经济学评价常用方法的主要特点及其区别如表 15-1 所示。

表 15-1 药物经济学评价方法的主要特点及其区别

主要评价方法	适用范围	成本	健康产出判定标准
成本-效果分析	一般适用于具有相同临床产出指标两种及以上方案之间的比较	货币	同时测量成本和效果，效果单位为临床指标
成本-效益分析	①成本-效果分析、成本-效用分析条件均适用；②可对单一的治疗方案进行评价；③适用于对医药项目及非医药项目之间的经济性比较	货币	同时测量成本和效益，效果单位为货币单位
成本-效用分析	①成本-效果分析条件适用；②无须考虑临床产出指标是否相同	货币	同时测量成本和效用，同时考虑产出的数量和质量（QALY）
最小成本分析	一般适用于重要临床产出（如疗效和安全性）相同或无临床意义差异的两种及以上方案间的比较	货币	结果相同，仅对比成本

资料来源：《中国药物经济学评价指南（2020 版）》、南方药物经济学系列培训班（2019）材料整理.

药物经济学评价中，成本-效果分析、成本-效用分析的基本决策原则是对增量分析的结果进行决策。增量分析（incremental analysis）是干预方案与对照方案在成本和结果两个维度的比较。若干预方案较对照方案成本更低而产出更高，干预方案为绝对优势（absolute advantage）方案；若对照方案较干预方案成本更高而产出更低，对照方案则为绝对劣势（absolute disadvantage）方案；若干预方案和对照方案对比均呈现成本更高而产出也更高的现象，则需要计算两方案间的成本之差和效果之差的比值，即增量成本-效果比（incremental cost-effectiveness ratio，ICER）。

若存在多个方案进行经济性比较时，需在多个方案中按照成本大小进行排序，依次进行两两比较，直至选出最经济的方案。增量分析步骤：①按照平均成本从小到大原则进行方案排序；②排除绝对劣势方案；③在余下的方案中，依照先前排序进行两相邻方案的增量分析，保留两方案中更经济的方案，并继续与后一位的方案进行增量分析，以此类推，最终保留下来的方案即为比较的所有方案中最经济的。

（二）药物经济学评价的类型和步骤

1. 药物经济学评价的相关资料

药品是影响甚至决定疾病治疗效果的一种特殊商品，药品自身的质量和疗效是药物经济学评价的基础、前提。

（1）药学评价资料：进行药物经济学评价时，应了解被评价药品的生物特效性方面的研究资料。如对仿制药品，应提供实验设计、样本的选择、参考标准药的选择、测定方法及可靠性、实施过程和结果等。其他药学检测的资料，如药品的定性、定量资料，以及各种物理化学特性，如溶出度、粒度、稳定性、流变学、制酸力和溶解速度等。

（2）临床试验或临床验证资料：药品临床试验或临床验证的有关资料是评价的重要依据之一。应提供药品临床试验的研究设计、研究方法、样本、疗效及判断标准、不良反应发生率及后果、统计处理结果和临床试验的结果等。

（3）临床应用文献资料的检索与分析：药品临床试验或临床验证的样本量总是有限的。随着药品在医疗服务中被广泛使用，人们对其治疗的效果和副作用逐步了解，药品在疾病治疗中的作用及其局限性也逐渐显现，通常药品的重要性与该药品的文献量成正比。通过对药品文献资料的检索和分析，我们对药品的治疗剂量、疗效、副作用、疗程、费用及与其他药品的比较有了更为清楚的了解，有利于确定是否及怎样进行药物经济学评价。

2. 药物经济学评价的研究设计类型

药物经济学评价可按照是否使用模型分为基于模型的研究和基于个体水平数据的研究两大类。针对个体水平数据的研究，常用的药物经济学评价的研究设计有三种，主要是前瞻性研究、回顾性队列研究、基于模型的研究。

（1）前瞻性研究：包括随机临床干预研究和前瞻性观察研究。随机临床干预研究又可分为随机对照临床试验的平行研究和实际临床试验的研究。前瞻性观察研究，即基于队列研究的药物经济学研究设计，这是药物经济学研究设计的理想标准。

（2）回顾性队列研究：是通过将已有数据资料中纳入并收集患者相关信息，从而对干预组和对照组的成本、健康产出进行对比。由于数据来源是已有数据，研究成本相对较低，研究时间相对较短。但也正是因为通过已有数据进行分析，对于药物经济学评价的评价目的，难以达到研究本身的要求，对于评价结果也存在一定的偏倚。

（3）基于模型的研究：是成本-效果研究中最为常用的研究设计方法。通过决策分析模型，建立数学关系，定义评价各干预方案的结果的概率及其结果所产生的成本及健康产出。常见的决策分析模型包括决策树模型、马尔可夫模型、离散时间模拟模型、荟萃模型等，为决策提供参考。

以上三种研究设计也可以结合使用。

3. 药物经济学评价的步骤

科学合理的药物经济学评价通过较标准规范的步骤进行。药物经济学评价大致可分为研究设计、数据收集及数据分析三个阶段。药物经济学评价主要步骤如下。

（1）明确拟解决的问题及预期目标：目标决定着所研究问题的边界和范畴，应明确所要评价或解决的问题，以及通过评价或解决问题所要达成的预期目标。

（2）明确评价行为的服务对象：药物经济学评价的服务对象广泛多样，不同的服务对象所追求的目标或所希望达成的目的往往不同，识别、计量成本和健康产出的原则与标准也就不同，结论往往也会不同。进行药物经济学评价必须明确评价的角度和范围，包括全社会角度、卫生体系角度、医疗保障支付方角度、医疗机构角度、药品企业角度或者患者角度等。

（3）确定备选方案：找出可用于解决所要解决的医疗问题的所有可能的药物治疗或干预措施及其他非药物治疗或干预措施，构成备选方案。药物经济学评价方法既可以用于微观方案也可以用于宏观方案的比较和决策。如对某种疾病的治疗用哪一种药品更具成本效益（或效果）属于微观经济领域的问题；应用药物经济学评价方法筛选和确定基本医疗用药目录则属于宏观经济领域的问题。

（4）选择适宜的评价指标和评价方法：根据药物经济学评价的对象或干预方案的特点，投入的多少和产出的是效果、效益还是效用指标，选择适当的药物经济学评价方法和研究设计。

（5）识别并计量成本和收益：药物经济学评价对成本的测量，需要考虑经济成本。在这里，经济成本是指疾病预防、诊断和治疗过程中所消耗的全部卫生资源的综合，可以分为直接成本、间接成本和隐性成本；对于健康产出的测量，使用的评价方法不同，健康产出指标体现也有所不同。效益通常以货币形式进行测量，可分为直接效益和间接效益，直接效益是患者身体得到的改善和恢复及医疗费用的节省等，间接效益是特定的治疗方案实施产生直接效益后的隐性效益，如节省的误工费等。常用 QALY 作为效用指标来量化健康产出。

（6）比较成本和收益：运用所选择的评价指标和方法计算评价指标值，并依据具体情况对所得结果加以必要的论述和分析，选出经济性较好的方案。对不同年份的成本和效益，应考虑资金的时间价值，选择适当的贴现率将其换算到同一个时点上的货币价值，再进行不同方案的比较。

（7）进行不确定性分析：不确定性可能发生在药物评价全过程中，由于存在治疗的不确定性、数据的准确程度、药物治疗和效果之间的关联强度及价格变化等变数，会影响投入和产出的计算，乃至最终评价结果的精确度和可信度，从而引起评价结果与现实之间存在着难以预知的偏差。不确定性分析帮助人们了解各种影响因素可能的变化，以及发生变化时对备选方案经济学的影响程度，帮助提高决策的科学性，尽可能降低决策失误的风险，减少损失。

二、药物经济学评价指南

药物经济学评价指南（pharmacoeconomics evaluation guidelines）是应用药物经济学理论制定的对药物进行经济学评价时应遵循的一般规范。根据世界主要发达国家的经验，如果没有系统的研究和评估标准规范，不同药物的经济学研究将可能因研究目的、研究过程、研究报告范式等方面的不同，导致其研究结果标准和质量的差异，影响药物经济学评价的可比性、科学性，以及对医药卫生决策的参考意义。鉴于药物经济学评价方法在应用和实践中所起的重要作用，需要制定药物经济学评价指南指导和规范药物经济学评价。指南通过提供统一的框架对研究进行标准化，增加了研究结果的科学性及研究结果之间的可比性，从而推动药物经济学研究结果应用于卫生决策过程中。

药物经济学评价指南具有三个意义：一是对于政府卫生决策部门来说，药物经济学指南是一个国家的卫生系统或医疗保险系统为了帮助药品的筹资和管理决策所采取的一种分析工具；二是对于药品企业来说，药物经济学评价指南提供了药物经济学评价报告的一种标准格式，可以帮助药品企业从自身发展角度出发，有效预测、评估上市药品的市场份额，有助于药品进入医保谈判目录，扩大市场占有额，利于企业的长远发展；三是对于直接进行药物经济学评价的研究者来说，药物经济学评价指南是指导药物经济学研究的设计和报告的一种指南。

澳大利亚是世界上最先开始发布药物经济学评价指南的国家，随后美国、英国、法国、挪威、意大利、爱尔兰、西班牙等国家也纷纷制定了本国的药物经济学评价指南。截至 2019 年，全球已有 44 个国家和地区制定了适合本国（地区）的药物经济学评价指南，用于指导和规范药物经济学研究。目前国际药物经济学与结果研究学会（ISPOR）按照用途通常将全球国家/地区指南分为三类：一是正式指南，即国家或地区正式发表的药物经济学评价指南，韩国、马来西亚等的指南属于此类；二是非正式指南，推荐用于药品定价、报销、临床用药规范的指南或者指导制药企业提交审评资料的指南，日本、泰国等的指南属于此类；三是研究指南，主要用于药物经济学研究、公开发表的药物经济学评价建议，我国的指南属于此类。

经济学评价指南一般都涵盖了评价目的、评价角度（政府决策部门、患者、制药企业、费用支付方和社会）、评价设计（前瞻性研究、回顾性研究和模型研究）、参照药物或治疗方案的选择、经济学评价分析方法类型（成本-效益分析、成本-效果分析、成本-效用分析、最小成本分析等）、成本与结果的测量和评估、贴现、不确定性的处理、结果的报告等内容。如马文娟等通过选取中国、美国、英国、马来西亚等的 7 部药物经济学研究评价指南，进行分析比较整理，将指南概括为研究问题、研究设计、差异性和不确定性、成本、结果、模型和其他 7 个方面。不同类别的指南由于目的、数据来源、研究角度、干预情况的差异，在内容上也有很大差异，如研究角度、单位价格的确定、成本和效果计算、贴现率的选择等。总体来说，正式指南比非正式指南、研究指南一致性好，要求更严格、具体。

中国的药物经济学研究起步较晚，虽然还没有系统性或者强制性地应用于中国医药卫生决策过程，但总体呈现出快速上升和发展的良好趋势。在融合了国际药物经济学评价领域的最近研究进展与方法学前沿，立足于本国药物经济学评价需求和现状的基础上，2011 年中国药学会、中国科学技术协会和中国医师协会颁布了《中国药物经济学评价指南（2011 版）》，旨在提高中国药物经济学研究的规范性和质量，提高卫生决策的科学性。基于《中国药物经济学评价指南（2011 版）》进行了修订与更新，于 2020 年正式印发出版了《中国药物经济学评价指南（2020 版）》，该指南整体框架与 2011 版相同，均包括引言、使用说明、执行摘要、正文、参考文献和附录六大部分内容。其中正文部分按照药物经济学评价的主要研究程序依次撰写，共包括十一部分，分别为研究问题（研究背景、研究目的、研究角度、目标人群等）、研究设计（前瞻性研究的试验性研究和观察性研究、回顾性研究等）、成本、贴现、健康产出、评价方法（最小成本分析、成本-效果分析、成本-效用分析、成本-效益分析）、模型分析、差异性和不确定性、公平性、外推性和预算影响分析。该指南的读者主要包括两类，第一类是在中国进行药物经济学评价的研究者；第二类是中国相关卫生决策部门如医疗保险管理部门、药品价格管理部门、基本药物政策管理部门、新药审评部门等的决策者。2018 年，行业标准性文件《药物经济学评价报告质量评估指南》由中华中医药学会批准正式发布，此指南更加明确了药物经济学报告质量评价的要素，主要用于药物经济学报告质量评价和研究过程的评估，判定药物经济学研究的过程及报告的质量。2019 年新成立的国家医疗保障局发布了《2019 年国家医保药品目录调整工作方案》，其中明确指出"对同类药品按照药物经济学原则进行比较，优先选择有充分证据证明其临床必需、安全有效、价格合理的品种"，同时伴随着医药卫生体制改革的不断深化及健康中国的实施，药物经济学评价指南的中药作用愈发凸显。

第三节　药 品 市 场

一、医药市场及其特点

药品是重要的健康相关产品，也是高投入的研发产品，具有独特的市场形态，受到市场与非市场多种因素的影响。药品市场由药品的生产、流通、供应和使用等环节构成，在政府、保险公司、医疗机构、制药企业、患者等相关主体的参与下形成。

中国医药市场具有以下特点。

第一，医药市场发展不够集中。中国医药市场的数量比较多，目前有超过 4000 家制药公司，按 2019 年的销售额计算，前十大制药公司仅占中国医药市场销售总额的 16.3%。

第二，市场进入壁垒高。一是新药开发周期长、开发成本高。一款新药的开发周期可能长达 15 年以上，研发成本过高。除此之外，制药基地、质量管理控制体系及技术合作团队的搭建都需要巨大的资金投入。对于创新药和首仿药，研发过程中的延迟和药品注册及审批程序的延迟都会影响其上市时间。因此，新药研发需要经验丰富的研发团队及技术团队，对没有过往研发经验的新进入者有很高的技术壁垒。二是在研产品开发数量有限。受到研发能力、开发成本及风险评估等方面的影响，中国医药市场的新进入者往往只能开发数量有限的在研产品。三是面临严格的监管环境。中国医药市场的新进入者必须面临严格的监管环境。中国的药品生产须受国家药品监督管理局的严格监管。同时，对医药市场加强监管、仿制药的一致性评价要求、中国药品临床试验的注册制度等方面的限制可能会增加合规及其他成本，为新进入者设下较高的进入壁垒。

二、国际药品市场

（一）国际药品市场不断增长

随着世界经济的发展、人口总量的增长、社会老龄化程度的提高及民众健康意识的不断增强，全球医药行业保持了数十年的高速增长。2015～2019 年，全球药品市场需求年均复合增长率维持在 4%～5%；新兴市场的药品需求增长尤其显著，亚洲（日本除外）、非洲、澳大利亚 2014～2019 年的医药市场增速达到 6.9%～9.9%，超过同期预计全球 4.8% 的增速水平。新兴市场，跨国制药企业正在从最初着眼于成本比较优势的初级研发业务过渡到研发、生产、销售等完整产业链的转移和建设上，以强化对新兴市场的争夺能力。表 15-2 是 2019 年全球 10 种最畅销药品及其销售额情况。

表 15-2　2019 年全球 10 种最畅销药品及其销售额情况

排名	品名	适应证	销售额（亿美元）
1	Humira（阿达木单抗）	自身免疫病	191.69
2	Eliquis（阿哌沙班）	血栓、卒中、肺栓塞等	121.49
3	Keytruda（帕博利珠单抗）	黑色素瘤、非小细胞肺癌（NSCLC）、膀胱癌、头颈癌、结直肠癌等	110.84
4	Revlimid（来那度胺）	MIM、骨髓增生异常综合征（MDS）、套细胞淋巴瘤（MCL）、滤泡性淋巴瘤（FL）	108.23
5	Imbruvica（依布替尼）	慢性淋巴细胞白血病（CLL）/小淋巴细胞淋巴瘤（SLL）、髓细胞白血病（MCL）、移植物抗宿主病（GVHD）	80.85
6	Opdivo（纳武利尤单抗）	黑色素瘤、NSCLC、头颈癌、肾细胞癌等	80.05
7	Eylea（阿柏西普）	湿性年龄相关性黄斑变性（wAMD）、CVRO-ME、糖尿病性黄斑水肿（DME）、糖尿病视网膜病	74.37
8	Avastin（贝伐珠单抗）	结直肠癌、乳腺癌、肺癌、胶质母细胞瘤等	71.15
9	Xarelto（利伐沙班）	血栓、卒中等	69.34
10	Enbrel（依那西普）	自身免疫病	69.25

资料来源：Pharmcube.

（二）全球医药行业研发投入逐年上升

全球的药物研发正在逐渐升温，主要基于在过去几年里，癌症、糖尿病、认知障碍和炎症等疾病治疗领域中一些新分子药物的出现，诊断和治疗的紧密结合，人们对传统商业模式（重视仿制药品，不重视未知罕见病的治疗药物）依赖性的下降等重要因素的影响。对于医药行业来说，研发投入是影响医药研发产出的主要影响因素之一。根据 Evaluate Pharma 公司的统计，2019 年全球医药研发支出达到 1860 亿美元，同比 2018 年增长 2.76%（图 15-1）。随着基础前沿学科不断取得进展，针对新型药物（ADC、PD-1 等）及新型治疗技术（CAR-T 等）各大制药公司加大研发投入。

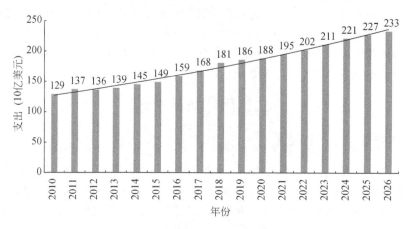

图 15-1   2010~2026 年全球医药研发支出变化

资料来源：Evaluate Pharma.

根据 Pharmaint elligence 统计，在 2018 年研发管线药物数量前十位的跨国药企中，数量最多的是诺华制药，为 223 个，其次是强生公司和阿斯利康，而 2018 年新启动的研发药物数量也是诺华制药居首，达到 138 个。从各治疗领域研发管线的情况来看，主要集中在抗癌、生物技术、神经、抗感、消化道/代谢、药物重制等治疗领域，尤其是抗癌和生物技术是最为集中的两个治疗领域，未来市场需求空间较大。

目前，全球药物研发管线有以下几个趋势和特点。一是虽然增长率下降，但是整体研发管线数量仍然保持增长；二是临床阶段的新药数量和成功率没有显著变化；三是排名前十的药物研发企业在新管线中所占比例有所下降，更多有少量管线的小公司占据了新管线的份额；四是抗癌药物的研发管线占总体的 1/3，且仍保持快速上升趋势，癌症免疫疗法相关药物研发热度不减；五是生物药占所有在研新药的 40%。可见，生物医药领域在现有治疗领域和医药公司的比重正在显著增加，占有越来越重要的位置，而对于生物医药产品未来的价值回报，结合新的疗法技术，将可能带来更为显著的业绩增长。

（三）全球处方药销售额持续增长

药物评价在 2020 年 6 月发布的报告显示，2019 年全球处方药销售额达到 8710 亿美元，经过预测随后将以 7.4% 的速度上升至 2026 年的 13 910 亿美元（图 15-2）。

全球处方药规模保持了较为稳定的增长，2018～2024 年的全球药品销量复合增长率预计在 6.4% 以上，到 2024 年来自于孤儿药（orphan drugs，也称为罕见病药，用于预防、治疗、诊断罕见病的药品，由于罕见病患者群少，市场需求少，因此相较于其他药物的研发成本要高，这些药物因此被形象地称为孤儿药）的增量则将达 1240 亿美元，而来自于先进疗法的增量预计为 50 亿美元。

肿瘤药物是重点领域之一，在肿瘤药物方面的增长率将超过 12%。未来药品销量的主要风险会在专利到期方面，研发费用占销售收入比预计将从 2017 年的 20.9% 下降到 2024 年的 16.9%。

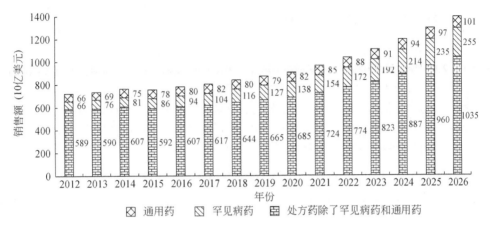

图 15-2　2012~2026 年全球处方药销售额

资料来源：Evaluate Pharma.

（四）全球生物药物市场规模稳步增长

生物药物是利用生物体、生物组织或其成分，综合应用生物学、生物化学、微生物学、免疫学、物理化学和药理学的原理与方法进行加工制造而成的一大类预防、治疗、诊断制品，主要包括生化药品、生物制品及其他相关的生物医药产品（营养保健品、相关化妆品等）。与其他药物相比，生物药物有着显著优势：在医疗上，生物药物药理活性高、针对性强、副作用较小、疗效可靠、营养价值高；在化学构成上，十分接近于体内的正常生理物质，进入体内更易为机体所吸收利用；在药理学上，具有更高的生化机制合理性和特异治疗有效性。不仅如此，生物药物在传染病的预防、疑难病的诊断和治疗上起着其他药物不能替代的作用；同时，生物药物的材料来源广泛，主要有动物、植物、微生物的组织、器官、细胞与代谢产物，如动物脏器、血液、尿液等。全球制药市场稳步发展，数据显示，2019 年全球制药市场规模达到 13 245 亿美元。从整体来看，全球制药市场规模由 2015 年的约 11 050 亿美元增加至 2019 年的 13 245 亿美元，年均复合增长率为 4.6%。预计到 2021 年全球制药市场规模为 14 450 亿美元（图 15-3）。

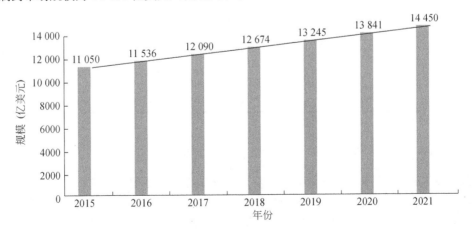

图 15-3　2015~2021 年全球制药市场规模统计及预测

资料来源：前瞻产业研究院.

三、中国药品市场

（一）中国综合医院门急诊和住院药品费用逐渐降低

中国 2015～2019 年综合医院门急诊和住院药品收入情况如表 15-3 所示。2015 年，国家药改力度不断加大。2018 年，国家医疗保障局成立，取消了由国家发展和改革委员会负责药品定价的举措，改由国家医疗保障局负责。国家医疗保障局在总结了全国各地的医改经验的基础上，成立了药品国家联合采购办公室，并推出带量采购，量价挂钩、以量换价。带量采购打破了旧有的利益格局，由支付方医保局统一牵头组织，拿出一定市场份额，保证销量。医疗机构仍是我国药品最主要的终端销售渠道，但不再处于终端销售的垄断地位。

表 15-3　2015～2019 年综合医院门急诊和住院药品收入情况

年份	门急诊收入（万元）	门急诊药品收入（万元）	门急诊药品收入占比（%）	住院收入（万元）	住院药品收入（万元）	住院药品收入占比（%）
2015	9132.1	4200.3	46.0	18830.4	6870.2	36.5
2016	10098.4	4475.8	44.3	21207.1	7256.6	34.2
2017	11061.8	4585.7	41.5	23615.2	7243.4	30.7
2018	12082.4	4784.8	39.6	25682.4	7086.6	27.6
2019	13828.6	5492.1	39.7	29030.6	7804.2	26.9

资料来源：2016～2020 年《中国卫生健康统计年鉴》.

中国医院门诊和住院患者药品费用占医药费用的比例如表 15-4 所示。门诊患者药品费用的比例近年来维持在 45%左右，占比情况呈持续下降趋势。从数据来看，门诊药费占比从 2013 年的 49.3%下降到了 2019 年的 40.6%；住院药费占比从 2013 年的 39.5%降到了 2019 年的 27.5%。2013～2019年以来，住院患者药品费用的比例低于门诊，我国的药费占比总体趋于合理化。药品费用是导致我国医药费用较高的一个重要而直接的因素，近几年来，我国"以药养医"的现状得到了较好的改善。

表 15-4　医院门诊和住院患者人均医药费用情况

年份	门诊患者			住院患者		
	人均医药费（元）	药费（元）	药费占比（%）	人均医药费（元）	药费（元）	药费占比（%）
2013	206.4	101.7	49.3	7442.3	2939.1	39.5
2014	220.0	106.3	48.3	7832.3	2998.5	38.3
2015	233.9	110.5	47.3	8268.1	3042.0	36.8
2016	245.5	111.7	45.5	8604.7	2977.5	34.6
2017	257.0	109.7	42.7	8890.7	2764.9	31.1
2018	274.1	112.0	40.9	9291.9	2621.6	28.2
2019	290.8	118.1	40.6	9848.4	2710.5	27.5

资料来源：2014～2020 年《中国卫生健康统计年鉴》.

（二）中国 3 个药品销售终端销售额保持增长趋势

目前我国药品销售的终端主要有公立医院、零售药店、公立基层医疗机构 3 个终端（表 15-5）。2019 年，我国三大终端药品销售额实现 17955 亿元，同比增长 4.8%。从实现药品销售的三大终端的销售额分布来看，2014～2019 年 3 个终端都有一定程度的增长，公立医院终端市场份额最大，2019年占比为 66.6%，零售药店终端市场份额 2019 年占比为 23.4%，公立基层医疗机构终端市场份额近年有所上升，2019 年占比为 10.0%；其中，公立医院、零售药店和公立基层医疗机构销售额年平均增长率分别为 6.85%、8.24% 和 11.74%。因药品招标及药品集中采购等政策实施更多体现了对公立基层医疗机构的政策鼓励和扶持，对零售药店的发展产生了一定的不利影响，致使零售药店的销售额增长速度远不如公立基层医疗机构，公立医院的市场销售额增速持续放缓。

表 15-5　2014～2019 年我国 3 个药品销售终端的销售额统计

药品销售终端	2014 年销售额(亿元)	2015 年销售额(亿元)	2016 年销售额（亿元）	2017 年销售额（亿元）	2018 年销售额（亿元）	2019 年销售额（亿元）	年平均增长率（%）
公立医院	8596	9517	10 240	10 955	11 541	11 958	6.85%
零售药店	2828	3111	3375	3647	3919	4201	8.24%
公立基层医疗机构	1033	1201	1359	1517	1671	1796	11.74%

资料来源：广州标点医药信息股份有限公司.

第四节　基本药物政策

一、基本药物的定义

1975 年，为解决必须药品短缺等问题，WHO 首次提出基本药物的概念，认为基本药物是最重要的、不可缺少的、满足人们所必需的药品，并将基本药物公平可及作为人的基本健康权，建议各国特别是发展中国家建立适合本国国情的国家基本药物政策，旨在保障公众能以低廉的价格获得基本医疗所需的必需药物。

基本药物（essential medicines）于 1977 年在 WHO 的第 615 号技术报告中被正式定义为："能够满足大部分人口卫生保健需要、人类健康需要中最重要的、最基本的、必要的、不可缺少的药品"，并制订颁布了首个基本药物示范目录，该目录共收录 186 个药品品种，其所遵循的原则是有效、安全并具有成本效果的药物，以限制处方者在药物使用中的权限。依照规定该目录每两年更新一次，至 2019 年已发布第 21 版（图 15-4）。

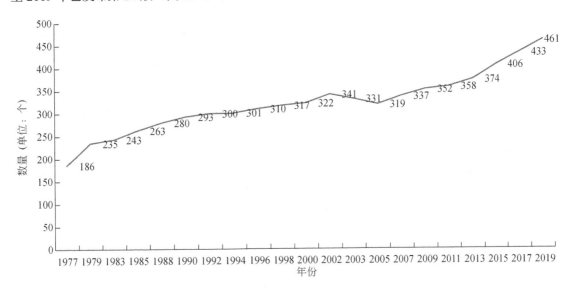

图 15-4　1977～2019 年 WHO 基本药物目录的药品数量

资料来源：1977～2019 年 WHO 基本药物目录.

WHO 最初向经济相对落后和药品生产能力较低的国家推荐了基本药物的概念，以便可以根据国家卫生需要和有限的资源以合理的价格购买基本药物，并保证其使用的质量和功效。1978 年，世界卫生大会通过了第 31 号和第 32 号决议，敦促成员国建立国家基本药物目录和能够满足其需求的采购系统。同年，《阿拉木图宣言》为卫生体系确定了以基本医疗卫生为核心的服务模式，其基本原则是公平分配、社区参与、预防为主、适宜技术和多部门合作，基本药物成为初级卫生保健战略的八个主要内容之一。

为保证基本药物能够发挥其作用，1979 年，WHO 制定了基本药物行动规划，并于 1981 年成立了基本药物行动委员会。WHO 在 1985 年的内罗毕会议上拓展了基本药物的概念，指出基本药物是能够满足大部分人卫生保健需要的药物，国家应保证其生产和供应；除此之外，还应给予合理用药高度的重视，也就是基本药物还必须与合理用药相结合。这种概念的拓展表明基本药物在发达国家也开始发挥积极作用。2002 年，WHO 对什么是基本药物做出了全面的定义并沿用至今，即"基本药物是能满足人群优先卫生保健需要的药物，是在适当考虑公共卫生相关性、药品的有效性、安全性和成本效果的基础上选定的。基本药物在运行良好的卫生系统内，应在任何时间都确保有足够的数量和适宜的剂型，保证质量和有充足的药品信息，价格能被个人和社会负担"。可见，基本药物除了可及性以外，其安全性、有效性和经济性也得到充分体现。2009 年，中国新医改方案对基本药物的含义进一步作了明确和界定，基本药物是指适应基本医疗卫生需求、剂型适宜、价格合理、能够保障供应、公众可公平获得的药品，国家基本药物制度的特征是安全、必需、有效、价廉。

在推荐基本药物的遴选流程时，WHO 将基本药物的遴选程序与"标准治疗指南"和"国家处方"的制定过程相结合，以促进疾病诊疗和药物使用的标准化、规范化，这有利于各级医疗单位，尤其是基本医疗卫生机构可以更准确、更合理地诊断和治疗常见疾病，同时进一步促进了基本药物对于疾病治疗的科学合理使用。2010 年，WHO 将证据质量分级和推荐强度标准（GRADE）表格运用于基本药物的遴选和评价之中，使基本药物遴选规则进一步完善。2015 年，WHO 新增了 16 种抗肿瘤的高值药品。药品遴选价值取向向价格与疗效综合考量转变。成为基本药物通常有四个标准：一是治疗必需和疗效显著；二是被证明安全有效；三是价格合理；四是方便且广泛的利用。此外，在中国还有一个标准是探求传统中药与西药的平衡。

基本药物的遴选要适应不同国家和地区的发展水平，其遴选的过程由国家负责。迄今已有近 160 个国家制定了自己的国家基本药物目录，到 2016 年，已经有超过 155 个国家以"世界卫生组织基本药物标准清单"为基础建立了国家基本药物名录。

WHO 关于基本药物的发展经历了三个阶段，每个阶段都有不同的使命和关注点。第一阶段是 1975～2001 年。WHO 在这一时期的基本药物目录内涵是更多关注质量好、成本合理的药物，先决条件是可负担性，昂贵药品可以不被收录。此阶段的使命是单纯关注"可负担性"。第二阶段是 2002～2009 年。在此期间，WHO 基本药物目录的内涵是如果价格较高的药物具有良好的成本效益，仍可将其列入基本药物目录（治疗费用并不构成将符合遴选标准的药物从基本药物目录中排除的原因，无论其专利状态如何）。在这一阶段，基本药物系统的使命是集中于"可及性"。第三阶段是 2010 年至今，这一时期 WHO 基本药物目录的内涵是纳入更多急需的高值创新药，遴选虽然昂贵但是能够真正提供益处的药物。使命是以临床需求为导向，遴选出更多和更好的药物，实现药品可及性的最大化。

二、国家基本药物政策

（一）国家基本药物政策的内涵与发展

国家药物政策（national medicine policy，NMP）是一个国家在药品领域的行动纲领，包括政府在药品领域构建的中长期政策目标及解决药品领域诸多问题的总体政策框架，用以指导药品研发、生产、流通和使用等具体政策。国家药物政策提供了一个政策框架，在这个框架下协调药品领域的行动。同时涵盖了公共和私立领域，并涉及药品领域的所有主要参与者。在国家药物政策综合框架中，基本药物政策是一项重要内容，涉及框架的各个部分。国家基本药物政策（national essential drug policy，NEDP）是指国家制定和实施的有关基本药物管理的法律、法规、规章、制度、指南及政府的有关承诺等。以基本药物可及性为例，必须通过：①药物的合理选择；②可支付的价格；③可持久的资金供应；④可靠的卫生与供应系统共同实现。基本药物政策作为国家药物政策的核心内容，已经被全球很多国家，不同层次的医疗卫生机构所接受。基本药物是国家药物政策的核心部分，国家药物政策为基本药物制度的建设提供了宏观政策环境。两者总体目标基本一致，相互作用，互为支撑。

WHO 于 1975 年首次提出"国家药物政策"的概念。1986 年，WHO 国家药物政策专家委员会为成员国制定实践指南，1988 年，对指南进行了调整，出版了制定国家药物政策的指导原则——《国家药物政策指南》（1988 年版）。1995 年 6 月，WHO 国家药物政策专家委员会再次修订并更名《如何制定和实施国家药物政策》，修订的部分集中在国家药物政策的战略、过程和措施方面。WHO 建议所有国家制定和实施一项全面综合的国家药物政策，且强调该政策的内容不是一成不变的，需要每隔一段时间进行修订和更新，许多国家需要在逐步落实该政策的前五年内论证该政策。WHO 将提供政策指导，支持各成员国提高药物的可及性、安全性、质量与合理使用能力。WHO 于 2001 年提出国家药物政策的目标是确保基本药物可及、高质和合理使用，并在这 3 个主要目标的指导下，制定了 9 项政策行动要素，构成了完整的国家药物政策体系，包括基本药物遴选、可负担性、药物资金筹措、供应系统、管制与质量保证、合理用药、研发、人力资源、监测与评价。每个要素都与实现一项或多项国家药物政策目标密切相关。WHO 国家药物政策的框架如表 15-6 所示。

表 15-6　WHO 国家药物政策的框架

政策行动要素	主要内容	促进药品可及性	保障药品质量	促进合理用药
基本药物遴选	基本药物目录的制定及调整程序；建立基于基本药物制度的供应保障体系等	√	（√）	√
可负担性	降低药物进口关税；制定价格政策等	√	—	—
药物资金筹措	将药品纳入医保报销目录进行报销等	√	—	—
供应系统	建立规范的公共采购机制；建立紧急和短缺药物供应体系等	√	—	（√）
管制与质量保证	建立药品质量监管机构；实施药品生产管理规范（GMP）和质量管理标准等	—	√	√
合理用药	制订药物临床指南；对医务人员进行合理用药培训等	—	—	√
研发	加强临床试验管理；鼓励新药研发等	√	√	√
人力资源	人力资源规划等	√	√	√
监测与评价	对药物各个领域的监测分析等	√	√	√

注："√"表示直接相关；"（√）"表示间接相关；"—"表示无关。

资料来源：崔兆涵，吕兰婷，2019. 国家药物政策框架构建下的我国药物政策改革逻辑分析与研究：基于 2009-2019 年的药物政策文本分析. 中国药房，30（14）：1873-1880.

WHO 提出制定国家药物政策的程序是开展基线调查，分析和掌握医药卫生部门及药品生产、使用和管理领域的现状和问题；在基线调查所得情况的基础上，协调各部门的目标和利益，确定国家药物政策的目标和对象；起草政策文件，召开相关会议，通过多种途径征求意见和建议，修订和完善国家药物政策，并进行颁布和实施。

WHO倡导各国建立国家药物政策主要有以下四点理由：①国家药物政策可以作为价值、愿景、目标、决策及政府中远期任务的正式记录；②决定医药行业发展在国家层面的目标并设定优先顺序；③确定达到这些目标所需的策略，以及确定政策执行过程中的各种角色；④有利于建立一个讨论这些议题的国家级论坛。药物政策出台之前的全国性协商和讨论非常重要，因为这样可以团结各方力量从而体现出最终政策的集体所有权。政策制定的过程与最终的政策文件同样重要。截至2011年，已有132个国家制定或部分制定了国家药物政策；西太平洋地区33个国家中已有26个正式出台国家药物政策文件。

国家基本药物制度是为维护人民群众健康、保障公众基本用药权益而确立的一项重大国家医药卫生政策，是国家药物政策的核心和药品供应保障体系的基础，涉及基本药物遴选、生产、流通、使用、定价、报销、监测评价等多个环节。国家基本药物制度首先在政府举办的基层医疗卫生机构实施，主要内容包括国家基本药物目录的遴选调整、生产供应保障、集中招标采购和统一配送、零差率销售、全部配备使用、医保报销、财政补偿、质量安全监管及绩效评估等相关政策办法。依据WHO关于基本药物的理念，基本药物制度的目标可以总结为两点：一是提升基本药物在贫困人群中的可及性；二是促进合理用药。前一目标对于维护"人人都享有健康"具有重要意义；后一目标则是提高药品使用的科学性。基本药物制度体现了公平和效率的统一。对于发展中国家，前一目标更为优先，而对于发达国家，后一目标更受关注。过去的30多年里，全球超过70个国家建立了国家基本药物制度。

国家基本药物政策的制定和推行是在WHO的积极倡导、推动下，在各国政府的积极响应和大力支持下开展的，且是WHO最成功的全球卫生计划之一。

（二）中国基本药物政策

基于中国国家基本药物制度实施的不同阶段，可将其发展历程大致分为四个时期。

1. 基本药物工作的初始时期

中国基本药物工作开始相对较早。1978年11月，WHO基本药物国际磋商会在日内瓦召开，审议基本药物遴选的原则。1979年4月初，我国政府开始积极响应并参与WHO基本药物行动计划，在卫生部、国家医药管理总局的组织下成立了国家基本药物遴选小组，这标志着我国国家基本药物政策制定工作正式启动。1982年，我国遴选208种西药，颁布第1版《国家基本药物目录》。1992年年初，我国启动第二轮历时5年的基本药物大规模遴选，并颁布《制定国家基本药物工作方案》，"中西药并重"的遴选原则被首次提出。1996年4月，我国正式印发《国家基本药物（中西医药全部品种目录）》，基本药物目录被分成26类，最终确定699种化学药品、1812种中药为国家基本药物。此后，基本药物目录不断被调整与修订。1998年，扩展到27类、740种西药。

2. 基本药物目录持续探索时期

1997年，《中共中央 国务院关于卫生改革与发展的决定》明确要求"国家建立并完善基本药物制度"，这是首次以政策法规的形式在中国推行基本药物政策。然而由于缺乏与目录相配套的《标准治疗指南》和国家处方集，中国基本药物政策仍然大体上停留在《国家基本药物目录》的制定上。1998年，国家机构、职能调整以后，基本药物目录的制订工作由国家药品监督管理局负责。2006年10月，党的十六届六中全会明确提出"建立国家基本药物制度，整顿药品生产和流通秩序，保证群众基本用药"。2007年，全国卫生工作会议决定建立国家基本药物制度，并提出将其作为国家医疗体制改革的四项基本制度之一。2008年12月初，七部委相关司局负责人组成国家基本药物目录工作协调小组。

3. 基本药物制度的建立与完善时期

2009 年 8 月，卫生部颁布了新的《国家基本药物目录（基层医疗卫生机构配备使用部分）》，并联合其他部委同时颁布了《关于建立国家基本药物制度的实施意见》和《国家基本药物目录管理办法（暂行）》。同年 9 月 21 日，国家基本药物制度正式实施，这标志着以法律为依据、政府为主导、市场为助力的基本药物生产、流通、供应、使用和监管体系开始建立，改变了我国基本药物管理一直处于"有目录而无制度的状态"。2009 年 12 月，卫生部、国家中医药管理局组织编写了《国家基本药物临床应用指南（基层部分）》《国家基本药物临床应用指南（中成药）2009 年版基层部分》《国家基本药物处方集（基层部分）》等，基本药物剂型严格控制在国家基本药物目录所规定的剂型范围内，规格为临床常用规格。《国家基本药物临床应用指南（中成药）2009 年版基层部分》介绍了在明确疾病诊断的前提下，具有处方权的医生应该如何合理使用基本药物，以便规范医生的用药行为。

2011 年 7 月，国家基本药物制度初步建立。我国 31 个省（自治区、直辖市）和新疆生产建设兵团均实现了在所有政府办基层医疗卫生机构配备使用基本药物，实行零差率销售，政府印发一系列配套文件，形成基本完善的国家药物政策体系。国家基本药物制度成效初显，但也暴露出招标采购不够规范、采购价格虚高、部分药品供应配送不及时等问题。2012 年 9 月，卫生部部务会议讨论通过《国家基本药物目录》（2012 年版），并明确自 2013 年 5 月 1 日起施行。相比于 2009 年版，2012 年版目录增加了品种数量，其中，化学药品和生物制品 317 种，中成药 203 种，共计 520 种；优化了结构，补充了抗肿瘤和血液病用药等类别，注重与常见病、多发病、重大疾病，以及妇女、儿童用药的衔接；规范了剂型、规格，初步实现了标准化。

4. 基本药物制度发展新时期

2013 年，国务院颁发《关于巩固完善基本药物制度和基层运行新机制的意见》，提出进一步巩固国家基本药物制度，深化基层医疗卫生机构管理体制、补偿机制、药品供应、人事分配等方面的综合改革。2018 年 9 月，国务院办公厅发布《关于完善国家基本药物制度的意见》，从基本药物制度的遴选、生产、流通、使用、支付、监测等环节完善政策。《关于完善国家基本药物制度的意见》明确了实行"统一目录、统一生产、统一定价、统一配送、统一标识"5 项加强基本药物管理力度的重要举措，动态调整优化目录，满足主要临床需求；切实保障生产供应，完善采购配送机制；全面配备优先使用，明确各级医疗机构基本药物使用比例；降低群众药费负担，提高实际保障水平；提升质量安全水平，对基本药物实施全品种覆盖抽检。2018 年 10 月 25 日，国家卫生健康委员会公布《国家基本药物目录》（2018 年版），总品种数量由原来的 520 种增加到 685 种，包括西药 417 种、中成药 268 种。调整后的新版目录覆盖面更广，品种数量不仅能够满足常见病、慢性病、应急抢救等临床需求，而且为不同疾病患者提供多种用药选择，更好地满足群众需要。1992～2018 年中国基本药物目录数目如表 15-7 所示。

5. 2012、2018 年中国基本药物目录数目

目前，我国已经全面实施基本药物制度，此项制度对保障居民对于基本药物的可及性及合理用药会产生深远持久的影响。今后，在落实基本药物制度的过程中尚且需要进一步探索和调整基本药物制度中存在的不全面和不确定之处，以使制度不断完善。

（三）国家药物政策制定的影响因素

1. 经济发展水平

通过对发达国家和发展中国家的分类分析，发现国家的经济发展水平决定了国家药物政策的不同侧重点。主要原因是经济发展水平不同的国家面临着不同的药品需求问题。在发达国家，政府在公共财政上投入了大量资金，公民的福利良好、生活水平高，对基本药物的需求已经得到了较好的满足，但是公众对更好的专利药物，以及用于治疗癌症、抑郁症和罕见病的药物的需求不断增长。然而，这些药物的价格通常十分昂贵，并且政府药品支出持续增加。因此，澳大利亚和加拿大政府在国家药物政策中提出，不仅要支持在无法满足其需求的领域继续研究，而且还必须控制药品价格并促进仿制药的使用。然而，在发展中国家，贫穷人口众多，人民生活水平低下，加之国家在医疗卫生领域的财政支出很小，大多数人的常见病不能及时用基本药物治疗。因此，印度和斯里兰卡的国家药物政策首先提出了解决普通民众基本药物的需求问题，并提高了基本药物对穷人的可及性。

表 15-7　1992~2018 年中国基本药物目录数目

年份	传统中药		西药		总量
	数目（种）	占比（%）	数目（种）	占比（%）	数目（种）
1992	0	0	278	100	278
1996	1812	72	699	28	2511
1998	1570	68	740	32	2310
2000	1249	62	770	38	2019
2002	1242	62	759	38	2001
2004	1260	62	773	38	2033
2009	102	33	205	67	307
2012	203	39	317	61	520
2018	268	39	417	61	685

资料来源：①1992~2009 年的数据出自 World Bank, 2010. Financing, ricing, and utilization of Pharmaceuticals in China: The Road to reform. China Health Policy Notes（No. 1）. Washington, DC. http://hdl.handle.net/10986/27598 License:CC BY 3.0IGO. ②2012 年的数据出自中华人民共和国卫生部.《国家基本药物目录》（2012 版）.［2023-12-05］. https://www.gov.cn/govweb/gzdt/2013-03/15/content 2355142.htm. ③2018 年的数据出自国家卫生健康委员会，国家中医药管理局.《国家基本药物目录》（2018 版）.［2023-12-05］. https://www.gov.cn/zhengce/zhengceku/2018-12/31/5435470/files/5802d337476e4953b0e9f388a6309f9a.pdf.

2. 医疗保障体系完善程度

在医疗保障体系相对完善的国家，政府承担大部分医疗费用，患者可以较好地承担药品费用的负担。譬如，加拿大和澳大利亚较早推行了全民医疗保险，而政府承担一定数量的药品费用，个人的药品可负担性较好。但是，随着人们对处方药的持续需求，药品的费用急剧上升，政府的负担也随之加重。此时，国家在制定国家药物政策时就更加重视政府对药品的可负担性，要求控制药品价格、促进合理用药。但是，印度和斯里兰卡政府在医疗卫生方面的支出相对较低，而且医疗保障体系还不完善，大多数穷人目前无法负担所需的药品。因此，这些国家更加重视基本药物政策的落实，并将其国家药物政策重点放在改善穷人对基本药物的可负担性上，增加财政投入以确保国家药物政策的公平性。

3. 本国制药行业发展水平

一个国家药品供应的数量和质量由制药行业的发展水平所决定，这是保证公众对药品可及性的前提和基础。澳大利亚、加拿大的制药行业发展水平高，企业规模较大，研发实力强，生产的药品能满足国内多种类型的疾病需求。因此，这些国家的药物政策倾向于鼓励制药企业进一步研发新药，改善罕见病患者对药品的获得性。印度制药企业多达 10000 多家，药品的产量巨大，但是优势企业较少（仅十几家），且主要是低水平、依靠成本竞争的仿制药生产企业，产品质量不高。这些问题致使政府相当重视制药行业的发展，提升高质量药品的产量和制药企业实力是国家药物政策的重点。斯里兰卡的制药行业发展落后，本地制药企业数量稀少，药品难以自给自足，主要依靠进口来获得国内所需药品。因此，其国家药物政策更加关注发展本地生产企业，满足本国基本药物需求和供应。

（四）国家药物政策的现实意义和作用

1. 有助于巩固完善基本药物制度

药品是预防和治疗疾病的重要物质手段，药物政策是国家调控医药卫生事业发展的重要政策工具。药品政策和相关的药品使用问题是具有高政治内涵的领域。只有进一步理顺国家药物政策体系，全面推动药品领域综合改革，才能为推进医药卫生体制改革和完善国家基本药物制度创造有利的政策环境。

2. 有利于统筹协调药品领域各相关主体的利益

药品领域关联许多利益相关者，涉及药物研发机构、原材料和辅料供应企业、生产企业、流通企业、医疗机构、集中招标机构、社保基金管理机构等，甚至存在大量严重的利益冲突。这些冲突将最终反映在政策上的统筹协调任务和要求中。只有完善国家药物政策，加强政策协调，才能从根本上形成合力，有效维护人民的药品使用权益。

3. 有助于形成贯彻落实药物政策的管理架构

药品领域管理部门众多，责任主体分散。通过完善国家药物政策，有助于厘清各个部门的主责主业，强化部门间分工细作，完善药物政策的管理架构。国家药物政策总体隶属于卫生政策，应由卫生行政部门作为药物政策的协调机构，或者成立国家药物政策委员会，由卫生行政部门主导，建立相关部门之间的协商机制，由此形成药物政策的整体性管理架构。

4. 有利于促进基本药物政策和合理用药工作的有效开展

国家药物政策涉及各界的利益调整，其成功制定需依靠政府各部门之间的密切协作、与广大基层人员的密切配合。其实施有利于政府各部门实行政策联动、协调运作，从而有效保障政令畅通、措施到位、统筹全局，事业进步，民众受惠。这也是人人享有基本卫生保健服务目标实现和建设和谐社会的政策要求。

第五节　药物经济政策

一、国外药物经济政策

（一）各国对药物生产实行的经济政策

在药物生产方面，各国都十分重视药物的安全性与功效，美国、加拿大、英国、法国、日本等发达国家对新药的研制、仿制药物的生产都出台了一些产生重大影响的药物经济政策。

1. 新药研制开发的经济政策

以研究和开发新药为基础的厂商大多聚集在欧美国家，因此新药研制政策是这些国家药品管理的重要内容。20 世纪 80 年代以来，各国政府对新药的研制相继采取了不同的倾斜政策。

美国政府出台了一系列政策法规来进行药品质量控制。1985 年，美国对治疗目标患者少于 20 万人的新药研制采取了很强的保护和鼓励政策，包括税收优惠政策和市场独占期政策。2013 年 2 月，美国食品药品监督管理局（Food and Drug Administration，FDA）在《药品短缺的任务和战略计划》征求意见中提出了更广泛使用的制造质量指标。FDA 于 2015 年 7 月公开发布了《质量量度要求行业指南》，全面规定了质量量度的选取、定义、计算、报告、应用等，指导企业规范采集和提交药品质量报告，提供一套完整、统一、标准的质量量度结果。

欧共体（欧盟前身）于 1987 年制定了"对生物制品和高度创新药物"的市场保护法令，要求对这两类药实行资料保护，并且即使没有专利保护也享受此待遇。欧盟成员国各自负责本国的临床试验申请，通过本国的临床试验之后，再由欧盟集中审评上市许可申请，其特殊之处在于，欧盟可根据产品种类选择适合的申请程序。新药拥有集中审批政策和互认可程序，某一药物在欧盟内某一成员国获批上市后，申请者可以请求该国出具有关该药的最新评价报告（包括上市后评价），将其送至欧盟其他成员国进入共识过程。因此一个新药产品只需经一次申请、一次审评、一次批准便可在欧盟所有成员国销售，大大降低了新药在欧盟成员国上市的成本。

2. 仿制药生产的经济政策

1984 年，美国国会通过《药品价格竞争和专利期延长法》（"Hatch-Waxman"法案），规定仿制药在专利期满后或市场独占期满后，只需通过简单新药生产申请，无须动物和临床试验即可投入生产，允许通过生物等效性数据申报仿制药，并鼓励其与原研药竞争。根据《美国联邦食品、药品和化妆品法案》，允许仿制药企业通过生物等效性研究替代原研药的临床试验数据来证明两者一致性，并且允许使用原研药的临床试验数据。FDA 通常要求仿制药的活性成分达到《美国药典》标准，或者高于《美国药典》标准。在"仿制药申请中参比制剂选择指南草案"中，FDA 详细阐述了药学参比制剂和生物等效性参比制剂的区别，对参比制剂的选择提出了具体的建议及程序，仿制药申请无须进行毒理研究和临床研究，仿制药生产企业可以提交简化新药申请。

日本再评价制度分为药效再评价与品质再评价，其中药效再评价主要参考的是美国的药物有效性实施项目（Drug Efficacy Study Implementation，DESI）。日本于 1998 年开始了第三次仿制药评价工作，主要是对口服固体制剂仿制药进行质量一致性评价和有效性再评价。

2000～2004 年，英国对仿制药采取的最高限价措施由于无法合理制定新上市仿制药的价格，且割裂了补偿价格和市场价格两者之间的联系，因而 2004 年英国出台了"新补偿价格"并一直沿用至今。补偿价格一般根据每个产品的不同浓度或含量、包装及出厂价来制定，而后国家医疗服务体系负责制定与其种类相关的报销价格，而最终价格则主要由市场竞争来决定。

（二）各国对药品营销实行的经济政策

政府对药品流通的规制主要包括两方面：一方面，实施药品特许经营制度，批发商、零售商进入药品流通领域，必须得到政府颁发的许可证；另一方面，在普遍实行全民健康保险制度的国家，政府都会在流通环节采取一系列措施控制药品费用，即对药物生产厂家、批发商和药店的利润水平或价格水平给予控制。

1. 对药品生产厂家的价格管理

法国和瑞典等国家对门诊处方药价格的制定和上涨实行直接控制，药品价格由政府与各药厂协定，瑞典的新药定价还可参照该药在其他国家的价格。对于新药的价格上涨，法国规定在两年半内不得涨价，两年半后价格的上涨必须通过国家的法令，而瑞典则试图使药物价格与通胀率保持一致。

对药品的价格控制还有间接的管理措施。第三方（政府或保险组织）给保险补偿范围内的药物设定一个补偿上限。药品厂商可以随意制定价格，保险仅补偿其中一部分费用，其余部分由消费者自付。这种管理办法通过对卫生服务需方的费用控制达到对药物价格的间接控制。德国、瑞典、加拿大等国在其保险中都采取了该策略。

在英国，首先由创新药品的生产企业对其创新药品进行自主定价，上市成为专利药之后，再根据药品价格监管计划对其价格进行调整，主要通过整体利润控制的方式进行管理。同时，通过国家健康与护理卓越研究所的成本-效益评估，以及 2019 年 4 月以来的预算分析等对单个药品的价格进行调整。

意大利的新药在上市销售之前需要经过欧盟药品管理局（European Medicines Agency，EMA）或意大利药物署（Agenzia Italiana del Farmaco，AIFA）的批准，获得上市销售许可之后，生产厂商需要向 AIFA 申请对药品进行报销分类和定价。对于能被纳入报销目录的药品，由定价与报销委员会评估生产厂商提交的档案，并根据科技委员会的意见，与药品生产厂商就药品价格进行协商。对于药品的价格，如果通过协商不能达成一致意见，那么该药品就会被归为不被报销的 C 类药品，可由生产厂商对这类药品进行自由定价。

2006 年 11 月，韩国政府进行药品补偿政策改革之后实行的是医保补偿正向目录制度，对于想进入补偿目录的药品，需向健康保险审核和评估服务局（Health Insurance Review and Assessment Service，HIRA）提交经济性评价报告，证明其临床有效性与经济性。

可见，世界各国有的通过政府行政命令，有的通过市场机制，以实现对药物生产厂家的价格控制，只不过侧重点和力度不同。

2. 对批发商的管理

欧洲各国对批发商的管理，有的采取控制其利润的方法，有的采取竞争手段，有的采取垄断药物采购的策略。各国对药品批发商的药费差率有所控制，有的还规定了上限，有的则通过允许药物生产厂家和批发商竞争控制批发商的利润。

在药品的流通监管体系中，欧盟的代理商与批发分销商的地位处于同一级别。英国的药品流通主体主要有批发商、公立医院和社区药店，药品批发和零售主要由《药品法》、《药物滥用法案》和健康法案三方面的立法来约束。英国通过药品价格管制方案（pharmaceutical price regulation scheme，PPRS）对价格进行管制，从而确保 NHS 不会因为医保政策而造成过大的财政压力，形成良性循环。1968 年颁布的《药品法》是英国最重要的药事法规，该法律制定的"发照系统"规定必须具有相关的执照方可在英国开展药品生产、销售、供应或进口等活动。1971 年的《药物滥用法案》对管制药品、药品储存和记录保存等方面做出了相关规定。

意大利对于报销药品所涉及的批发商和药房的利润都有明确规定，批发商和药房的加成比例分别为 6.65% 和 26.7%。自 1995 年以来，都是由生产厂商对不被报销的 C 类药品进行自由定价，这类药品包括非处方（OTC）药品和 SOP 药品（不允许做广告的非处方药品），以及少部分的处方药。虽然 C 类药品属于自由定价范畴，但是为了确保其价格维持在一个合理的水平，意大利药物署仍然会监管这类药品的价格。这类药品的全国最高价格就是生产厂商制定的价格，生产厂商随时可以降价，但是却只能在奇数年的 1 月份才能提价。

美国健康维护组织（Health Maintenance Organization，HMO）等组织则通过限定药店的补偿，按照最大可允许费用补偿、批发购药达到减少批发商回扣的目的，药店为赚取更高的利润，会努力压低批发商的折扣。

发达国家的住院药品通常由制药公司直接提供，但有时候也通过批发商供应。公开招标和直接谈判是两种常用的采购方式，一般由医院单独进行招标采购。医院与药品供应商经由保密协议而达成的折扣和回扣数额不受法律限制，根据治疗的疾病种类设置不同的价格折扣，10%~20% 的折扣较为常见，折扣最高可达 100%。

3. 对药店（药剂师）的管理

英国通过实行通科医生的药品预算实施对药物零售的控制。每年的药品预算都依照以往的处方和药品支出，兼顾患者的年龄、性别、患病等人口学特征制定。同时，鼓励使用普通药物替代，如鼓励使用已超过专利保护期的低价仿制药。2002 年，英国就明文规定了药剂师具有开处方的权利，2013 年进一步扩大了该项权利。英国卫生部发布的白皮书《英国药房：为未来打造实力》规定，需要对一部分药剂师进行培训，使患者在感冒或者患有简单的胃病或皮肤病等疾病时，能够直接到药房找药剂师看病拿药。

日本的《药剂师法》与《药事法》是和药剂师密切相关的法律。药剂师制度由《药剂师法》确立，其对于药剂师的许可、考试、业务、责任、罚则等都作了详细的规定。在《药事法》总则之后有专章"药局"，对开办药局的条件与要求做出了详细规定，以法律的形式明确药局的药学实践活动必须在具有国家准入资格的药剂师管理下才能开展。2019 年 4 月，日本厚生劳动省更新了《配药业务操作流程》，明确在药剂师承担最终责任的前提条件下，允许非药剂师参与配药，即 PICKING（按照医生开出的处方取药配药）业务。

美国的《药房实践示范法规》规定药剂师可在一定范围内自由选择药品，对医师在处方中开具的药品，在调配的时候药剂师可选择疗效相同的药品进行替换，只需确保该药的厂商或经销商持有经过审核的新药申请书或仿制药申请书；然而药剂师不能替换由医师口头或书面指定的处方药品。美国的药剂师虽无独立开处方的权利，但是截至 2010 年，全美国已经有 46 个州通过立法来允许医师与药剂师之间签订授权许可协议，满足一定条件的药剂师可以开展药物治疗管理。

4. 对药品消费者的管理

德国药品费用控制政策最主要的形式是药品价格控制，德国《社会法典》第五部的相关法律条文做出了如下规定：由联邦共同委员会将法定医疗保险用药按化学成分、治疗效果等标准分为三类，每一类又包括若干药物组别，以同一组全部药品的价格作为基础，由医疗保险基金领导协会来确定最高给付价格，即为药品参考价格。若患者所使用的药品的价格低于参考价格，则按实际价格进行补偿，如果超过了参考价格，超出的部分则全部由患者自付。

美国自 1975 年起就在多个州开展了州政府药品援助项目（state pharmaceutical assistance programs，SPAPs）来减少患者药品费用支出，各个州根据本州的能力来设定援助药品的范围，截至 2011 年 7 月，美国运行了药品援助项目的州已有 48 个，其中 38 个已经颁布实施了相关法律，其余各州则由行政相关部门来运行。为了使患者得到更多价格既优惠又合理的药物，FDA 于 2017 年 6 月推出了药物竞争行动计划，这项计划对仿制药进行优先审查，避免仿制药的审查积压，以防仿制药延迟上市，从而让低成本的药物能以更实惠的价格使患者受益。

各国对药品消费者的管理都采用了共付和报销目录的方法控制需方对药物的过度利用。药师也经常参与到患者费用控制之中，美国、日本通过加强医师和药师的合作来降低患者的医疗费用，而加拿大的药师在和医师协商之后可以在一定范围之内修改处方。

（三）各国对药品的补偿政策

美国 HMO 实行按人头付费的补偿机制及后来对老年医疗保险（Medicare）计划实行按疾病诊断相关分组（diagnosis related groups，DRG）付费。在美国，药品报销目录主要是由药品利益管理公司（PBM）负责制定与管理的。药品目录是 PBM 管理药品利益的一个基本工具，通过制定药品目录来影响患者和医生的处方选择。PBM 一般不会建立自己的药品报销目录，而是为 Medicare、HMO 等量身定做适合他们的目录。

英国的药品补偿价格调整除了按季度计算返利、按年度调整计划外，还实行 NHS 创新记分卡制度，对进入报销目录的创新产品实行积分，加成到相关企业名录下，适当给予企业以价格、报销或税收的优惠。英国实行的是医药分开制度，所有药品的零售价格由制药企业自主制定。对于品牌药和仿制药、医院和零售药店，政府分别采用不同的方式对价格施加影响。1957 年以来，英国不断完善利润控制模式下的药品补偿价格制定体系，并在《2014 药品价格制定体系简报》中明确了其药品报销目录的准入原则。2014 年起，英国开始执行价值导向定价法，以药品价值评价为核心进行目录准入遴选和药品定价。

韩国政府于 2000 年 7 月进行医药分开改革，在医疗机构中剥离门诊药房，患者持处方至药店购买门诊用药，医院提供的仅有住院用药。韩国医保目录药品的最高支付价由政府负责制定。2006

年 11 月，韩国政府实施了药品补偿政策改革，原有的负向排除制度被医保补偿正向目录制度取代。对必需药品的定价，韩国政府通常参考的是 A7 国（美国、日本、英国、德国、法国、瑞士、意大利）的价格，截至 2014 年，被评定为必需药品的仅有 10 种。

芬兰通过医保补偿价格来控制市场中药品价格的形成，政府主要通过药物经济学评估、内部和外部参考价格、价格冻结及其他措施（如利润削减、给予折扣、平行贸易等）来监督、管控药品的价格。

二、中国药物经济政策

（一）药品价格政策

中华人民共和国成立以来，药品价格管制大体可以分为四个阶段：计划经济时期、改革开放至 20 世纪 90 年代中期、90 年代中期至 2015 年及 2015 年至今。药品价格经历了从严格管控到市场调节，到政府干预，再到市场定价这样一个过程。

1. 药品定价政策

1996 年 8 月，国家计划委员会出台了《药品价格管理暂行办法》，将少数临床应用"面广量大"的基本治疗药品、生产经营具有垄断性的药品纳入政府药品价格管理范围，并实行政府定价或政府指导价，统购统销。管理的方法是制定出厂价、批发价和零售价，并规定了流通环节的进销差率和批零差率。2005 年 1 月，国家发展和改革委员会制定了《药品差比价规则（试行）》。按照药品差比价规则，同种药品不同剂型、包装、含量的定价，必须按照一定的比价进行，同种药品不会出现低规格的品种价格高的现象。该规则只是针对当时许多厂家采用换包装、剂量重新申报新药这种行为的限制。1997~2007 年，国家发展和改革委员会先后 20 多次降低政府定价药品的价格，但政策实施效果与预期目标差距较大。

2009 年，《中共中央　国务院关于深化医药卫生体制改革的意见》明确指出，要对新药和专利药品逐步实行定价前药物经济性评价制度，开始探索以价值为基础的药品定价方法。2015 年 5 月，国家发展和改革委员会等六部委联合颁发《关于印发推进药品价格改革意见的通知》（发改价格〔2015〕904 号），要求除麻醉药品和第一类精神药品外，取消药品政府定价，完善药品采购机制，发挥医保控费作用，药品实际交易价格主要由市场竞争形成和决定。2019 年 12 月，国家医保局印发《关于做好当前药品价格管理工作的意见》（医保发〔2019〕67 号），明确规定了医疗保障部门管理价格的药品范围。其中，麻醉药品和第一类精神药品实行政府指导价，其他药品实行市场调节价。以现行药品价格政策为基础，持续健全以市场为主导的药品价格形成机制。

2. 药品销售价格政策

计划经济时期，我国的药品一直由国家统一审批和定价。从 1989 年开始，我国政府对公立医疗机构实行定额投入、超支不补、结余留用的政策，允许医疗机构销售药品时加价 15%作为补偿，医院收入变成由财政拨款、药品收入和医疗服务收费三部分组成。事实上，在实施药物零加成政策之前，政府给公立医院的财政投入占医院年运行费用的比例通常低于 10%，大多数医院总收入的一半以上均来源于经营药品所带来的利润，这就产生了后来被多方责难的"以药养医"困局。"以药养医"政策下的"顺加作价"政策扭曲了激励机制，直接导致了医疗机构和医生使用高价药品的恶劣倾向，推动药品价格的持续"虚高"。此外，药品加成管制政策也在一定程度上增加了医生的道德风险，导致过度医疗、医生开大处方等问题，也会直接导致和加剧"看病贵"的问题。

2010 年 2 月公布的《关于公立医院改革试点的指导意见》提出，推进医药分开，改革以药补医机制，逐步将公立医院补偿由三个渠道改为服务收费和政府补助两个渠道，即逐渐取消药品的加成收入，实行药品零差率销售。2015 年，国务院办公厅发布的《关于全面推开县级公立医院综合改革的实施意见》等文件提出，积极探索多种有效方式改革以药补医机制，取消药品加成，合理调整提升医疗服务价格。鼓励患者自主选择在医院门诊药房或凭处方到零售药店购药。多年的实践表明，实行药品零差率销售政策对降药价的目标实现效果有限。

（二）药品集中招标采购政策

医疗机构药品集中招标采购工作于 2000 年 2 月启动。实施药品集中招标采购政策的目的有两个：一是希望通过竞争性的竞价方式降低药价，缓解看病贵的问题；二是希望通过公平公开的招标程序，减少各种贿赂行为，纠正药品采购的不正之风。实施结果显示，医院药品购进价格确实有较大程度的降低，但是，由于降价幅度的计算是将同品种中标价与各地医疗机构招标前最低购入价相比，所以效果不宜过高估计。药品集中招标采购政策到底给患者带来多少切实的好处尚有许多争议。

2009 年，《中共中央 国务院关于深化医药卫生体制改革的意见》中提出，要建立基本药物的生产供应保障体系。2015 年，国务院出台《关于完善公立医院药品集中采购工作的指导意见》，拉开了新一轮药品招标采购的序幕，规定对部分专利药品、独家生产药品，建立公开透明、多方参与的价格谈判机制。谈判结果在国家药品供应保障综合管理信息平台上公布，医院按谈判结果采购药品。采购机构采取双信封制度公开招标采购，医院作为采购主体，按中标价格采购药品。2016 年，国务院医改办明确要求，要逐步推行公立医疗机构药品采购"两票制"（生产企业到流通企业开一次发票，流通企业到医疗机构开一次发票），减少药品流通领域中间环节，打击"过票洗钱"，降低药品虚高价格。

2017 年，国务院出台了《关于进一步改革完善药品生产流通使用政策的若干意见》，鼓励跨区域和专科医院联合采购，允许公立医院在省级平台上联合带量、带预算采购。2018 年，《4+7 城市药品集中采购文件》的出台，主要的目的是降低药价，促进药品流通体制改革，集中的采购主体主要是联盟地区公立医疗机构，采用的方式为国家组织、平台操作和联盟采购。2019 年，国务院文件《药品集中采购和使用试点方案》提出实施 4+7 药品带量采购工作。药品带量采购可定义为药品采购时需要在招投标或谈判议价中明确数量，药企可以根据药品采购的具体数量进行报价。4+7 药品带量采购方为"4+7 城市"组成的采购联盟，该联盟由试点地区委员会派代表负责管理，试点地区公立医疗机构负责集中采购，这也为药品集中带量采购开启了新的篇章。2021 年 1 月，国务院办公厅印发《关于推动药品集中带量采购工作常态化制度化开展的意见》，推动药品集中带量采购工作常态化制度化开展。从实施的短期效果来看，药品带量集中采购政策实现了预期目标，中标药品价格大幅度降低，平均降幅在 50% 以上。但药品带量集中采购政策的长期效果会受到医疗机构和医生的配合支持程度等诸多因素的影响，其成效仍然存在不确定性。

（三）药品报销政策

药品报销政策的内容主要包括药品报销目录和诊疗指南、针对需方的共付制及针对供方（医疗机构或医生）的支付方式改革等。1977 年 10 月，卫生部、财政部和劳动部共同明确了公费医疗和劳保医疗的自费药品范围。到 20 世纪 70 年代末，中国医疗保险制度存在的种种弊端逐渐显露，医保费用超支严重，财政不堪重负。基于此，卫生部和财政部在 1984 年联合发布了《关于进一步加强公费的医疗管理通知》，提出要严格执行公费医疗药费报销范围的有关规定，加强费用控制。但是，由于公费医疗和劳保医疗费用采用按项目事后付费的支付方式的"先天缺陷"，对医疗服务供需双方均缺乏有效的约束机制，再加上政府的管理主要侧重于药品价格的管理等原因，以"控费"为目的，保障公费医疗制度可持续性的目标最终无法实现。

自 1994 年以来，我国着力推动医疗保障制度改革，建立了城镇职工基本医疗保险、新型农村合作医疗和城镇居民基本医疗保险制度。基于对公费医疗制度难以为继的反思和教训，三大医保体系都制定了药品报销目录和制约供需双方的支付机制，试图控制医药费用的增长。但由于公立医院的逐利化倾向和药品加成管制政策等因素的影响，政策实施效果非常有限。2009 年 4 月，我国发布《中共中央 国务院关于深化医药卫生体制改革的意见》，新医改的号角吹响。2012 年，国务院在文件中明确规定，基本药物全部纳入基本医疗保障药物报销目录，报销比例明显高于非基本药物。为进一步完善医疗保险药品的报销和补偿政策确立了方向。

2013 年，《国家基本药物目录》（2012 版）正式发布。同年，国务院办公厅发布了《关于巩固完善基本药物制度和基层运行新机制的意见》，进一步巩固了基层药物制度推行取得的成效。2016 年 10 月，中共中央、国务院发布了《"健康中国 2030"规划纲要》。《"健康中国 2030"规划纲要》第十二章明确要完善现有免费治疗药品政策，完善罕见病用药保障政策，增加艾滋病防治等特殊药物免费供给。2020 年 6 月颁布实施的《中华人民共和国基本医疗卫生与健康促进法》第五十九条规定"基本药物按照规定优先纳入基本医疗保险药品目录"。2021 年 4 月 22 日，国务院办公厅印发了《关于建立健全职工基本医疗保险门诊共济保障机制的指导意见》，提出建立职工医保普通门诊统筹，逐步将门诊的多发病、常见病纳入医保统筹基金报销。加强慢性病、特殊疾病的门诊保障，将费用高、治疗周期长的疾病门诊费用也逐步纳入门诊保障范围。随着医疗保险覆盖面的不断扩大和"DRG、DIP"等医保支付方式的改革，药品报销政策对控制药品费用的作用将愈发重要。

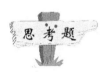

1. 什么是药物经济学？

2. 药物经济学评价有哪些常用方法，它们存在哪些区别？

3. 现行的基本药物如何界定？有哪些标准？

4. 现阶段我国药物经济政策的优点与不足是什么？

（王前强）

第十六章　卫生经济政策分析

———内容提要———

　　本章介绍了卫生经济政策的基本概念、种类、理论基础、目标与价值体系，以及卫生经济政策分析的概念、基本范畴、主客体、基本因素、分析步骤、分析方法、政策评估，并对国内外卫生经济政策进行了分析。

第一节　卫生经济政策概述

一、卫生经济政策的基本概念

　　大多数医疗卫生服务产品是典型的私人产品，存在排他性和竞争性，可以通过市场对卫生服务进行调控。然而，这个市场也存在市场失灵的现象。其根源在于卫生服务产品具有外部效应（external effect），相关信息在提供者和利用者之间不对称，医疗卫生服务产品生产成本高昂使得家庭和个人无法承担等。这些特殊性使得医疗卫生服务不能够自发地以合理的技术、合理的价格提供出来，需要政府通过卫生经济政策对其进行调控。

　　卫生经济政策（health economic policy）是国家宏观经济政策的组成部分，规定卫生事业的总体发展目标和方向，是关于卫生资源筹集、配置、开发和利用方面的法令、条例、计划、方案、规划和措施的总和，主要包括与卫生事业有关的政府经常性预算投入、基本建设投资、机构运行及卫生服务价格等方面的政策。它与特定的社会制度和社会经济发展水平相适应，是政府调整与规范卫生健康领域经济活动的重要手段。

　　卫生经济政策属于经济政策中的行业政策，与国家政治、经济制度和经济发展水平有密切关系，集中体现国家卫生健康事业的性质和发展方向，规定卫生健康资源的筹集、利用和分配方式，是国家广泛动员卫生健康资源，并对稀缺卫生健康资源的社会使用进行合理控制和最优配置，从而使其发挥最大社会效用，不断满足人民群众更高层次的健康需要，维护和增进人民健康，促进经济与社会协调发展。

二、卫生经济政策的种类

　　可以从不同的角度对卫生经济政策进行划分。

（一）宏观和微观卫生经济政策

　　从宏观上说，卫生经济政策包括卫生发展的指导思想、卫生发展战略重点、卫生工作的指导方针和医疗保健制度等。从微观上说，它包括卫生价格政策、卫生经济管理政策等。卫生价格政策包括医疗服务价格政策、药品价格政策、公共卫生服务价格政策等；卫生经济管理政策包括卫生筹资政策、卫生资源配置政策、医疗卫生服务机构财务管理与财务分析、卫生服务项目经济评价与市场准入标准、医疗服务成本核算和补偿政策、医疗卫生服务人员薪酬（分配和绩效考核）政策等。

（二）供需卫生经济政策

按供需结构划分卫生经济政策，可以分为卫生健康需求政策、卫生健康供给政策、卫生健康宏观环境政策等。卫生健康需求政策和卫生健康供给政策共同推动卫生健康事业发展，而卫生健康宏观环境政策则影响卫生健康事业的发展并发挥宏观调控作用。具体来说，主要包括规划、财税政策、价格政策、医保政策、收入分配政策、金融政策、就业政策、产权规制和机构分类、进入和退出规制、内部运营管理政策。

（三）能动型和被动型卫生经济政策

以适应经济社会的发展，提出新需求为宗旨的卫生经济政策为能动型卫生经济政策；以解决社会已存在的问题为宗旨的卫生经济政策为被动型卫生经济政策。与这个分类类似的一个分类为未来导向型卫生经济政策（能动型）和问题导向型卫生经济政策（被动型）。

三、卫生经济政策的理论基础

进行卫生经济政策分析（the analysis of health economic policy）是政府能否制定出适宜的卫生经济政策的先决条件，而要对卫生经济政策进行分析必须要有理论支撑。政府制定与实施卫生经济政策的理论根据是社会经济成本与效益的理论。

（一）选择理论

任何卫生经济政策都应该是多方案选择的结果。选择的标准同样需要根据社会经济成本和社会经济效益的分析与评价来确定。因此，选择理论（choice theory）是卫生经济政策分析的理论基础之一。

选择理论是市场经济学最基本、最核心的概念，其基于三个经验公认的假设公理：第一，生产资源稀缺且有限；第二，同一资源有多种用途；第三，人们的需求是多样的。由于卫生资源的稀缺性，消费者的卫生服务需求与普通商品需求一样存在非饱和性。如何根据消费者的偏好对有限的卫生资源进行安排以最大化消费者效用是卫生经济学力图回答的问题之一。美国著名经济学家保罗·A. 萨缪尔森在其名著《经济学》中写道"经济学是研究人和社会如何作出最终抉择的科学"。选择理论描述了消费者如何做出消费决策，这为以后的经济学分析提供了基础，而选择的标准和卫生经济政策的目标相同，即公平、效率和稳定。

（二）机会成本理论

在经济学中，机会成本的概念比较恰当地反映了关于社会经济成本和效益的概念。萨缪尔森在《经济学》中写道："当我们被迫在稀缺物品之间做出选择时，我们都要付出机会成本。一项决策的机会成本是另一种可得到的最好决策的价值。"

机会成本理论同样基于三个假设条件：第一，使用的资源有多种用途；第二，不同用途带来的收益可比较；第三，这里的成本是次优项目放弃的收益。在这里，机会成本是指当把一定的经济资源用于生产某种产品时放弃的另一些产品产生的最大收益。这就是说，经济学的成本项目比会计学或企业管理的成本项目要多。经济学讨论一切成本而不问这些成本是否采取货币形式。如果处于完全竞争条件下的市场上，则市场价格就等于机会成本。在没有市场或市场失灵的情况下，机会成本的分析尤其有用。例如，我国地方各级行政部门根据《国家基本公共卫生服务规范（第三版）》的基本要求，再结合本地区的实际情况制订本地区的基本公共卫生服务规范。不同地区对每一项公共卫生服务项目的投入是有差异的，而投入了这项公共卫生服务项目的社会经济效益与投入另一项公共卫生服务项目的效益是不一样的，这就要求有关部门在项目投入过程中考虑其机会成本。

（三）福利经济学公共选择理论

卫生经济政策的重要理论基础之一是福利经济学（welfare economics）。福利经济学者认为，检验社会福利经济大小的两个标准是：第一，资源配置或效率标准，即在不减少贫穷者收入和不增加生产要素的前提下增加国民收入，标志着社会福利的增加；第二，收入分配标准或公平标准，即在不减少国民收入条件下，使财富从富者转向贫者，也标志着社会福利的增加。依据这两个标准，只有当边际私人纯产品等于边际社会纯产品时，社会资源的最优配置才能达到。

资源的最优配置，包括卫生资源的最优配置，有一个条件：那就是要克服外部效应所引起的资源配置低效率状态。市场经济学给外部效应下的定义是："当生产和消费无意识地给其他人带来成本或效益时，外部性或溢出效应就发生了。"也就是说，成本或效益被施加于其他人，然而施加这种影响的人却没有为此而付出代价或为此获得报酬，外部性是一个经济主体的行为对另一个经济主体的福利所产生的效果，而这种效果并没有从货币形式或市场交易中反映出来。

福利经济学认为，没有理由认为经济活动的私人成本（会计成本）都会等于社会成本，经济活动的外部性是经常发生的。尤其是公共物品与劳务的生产和分配。所谓公共物品和劳务是这样一些物品和劳务，它们的效益不可分割地被扩散给全体社会成员，并且不对其他人产生外部效益或外部成本。公共物品与劳务可以有正外部效应如初级卫生保健、爱国卫生运动、计划免疫等公益性卫生服务，也可有负外部效应，如大处方、乱收费、做不必需的检查与治疗等公害性卫生服务。

在卫生领域，公共物品与劳务及其外部效应的存在是大量的和经常的，如果完全依靠市场的调节，卫生服务提供者就会以自身利益最大化为目标，不可能认真考虑其经济活动的社会成本和社会效益，医疗市场处于失灵的状态，资源配置必然缺乏效率。在这种条件下，政府等外部社会运行机制的介入就成为必然。要以公共选择理论为依据，采取正确的政府行为，矫正外部影响，沿着区域卫生规划指引的方向，以社区卫生服务为突破口，强化卫生全行业宏观调控与管理，使社会成本与私人成本平衡，使社会效益与私人收益平衡，实现卫生资源的最优配置。

（四）制度经济学理论

制度经济学（Institutional Economics）是研究制度的一门经济学分支，重点研究制度对经济行为和经济发展的影响，经济发展反过来对制度演变产生的影响。卫生经济政策涉及卫生资源的筹集与配置制度安排，制度经济学为卫生经济政策的完善和规范提供了很好的依据。以 D. 诺思和 T. W. 舒尔茨为代表的制度变迁理论，是制度经济学的最新发展。诺思认为，在影响人的行为决定、资源配置与经济绩效的诸因素中，市场机制的功能固然是重要的，但是，市场机制运行并非尽善尽美，因为市场机制本身难以克服"外在性"等问题。制度变迁理论认为，"外在性"在制度变迁的过程中是不可否认的事实，而产生"外在性"的根源则在于制度结构的不合理，因此，在考察市场行为者的利润最大化行为时，必须把制度因素列入考察范围。他们强调，制度是内生变量，它对经济增长有着重大影响。制度变迁理论的研究方法指出，分析经济效率时，要把经济理论与政治理论结合起来，把政治要素作为经济运行研究不可缺少的要素进行分析。

四、卫生经济政策的目标与价值体系

政府举办卫生事业是为了保障人民群众的健康安全，提高人民的生活质量，促进经济与社会的和谐发展。卫生经济政策目标是经济政策的出发点和归宿，制约着经济政策从制定到实施的全过程。在分析和确定卫生经济政策目标时，应从卫生事业发展的实际出发，从公平、效率、稳定性、可持续性和质量五个方面进行讨论。

（一）公平

在卫生政策中，公平（fairness）通常指对于合理的卫生服务都有广泛的同等可及性，并且在不同收入阶层之间对卫生筹资的负担进行公平分配。公平性可以分为水平公平和垂直公平。从卫生筹资的角度看，水平公平是指实际支付能力相同的人支付相同的卫生总费用，而不论其性别、婚姻状况、职业及国情等差别有多大；垂直公平以效能中"平等贡献"为基础，要求支付能力越高的人其支付水平越高。从卫生服务供给角度看，水平公平要求有相同卫生保健需求的人应该获得同等对待，无论其收入如何；而垂直公平指有较高服务需求的人获得的卫生服务量也应该较高，反之，则较低。

卫生经济分析的公平性主要是从卫生服务提供的可得性、可及性与卫生服务的实际利用率三个方面的公平性来分析。

1. 可得性

可得性（availability）指关于卫生资源供给能力，即卫生资源的分配比例问题，如每千人口卫生技术人员数、医生与护士的比例、每千人口床位数等指标。"有医有药，能防能治"是卫生经济政策分析可得性目标的生动描述。

2. 可及性

可及性（accessibility）指卫生服务消费者（特别是患者）是否在需要卫生服务时能及时得到所需卫生服务。影响卫生服务可及性的主要因素是经济、文化与地理上的障碍。

3. 实际利用率

卫生服务的实际利用率（utilization of health service）指人民群众实际利用了的卫生服务。从一定意义上讲，它是卫生领域经济政策最重要的公平性目标。用卫生工作的常用术语来讲，就是某项卫生服务的覆盖面、覆盖率问题，是实际利用与应该利用之比，是卫生服务的客观需要量和实际利用情况的比较。如围产期孕产妇系统管理的覆盖率、计划免疫覆盖率、患病就诊率及住院率等。基本卫生服务的实际利用率是评价卫生经济政策正确性、有效性的重要指标。

（二）效率

效率（efficiency）是指医疗卫生服务结果要明确有效，从投入产出比来看，产出结果要大于投入的代价。在资源稀缺的情况下，没有效率的医疗卫生服务是没有价值可言的。卫生经济政策分析所说的效率可分为工作效率、单位成本、配置效率、社会经济效益。

1. 工作效率

工作效率是指在单位时间内实际完成的工作量，即指某一种卫生资源的投入与相应卫生工作的完成数量之间的关系，如医生的日均工作量、床位周转次数与使用率等。

2. 单位成本

单位成本指投入的各种资源的机构成本与完成的卫生工作数量之间的关系，如诊次成本、床日成本等。因为卫生资源是有限的，所以必须有效地筹集和利用资源，以最小的投入获得最大的产出。

3. 配置效率

配置效率是研究如何在收益最佳的项目上分配有限的资源，使有限的卫生资源最大地满足需要。在卫生领域，配置效率研究的是哪一种投入能够以最低的成本获得特定高水平的产出（如健康状态）。

4. 社会经济效益

社会经济效益包括直接社会经济效益和间接社会经济效益。前者指减轻或避免疾病的发生而减少的直接经济损失，包括卫生机构和患者消耗的经济资源；后者指由于减轻或避免疾病的发生而减少的间接经济损失，如劳动力有效工作时间延长、工作效率提高等。

（三）稳定性

卫生经济政策分析的稳定性目标可以从以下三个方面具体化。

1. 健康保障

社会保障是全社会政治经济稳定发展的重要条件，健康保障系统是社会保障系统的重要组成部分，它关系全社会各基层居民生老病死的大事。卫生经济政策的重要目标之一，就是在人民群众健康和生老病死的大事上能营造一个稳定的局面。

2. 防止因病致贫和因病返贫

在制定与分析卫生经济政策时，必须考虑贫困人口的医疗服务等问题。疾病不仅威胁患者的生命，而且治病要消耗大量的经济资源，有些疾病可导致患者因病致贫、因病返贫。健康是脱贫致富的前提，扶贫首先要控制疾病，要解决群众的健康问题，因此，政府应制定切实可行的卫生扶贫政策来解决贫困人口就医问题。

3. 纠正卫生服务市场失灵

卫生领域市场功能失灵，必须加以纠正，这是确保卫生领域市场稳定的必要措施，是卫生事业稳定发展的重要条件。卫生服务市场由于存在市场失灵现象，如卫生领域的公共产品和服务具有非竞争性和非排他性、一部分卫生服务具有外部效应、医疗保险市场上存在逆向选择、卫生服务市场信息不对称和技术垄断等，因此不能完全依靠市场机制实现卫生资源的合理配置，必须发挥政府作用，制定切实有效的卫生经济政策，如实施区域卫生规划，纠正卫生服务市场失灵。

（四）其他方面

1. 可持续性

可持续性（sustainable）是指维持卫生服务长期供给的经济、资本资源和政治支持。可以从经济、组织和政治角度加以分析。从筹资角度看，目前筹资的可持续性问题与成本过快增长和低收入人群的可承受能力密切相关。谋求建立一种能够不依靠外部投入而有自我生存能力的卫生筹资体系已经受到越来越多的关注。从政治角度看，政策决定了可提供的税收数量及如何用于卫生服务，而这些政策依赖于政府的稳定和延续性。国际政治也会影响资金来源的稳定程度。从组织角度看，组织管理的可持续性主要依靠政治与市场力量的变化、管理与技术能力和技术水平高的卫生专业人员等因素。

2. 质量

质量（quality）是指高标准、高可及性、高满意度的医疗卫生服务。医疗卫生服务质量包含两层含义：一是为群众提供切实可靠的医疗技术服务，帮助患者解决疾病痛苦，最大限度降低医疗风险，减少医疗事故；二是结合患者情况和个人需要提供个性化和人性化服务。由于卫生服务利用者、卫生服务提供者和政策制定者对卫生服务质量的理解角度不同，因此，对卫生服务质量的评价也不尽相同，这要求我们在卫生政策分析中，应该全面结合各方的观点，从社会角度去评价卫生服务质量，制定针对普通大众的卫生服务质量标准。

第二节　卫生经济政策分析步骤和方法

一、卫生经济政策分析概述

卫生经济政策分析是提高卫生经济政策科学性、合理性和可行性的先决条件。卫生经济政策决定了整个卫生系统的运行，而要预测政策实施的效果需要借助一定的工具进行分析，为政府或卫生健康部门制定与实施卫生经济政策提供决策依据，减少甚至避免可能的损失或浪费，从而使有限的卫生资源得到合理的配置与有效的利用。

（一）卫生经济政策分析的概念

卫生经济政策分析是指为了实现既定的卫生经济政策目标，通过系统分析方法从各种已知备选方案中选择最优政策方案的过程。对于这个定义可从两个方面理解：一是卫生经济政策分析要以系统分析为基础，同时包括一些其他要素，如政策的可行性、环境的不确定性、组织成员的心理因素等方面；二是卫生经济政策分析的目的是选择最优政策方案，但需要注意的是，由于各种备选方案本身具有不完善的地方，需要在实践过程中逐步改善，因此，卫生经济政策分析所选择的方案是一种相对最优化方案。

（二）卫生经济政策分析的基本范畴

1. 行为研究

卫生经济政策行为研究，是基于一定的基本假设条件进行的，其基本假设条件可描述为：如果某种现象反复出现，一定会带来某种结果。该分析方法主要回答"是什么，在什么时候，到什么程度，有多少"等问题。其研究范围可涉及对卫生系统、卫生事件、卫生机构及其相互关系和作用的描述、观察、计数、度量及推理等内容。主要采用定量与定性两类研究方法，完成认识过程的第一次飞跃，即从实践到认识的飞跃。因此，卫生经济政策行为研究必须排除各种干扰因素和主观因素，正确预测并掌握卫生经济行为的发展趋势和客观规律。

2. 价值取向研究

卫生经济政策价值取向，在于确定某个目标是否值得获取，采取的方法及所取得的效果能否被接受。该分析方法主要回答"为什么，为谁，为何目的，许诺什么，多大风险，优先考虑什么"等问题。就其价值取向来看，主要包括个人取向、自由发展取向、效用或功利取向、集体取向、利他取向、公平取向与效率取向等。如新医改政策的目标是建立覆盖城乡居民的基本医疗卫生制度，优先考虑把人民健康利益放在第一位，为群众提供公平可及、系统连续和优质高效的卫生健康服务。

3. 规范研究

卫生经济政策规范研究，也是基于一定的基本假设条件所进行的，不同于行为研究，该研究方法的基本假设条件可描述为，"如果你想得到某种结果，那么在特定条件下，采取某种措施后，就能以某种概率取得该种结果"。其主要回答"应该是什么，应该怎样做，这种做法是否正确"等问题，以及为达到预期目标采取行动与措施，来确定这种做法是否正确等问题。规范研究从抽象的普遍原则出发，采用演绎推理的方法，并通过决策概率分析和可信度计算的方法来论证和检验政策分析规范研究结果，从而得出对特定问题的结论。

（三）卫生经济政策分析的主客体

卫生经济政策分析的主体是指直接或间接参与政策制定、实施、评价等环节的个人、团体或组织。政策主体不仅参与并影响政策的制定，还在政策的实施、评价和监控等环节发挥着积极的作用。根据卫生经济政策分析主体的来源，政策分析主体可以分为四类：决策者或执行者、决策部门内部分析机构、外部专业分析机构、舆论界及客体评价。由于政策分析的主体在政策过程中扮演的角色不同、利益出发点不同、因文化水平技术差异导致的对政策的把握程度也不同等主客观原因都会影响到卫生经济政策分析的结果。因此，这要求政策分析主体要秉承客观公正的原则，全面把握政策。

卫生经济政策分析的客体总体来说是政策，具体说来，可以分为政策实施前政策方案的提出、可行性论证及政策的确定、政策执行过程中遭遇的瓶颈、政策实施后的效果、群众对政策的认可度、存在问题的归因分析等，这都是卫生经济政策分析的客体。

（四）卫生经济政策分析的目的

卫生经济政策分析的目的是分析政策实施过程中及实施后的结果，分析存在的问题及问题存在的原因，致力于完善卫生经济政策，提高政策价值。政策分析的目的有以下两点。

一是检验政策实施的效果。卫生经济政策分析是检验政策实施效果必不可少的一个阶段，政策分析主要分析政策在实施过程中有没有按原计划实行，有没有到达预期目标，在实施的过程中遇到什么样的问题与障碍，有没有更好的办法可以解决这些问题与障碍，为科学决策提供依据。

二是找出完善政策的方法。在检验政策实施的效果中，要特别重视政策实施过程中存在的问题及问题产生的原因，从而找出完善政策的方法。影响政策效果的因素主要包括三类：政策思路，政策方案，政策思路的匹配度、执行过程。这要求我们要明确政策思路，尤其明确政策存在的问题及副作用产生的原因；政策方案要经过可行性论证，结合实际情况，以防政策方案与预期目标相背离；在政策执行中，尽量排除政策执行过程中环境等非政策因素的干扰，严格按照方案实行。

在卫生经济分析过程中，检验政策实施的效果是基础，最终目的都是完善政策，进而提高政策实行的社会价值和经济价值。

（五）卫生经济政策分析的基本因素

进行卫生经济政策分析必须考虑的因素主要有政治因素、社会因素、经济因素和医学因素。

1. 政治因素

卫生经济政策与一个国家和地区的政治系统有着密切关系。卫生经济政策分析考虑的政治因素主要涉及政治文化和政治系统两方面。政治文化指一个国家或民族占主导地位的政治态度、信仰和感情，是政治体系活动中的主观成分，也是社会文化中与政府的目的和活动有关的成分，比如社会成员对现行卫生政策的了解与认知、态度与评价等。卫生经济政策的制定与实施，若能与当时的社会政治文化相适应，就容易获得社会成员的认同与支持，达到预期的政策效果。政治系统对卫生政策的影响主要表现为政府及社会如何管理和控制卫生系统，而卫生经济政策决策体系的设置、卫生经济政策分析和决策的整个过程，都与政治系统密切相关。合理、优化的决策体系，高效的政策执行过程，都能促进卫生经济政策目标的顺利实现。由此可见，卫生经济政策必须要通过政治系统才能得以确立，卫生经济政策不能脱离具体的政治环境，更不能超越现行的主导性政治理念，照搬不同政治系统下的卫生经济政策一定要慎重，特别是不能照搬其他国家的卫生经济政策。只有那些符合当前社会政治文化要求的卫生经济政策才容易得到认同和支持，执行起来也会减少很多不必要的歧义。

2. 社会因素

卫生经济政策的社会学分析，是指运用社会学的观点、理论和方法，对卫生经济政策过程和机制进行分析，以探索合理而有效的政策制定和运行机制。社会是一个有机的系统，其内部存在着相互依存的关系，卫生服务体系是社会大系统中的一个重要组成部分。一方面，卫生系统与其他社会系统之间争夺着有限的社会经济资源；另一方面，卫生系统的功能对社会的其他系统又形成相互影响的关系。由于卫生系统本身存在着以上双重社会特征，从而卫生经济政策也具有双重性：一方面要根据居民的卫生服务需求情况，合理调整和配置卫生资源，调控卫生服务的需求和利用，提高卫生服务的效率；另一方面，在卫生经济政策允许的前提下，要尽可能为居民增加卫生服务，逐步提高全社会人人享有卫生保健的水平，增强卫生服务的公平性，满足社会人群的医疗保健需求。因此，在卫生经济政策分析过程中也必须注意社会因素对卫生政策可能产生的各种影响。

3. 经济因素

社会生产活动受制于资源和技术等条件，有限的资源要面对不同用途的选择，对资源的争夺有时候是非理性的。卫生服务领域的决策者要有意识地在社会资源预算分配过程中，争取合理的卫生资源投入。在卫生服务体系内部，各子系统都有自己的产业特征，也存在着对有限资源的竞争，这些经济关系影响着系统的有效运行。在卫生政策分析过程中要注意以下三个方面：一是卫生服务市场，卫生服务市场不是规范的市场，信息不对称导致市场失灵、医疗费用供方支付方式直接影响到患者的切身利益，关系到患者能否看得起病等，所以卫生经济政策要侧重研究供求关系和价格竞争在卫生服务市场中的功能和作用；二是医疗保障制度，其重点研究的内容包括怎样筹集卫生总费用、怎样配置卫生资源、如何做好医疗保障、哪些项目应由医疗保险项目覆盖、不同筹资政策结果如何等；三是卫生服务利用，卫生政策分析过程中要注意供方有无诱导性需求或过度利用，门诊、住院及各种服务利用的比重是否合理，以及对卫生服务利用的影响等问题。

4. 医学因素

卫生经济政策要适应由传统医学模式向现代医学模式即生物、心理和社会医学模式转变的需要，要综合考虑医疗、预防、保健及其社会政策等因素的作用，如教育、住房、交通、环境、饮水等因素。同时，医疗卫生服务技术也在不断发展和改善，这为卫生经济政策的确立提出了挑战，要求卫生经济政策必须考虑到这些技术约束。由此形成的卫生服务供方和需求方之间的信息不对称问题，对卫生经济政策的影响也是非常大的。技术进步是卫生总费用上涨的主要原因，在有效控制费用增长的同时，保护好卫生服务技术的进步和发展，是卫生经济政策的难点之一。新技术、新材料、新设备、新药品等都应该在传统医学实验证明安全有效的基础上，进行卫生经济学的评估，适宜技术应该得到优先发展。

此外，在制定卫生经济政策过程中除考虑上述因素外，还应考虑社会文化、人口老龄化、城市化和资源环境等因素的影响。

二、卫生经济政策分析的步骤

（一）提出问题，明确思路

问题的提出应遵循以下四个原则：①需要性原则，卫生经济政策问题的提出，应符合社会及科学理论发展的需要。其中，社会发展层面的需要包括社会发展的需要、经济发展的需要、医疗卫生服务的需要等，科学理论发展层面的需要包括科学方法的改进、科学理论的更新与创新等。②创新性原则，是指提出的问题要使课题本身更具有先进性、突破性、独创性和新颖性。科学技术研究本质上是一种探索未知的活动，以解决前人没有解决的问题。因此，创新性是科研的灵魂，贯穿科研的全过程，也是卫生经济政策问题分析的基本要求。③科学性原则，卫生经济政策问题的提出，必须以客观事实和科学理论为依据，排除主观性、教条性等因素，按客观事物发展的规律办事。④可行性原则，卫生经济政策问题的提出，必须考虑主客观可行性因素，充分认识主客观条件的限制，并在此基础上形成一定的可行性意义。根据需要性、创新性、科学性、可行性原则，运用科学的方法、遵循合理的步骤，确认特定领域内的焦点问题和关键问题，并促使关键问题优先进入政策议程，成为政策问题。

（二）确立目标，制定计划

政策目标和政策问题直接相关。政策目标是指卫生政策制定者希望通过采取一定的卫生经济政策以达到期望的目标，应着重考虑目标的具体性、可行性、规范性、协调性。目标的具体性是指卫生经济政策目标的表达必须明确、具体、清晰，内涵不能有歧义，外延要界定清楚；目标的可行性是指卫生经济政策目标的实现，需基于一定的实现条件，包括为实现卫生经济政策目标所需要的各种资源，以及所需要的环境条件；目标的规范性是指卫生经济政策目标要严格遵守国家宪法、法律及法规，在此基础上要能够体现经济发展、社会进步对卫生系统的要求。此外，它也要符合社会道德规范及风俗习惯；目标的协调性是指卫生经济政策目标的设定具有多元化的特征，因此在卫生经济政策目标的确定中需考虑各个目标的协调。卫生经济政策目标确定之后，就需要对卫生经济政策进行研究和制定。主要是通过调查研究，提出解决问题的行动框架和路线图，根据各种可能的条件设定多个并行的行动计划，对各个方案进行可行性论证。在对问题有了相当深刻的认识之后，要对社会环境、可供选择的各种资源、人们在具体问题上的认识水平和各种理念、相关理论观点等具体情况进行分析，寻找解决问题的途径或措施。

（三）收集资料，整理数据

一般来说，资料的收集主要来源有文献、统计年鉴、问卷调查取得的数据、定性采访收集到的信息、相关部门内部资料等。定量资料主要来源于相关部门提供的政策相关统计资料、政策运行的观察资料，定性资料主要来源于通过与政策作用对象及相关人员的访谈所得。接着，把收集到的资料加以整理录入数据库。一方面对于定量资料来说，根据提前设定好的卫生经济政策分析的统计指标，对录入数据库的数据加以提取和整理；另一方面对于定性资料来说，根据计算机建档、借助关键词归纳访谈笔记并对其进行归纳汇总。通常通过一定的处理把定性资料转化为定量资料或者半定量资料或者以定性的方式直接对其进行分析、评价并加以描述，作为定量资料的补充。

（四）综合分析，评价政策

所谓卫生经济政策综合分析评价，就是按照一定的价值标准，运用科学的研究方法，排除卫生经济政策执行过程中环境等非政策因素的干扰，对政策的发展变化，以及构成其发展变化的各种因素等进行价值判断的过程，并以此作为确定政策去向的依据。卫生经济政策分析评价，往往是在"前后比较，对照比较，现况和标准比较"中完成的。根据标准，比较各个卫生经济政策实施前后的实际效果和目标，找出之间的差异和差异产生的原因，评估政策实施的有效性，同时还要分析政策实施后带来的直接影响和间接影响。卫生经济政策评价的价值标准主要包括合理合法标准；符合投入产出标准、成本效益标准等；卫生经济政策是否充分考虑到政策的系统特性和系统要求，保证卫生经济政策与国家整体经济政策等统一协调。

（五）形成结论，撰写报告

在对卫生经济政策综合分析和评价的基础上，根据统计数据分析的结果及运用概括归纳、逻辑推理、归因分析等方法得出的定性资料的结果，检验政策思路和方案的科学性、合理性、可行性和可操作性，分析原因，阐述结论，撰写报告。进而对理论成熟、政策合理、操作可行和具有推广意义的卫生经济政策，要给予充分的支持并继续实施，同时对不合理、不具有操作性或实施效果不好的卫生经济政策，施行进一步的调整和完善，或者直接停止政策的实施。政策报告不同于一般的技术报告，将调查的发现进行总结，提出政策建议后，还需要通过不同的方法和途径到达卫生决策者的手中，这个过程称为政策报告的传播。

三、卫生经济政策分析的方法

任何事物都是质与量的统一体。因此，对事物的认识方法可分为定性分析与定量分析两大类。定性分析主要比较事物之间的不同特征和相互联系，分析事物内部的结构和变化发展；定量分析是用数字表现事物性质的差异与关系的强弱。定性分析是定量分析的基础，定量分析是定性分析的深化与精确化。

（一）定性分析

在卫生经济政策分析中，并非所有问题的所有方面都能用定量分析方法来处理，因此这就需要使用定性分析方法来解决。常用的定性分析方法主要有系统分析、价值分析、层次分析、结构分析、功能分析、因果分析、比较分析等。这些方法并不是孤立存在的，而是存在相互密切联系之中。例如，在对事物进行功能分析时，就要考察内部结构对其功能的制约作用；在对系统结构进行分析时，有时需要借助对其功能或行为进行分析，来推测和探究系统内部结构和运动规律。因此，在进行定性分析过程中，应注意各种方法的相互渗透和相互联系，根据实践的要求，把所需的各种方法结合起来进行运用。限于篇幅，本文简要介绍系统分析和价值分析，其他方法请读者参阅相关书籍。

1. 系统分析

系统分析是一种立足整体、统筹全局，使整体与部分统一起来的科学方法，其核心思想是系统的整体概念。它将分析与综合有机地结合，并努力运用最新的科学技术，定量、精确地描述对象的运动状态与规律，为解决政策系统这一类复杂系统问题提供研究的最新途径。在进行系统分析时，应遵循以下几个原则：一是整体性原则，即把被分析的事物作为由各个组成部分构成的有机整体，研究整体的构成及其发展规律。二是最优化原则，指从多种可能的途径中选择最优的系统方案，使系统处于最优状态，达到最佳效果。最优化原则是系统分析的基本目的。三是模型化原则，指在系统比较大或比较复杂，难以直接进行分析时，应设计出系统模型来代替真实系统，通过对模型的研究来掌握系统的本质和规律。模型化原则是实现最优化原则的手段和必经途径。四是相关性原则，是指在进行系统分析时，应注意分析系统各要素之间、系统与环境之间的相互依存与制约关系。这里的环境指存在于系统之外的经济、信息等相关因素的总和。

2. 价值分析

价值分析是考察人们和社会价值观念及价值规范，并确定价值准则的一个研究过程与方法。在卫生经济政策研究中，价值分析有着重要的作用和意义。价值分析一般可以从以下几个方面展开：一是研究作为价值观念外在表征的行为方式和需求结构，调查社会各阶层人们对政策的态度与行动；二是调查研究价值观念的各个方面，如人生态度、道德风尚、审美标准、生活方式和思维方式，以及领导与管理作风等，识别社会公众、公务员和社会团体价值观的含义、范围和变化趋势；三是对规范性的价值体系及价值规范，如社会意识形态、道德伦理规范、精神文明规范，以及社会经济、科学技术、生态环境诸方面的规范进行分析，寻求价值规范所蕴含的价值观念；四是运用决策分析的方法分析不同价值准则的敏感度。此外，可以通过经济活动中的预算分析及劳动报酬分配关系、资源分配优先顺序等方面来透视价值观念及变化。

（二）定量分析

1. 定量分析内容

（1）预测分析：包括多元线性回归分析、时间序列分析、贴现率分析、灰色关联分析等。

（2）政策规划：包括系统分析、线性规划、动态规划、排队论证等。

（3）决策分析：包括决策树分析、层次分析、效用分析、概率分析等。

（4）政策结果分析：包括成本-效益分析、成本-效果分析、成本-效用分析、投入-产出分析等。

数量模型分析是定量分析的主要形式，由于计算步骤较为复杂，一般要用计算机及相应软件来进行。常用的软件包有统计分析系统（SAS）、社会科学统计软件包（SPSS）等。

2. 定量分析步骤

（1）命题与假设：选择恰当的命题是定量分析成败的关键。在具体实施分析前，事先按一定的依据判断卫生经济政策的结果或效果，然后在分析中对该假设进行验证，以决定是否接受假设。

（2）确定相关指标：相关指标一般分三类。一类是结构指标，如医务人员的数量和专业结构、病床数等；二类是过程指标，如门诊人次、平均住院天数、病床利用率、业务收入、床日费用等；三类是结果指标，如各种健康指标、患者满意度等。

（3）找出可能的影响因素：政治、经济、社会、环境、文化、人口等因素。

（4）建立函数关系式：以卫生经济政策效果为因变量，干预因素和其他影响因素为自变量建立函数关系式。

（5）资料收集：主要包括确定资料类型、抽样方法及调查对象等。

（6）模型拟合：根据调查资料和设计的理论模型，经过多次的实际拟合，找到较为理想的数量模型。常用的模型有多元线性模型；非线性模型，如指数模型、对数模型、逻辑回归分析、比例风险回归模型等；诊断模型，如主成分分析、判别分析、聚类分析、因子分析等。

（7）结果分析：主要是根据模型拟合的结果得出结论并提出对策与建议。结果分析要遵守两个原则：一是全面考察，即对产生结果的可能原因进行分析，分清哪些是主要原因，哪些是次要原因，哪些是必然因素，哪些是偶然因素；二是实事求是，即对得出的统计结果是什么就说什么，有多少就说多少，不能夸大，也不能缩小。

四、卫生经济政策评估

评估一般分为理论评估、过程评估、影响评估和效率评估。其中效率评估分析项目成本和绩效之间的对比关系，详见第十四章的相关介绍。此处重点介绍理论评估、过程评估和影响评估。

（一）理论评估

政策的发展和形成反映要解决问题的基本分析，并提出有根据的和可行的方案来解决问题。政策背后是一系列的假设和预期，即为政策的理论。理论评估就是通过具体的书面或图表形式呈现政策的理论，并运用各种方法检验理论的合理性、可行性、道德性等多方面。对于政策理论的分析有助于政策制定者、执行者和评估者清楚怎样做才能达到政策目标。评估项目理论首先是阐述项目理论，即通过一套明确的概念、假设和预期作为构造和执行政策的逻辑基础；其次是评价理论，包括需求评价、逻辑性和适当性评价，通过研究和经验的比较进行评价或通过初步观察进行评价。

（二）过程评估

过程评估是对政策实施的程度和效果的评估，即对政策执行的过程、活动及状况的研究，也是对政策执行的督导过程。通过过程评估可以分析政策执行中存在的问题和明确影响政策效果产生的原因。过程评估是一种持续的，需要进行长时间反复测量的活动。需要通过执行过程的督导系统地、持续地记录产生绩效的主要内容，来评价政策的执行是否按照预先设想的路径进行。过程评估需要设置项目过程的评判标准。

（三）影响评估

影响评估，也称产出评估，用以评价在一定社会环境中政策产生了哪些预想的结果。需要回答如下问题"是否获得了预期的产出，政策对社会环境的干预是否发生了作用，是否包含其他意想不到的效果"。影响评估的目的在于判别政策执行与效果的产生之间的因果关系。但是预期产出往往会受到与政策干预不相关的因素的影响。在实践生活中，判定产出的哪些变化可归因于政策的干预，最有力的设计就是随机实验，但卫生政策的评估往往无法随机地将目标对象指定到干预组和控制组，当无法进行随机分组实验时，也可以采取"准实验设计"的方法进行评估。

第三节 国内外卫生经济政策分析

一、国外卫生经济政策分析

（一）德国

德国是世界上第一个建立医疗保险制度的国家，早在 1883 年，俾斯麦执政时期就制定了《疾病保险法》，至今已有百余年的历史，目前已形成较为完善的医疗保险体制。德国的社会医疗保障体系覆盖面广且门类比较齐全，主要包括法定医疗保险、法定护理保险、私营医疗保险和特定群体福利性医疗保障（主要包括公务员、警察和国防军、战争受害者，以及享受社会救济的对象等群体的医疗保障）。法定医疗保险覆盖了德国 90%以上的人口，商业医疗保险覆盖了全国约 10%的人口。德国的医疗保险范围包括全部居民，是国家实施社会政策和进行国民收入再分配的重要手段。德国的社会保险是由议会立法、民间实施、政府进行监督管理。按照议会立法，医疗保险分为法定保险和自愿保险两种。德国医疗保险筹资机制的设计讲求公平原则，医疗保险费主要取决于经济收入，而不取决于健康水平。德国法律规定了义务参保的雇员缴纳保险费的计费依据，如雇员以其工资计算保险费，享受法定养老保险待遇的人以养老金数额为依据，享受保障金的人以保障金额数为依据等。德国法定医疗保险制度的筹资主要来源于雇主和雇员缴纳的社会保险费（占 74.6%），政府一般税收津贴为辅（占 7.8%）。法定医疗保险服务的范围、项目和内容非常繁多和广泛，德国医疗保险可称得上几乎涵盖所有医疗服务的综合系统。对符合条件参加法定医疗保险的雇员，其家庭成员（包括未成年子女）可一起享受医疗保险的各种待遇，但私营医疗保险是只有缴费者才能享受应有的待遇。

（二）美国

美国所实施的医疗保险制度以商业医疗保险为主，同时，还夹杂着部分政府提供的医疗照顾和医疗救助。这一系统主要由三大部分组成：①社会医疗保险，由联邦政府和州、地方政府所举办。主要是帮助弱势人群（老人、穷人等）的强制性的医疗保险计划，直接向上述人群提供免费或基本免费的服务，承担着医疗服务提供者和医疗保障保险人的双重身份，既制定政策法和经办管理服务，又提供财政资金等一揽子任务。老年医疗照顾制度由联邦政府举办，包括强制性住院保险和非强制性补充医疗保险两部分，保障对象为 65 岁以上的老年人，覆盖面约为 13%。贫困群体医疗救助制度（medicaid）由联邦政府和州政府共同举办，保障对象为符合救助条件的贫困群体，覆盖面约为 10%。特殊群体医疗福利保障制度由联邦政府举办，保障对象为联邦政府雇员及其家属、现役军人及其家属、退伍军人及其家属、伤残军人、印第安人等。②私营医疗保险，由私营医疗保险公司经营，其在美国医疗保险中承担重要角色，保障对象为有收入的雇员及其家属。统计数据显示，目前美国的私营医疗保险覆盖率达到总人口的 64%以上。而且政府医疗保险计划的很多操作工作是由私营医疗保险公司去执行的。在私营医疗保险制度下，政府主要负责制定法律法规，规范市场规则，保护参保人与保险公司的合法权益，但不承担保险范围内任何经济上的责任。③管理式医疗组织，是一种由保险人与医疗服务提供者联合提供服务的医疗保险形式。这种医疗保险种类复杂，其中最有代表性的是健康维持组织（HMO）、优先服务提供者组织（PPO）和点服务计划（POS）。

（三）英国

英国的医疗保障制度体系主要由 NHS、社会医疗救助制度和私营医疗保险构成。英国的国家医疗保险模式，也可称为政府医疗保险机制，其主要模式是通过政府直接负责医疗保险税的方式提供医疗保障服务。基金主要源于国家财政预算拨款及医疗保险资金，使国民享受到免费或部分收费的医疗保险服务，政府对于这个医疗服务机构具有绝对控制权和所有权。在国家卫生服务制度下，政府既是医疗保障的保险者，又是医疗服务的提供者，由政府直接建立医院向居民直接提供免费或基本免费的医疗服务，带有明显的福利色彩，因此英国居民基本上免费享有国家卫生服务制度提供的各种医疗服务。社会医疗救助制度主要是为老年人提供家庭护理和上门保健服务，为精神病患者和儿童患者提供优先服务等。私营医疗保险是主要针对那些在国家卫生服务制度下需要长期候诊的人群提供一些可选择的项目。大多数国家在建立本国的医疗保障制度体系时都会考虑到不同收入水平人群对医疗服务的需求，一般而言，医疗救助制度主要保障低或无收入人群，社会医疗保险保障一般收入人群的医疗服务需求，市场医疗保险保障高收入人群的医疗服务需求。然而，英国是一个实行全民国家卫生服务保障制度的国家，因此政府强制要求高收入人群参加国家的基本医疗保障制度以便为社会尽更多的义务，当然也允许高收入人群购买私营医疗保险以满足他们更高质量的医疗服务需求。任何一个国家的医疗保障制度都不是单一的，都最终会形成一个多层次、多种制度相结合的医疗保障制度体系。

（四）新加坡

新加坡的医疗保健服务制度，是公共体系与私立体系并存的二元制度，以这两种制度的竞争来改善服务和提高效率。新加坡参照国外健康保险的经验，结合本国实际国情，创立和发展了有自己特色的储蓄型医疗保险模式，是目前世界上唯一成功地采用该模式的国家。个人保健储蓄模式起源于 18 世纪英国产业革命的"职业保障基金"，以后逐渐传播到英殖民地国家，如新加坡、马来西亚、印度、印度尼西亚等，其中以新加坡最为成功。新加坡卫生部为彻底改革医疗制度，在 1983 年 2 月 4 日发表全民保健计划蓝皮书，实行全民保健储蓄计划，并在 1983 年 7 月 1 日实行。作为对全民保健储蓄计划的补充，新加坡政府于 1990 年开始实施健保双全计划，它是自愿性的、非强制性的。为解决那些不能支付医疗费用的穷人的基本医疗服务问题，在 1993 年，新加坡政府设立捐赠基金，作信托基金，动用其利息为贫困人员支付医疗费用。1993 年 10 月 22 日，新加坡政府由一位副总理为首的部长级七人委员会向国会提交系统卫生政府的报告，被称为"大众化医药保健白皮书"，至此，新加坡已初步完成有其独特特点的国民医疗保健体系的创建。新加坡以个人依法自我积累为筹资的主渠道，国家适当干预的政策，大大提高了个人对身体健康的责任，有效地增强了个人的自我保障及费用意识。这个政策意在激励人们合理地利用医疗服务，尽可能地减少浪费。另外，新加坡的医疗储蓄模式，让每一个公民从年轻时就为自己积累年老医疗基金，再加上医疗账户的长期储存增值，正好符合退休老人医疗费猛增这一发展规律，能较好地解决老年人的医疗问题，减轻或避免代际转嫁医疗费用带来的社会问题。

二、中国卫生经济政策分析

中华人民共和国成立后，与社会主义公有制和计划经济体制相适应，政府主要通过创办卫生机构，建立公费医疗、劳保和合作医疗制度，向广大人民群众提供可及的医疗卫生保健服务，并相应制定了一些支持、促进卫生事业发展的卫生经济政策。这些政策的制定与实施，对于保护广大人民群众的身体健康，维护社会稳定和促进社会生产力发展起到了巨大的作用。

（一）20世纪80年代以前的卫生经济政策

1. 对医疗机构的预算补助政策

（1）1949～1955年（统收统支）：1949年中华人民共和国成立初期，国家财政经济比较困难，为办好人民卫生福利事业，当时国家实行集中统一的财务管理体制，对公立医院实行"统收统支"的财务管理办法，即收入全部上缴财政预算，支出全部由财政预算反向拨款。这种收支两条线的方法全面反映和掌握了医疗机构的收支情况，这种卫生服务筹资方式与服务提供模式的优点是公平性高，它对维护当时社会的稳定起到了积极作用；其缺点是效率低下，管理成本过高，缴拨款手续繁多，不能充分调动医疗机构开展业务工作的积极性，由于它与当时的国家财政经济较困难状况不相适应，因而可持续性较差，这种方法实际实行的时间较短。总之，这个时期的卫生经济政策侧重点在于公平，而对效率、质量等方面重视不够。

（2）1955～1960年（差额补助）：为了提高效率，贯彻当时中央全面节约的精神，解决国家资金分散和积压的问题，1955年9月卫生部、财政部发布了《关于改进医院财务管理的联合通知》，将"全额管理，定额补助"改为"全额管理，差额补助"，即医院收支全部纳入国家预算，财政按医院实际收支差额拨款补助，年终结余全部上缴。实行这种办法，优点是对国家控制财政资金供给起到了一定作用，缺点是国家对医疗机构管理过细过死，也在一定程度上制约了卫生事业的发展。

（3）1960～1979年（定项补助）：为了增加政府对卫生的投入，促进卫生事业发展，减轻患者经济负担，1960年2月，卫生部、财政部发布联合通知，确定自1960年起，对卫生部门所属医院工作人员的工资全部由国家预算开支（简称包工资），将医院财务预算管理方式改为"全额管理，定项补助，预算包干"。国家包工资的范围包括医院工作人员的基本工资和3%的附加费（福利费1%，工会经费2%），其他仍由医院收费解决，医院经费结余可以用于充实设备，进行自身发展。"文化大革命"期间国家对全民所有制卫生院也实行了包工资的办法，并从1974年起对集体所有制公社卫生院实行了包工资的办法，并从1974年起对集体所有制公社卫生院实行"社办公助"，由国家按其人员工资的60%或卫生院正常支出（不含药品材料）的35%给予补助。实行定项补助的方式，按人头拨款在某种程度上助长人浮于事，不利于医疗机构工作效率和服务质量的提高。

2. 药品加成收入留用政策

国家允许医疗机构在业务范围内向患者零售药品，按药品批发价，西药加成15%，中药加成25%～30%销售，并免征流转税和所得税，所得收入全部留归医疗机构。药品加成留用政策是政府对卫生事业发展实行的一项优惠政策，对卫生事业发展起着补充资金的作用。

3. 对预防保健等卫生机构的预算补助政策

国家把防治防疫机构、妇幼卫生机构、药品检验机构、医学教育、医学科研机构等均定为全额补助单位。机构的发展、设备的添置、人员费用和业务费用均由国家支付。卫生防治防疫机构、妇幼卫生机构、药品检验机构，为有效地控制各种疾病，保护妇女、儿童的健康，免费为社会提供服务，国家对免费治疗疾病所需的经费给予专项补助。此外，国家在不同历史时期，还针对重点疾病建立了经费补贴项目。

4. 税收政策

国家为了促进卫生事业发展，积极扶持各级各类医疗机构，从1950年起，卫生部、财政部、国家税务总局及中央工商行政管理局陆续发出通知，对公立、私立等医疗机构免征工商业税，公立医疗机构所设账簿免征印花税等。我国各级、各类医疗机构基本免征一切税费，不承担为国家积累资金的义务。

5. 医疗保障政策

我国在20世纪50年代，根据低工资、高福利的指导原则，建立了与计划经济体制相适应的公费医疗与劳保医疗制度。由政府预算补偿的公费医疗，对政府职员及国家事业单位职工实行免费医疗政策。国有企业职工及其家属被劳保医疗制度所覆盖，职工实行免费医疗，家属实行半费医疗。在国民经济不很发达、卫生资源并不充裕的情况下，我国卫生事业取得举世瞩目的伟大成就，国人的卫生状况得到了根本改善。危害社会的传染性疾病、传染源得到了控制，疾病发病率大幅度降低，婴儿死亡率、孕产妇死亡率都低于其他发展中国家，有些指标已经达到发达国家的水平。平均期望寿命由建国初期的 35 岁提高到 71 岁。卫生筹资的公平性在当时的经济政策中有很好的体现，政府对卫生机构的直接补偿，使得人人都能享受到价格较为低廉的卫生服务。然而，随着时间的推移，定项补助政策导致机构人浮于事，使得卫生服务提供效率、质量下降，卫生资源浪费严重。卫生服务供给不足、卫生事业的可持续发展受到严重的影响。原有公费医疗、劳保医疗制度由于资金来源单一，缺乏合理的筹资机制和稳定的经费来源；包得过多，缺乏制约机制，浪费严重；覆盖面窄，社会化程度低，缺乏积累机制，与我国人口老化和疾病谱转变的趋势不相适应。

（二）20 世纪 80 年代至 90 年代末期的卫生经济政策

1. 对医疗机构的预算补助政策

为了贯彻党的十一届三中全会精神，调动一切积极因素，加强经济管理，增收节支，1979 年 4 月，卫生部、财政部、国家劳动总局颁发了《关于加强医院经济管理试点工作的意见》，提出对医院经费补助逐步实行"全额管理、定额补助、结余留用"的办法，将原来包工资的办法改为按编制床位或任务定额补助，医院增收节支的结余，可以用于改善医疗条件、职工集体福利及个人奖励。这一政策上的变化对于调动广大医务人员的工作积极性，激励医院增加工作量，缓解当时的看病难、手术难、住院难"三难"问题，提高社会和经济效益起到了重要的作用。

随着我国经济体制改革的不断深入，各种商品的价格逐步开放，打破了过去高度集中的价格管理体制，除关系国计民生的少数特殊商品由政府制定价格外，大部分价格逐步放开，形成政府定价、指导价和市场价并存的新格局。价格体制的改革，使卫生机构面临的市场价格极不公平。一方面，卫生机构所需物资绝大部分必须以市场价格购入，支出加大，成本大幅度上升；另一方面，卫生服务收费继续实行"计划"管理。价格受到严格控制，不能及时随成本变动而相应调整，再加上卫生机构的财政补助水平相对降低，造成卫生机构经济运行机制严重扭曲。为了缓解医疗卫生机构补偿不足的矛盾，规定应用新仪器、新设备和新开展的医疗诊治服务项目要高于成本定价。

20 世纪 80 年代以来，由于财政实行"分灶吃饭"，卫生事业的管理体制也从集中统一领导转为中央"宏观指导、分级管理、地方为主、条块结合"的模式。各地财政、卫生部门根据各自卫生改革的实际情况和财力状况对国有医疗机构的财政补助政策进行改革与完善。但是由于各地经济发展和财力状况的不平衡，加上实行了不同的财政补助内容和方式，各地财政对医疗机构补助水平存在较大差异。一些经济欠发达地区，特别是贫困地区县、乡财政收支困难，很难保证卫生工作的开展和维持卫生机构的运营，造成城乡之间、地区之间卫生投入水平出现较大差距。卫生服务筹资的公平性降低。

2. 药品加成收入留用政策

中华人民共和国成立初期给予医疗机构的药品加成收入留用政策，随着政府对医疗机构补偿筹资政策的改变，这部分收入变得越来越重要。它与高新医疗技术项目按成本收费政策一起成为这个时期医院补偿的主渠道。导致医院收入中劳务收入偏低，药品收入过高。据统计，我国药品费用占医院业务收入的 60%，占医院总收入的 50%，占卫生总费用的 40%，形成了"以药补医"现象。

3. 对预防保健等卫生机构的预算补助政策

为了解决预防保健等公共卫生机构费用全部由国家包下来的预算管理办法受到财政支付能力限制的问题，国家允许卫生防疫、药品检验机构开展的部分监督、检验业务实行有偿服务，所得收入全部留归单位用于发展事业和改善职工工作生活条件。这一政策的实行无疑对缓解上述卫生单位的资金供需矛盾起到了一定的作用，但由于经济利益激励机制的驱动，公共卫生服务的提供在一定程度上受到损害。

4. 税收政策

这个阶段的税收政策与 20 世纪 80 年代前基本保持一致。1989～1991 年还对医疗卫生事业单位举办其他以副补主产业免征所得税，鼓励多渠道筹资发展卫生事业。

5. 医疗保障政策

鉴于原有医疗保险政策难以适应经济体制改革的要求，党的十四届三中全会提出，要建立社会统筹和个人账户相结合的社会医疗保险制度。1994 年，国务院决定在江苏省镇江市、江西省九江市进行医疗保险制度改革试点。1996 年，试点工作又扩大到 57 个城市。试点的实践证明，实行社会统筹和个人账户相结合的医疗保险制度，对保障职工基本医疗，抑制医疗费用过快增长，发挥了积极的作用，是符合中国国情的，为在全国范围内建立城镇职工基本医疗保险制度探索了路子，积累了经验。

筹资政策的变化激发了医疗卫生单位自主筹资的热情，自主筹资比例迅速上涨。尽管政府卫生事业投入总量逐步增加，但政府投入占卫生总费用的比重逐年下降，从 20 世纪 80 年代初期的30%左右下降到 90 年代的 10%左右。医疗机构充分利用高新技术高于成本定价及原有的药品加成政策，发展自我。卫生服务供给不足的矛盾得到解决，部分地区出现供大于求的现象。我国城市 CT、MRI 人均拥有量比发达国家还要高几倍甚至十几倍，常规医疗技术发展相对不足。医疗费用上涨速度显著加快。由于以药品和高新医疗技术为医疗机构的主要补偿渠道，促使了药品的过度使用和浪费。1994 年药品收入占医疗机构业务收入的比例为 55.3%。1985～1994 年，全国医疗机构药品收入急剧上升了 5.6 倍，同期药品支出上升了 6.5 倍，年平均递增速度分别高达 26.7%和 28.8%。医疗机构过多地依赖药品收入，对医疗机构经营行为产生负面影响，如开大处方，用进口、合资等贵重药品等不正之风的滋生蔓延，医药生产经营企业和医疗机构购销药品中回扣，甚至行贿受贿等腐败现象，造成药品使用浪费严重，致使医药费用迅速增长，给国家、企事业单位和居民个人造成沉重的经济负担。对卫生服务系统的公平性、效率、质量及发展的可持续性都提出了挑战。

（三）现阶段主要卫生经济政策

针对 20 世纪 80 年代以后我国医疗卫生系统出现的问题，2009 年 4 月，《中共中央 国务院关于深化医药卫生体制改革的意见》发布，通过调整国家的卫生经济政策，完善医疗卫生系统的管理和运行机制，"有效减轻居民就医费用负担，切实缓减'看病难、看病贵'"，逐步"建立健全覆盖城乡居民的基本医疗卫生制度，为群众提供安全、有效、方便、价廉的医疗卫生服务"。2012年，党的十八大报告指出："坚持预防为主、以农村为重点、中西医并重，按照保基本、强基层、建机制要求，重点推进医疗保障、医疗服务、公共卫生、药品供应、监管体制综合改革，完善国民健康政策，为群众提供安全有效方便价廉的公共卫生和基本医疗服务。"2013 年，党的十八届三中全会《中共中央关于全面深化改革若干重大问题的决定》再次强调深化医药卫生体制改革，统筹推进医疗保障、医疗服务、公共卫生、药品供应、监管体制综合改革。2016 年 10 月，中共中央、国务院印发《"健康中国 2030"规划纲要》，明确"共建共享、全民健康"是建设"健康中国"的基本路径和根本目的，确立了"以人民健康为中心"的"大健康观""大卫生观"，并提出将这一理念融入公共政策制定实施的全过程，全方位、全生命周期维护人民群众健康。"以人民健康为中心"的提出，为我国卫生健康事业发展提供了基本遵循，也为现行卫生经济政策的制定、实施和评价明确了基本规范和最高标准。2017 年，党的十九大报告明确提出实施"健康中国"战略，持续深化医药卫生体制改革，全面建立中国特色基本医疗卫生制度、医疗保障制度和优质高效的医疗卫生服务体系。2019 年，党的十九届四中全会明确了坚持和完善中国特色社会主义制度、推进国家治理体系和治理能力现代化的总体目标，具体到卫生健康领域，其核心便是构建更加成熟的卫生健康制度体系，强化提高人民健康水平的制度保障。提高人民健康水平，关键就在于进一步推进我国医疗卫生体制改革，而卫生经济政策在其改革中扮演着至关重要的角色。

1. 推进分级诊疗制度建设

分级诊疗制度是新医改以来推行的一项重大制度，推进医联体建设、开展家庭医生签约服务和远程医疗是推进分级诊疗的 3 个主要抓手。医联体作为一种制度创新，通过多种组织形式，调整优化医疗资源结构布局，促进医疗卫生工作重心下移和资源下沉，提升基层服务能力，放大优势医疗资源效应，解决群众看病就医困难的问题。家庭医生签约服务作为实现基层服务模式转变的创新途径和有力抓手，现阶段以改善服务质量为重点着力提高签约居民感受度，着力改变签约服务重签约、轻服务、重数量、轻质量的做法，在保证服务质量的基础上，逐渐扩大签约服务覆盖面。随着大数据、云计算、移动互联网、人工智能等现代信息技术在健康医疗领域的广泛应用，健康医疗信息化对优化健康医疗资源配置、创新健康医疗服务的内容与形式产生了重要影响，已成为深化医改、推进健康中国建设的重要支撑。

2. 健全现代医院管理制度

公立医院改革是医改的重中之重、难中之难。公立医院改革在巩固前期成果的基础上，全面推进现代公立医院管理制度建设。首先，完善政府投入政策。各级财政对全国公立医院的直接补助从 2010 年的 849 亿元增加到 2018 年的 2705 亿元，年均增长 15.6%。在改革政府投入方式方面，积极探索根据公立医院绩效、综合改革评价结果等因素来分配财政补助资金；在补偿方式方面，向补需方、按事补助转变，不断加大政府对医保基金缴费的补助力度，间接支持公立医院发展。此外，政府投入以奖代补激励公立医院改革。其次，建立科学合理的运行机制，转变补偿模式。注重政策联动性，以药品集中采购和使用为突破口，多举措降低药品费用，取消耗材加成。调整医疗服务价格，体现医疗劳务技术性价值。最后，改革人事薪酬制度，进一步调动医务人员积极性。强化公立医院绩效考核，确保改革目标实现。

3. 完善全民医保制度建设

经过 20 多年的发展，我国基本建立起了覆盖全民的基本医疗保障制度，实现了保障范围从部分人群到全部人群，保障方式从单一制度到多层次保障的转变，政府投入不断加大，保障水平稳步提高。为进一步理顺医保管理体制，提升医保治理能力，2018 年 5 月成立了国家医疗保障局，整合了职工医保、居民医保和新农合制度的管理职能，并将分散在多个部门的药品（医用耗材）、医疗服务项目、医疗服务设施等医保目录制定、价格管理、招标采购等职能进行整合，为深化医改提供了组织保障，有助于发挥医保在"三医联动"中的促进作用。

4. 完善药品保障制度

药品为"三医联动"中重要的一环，针对我国存在的部分药品价格虚高、易短缺、质量安全难以保障等问题，医改从药品研发、生产、流通、使用和监管全流程发力，实施了药品审评审批改革、仿制药质量和疗效一致性评价、短缺药品分级应对与分类处置、药品集中招标采购和药品购销"两票制"等一系列改革措施，完善机制稳定药品供应，简政放权促进创新发展，在满足群众卫生与健康需求的同时，推动了医药产业快速转型升级。2019 年，《关于以药品集中采购和使用为突破口进一步深化医药卫生体制改革若干政策措施的通知》等文件陆续出台，强调继续抓住改革契机，扩大试点范围，总结改革经验，通过降低药品耗材费用等方式腾出空间，在确保群众受益的基础上，统筹推进"三医联动"。

5. 初步构建严格有效的医疗卫生综合监管制度

落实《国务院办公厅关于改革完善医疗卫生行业综合监管制度的指导意见》，多元化主体参与综合监管的格局逐步形成，监管机制与手段不断创新，全过程监管持续深入。我国医疗卫生综合监管正逐步从重点监管公立医疗卫生机构转向全行业监管，从注重事前审批转向注重事中事后全流程监管，从单项监管转向综合协同监管，从主要运用行政手段转向统筹运用行政、法律、经济和信息等多种手段，监管能力和水平不断提高。

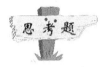

1. 试述卫生经济政策和卫生经济政策分析的内涵。
2. 卫生经济政策的目标是什么？
3. 卫生经济政策分析的步骤有哪些？
4. 卫生经济政策分析的主要方法有哪些？

（孙　静）

教材课件二维码

主要参考文献

巴塔查里亚，海德，杜，2019. 健康经济学. 曹乾，译. 桂林：广西师范大学出版社.

彼得，托马斯，于尔根，等. 2007. 卫生经济学与卫生政策. 钟诚，译. 太原：山西经济出版社.

布莱克，斯基博，2003. 人寿与健康保险：13 版. 孙祁祥，郑伟，等译. 北京：经济科学出版社.

陈洁，2006. 药物经济学. 北京：人民卫生出版社.

陈文，2017. 卫生经济学：第 4 版. 北京：人民卫生出版社.

费尔德斯坦·J·保罗，1998. 卫生保健经济学：第 4 版. 费朝晖等，译. 北京：经济科学出版社.

富兰德·舍曼，古德曼·C·艾伦，斯坦诺·迈伦，2011. 卫生经济学：第 6 版. 北京：中国人民大学出版社.

高广颖，2011. 卫生经济学典型案例分析. 北京：人民卫生出版社.

高丽敏，刘国祥，2008. 卫生经济学. 北京：科学出版社.

顾学范，王家军，叶军，等，2000. 筛查新生儿苯丙酮尿症和先天性甲状腺机能减低症的成本效益分析. 中华预防医学杂志，34（3）：147-149.

胡善联，2011. 药物经济学评价研究. 香港：香港文汇出版社.

江启成，2020. 卫生经济学教程. 合肥：中国科学技术大学出版社.

雷克斯福特·E·桑特勒，史蒂芬·P·纽恩，2006. 卫生经济学：理论、案例和产业研究：第 3 版. 程晓明，译. 北京：北京大学医学出版社.

罗布·巴戈特，2012. 解析医疗卫生政策. 赵万里等，译. 上海：格致出版社.

孟庆跃，2013. 卫生经济学. 北京：人民卫生出版社.

尚汉冀，李荣敏，黄云敏，2007. 健康保险与医学统计. 上海：复旦大学出版社.

卫生部卫生经济研究所，2009. 中国卫生费用核算研究报告. 北京：人民卫生出版社.

俞卫，2013. 卫生经济学专题研究. 上海：复旦大学出版社.

周绿林，于彩霞，2016. 卫生经济学. 北京：科学出版社.

Evans D，Etienne C，2010. Health systems financing and the path to universal coverage. Bull World Health Organ，88（6）：402.

Evans R G，1974. Supplier-induced demand：Some empirical evidence and implications. International Economic Association Series.

Gavin M，1987. Health economics. Hoboken：Prentice-Hall.

Gertler P，van der Gaag J，1990. The willingness to pay for medical care：evidence from two developing countries. Baltimore：Johns Hospital University Press.

Grossman M，1972. The Demand for health：a theoretical and empirical investigation. New York：Columbia University Press.

Jeremiah H，1997. A pre-course distance-learning module. Washington，DC：WBL/World Bank.

John G C，Peter A W，1979. The economics of health：an introduction. Oxford：Martin Robertson.

Mushkin S J，1962. Health as an investment. Journal of Political Economy，129-157.

Rice D P，Rosenberg H M，Curtin L R，et al，1983. Changing mortality patterns，health services utilization，and health care expenditures. Vital & health statistics，Series 3，9（23）：1-35.

Samuelson P A，1976. Economics of forestry in an evolving society. Economic Inquiry，14（4）：466-492.

Shannon W，1999. An introduction to health services research. Electron Notes Discret Math，2：184.

World Health Organization，2003. Guide to producing national health accounts. Geneva：World Health Organization.

常用英汉词汇

cost-minimization analysis	成本最小化分析
cost-sharing	费用分担
cost-utility analysis	成本-效用分析
cost-volume-profit analysis	本-量-利分析
coverage	覆盖、保险总额

D

decreasing return to scale	规模收益递减
deductible	起付线
Delphi	专家咨询法
demand of health care	卫生服务需求
depreciation	折旧
diagnosis-intervention packet（DIP）	按病种分值付费
diagnostic related groups（DRG）	按疾病诊断相关分组
direct benefit	直接效益
direct burden	直接经济负担
direct cost	直接成本
disability-adjusted life years（DALY）	伤残（失能）调整生命年
discount rate	贴现率
disease based payment	按病种付费
drug economic evaluation	药物经济学评价

E

econometrics	计量经济学
economic burden of disease	疾病的经济负担
economic scale	规模经济
effectiveness	效果
efficiency	效率
episode-based payment	按服务单元付费
equal-cost curve	等成本曲线
equal-product curve	等产量曲线
equity	公平性
external effect	外部效应

F

factor analysis	因素分析法
family economic burden of diseases	家庭疾病经济负担
fee for service	按项目付费
financial analysis	财务分析
financial management	财务管理
financial supervision	财务监督
fixed cost	固定成本
flexibility of demand	需求弹性

formulary	医院用药目录
full cost	完全成本
fund in individual medical insurance account	个人医疗账户基金

G

general government revenues	政府卫生支出
general practitioner	全科医生
global budget	总额预算
global burden of disease	全球疾病负担
government failure	政府失灵
government purchase	政府购买
government welfare insurance scheme	公费医疗制度

H

health economics	卫生经济学
health expenditure	卫生费用
health financing	卫生筹资
health insurance	健康保险
health investment	健康投资
health maintenance organizations（HMOs）	健康维持组织
health manpower	卫生人力
health payment	卫生支付
health policy	卫生政策
health production function	健康生产函数
health resource	卫生资源
health resource allocation	卫生资源配置
health service market	卫生服务市场
health utility index	健康效用指数
human capital	人力资本
human development index	人类发展指数

I

immaterial assets；nonphysical assets	无形资产
increasing return to scale	规模收益递增
incremental cost	增量成本
indifference curve	无差异曲线
indirect benefit	间接效益
indirect burden	间接经济负担
indirect cost	间接成本
individual medical insurance account	个人医疗账户
induced demand theory	诱导需求理论
insurance	保险
insurance fund	保险基金

O

opportunity cost	机会成本
out of pocket payments	家庭卫生支出
output	产出
overall medical fund in all society	社会统筹医疗基金

P

pay for performance	按绩效付费
payment system	支付制度
per-diem payment	按床日付费
pharmacoeconomics	药物经济学
physician- induced demand	医生诱导需求
post payment	后付制
preferred provider organizations（PPOs）	优先服务提供者组织
prepayment	预付
price management	价格管理
price regulation	价格管制
product function	生产函数
prospective payment	预付制

Q

qualitative analysis	定性分析
quality-adjusted life years（QALY）	质量调整生命年
quantitative analysis	定量分析

R

ratio analysis	比率分析
rational use of medicines	合理用药
regional health planning	区域卫生规划
rent -seeking	寻租
resource allocation	资源配置
resource scarcity	资源稀缺
risk	风险

S

savings-type social insurance	储蓄性社会保险
short-run average cost	短期平均成本
short-run marginal cost	短期边际成本
short-run total cost	短期总成本
social insurance	社会保险
social medical insurance	社会医疗保险
social risk pooling fund	社会统筹基金
social security	社会保障
statement of assets and liabilities	资产负债表

supply elasticity	供给弹性

T

technical efficiency	技术效率
the law of demand	需求定理
the law of diminishing return	边际收益递减规律
time-series data	时间序列资料
total expenditure on health	卫生总费用
total product	总产量
total utility	总效用

U

uncontrollable cost	不可控成本
utility	效用
utilization	利用

V

variable cost	可变成本

W

want	要求

Y

years of life lost	寿命损失年